enfermagem

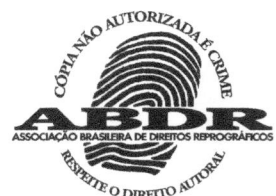

S676c   Soares, Maria Augusta Moraes.
        Enfermagem : cuidados básicos ao indivíduo hospitalizado / Maria Augusta Moraes Soares, Anacira Maria Gerelli, Andréia Sousa Amorim. – Porto Alegre : Artmed, 2010.
        481 p. ; 25 cm.

        ISBN 978-85-363-2040-3

        1. Enfermagem. I. Gerelli, Anacira Maria. II. Amorim, Andréia Sousa. III. Título.

CDU 616-083

Catalogação na publicação: Renata de Souza Borges CRB-10/1922

MARIA AUGUSTA MORAES SOARES
ANACIRA MARIA GERELLI
ANDRÉIA SOUSA AMORIM

enfermagem
cuidados básicos ao indivíduo hospitalizado

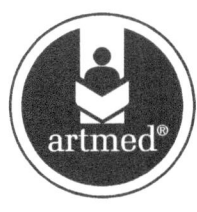

2010

© Artmed Editora S.A., 2010

Capa: Paola Manica
Ilustrações: Carlos Soares
Preparação do original: Ariadne Leal Wetman
Leitura final: Dieimi Lopes Deitos
Supervisão editorial: Cláudia Bittencourt
Projeto gráfico e editoração eletrônica: TIPOS design editorial

Reservados todos os direitos de publicação, em língua portuguesa, à
ARTMED® EDITORA S.A.
Av. Jerônimo de Ornelas, 670 - Santana
90040-340 Porto Alegre RS
Fone (51) 3027-7000 Fax (51) 3027-7070

É proibida a duplicação ou reprodução deste volume, no todo ou em parte, sob quaisquer formas ou por quaisquer meios (eletrônico, mecânico, gravação, fotocópia, distribuição na Web e outros), sem permissão expressa da Editora.

SÃO PAULO
Av. Angélica, 1091 - Higienópolis
01227-100 São Paulo SP
Fone (11) 3665-1100 Fax (11) 3667-1333

SAC 0800 703-3444

IMPRESSO NO BRASIL
PRINTED IN BRAZIL
Impresso sob demanda na Meta Brasil a pedido de Grupo A Educação.

AUTORAS

MARIA AUGUSTA MORAES SOARES
Mestre em Enfermagem pela Universidade Federal do Rio Grande do Sul (UFRGS). Enfermeira Assistencial do Hospital Municipal de Pronto Socorro de Porto Alegre (HPS/POA).

ANACIRA MARIA GERELLI
Especialista no Cuidado do Adulto em Situação Crítica de Saúde pela Universidade Federal do Rio Grande do Sul (UFRGS). Enfermeira Assistencial do Complexo Hospitalar Santa Casa (POA).

ANDRÉIA SOUSA AMORIM
Enfermeira Supervisora da Área Materno Infantil do Hospital Moinhos de Vento (HMV/POA).

Aos nossos colegas, profissionais de enfermagem,
que vivenciam diariamente o complexo
significado do cuidar.

AGRADECIMENTOS

Eu, Maria Augusta, inicio agradecendo a Deus, pois, de acordo com o ditado popular, "um ser humano, para ser completo, precisa plantar uma árvore, ter um filho e escrever um livro". Penso que essa completude creditada às três situações esteja relacionada à experiência única de "ver crescer", tornar-se imortal por meio da continuidade. Infelizmente, devo confessar que o reflorestamento mundial não pôde contar muito com minhas habilidades; em contrapartida, posso perceber minha plenitude e imortalidade ao olhar meus filhos, Tiago e Diego, homens dignos e de caráter impecável, e minha filha, Luiza, cujo brilho do olhar transparece a felicidade e a disposição de crescer, entender e desbravar o mundo a sua volta. Por tudo isso, minha vida já teria valido a pena. Entretanto, fui ainda mais agraciada, pois tenho meus pais, Arnildo e Maria Helena, e minha avó, Suelly, vivos e posso dizer a eles muito obrigada por tudo aquilo que me ensinaram, principalmente por terem me mostrado que trabalhar honestamente vale a pena. E posso contar ainda com o "maridão", Adão, cujo companheirismo e dedicação foram fundamentais para a realização desta obra e para meu equilíbrio e felicidade. Amo todos vocês.

Não poderia deixar de citar também as amigas Andréia e Anacira, que assim como eu acreditaram neste livro, que já foi um sonho, mas que hoje é realidade. Meninas, desculpem-me pelas cobranças, sei que houve dias em que vocês quiseram me "deletar".

Eu, Andréia, achei muito interessante fazer uma retrospectiva e pensar sobre quais pessoas devemos agradecer. Passam pela mente imagens, momentos, sentimentos e pessoas, como partes de um filme. Filmes são dinâmicos, palavras são estáticas, e por isso podem ficar gravadas na memória e nas páginas de um livro para sempre. Dessa forma, resolvi gravar nas páginas do nosso livro os agradecimentos que ficarão para sempre em minha memória. Agradeço à minha mãe, Célia, que após sua doença me mostrou um outro jeito de ser enfermeira; à minha amiga Elza, que é também minha sogra, e ela sabe por que está sendo lembrada; aos meus irmãos, Roger e Babi; a meus filhos amados, Isabelle e Leonardo, que, além do incentivo, demonstram orgulho de mim; e ao Luis, meu marido, que enfrentou e derrotou muitos "leões" para ficar ao meu lado, me apoiando.

Tenho de lembrar aqui a minha companheira de jornada, Anacira, e a amiga de longa data, Maria Augusta.

Eu, Anacira, agradeço aos meus pais, João e Celina; a todos os demais familiares; e aos amigos-irmãos que a vida vem me dando.

Apesar dessa longa lista de agradecimentos, **nós três** ficamos com a sensação de que teríamos ainda muitos nomes a quem citar para dizer obrigada, como aos nossos amigos e colegas de trabalho, pelo respeito e pela torcida, e a cada profissional da Editora Artmed que participou direta ou indiretamente na produção do livro, com o mesmo carinho, profissionalismo e empenho, marca registrada dessa equipe.
Por isso, e por muito mais, gostaríamos de continuar escrevendo um livro de agradecimentos, mas

> talvez todos devamos parar de tentar retribuir às pessoas deste mundo que apoiam nossas vidas. No final das contas, talvez seja mais sábio se render à milagrosa abrangência da generosidade humana e simplesmente continuar dizendo obrigada, para sempre e com sinceridade, enquanto tivermos voz.
>
> Elizabeth Gilbert

APRESENTAÇÃO

Enfermagem: cuidados básicos ao indivíduo hospitalizado trata-se de uma construção teórica embasada em revisão bibliográfica e na vivência profissional de três enfermeiras com experiência na área hospitalar e na docência.

Evolução do livro *Cuidados de enfermagem ao indivíduo hospitalizado: uma abordagem para técnicos de enfermagem*, esta obra amplia os conteúdos abordados naquele livro, trazendo um enfoque mais abrangente, que contempla os conhecimentos necessários a todos os profissionais da enfermagem.

Perceber a educação como uma constante em nossa atuação profissional, ora diretamente com alunos, ora trabalhando para a capacitação e o desenvolvimento dos profissionais de enfermagem (e, diariamente, orientando os pacientes) foi a alavanca para a sua realização.

O reconhecimento de nosso trabalho por parte de alunos e profissionais de enfermagem foi o impulso para este novo livro, que traz, entre outros, capítulos sobre neonatologia e radiologia intervencionista, um diferencial em relação à pouca bibliografia relativa ao assunto direcionada à enfermagem.

Por fim, reforçando que, embora o livro tenha como enfoque os cuidados prestados às necessidades físicas, existem princípios e valores que perpassam todas as intervenções recomendadas, assim, além da lei de exercício profissional, disponibilizamos, no *link* do livro, no *site* da Artmed (www.artmed.com.br), o código de ética dos profissionais de enfermagem e a cartilha de direitos do paciente.

SUMÁRIO

PARTE I
CUIDADOS DE ENFERMAGEM
A INDIVÍDUOS NA UNIDADE
DE EMERGÊNCIA   23

PARTE II
CUIDADOS DE ENFERMAGEM
A INDIVÍDUOS COM DISTÚRBIOS
CLÍNICOS   63

CAPÍTULO 1
CUIDADOS DE ENFERMAGEM A INDIVÍDUOS EM SITUAÇÕES DE EMERGÊNCIAS CLÍNICAS, CIRÚRGICAS, DE TRAUMA E PSIQUIÁTRICAS
Terminologia específica   25
Distúrbios cardiológicos e vasculares   28
Distúrbios respiratórios   30
Distúrbios renais e urinários   32
Distúrbios gastrintestinais   33
Distúrbios endócrinos e metabólicos   34
Distúrbios neurológicos   36
Intoxicações exógenas (por ingestão)   39
Mordidas e picadas de animais   40
Reações alérgicas/anafilaxia ou
   choque anafilático   44
Retirada de corpo estranho do organismo   45
Choque   46
Parada cardiorrespiratória (PCR)   47
Situações de trauma   48
Transtornos psiquiátricos   55
Questões para estudo | Parte I   60

CAPÍTULO 2
CUIDADOS DE ENFERMAGEM A INDIVÍDUOS COM DISTÚRBIOS CARDIOLÓGICOS E VASCULARES
Terminologia específica   65
Insuficiência cardíaca congestiva (ICC)   67
Angina pectoris   69
Infarto agudo do miocárdio (IAM)   71
Arritmias cardíacas   72
Endocardite infecciosa   74
Hipertensão arterial sistêmica (HAS)   74
   Hipertensão essencial   75
   Hipertensão secundária   76
   Hipertensão maligna   76
Trombose venosa   77
   Trombose de veia profunda (TVP)   77
   Tromboflebite   78
Drogas mais utilizadas para pacientes
   com distúrbios cardiovasculares   78

CAPÍTULO 3
CUIDADOS DE ENFERMAGEM A INDIVÍDUOS COM DISTÚRBIOS HEMATOLÓGICOS

Terminologia específica   81
Anemia   82
    Anemia hemorrágica   84
    Anemia falciforme   84
    Anemia perniciosa   84
    Anemia ferropriva/ferropênica   84
Hemofilias A e B   85
Leucemia   86
Drogas mais utilizadas para pacientes com distúrbios hematológicos   87

CAPÍTULO 4
CUIDADOS DE ENFERMAGEM A INDIVÍDUOS COM DISTÚRBIOS RESPIRATÓRIOS

Terminologia específica   89
Sinusite   90
Pneumonia   91
Doença pulmonar obstrutiva crônica (DPOC)   92
    Bronquite crônica   92
    Asma brônquica   93
    Enfisema pulmonar   93
Tuberculose pulmonar   94
Drogas mais utilizadas para pacientes com distúrbios respiratórios   95

CAPÍTULO 5
CUIDADOS DE ENFERMAGEM A INDIVÍDUOS COM DISTÚRBIOS URINÁRIOS

Terminologia específica   97
Infecções do trato urinário (ITU)   98
    Cistite   98
    Pielonefrite   99
Glomerulonefrite aguda   100
Insuficiência renal   100
    Insuficiência renal aguda (IRA)   101
    Insuficiência renal crônica (IRC)   101
Tratamento dialítico   102
    Diálise peritoneal   102
    Hemodiálise   103
Drogas mais utilizadas para pacientes com distúrbios urinários   103

CAPÍTULO 6
CUIDADOS DE ENFERMAGEM A INDIVÍDUOS COM DISTÚRBIOS GASTRINTESTINAIS

Terminologia específica   105
Gastrite   107
Úlcera gastroduodenal   107
Doença intestinal inflamatória (DII)   108
Drogas mais utilizadas para pacientes com distúrbios gastrintestinais   110

CAPÍTULO 7
CUIDADOS DE ENFERMAGEM A INDIVÍDUOS COM DISTÚRBIOS ENDÓCRINOS E METABÓLICOS

Terminologia específica   111
Hepatite   112
    Hepatite A   112
    Hepatite B   113
    Hepatite C   114
Cirrose Hepática   114
Pancreatite   115
Diabete melito   116
    Diabete tipo I/ insulino-dependente   116
    Diabete tipo II/ não insulino-dependente   116
Distúrbios da tireoide   118
    Hipotireoidismo   119
    Hipertireoidismo   119
Drogas mais utilizadas para pacientes com distúrbios endócrinos e metabólicos   120

CAPÍTULO 8
CUIDADOS DE ENFERMAGEM A INDIVÍDUOS COM DISTÚRBIOS IMUNOLÓGICOS E REUMÁTICOS

Terminologia específica   121

Artrite reumatoide 122
Febre reumática 123
Lúpus eritematoso sistêmico
   (LES)/disseminado 123
Gota 124
Síndrome da imunodeficiência adquirida
   (SIDA/AIDS) 125
Drogas mais utilizadas para pacientes com
   distúrbios autoimunes e reumáticos 126

CAPÍTULO 9
CUIDADOS DE ENFERMAGEM A INDIVÍDUOS COM DISTÚRBIOS NEUROLÓGICOS

Terminologia específica 129
Acidente vascular cerebral (AVC)/
   acidente vascular encefálico (AVE) 130
   Acidente vascular cerebral
      isquêmico (AVCI) 130
   Acidente vascular cerebral
      hemorrágico (AVCH) 131
Epilepsia 134
Doença de Parkinson 135
Doença de Alzheimer 136
Drogas mais utilizadas para pacientes
   com distúrbios neurológicos 137

CAPÍTULO 10
CUIDADOS DE ENFERMAGEM A INDIVÍDUOS COM DISTÚRBIOS MUSCULOESQUELÉTICOS

Terminologia específica 139
Fraturas 140
Osteoporose 143
Osteomielite 144
Drogas mais utilizadas para pacientes com
   distúrbios musculoesqueléticos 144

CAPÍTULO 11
CUIDADOS DE ENFERMAGEM A INDIVÍDUOS COM CÂNCER

Terminologia específica 147

Tumor 148
Câncer 148
Drogas mais utilizadas para pacientes
   com câncer 152

CAPÍTULO 12
CUIDADOS DE ENFERMAGEM A INDIVÍDUOS COM DISTÚRBIOS DE PELE

Terminologia específica 153
Dermatite seborreica 154
Piodermias (infecções bacterianas) 156
Herpes-zóster 157
Psoríase 158
Drogas mais utilizadas para pacientes
   com distúrbios de pele 159

CAPÍTULO 13
CUIDADOS DE ENFERMAGEM A INDIVÍDUOS COM DISTÚRBIOS DE OLHOS, OUVIDOS, NARIZ E GARGANTA

Terminologia específica 161
Amigdalite e adenoidite 162
Conjuntivite 162
Epistaxe 163
Faringite e laringite 164
Glaucoma 164
Otite 165
Rinite 166
Surdez 166
Questões para estudo | Parte II 168

PARTE III
CUIDADOS DE ENFERMAGEM A INDIVÍDUOS QUE NECESSITAM DE INTERVENÇÕES CIRÚRGICAS 173

Terminologia comum à área cirúrgica 174
Cuidados gerais de enfermagem
   no pré-operatório 176
Cuidados gerais de enfermagem
   no pós-operatório 178

CAPÍTULO 14
CUIDADOS DE ENFERMAGEM A INDIVÍDUOS SUBMETIDOS A CIRURGIAS TORÁCICAS: SISTEMA CARDIOVASCULAR
Terminologia específica   181
Revascularização do miocárdio   183
Valvuloplastia ou comissurotomia   183
Reposição valvar   183
Aneurismectomia do ventrículo esquerdo   184
Pericardiotomia   184
Correção da dissecção de aorta ascendente   184

CAPÍTULO 15
CUIDADOS DE ENFERMAGEM A INDIVÍDUOS SUBMETIDOS A CIRURGIAS VASCULARES
Terminologia específica   187
Aneurisma de aorta   188
Endarterectomia de carótida   190
Bypass fêmuro-poplíteo   191
Simpatectomia   191
Safenectomia   191

CAPÍTULO 16
CUIDADOS DE ENFERMAGEM A INDIVÍDUOS SUBMETIDOS A CIRURGIAS TORÁCICAS: SISTEMA RESPIRATÓRIO
Terminologia específica   193
Lobectomia   194
Segmentectomia/ressecção segmentar   194
Pneumectomia   194

CAPÍTULO 17
CUIDADOS DE ENFERMAGEM A INDIVÍDUOS SUBMETIDOS A CIRURGIAS DO SISTEMA URINÁRIO
Terminologia específica   197
Nefrostomia   198
Nefrectomia   198
Cistostomia   199

CAPÍTULO 18
CUIDADOS DE ENFERMAGEM A INDIVÍDUOS SUBMETIDOS A CIRURGIAS NO SISTEMA REPRODUTOR
Terminologia específica   201
Vasectomia   202
Prostatectomia   202
Correção de prolapso uterino   204
Histerectomia   206
Vulvectomia   206
Mastectomia   207

CAPÍTULO 19
CUIDADOS DE ENFERMAGEM A INDIVÍDUOS SUBMETIDOS A CIRURGIAS ABDOMINAIS E ANORRETAIS
Terminologia específica   209
Gastrostomia   210
Gastrectomia   211
Colostomia   211
Ileostomia   212
Colecistectomia   212
Hemorroidectomia   213
Fistulectomia   214

CAPÍTULO 20
CUIDADOS DE ENFERMAGEM A INDIVÍDUOS SUBMETIDOS A CIRURGIAS NEUROLÓGICAS
Terminologia específica   215
Cirurgias cranianas   217
Cirurgias para correção de herniação ou ruptura de disco intervertebral   218

CAPÍTULO 21
CUIDADOS DE ENFERMAGEM A INDIVÍDUOS SUBMETIDOS A CIRURGIAS DE CABEÇA OU PESCOÇO
Terminologia específica   221
Cirurgias oftalmológicas   222
    Catarata   222
    Enucleação   222

Cirurgias de pescoço   223
   Traqueotomia   223
      Amigdalectomia/tonsilectomia   224
      Adenoidectomia   224
      Adenoamigdalectomia   224
      Tireoidectomia   225

CAPÍTULO 22
CUIDADOS DE ENFERMAGEM A INDIVÍDUOS SUBMETIDOS A CIRURGIAS ORTOPÉDICAS E TRAUMATOLÓGICAS

Terminologia específica   227
Amputação   228
Fixação externa com fixador de Ilizarov   230
Artroplastia total do quadril   231

CAPÍTULO 23
CUIDADOS DE ENFERMAGEM A INDIVÍDUOS QUE NECESSITAM DE TRANSPLANTE DE ÓRGÃOS

Terminologia específica   233
Transplante de córneas   235
Transplante de medula óssea   236
Transplante cardíaco   237
Transplante pulmonar   238
Transplante renal   239
Transplante de pâncreas   240
Transplante hepático   241

CAPÍTULO 24
CUIDADOS DE ENFERMAGEM A INDIVÍDUOS QUE NECESSITAM SUBMETER-SE A VIDEOCIRURGIA

Terminologia específica   243
Videocirurgia/videolaparoscopia/laparoscopia   244
Videocirurgia para obesidade mórbida/cirurgia bariátrica   245
Questões para estudo | Parte III   247

PARTE IV
CUIDADOS DE ENFERMAGEM A INDIVÍDUOS SUBMETIDOS A PROCEDIMENTOS DE RADIOLOGIA INTERVENCIONISTA   249

CAPÍTULO 25
CUIDADOS DE ENFERMAGEM A INDIVÍDUOS SUBMETIDOS A PROCEDIMENTOS DE CARDIOLOGIA INTERVENCIONISTA

Terminologia específica   251
Cateterismo cardíaco   253
   Cateterismo cardíaco direito e esquerdo   254
Angioplastia coronariana transluminal percutânea (ACTP)   256
Estudo/mapeamento eletrofisiológico   258
Ablação com cateter por radiofrequência   259
Valvuloplastia mitral/pulmonar/aórtica   260
Septoplastia percutânea   261
Stent intraórtico percutâneo   263

CAPÍTULO 26
CUIDADOS DE ENFERMAGEM A INDIVÍDUOS SUBMETIDOS À COLOCAÇÃO DE ENDOPRÓTESES VASCULARES POR MEIO DE RADIOLOGIA INTERVENCIONISTA

Terminologia específica   265
Aneurismas da aorta abdominal (AAA)   266
Implante de *stent* carotídeo endoluminal   267
Correção endoluminal de aneurisma arterial periférico   268

CAPÍTULO 27
CUIDADOS DE ENFERMAGEM A INDIVÍDUOS SUBMETIDOS A PROCEDIMENTOS DE NEURORRADIOLOGIA INTERVENCIONISTA

Terminologia específica   271

Exames diagnósticos em
  neurorradiologia   272
    Angiografia cerebral   273
    Ventriculografia cerebral   273
    Mielografia   273
    Tomografia computadorizada (TC)   273
    Ressonância magnética (RM)   274
Embolização   276
    Embolização de aneurisma cerebral   276
    Embolização de tumor cerebral
      ou malformações vasculares   276
Angioplastia e uso de *stent*   277
Questões para estudo | Parte IV   280

PARTE V
CUIDADOS DE ENFERMAGEM
A MULHERES COM DISTÚRBIOS
GINECOLÓGICOS E OBSTÉTRICOS   281

CAPÍTULO 28
CUIDADOS DE ENFERMAGEM A MULHERES
COM DISTÚRBIOS GINECOLÓGICOS
Terminologia específica   283
Patologias da mama   285
    Patologias benignas   285
    Patologia maligna (câncer de mama)   285
Metrorragia   286
Doença inflamatória pélvica (DIP)   287
    DIP por DST   287
    DIP por outros agentes etiológicos   287
Síndrome pré-menstrual   288
Síndrome do choque tóxico   288
Drogas mais utilizadas para pacientes
  com distúrbios ginecológicos   289

CAPÍTULO 29
CUIDADOS DE ENFERMAGEM A MULHERES
COM DISTÚRBIOS OBSTÉTRICOS
Terminologia específica   291
Gravidez ectópica   293
Hiperemêse gravídica   295
Toxemia gravídica   296

Síndrome de Hellp   296
Abortamento   297
Mola hidatiforme   297
Placenta prévia   298
Deslocamento prematuro de placenta   298
Desproporção cefalopélvica (DCP)   299
Drogas mais utilizadas para pacientes
  com distúrbios obstétricos   300
Questões para estudo | Parte V   302

PARTE VI
CUIDADOS DE ENFERMAGEM
EM NEONATOLOGIA   305

CAPÍTULO 30
CUIDADOS DE ENFERMAGEM PERINATAIS
Terminologia específica   307
Centro obstétrico   308
    Recepção da paciente   308
    Preparo da paciente para o parto   308
    Acompanhamento do trabalho
      de parto   308
    Recuperação obstétrica   309
Sala de parto   309
    Equipe de profissionais   309
    Materiais e equipamentos   310
Sala de admissão   310
Alojamento conjunto   311

CAPÍTULO 31
CUIDADOS DE ENFERMAGEM
A RECÉM-NASCIDOS (RNS)
Terminologia específica   313
Recém-nascido a termo   314
Recém-nascido prematuro   315

CAPÍTULO 32
CUIDADOS DE ENFERMAGEM
A RECÉM-NASCIDOS COM
DISTÚRBIOS PERINATAIS
Terminologia específica   317

Asfixia neonatal   318
Tocotraumatismo   319

CAPÍTULO 33
CUIDADOS DE ENFERMAGEM A RECÉM-NASCIDOS COM DISTÚRBIOS RESPIRATÓRIOS
Terminologia específica   321
Taquipneia transitória   322
Síndrome da angústia respiratória do RN/ doença da membrana hialina (DMH)   323
    Oxigenoterapia para tratamento da DMH   324
    Oxigênio por campânula   324
    Oxigênio por CPAP   324
    Oxigênio por ventilação mecânica   326
    Oxigênio por ventilação mecânica com alta frequência   326
    Oxigênio por ventilação mecânica com óxido nítrico (NO)   326
Síndrome da aspiração de mecônio   327
Hipertensão pulmonar   328
Apneia da prematuridade   328
Doença pulmonar crônica ou displasia broncopulmonar   329

CAPÍTULO 34
CUIDADOS DE ENFERMAGEM A RECÉM-NASCIDOS COM DISTÚRBIOS CARDÍACOS
Terminologia específica   331
Insuficiência cardíaca congestiva   332
Cardiopatias congênitas   333
    Cardiopatias cianóticas   333
    Cardiopatias acianóticas   334
Persistência do canal arterial (PCA)   336
Arritmias neonatais   336
    Arritmias do nó sinusal (pelo intervalo)   336
    Extrassístole   336
    Taquicardia   337
    Bradicardias   337

CAPÍTULO 35
CUIDADOS DE ENFERMAGEM A RECÉM-NASCIDOS COM DISTÚRBIOS METABÓLICOS
Terminologia específica   339
Distúrbio do metabolismo da glicose   340
Erros inatos do metabolismo   341

CAPÍTULO 36
CUIDADOS DE ENFERMAGEM A RECÉM-NASCIDOS COM DISTÚRBIOS HEMATOLÓGICOS
Terminologia específica   343
Anemia neonatal   344
    Anemia fisiológica   344
    Anemia hemolítica   344
    Anemia da prematuridade   344
Policitemia   345
Síndromes hemorrágicas   346
Coagulação intravascular disseminada (CIVD)   347

CAPÍTULO 37
CUIDADOS DE ENFERMAGEM A RECÉM-NASCIDOS COM DISTÚRBIOS RENAIS
Terminologia específica   349
Insuficiência renal aguda (IRA)   350
Nefropatia congênita   350

CAPÍTULO 38
CUIDADOS DE ENFERMAGEM A RECÉM-NASCIDOS COM DISTÚRBIOS DIGESTÓRIOS
Terminologia específica   353
Refluxo gastroesofágico   354
Enterocolite necrosante   354

CAPÍTULO 39
CUIDADOS DE ENFERMAGEM A RECÉM-NASCIDOS COM DISTÚRBIOS NEUROLÓGICOS
Terminologia específica 357
Hemorragia cerebral 358
Convulsão neonatal 359
Hidrocefalia 360
Encefalopatia 361

CAPÍTULO 40
CUIDADOS DE ENFERMAGEM A RECÉM-NASCIDOS COM DISTÚRBIOS INFECCIOSOS
Terminologia específica 363
Meningite neonatal 364
Sífilis congênita 365
Toxoplasmose congênita 365
Herpes 366
Varicela 367
Rubéola 367
Questões para estudo | Parte VI 369

PARTE VII
CUIDADOS DE ENFERMAGEM A CRIANÇAS HOSPITALIZADAS 371

CAPÍTULO 41
CUIDADOS DE ENFERMAGEM A CRIANÇAS COM DISTÚRBIOS CARDIOVASCULARES
Terminologia específica 373
Insuficiência cardíaca 374
Arritmias 375
Cardiopatias congênitas 376
Edema agudo de pulmão 376
Choque 376
Parada cardiorrespiratória 377
    Reanimação cardiorrespiratória 377
    Monitoração durante a parada cardiorrespiratória 379

CAPÍTULO 42
CUIDADOS DE ENFERMAGEM A CRIANÇAS COM DISTÚRBIOS RESPIRATÓRIOS
Terminologia específica 381
Insuficiência respiratória 382
Asma aguda 384
Bronquiolite 384
Pneumonia 385
    Pneumonia com derrame pleural 385

CAPÍTULO 43
CUIDADOS DE ENFERMAGEM A CRIANÇAS COM DISTÚRBIOS URINÁRIOS
Terminologia específica 387
Infecções urinárias 388
Glomerulonefrite difusa aguda/síndrome nefrítica 388
Síndrome nefrótica 389
Síndrome hemolítica urêmica 389
Insuficiência renal aguda (IRA) 390
Insuficiência renal crônica (IRC) 390
Métodos dialíticos 391
    Diálise peritoneal 391
    Hemodiálise 392

CAPÍTULO 44
CUIDADOS DE ENFERMAGEM A CRIANÇAS COM DISTÚRBIOS GASTRINTESTINAIS E METABÓLICOS
Terminologia específica 393
Vômitos 394
Diarreia 395
Refluxo gastroesofágico 395
Doença celíaca 396
Doença de Hirschprung 397
Fibrose cística 398
Diabete melito 399
Hepatite viral 400

CAPÍTULO 45
CUIDADOS DE ENFERMAGEM A CRIANÇAS COM DISTÚRBIOS HEMATOLÓGICOS

Terminologia específica   401
Anemia   402
    Anemia ferropriva   402
    Anemia falciforme   402
    Anemia aplástica ou aplásica   403
    Talassemia   403
Hemofilias A e B   404
Coagulação intravascular disseminada (CIVD)   405
Leucemia   405
Púrpura trombocitopênica   407

CAPÍTULO 46
CUIDADOS DE ENFERMAGEM A CRIANÇAS COM DISTÚRBIOS ONCOLÓGICOS

Terminologia específica   409
Tumores malignos em pediatria   410
Linfomas   410
Osteossarcoma   411
Neuroblastoma   411
Tumor de Wilms   411

CAPÍTULO 47
CUIDADOS DE ENFERMAGEM A CRIANÇAS COM DISTÚRBIOS NEUROLÓGICOS

Terminologia específica   413
Crise convulsiva   414
    Convulsões parciais   414
    Convulsões generalizadas   414
Meningite   415
Hidrocefalia   416
Questões para estudo | Parte VII   417

PARTE VIII
CUIDADOS DE ENFERMAGEM A INDIVÍDUOS INTERNADOS EM UNIDADE DE TRATAMENTO INTENSIVO 419

Terminologia comum à unidade de tratamento intensivo   419

CAPÍTULO 48
CUIDADOS DE ENFERMAGEM A INDIVÍDUOS MONITORADOS

Monitoração não invasiva dos sinais vitais   423
    Contagem de pulso/frequência cardíaca   423
    Monitoração eletrocardiográfica   424
    Eletrocardiograma   424
    Pressão arterial   425
    Temperatura   427
    Frequência respiratória   428
Monitoração invasiva   429
    Pressão arterial média (PAM)   429
    Pressão venosa central (PVC)   429
    Cateter de Swan-Ganz   431
    Pressão intracraniana (PIC)   432

CAPÍTULO 49
CUIDADOS DE ENFERMAGEM A INDIVÍDUOS INTUBADOS E EM VENTILAÇÃO MECÂNICA

Intubação endotraqueal   435
Ventilação mecânica   438
    Desmame ventilatório   440
    Extubação   440
Traqueostomia   441

CAPÍTULO 50
CUIDADOS DE ENFERMAGEM A INDIVÍDUOS QUE NECESSITAM DE PROCEDIMENTOS ESPECIAIS NA UTI

Sistema de drenagem de tórax   443
    Sistema de drenagem simples   444
    Sistema de drenagem em aspiração contínua   444
Tratamento dialítico   446
    Diálise peritoneal intermitente (DPI)   446
    Hemodiálise intermitente   447
    Terapia de substituição renal contínua/ hemodiálise contínua/hemolenta   448
Balão intra-aórtico (BIAO)   449
Marca-passo provisório   450
Cardioversão elétrica terapêutica   452

CAPÍTULO 51
CUIDADOS DE ENFERMAGEM A INDIVÍDUOS GRAVEMENTE QUEIMADOS

Classificação das queimaduras   453

CAPÍTULO 52
CUIDADOS DE ENFERMAGEM A INDIVÍDUOS EM CHOQUE

Fisiologia do choque   457
Tipos de choque   458
    Hipovolêmico   458
    Séptico ou toxêmico   458
    Neurogênico   458
    Cardiogênico   458
Questões para estudo | Parte VIII   460

ANEXO 1
CUIDADOS DE ENFERMAGEM COM SUBSTÂNCIAS TERAPÊUTICAS DE MAIOR COMPLEXIDADE EM SUA ADMINISTRAÇÃO

Cuidados de enfermagem na administração de medicamentos vasoativos   463
    Vasopressores   464
    Inotrópicos   465
    Vasodilatadores   466
Cuidados de enfermagem na administração de anticoagulantes, antiplaquetários e antitrombóticos   467
    Heparina   467
    Varfarina   468
    Ácido acetilsalicílico   468
    Clopidogrel   469
    Estreptoquinase   469
    Alteplase   469
    Tenecteplase   469
Cuidados de enfermagem na administração de insulina   470
Cuidados de enfermagem na administração de citostáticos   471
Cuidados de enfermagem na administração de sangue e hemoderivados   473
Cuidados de enfermagem na administração de nutrição parenteral total (NPT)   475

REFERÊNCIAS   477

PARTE I

CUIDADOS DE ENFERMAGEM A INDIVÍDUOS NA UNIDADE DE EMERGÊNCIA

OBJETIVOS DE APRENDIZAGEM

Ao final desta parte, o leitor deverá ser capaz de:

- Determinar as possibilidades de diagnósticos diante de alguns sinais e sintomas manifestados pelo paciente ou acompanhante e percebidos pelo enfermeiro.
- Identificar os primeiros cuidados de enfermagem adequados a cada situação percebida, antes de ter a prescrição médica.
- Identificar sinais e sintomas relevantes a serem comunicados prioritariamente, considerando as possibilidades diagnósticas.

Nossa experiência constata que, muitas vezes, em uma unidade de emergência, o profissional de enfermagem é o primeiro a ter contato com o paciente, tendo de tomar algumas decisões quanto a intervenções, mesmo antes do diagnóstico médico.

Dessa forma, a distribuição dos conteúdos nesta parte diferencia-se das demais do livro, visando respaldar as primeiras ações de enfermagem ante as manifestações apresentadas pelos pacientes no momento de sua chegada ao setor de emergência, evitando causar danos maiores. É importante lembrar que os pacientes podem relatar e apresentar muitos, alguns ou apenas poucos dos sinais e sintomas aqui mencionados, bem como deve-se levar em consideração que sintomas são subjetivos e têm a intensidade relatada conforme o limiar de cada indivíduo. Igualmente, existirão situações em que o paciente estará impossibilitado de dar informações, e os dados serão obtidos a partir do relato dos acompanhantes e da percepção do profissional que recebe o paciente.

Assim, esta parte do livro traduz o primeiro encontro entre um profissional de enfermagem e o paciente que chega à emergência em busca de atendimento.

Após o diagnóstico médico, o profissional de enfermagem encontrará, no decorrer do livro, os cuidados indicados conforme a patologia determinada. É, contudo, imprescindível que esteja, em qualquer momento, respaldado pela lei do exercício profissional, bem como pelas rotinas e pelos protocolos da instituição; além disso, deve estar devidamente preparado para realizar os cuidados de forma correta e eficiente.

CAPÍTULO 1

CUIDADOS DE ENFERMAGEM A INDIVÍDUOS EM SITUAÇÕES DE EMERGÊNCIAS CLÍNICAS, CIRÚRGICAS, DE TRAUMA E PSIQUIÁTRICAS

TERMINOLOGIA ESPECÍFICA
DISTÚRBIOS CARDIOLÓGICOS E VASCULARES
DISTÚRBIOS RESPIRATÓRIOS
DISTÚRBIOS RENAIS E URINÁRIOS
DISTÚRBIOS GASTRINTESTINAIS
DISTÚRBIOS ENDÓCRINOS E METABÓLICOS
DISTÚRBIOS NEUROLÓGICOS
INTOXICAÇÕES EXÓGENAS (POR INGESTÃO)
MORDIDAS E PICADAS DE ANIMAIS
REAÇÕES ALÉRGICAS/ANAFILAXIA OU CHOQUE ANAFILÁTICO
RETIRADA DE CORPO ESTRANHO DO ORGANISMO
CHOQUE
PARADA CARDIORRESPIRATÓRIA (PCR)
SITUAÇÕES DE TRAUMA
TRANSTORNOS PSIQUIÁTRICOS

TERMINOLOGIA ESPECÍFICA

Abstinência: abstenção, voluntária ou não, do consumo abusivo, especialmente de alimentos, drogas, bebidas alcoólicas ou de relações sexuais

Agitação psicomotora: atividade motora exagerada e desordenada associada a excitação ou confusão mental

AIT: ataque isquêmico transitório

Alucinação: sem estímulo externo, pode ocorrer em qualquer campo sensorial: auditivo, visual, olfativo, gustativo e tátil; é uma sensação implicitamente vivida pelo indivíduo relativa ao ambiente externo ou a algum objeto deste, mas que na realidade gera-se nele próprio

AMBU: bolsa de ventilação manual

Anisocoria: diâmetros pupilares diferentes

Ansiedade: sentimento de apreensão desagradável, vago, acompanhado de sensações físicas como vazio/frio no estômago ou na espinha, opressão no peito, palpitações, transpiração, dor de cabeça ou falta de ar, entre várias outras; diferencia-se do medo por não ser possível identificar uma ameaça

Apneia: ausência de movimentos respiratórios

Assistolia: ausência de contrações cardíacas

AVC/AVE: acidente vascular cerebral ou acidente vascular encefálico

Cardiopatia: doença relacionada ao coração

Delírio: transtorno do estado mental, geralmente de instalação brusca, caracterizado por desorientação, confusão e distorção da realidade

***Delirium tremens*:** delírio acompanhado por tremores constantes, movimentos desordenados das mãos, insônia, sudorese e outros sintomas físicos; geralmente associado à abstinência de álcool nos alcoolistas, pode ocorrer também em graves distúrbios cerebrais orgânicos ou funcionais

Depressão/transtorno depressivo maior: caracteriza-se por continuada alteração no humor e falta de interesse em atividades prazerosas; o estado depressivo diferencia-se do comportamento triste ou melancólico que afeta a maioria das pessoas por se tratar de uma condição duradoura de origem neurológica acompanhada de vários sintomas específicos

Dispneia: dificuldade respiratória

Eritema: rubor cutâneo que ocorre em placas de tamanho variável

Fotorreagência pupilar: reação das pupilas à luz, ou seja, elas diminuem com o aumento da luminosidade e aumentam com a diminuição da luminosidade

FR: frequência respiratória

Globo vesical: referente ao aumento da bexiga devido à presença de urina

Hálito cetônico: hálito caracterizado pelo odor de corpos cetônicos (cheiro de acetona)

Hematêmese: vômitos com presença de sangue

Hemicorpo: termo usado para definir a metade esquerda ou direita do corpo

HGT®: HaemoGlucoTest, sigla utilizada para o teste de glicemia periférica

IAM: infarto agudo do miocárdio

Ictus/icto: ataque agudo, como um acidente vascular ou, especificamente, uma crise epilética, geralmente generalizada

Isocoria: diâmetro igual de ambas as pupilas

Midríase: aumento do diâmetro pupilar

Miose: diminuição do diâmetro pupilar

Oximetria: método rápido de medida da saturação de oxigênio no sangue, baseado na diferença de absorção da luz vermelha entre a oxi-hemoglobina e a hemoglobina reduzida

Oxímetro: equipamento que utiliza um sistema fotoelétrico para a leitura da oximetria

P: pulso

PA: pressão arterial

Paresia: diminuição de força em um membro ou lado do corpo

Parestesia: sensação de formigamento ou de "agulhas" ou queimação em um membro ou lado do corpo

PCR: parada cardiorrespiratória

Periorbital: região em torno da órbita ocular

Peritonite: inflamação do peritônio

Plegia: o mesmo que paralisia, ou seja, perda da função de uma parte do corpo

Pós-ictal: termo utilizado, em geral, para definir o paciente em pós-crise convulsiva

Priapismo: ereção peniana persistente, em geral não associada ao desejo sexual, podendo ser observada em alguns casos de leucemia e em lesões da medula espinal

RCP: ressuscitação cardiopulmonar

Respiração de Kussmaul: movimentos inspiratórios e expiratórios amplos com curtos períodos de apneia entre eles

Risco de suicídio: probabilidade de a ideia de suicídio vir a ser concretizada, levando à morte autoinfligida

Sepse: estado tóxico grave, resultante de uma infecção por microrganismos piogênicos, com ou sem septicemia

Septicemia: síndrome clínica caracterizada por infecção bacterêmica grave, com pronunciada invasão de microrganismos na corrente sanguínea

SF: solução fisiológica

Sinal de Homans: caracteriza-se por dor na panturrilha quando da dorsiflexão do pé

Suicídio: morte autoinfligida por ato voluntário e intencional

Tax: temperatura axilar

>
>
> **TCE:** trauma cranioencefálico
>
> **Telangiectasias:** dilatação de grupos capilares, formando manchas salientes, de cor vermelha escura semelhantes a verrugas, de tamanho que varia entre 1 e 7 mm
>
> **Tentativa de suicídio:** falha no ato suicida
>
> **TRM:** trauma raquimedular
>
> **VA:** via aérea

DISTÚRBIOS CARDIOLÓGICOS E VASCULARES

Os distúrbios cardiovasculares são muitos e podem apresentar diversas manifestações. Aqui estão citadas apenas as situações que aparecem com mais frequência nas emergências. Os diagnósticos diferenciais e definitivos são de responsabilidade do médico, assim como as intervenções mais complexas e específicas devem aguardar a prescrição desse profissional.

O PACIENTE CHEGA À EMERGÊNCIA
- Referindo dor, sensação de aperto no peito, desconforto que se irradia para o braço esquerdo, dor nas costas, dor no estômago, náuseas, fadiga, podendo incluir dificuldade respiratória.
- Relatando história de cardiopatia, com ou sem uso de medicamentos.

O PACIENTE CHEGA À EMERGÊNCIA SEM CONDIÇÕES DE VERBALIZAR E O ACOMPANHANTE REFERE
- Que o paciente tem história de cardiopatia e/ou usa medicamentos para o coração.
- Que o paciente mencionou dor no peito, ou colocou a mão no peito e fez fácies de dor, tendo perdido os sentidos logo depois.

VOCÊ PERCEBE NO PACIENTE
- Palidez cutânea, sudorese, agitação, fácies de dor, dispneia *ou*
- Que este está desacordado, com cianose em extremidades, *ou ainda*
- Apneia e falta de pulso = parada cardiorrespiratória (PCR).

POSSÍVEIS DIAGNÓSTICOS MÉDICOS
- Síndrome coronariana aguda (infarto agudo do miocárdio [IAM] ou angina instável).
- Parada cardiorrespiratória, nesse caso, ver atendimento em PCR.

CUIDADOS DE ENFERMAGEM IMEDIATOS
- Atentar o relato do início dos sinais e sintomas.
- Colocar o paciente confortável e em repouso, mantendo a cabeceira da maca elevada.
- Instalar monitor cardíaco, oxímetro ou monitor multiparâmetros, logo que possível.

- Instalar cateter nasal ou máscara de oxigênio, se permitido pela rotina.
- Medir sinais vitais, priorizando PA e P.
- Verificar e comunicar a qualidade do pulso:
  - pulso fraco ou fino
  - pulso arrítmico
- Instalar um acesso venoso, mantendo heparinizado ou instalando uma SF 0,9% até a prescrição médica, se permitido pela rotina.
- Providenciar material de desfibrilação e intubação, se for o caso (ver atendimento PCR).
- Aguardar a avaliação e a prescrição médica e realizar rigorosamente os procedimentos prescritos.

O PACIENTE CHEGA À EMERGÊNCIA
- Referindo dor de cabeça, normalmente localizada na nuca e que pode variar de intensidade, sensação de vazio na cabeça, tonturas, visão borrada ou presença de "mosquinhas" ou "pontos pretos" em frente aos olhos.
- Apresentando ou referindo episódios de sangramento nasal.

VOCÊ PERCEBE NO PACIENTE
- Epistaxe abundante, fácies avermelhadas, ingurgitamento de carótida.

POSSÍVEL DIAGNÓSTICO MÉDICO
- Hipertensão arterial sistêmica

CUIDADOS DE ENFERMAGEM IMEDIATOS
- Manter o paciente sentado ou na maca com a cabeceira elevada.
- Medir e comunicar a PA, manter monitoração rigorosa.
- Medir a frequência e verificar a qualidade do P, comunicar:
  - valor da frequência
  - pulso fraco ou fino
  - pulso arrítmico
- Instalar um acesso venoso e manter heparinizado ou instalar uma SF 0,9% até a prescrição médica, se permitido pela rotina.
- Aguardar a avaliação e a prescrição médica e realizar rigorosamente os procedimentos prescritos.

O PACIENTE CHEGA À EMERGÊNCIA REFERINDO
- Dor em um dos membros (em geral, membro inferior), dor na panturrilha quando da dorsiflexão do pé.

VOCÊ PERCEBE NO PACIENTE
- A inflamação local da parede venosa ou dos tecidos ao redor de uma veia, extremidades edemaciadas e pigmentadas, podendo haver formação de úlceras de estase venosa (Fig. 1.1). Área afetada hiperemiada, edemaciada, quente e hipersensível, verificando-se o sinal de Homans (dor na panturrilha quando da dorsiflexão do pé).

POSSÍVEIS DIAGNÓSTICOS MÉDICOS
- Trombose venosa ou tromboflebite.

CUIDADOS DE ENFERMAGEM IMEDIATOS
- Colocar o paciente em repouso absoluto no leito, mantendo o membro inferior elevado.
- Evitar manipulação e massagem no local afetado, pelo risco de desprendimento do coágulo.
- Monitorar o edema, a dor e a inflamação, comunicando aumento de qualquer uma das manifestações.
- Verificar sinais vitais e comunicar principalmente alterações de movimentos respiratórios.

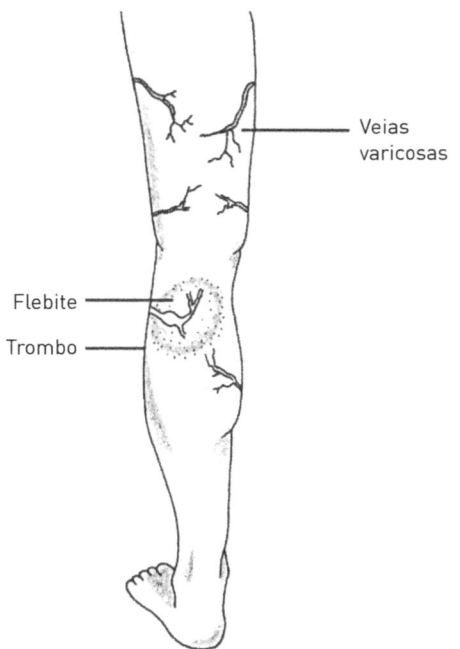

Figura 1.1
Tromboflebite.

- Aguardar a avaliação e a prescrição médica e realizar rigorosamente os procedimentos prescritos.

DISTÚRBIOS RESPIRATÓRIOS

Os distúrbios respiratórios que levam os pacientes a procurarem os serviços de emergência são inúmeros e, em geral, se enquadram em situações que necessitam de intervenções rápidas e eficazes, pois a manutenção da função respiratória é prioritária em qualquer situação de emergência.

O PACIENTE CHEGA À EMERGÊNCIA REFERINDO
- Dificuldade respiratória, ou apenas apresenta-se tão agitado e ansioso que não consegue se comunicar.
- Angústia respiratória, sente-se como se estivesse se afogando nas próprias secreções.
- Dor aguda no peito, relato de doenças vasculares, insuficiência cardíaca, estado de pós-parto ou pós-operatório recente.
- História de viagem longa, tendo permanecido sentado por muito tempo.

VOCÊ PERCEBE NO PACIENTE
- Dispneia severa, atitude ortopneica, com ou sem tosse, acompanhada de tiragens, batimento de asa de nariz e cianose, ansiedade e agitação (Fig. 1.2).
- Dispneia moderada ou severa, cianose, pele acinzentada, respiração barulhenta, podendo apresentar catarro espumoso com secreção sanguinolenta.

POSSÍVEIS DIAGNÓSTICOS MÉDICOS
- Edema agudo de pulmão (EAP), crise aguda de asma, insuficiência respiratória aguda por diferentes causas, embolia pulmonar ou derrame pleural.

CUIDADOS DE ENFERMAGEM IMEDIATOS

> Atentar e comunicar ao médico caso o paciente ou acompanhante relate história de insuficiência cardíaca, doenças vasculares, estado de pós-parto ou pós-operatório recente, história de viagem longa, tendo permanecido sentado por muito tempo.

- Colocar o paciente sentado e manter alguém próximo para auxiliá-lo a permanecer na posição, seguro e confortável.
- Instalar oxímetro.
- Instalar cateter nasal ou máscara de oxigênio, conforme rotina.

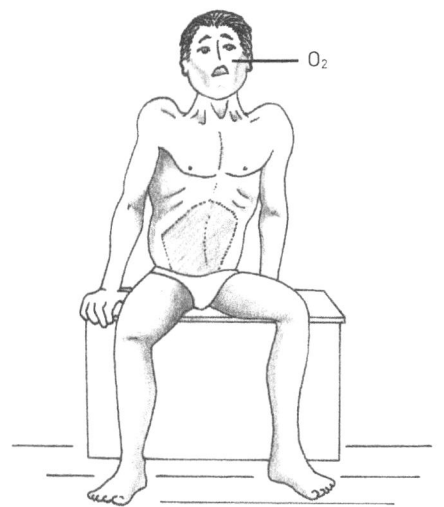

Figura 1.2
Atitude ortopneica, paciente com dispneia severa.

- Verificar sinais vitais, priorizando FR, P e PA.
- Instalar um acesso venoso, mantendo heparinizado até a prescrição médica, conforme rotina; nos casos de EAP, as infusões de líquidos devem ter gotejo lento e ser rigidamente controladas, sendo, em geral, evitadas.
- Manter o paciente o mais calmo possível, agindo de forma firme e segura.
- Preparar material para nebulização.
- Aguardar a avaliação e a prescrição médica e realizar rigorosamente os procedimentos prescritos.

O PACIENTE CHEGA À EMERGÊNCIA REFERINDO
- Febre, calafrios, tosse, dor "nos pulmões" e dificuldade respiratória associada aos movimentos inspiratórios.

VOCÊ PERCEBE NO PACIENTE
- Dispneia, temperatura corporal elevada, tosse e fácies de dor associada à tosse e aos movimentos respiratórios ("dor ventilatório-dependente").

POSSÍVEL DIAGNÓSTICO MÉDICO
- Pneumonia

> Atentar para o caso de o paciente relatar história de emagrecimento nos últimos meses, falta de apetite, sudorese noturna e história de hemoptise. Nesse caso, manter cuidados relativos a tuberculose ou pneumonia associada a baixa imunidade, como nos casos de pacientes com AIDS.

CUIDADOS DE ENFERMAGEM IMEDIATOS
- Colocar o paciente em repouso e em posição confortável.
- Verificar sinais vitais, priorizando T e FR.
- Observar e comunicar o tipo de tosse:
  - seca
  - com expectoração
  - persistente
  - intermitente
  - hemoptise
- Medir e anotar oximetria.
- Instalar cateter nasal e oxigênio, se necessário e conforme rotina.
- Preparar material para nebulização.
- Aguardar a avaliação e a prescrição médica e realizar rigorosamente os procedimentos prescritos.

> Caso o paciente apresente sinais de tuberculose: manter o uso de precauções universais indicadas para atendimento de qualquer pessoa, principalmente o uso da máscara, evitando o contato respiratório com outros pacientes que se encontrem na sala de emergência.

Segundo Oppermann e Pires (2003), o uso de máscaras cirúrgicas comuns pode ser indicado para pacientes bacilíferos fora dos locais de isolamento, a fim de conter as partículas no momento em que são geradas. Para que essa barreira seja eficaz, deve-se observar as condições da máscara, trocando-a sempre que apresentar sinais de umidade. As máscaras cirúrgicas comuns não oferecem proteção aos profissionais, sendo indicadas as com filtro HEPA (*high efficiency particulate air*), que conseguem filtrar até 99,97% das partículas > 0,3 μm de diâmetro em suspensão.

DISTÚRBIOS RENAIS E URINÁRIOS

Os distúrbios urinários, em sua maioria, não necessitam de intervenções de emergência quando tratados adequadamente. Entretanto, podem levar a condições renais graves, sendo o diagnóstico correto e as intervenções eficientes fundamentais para o bom prognóstico da situação.

O PACIENTE CHEGA À EMERGÊNCIA REFERINDO

- Urinar várias vezes ao dia, em pouca quantidade, apresentando dor ao urinar com ou sem presença de filamentos de sangue.
- Dor "nas costas" e/ou "do lado, acima do quadril" (região costovertebral ou nos flancos). Dor que não passa com a mudança de posição.
- Diminuição do volume urinário, mal-estar geral, história de "inchaço" ou ganho de peso. Náuseas e/ou vômitos.
- Não conseguir urinar ou urinar pequenos jatos, não aliviando a sensação de bexiga cheia.
- História de hipertensão não tratada, diabete, cirrose, cardiopatias. História de infecção na garganta ou na pele causada por estreptococos.

VOCÊ PERCEBE NO PACIENTE

- Fácies de dor constante e a mão colocada sobre a região costovertebral. O paciente não permanece por muito tempo na mesma posição. Às vezes apresenta-se pálido ou com uma cor "pardacenta".
- Presença de edema periorbital ou em outras regiões, como membros inferiores ou abdome.
- Presença de "globo vesical".

> Nos casos de distúrbios renais graves, o paciente pode apresentar sinais de distúrbios neurológicos, devido à toxicidade das substâncias que permanecem na corrente sanguínea caso os rins deixem de funcionar.

POSSÍVEIS DIAGNÓSTICOS MÉDICOS

- Infecção do trato urinário (ITU), glomerulonefrite, cálculos renais, insuficiência renal aguda ou crônica (Fig. 1.3).
- Retenção urinária por hiperplasia prostática (mais comum em homens idosos).

CUIDADOS DE ENFERMAGEM IMEDIATOS

- Colocar o paciente em repouso e em posição confortável.
- Verificar sinais vitais, priorizando PA e T.
- Avaliar e comunicar sinais de edema.
- Aguardar a avaliação e a prescrição médica e realizar rigorosamente os procedimentos prescritos.

> Para os casos de retenção urinária, preparar material para sondagem de alívio.

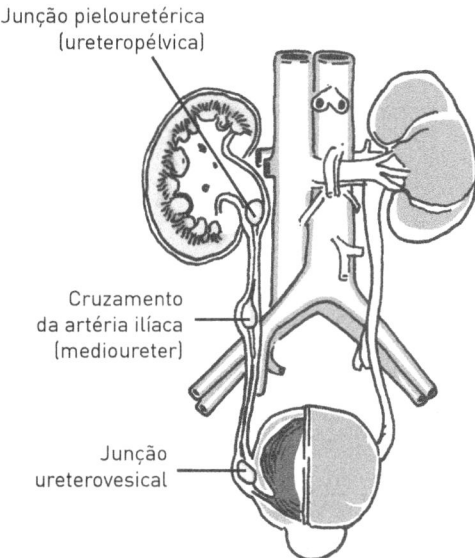

Figura 1.3
Locais comuns de obstrução por cálculos renais.

DISTÚRBIOS GASTRINTESTINAIS

Os distúrbios relacionados ao sistema gastrintestinal são, em sua maioria, passíveis de serem tratados de forma ambulatorial, sendo que, em alguns casos, a população nem mesmo chega a consultar um profissional da saúde. Isso ocorre, principalmente, nos casos de diarreias, constipação, vômitos e dores gástricas. Entretanto, mesmo situações que inicialmente pareçam simples podem evoluir para situações de urgência, dependendo da idade do paciente e de seu estado clínico geral.

O PACIENTE CHEGA À EMERGÊNCIA REFERINDO
- Cólicas abdominais, acompanhadas de diarreia por dois dias, evacuação mais de cinco vezes ao dia, fezes líquidas e malcheirosas.
- Alguns episódios de vômitos.
- Febre.
- Alimentação em local não habitual ou ingestão de algum alimento não habitual.

VOCÊ PERCEBE NO PACIENTE
- Fácies de dor.
- Turgor da pele diminuído e os "olhos encovados", principalmente em pacientes idosos e crianças.

POSSÍVEIS DIAGNÓSTICOS MÉDICOS
- Disenteria, intoxicação alimentar ou quadro viral.

CUIDADOS DE ENFERMAGEM IMEDIATOS
- Verificar e comunicar sinais vitais.
- Manter o paciente, principalmente se for idoso, próximo ao banheiro.
- Acompanhar o paciente ao banheiro ou solicitar que o acompanhante não dê a descarga até que você possa avaliar as fezes (cor, quantidade, cheiro).
- Instalar um acesso venoso e colocar SF 0,9% até a prescrição médica, se permitido pela rotina. (Nessas situações, o acesso venoso deve ser calibroso, pois provavelmente o paciente irá necessitar de reposição de volume.)
- Aguardar a avaliação e a prescrição médica e realizar rigorosamente os procedimentos prescritos.

O PACIENTE CHEGA À EMERGÊNCIA REFERINDO
- Vômitos e/ou fezes com sangue, dores no estômago e mal-estar geral.
- História de gastrite, úlcera gástrica, hepatite ou cirrose.
- Uso constante de medicações com ácido acetilsalicílico (AAS, Aspirina) ou anticoagulantes.

VOCÊ PERCEBE NO PACIENTE
- Hematêmese e palidez.

POSSÍVEL DIAGNÓSTICO MÉDICO
- Hemorragia digestiva.

> A hemorragia digestiva pode ser denominada hemorragia digestiva alta (HDA) ou hemorragia digestiva baixa (HDB), dependendo do local de sangramento, cabendo ao médico o diagnóstico diferencial.

CUIDADOS DE ENFERMAGEM IMEDIATOS
- Colocar o paciente preferencialmente sentado; caso precise deitá-lo, manter a cabeça lateralizada, de forma a evitar a aspiração do vômito.
- Manter junto ao paciente um recipiente em que possa vomitar.
- Verificar e comunicar quantidade, cor e odor do vômito.
- Sempre que possível, manter algum familiar junto ao paciente, pois as pessoas nessa situação ficam muito ansiosas.
- Manter o paciente em NPO.
- Medir e comunicar PA, FC e FR, atentando para sinais de choque hipovolêmico:
  - PA estável ou baixando
  - pulso rápido e fino
  - taquipneia
- Acompanhar o paciente ao banheiro ou solicitar que o acompanhante não dê a descarga até que você possa avaliar as fezes (cor, quantidade, cheiro, enterorragia, melena).
- Instalar acesso venoso, colocando SF 0,9% até a prescrição médica, se permitido pela rotina. (Nessas situações, o acesso venoso deve ser calibroso, pois provavelmente o paciente irá necessitar de reposição de volume ou, em alguns casos, de reposição de sangue.)
- Aguardar a avaliação e a prescrição médica e realizar rigorosamente os procedimentos prescritos.

O PACIENTE CHEGA À EMERGÊNCIA REFERINDO
- Cólicas abdominais, principalmente no lado direito, que se irradiam para as costas ou o ombro direito.
- Vômitos e náuseas após as refeições.
- Não encontrar posição para permanecer e sentir dor até quando respira.
- Alguns pacientes podem relatar coceira e aparecimento de fezes cinzentas e urina escura.

VOCÊ PERCEBE NO PACIENTE
- Desconforto devido à dor.
- Icterícia.

POSSÍVEIS DIAGNÓSTICOS MÉDICOS
- Colecistite aguda, colelitíase aguda, com ou sem obstrução de colédoco.

CUIDADOS DE ENFERMAGEM IMEDIATOS
- Verificar sinais vitais, atentando para a possibilidade de elevação da temperatura.
- Orientar o paciente para que permaneça em NPO, caso seja necessário algum procedimento cirúrgico de urgência.
- Manter um acesso venoso com SF 0,9%, se permitido pela rotina.
- Aguardar a avaliação e a prescrição médica e realizar rigorosamente os procedimentos prescritos.

DISTÚRBIOS ENDÓCRINOS E METABÓLICOS

Na maioria das vezes, os distúrbios são tratados em consultas ambulatoriais, não havendo necessidade de atendimento de urgência. No entanto, algumas patologias que envolvem o sistema endócrino podem causar descompensações orgânicas graves, fazendo com que as pessoas procurem os serviços de emergência.

O PACIENTE CHEGA À EMERGÊNCIA REFERINDO
- Dor abdominal severa, mal-estar geral, náuseas e vômitos, cefaleia, muita sede e vontade de urinar. Pode ter história conhecida ou não de diabete melito.

VOCÊ PERCEBE NO PACIENTE
- Agitação, taquipneia, hálito cetônico, aparência de desidratação e/ou emagrecimento, com ou sem comprometimento dos níveis de consciência *ou*
- Quadro grave, com alterações de consciência.

POSSÍVEL DIAGNÓSTICO MÉDICO
- Cetoacidose diabética (CAD).

CUIDADOS DE ENFERMAGEM IMEDIATOS
- Coletar e anotar o valor de HGT®, se permitido pela rotina.
- Comunicar qualquer valor de HGT®, tendo em mente que a cetoacidose pode ocorrer mesmo com níveis normais ou levemente elevados de glicose.
- Instalar oxímetro.
- Instalar cateter de O_2, se permitido pela rotina.
- Verificar e anotar sinais vitais, principalmente FR e FC.
- Instalar monitor cardíaco logo que possível.
- Puncionar veia calibrosa, se permitido pela rotina.
- Preparar bomba de infusão para administração de insulina endovenosa (EV), se necessário.
- Atentar para sensório.
- Manter grades laterais na maca.
- Monitorar débito urinário.
- Observar e comunicar sinais de choque:
  - taquicardia
  - hipotensão
  - dispneia
  - pele fria e úmida
- Examinar pele e mucosas em busca de sinais de infecção.
- Aguardar a avaliação e a prescrição médica e realizar rigorosamente os procedimentos prescritos.

O PACIENTE CHEGA À EMERGÊNCIA REFERINDO
- Dor abdominal, que pode ser difusa após as refeições, náuseas, vômitos, anorexia, mal-estar geral, febre.
- Fezes esbranquiçadas, urina escura, emagrecimento, membros inferiores (MsIs) inchados.

VOCÊ PERCEBE NO PACIENTE
- Icterícia, distensão abdominal, edema de MsIs, hálito hepático, eritema palmar, telangiectasias ("aranhas vasculares").

POSSÍVEIS DIAGNÓSTICOS MÉDICOS
- Pancreatite, hepatite aguda ou cirrose hepática.

CUIDADOS DE ENFERMAGEM IMEDIATOS
- Medir e anotar sinais vitais, inicialmente Tax e PA.
- Coletar e anotar o valor de HGT®, se permitido pela rotina.
- Posicionar o paciente de forma a diminuir a dor abdominal, de preferência em semi-Fowler em caso de ascite, para facilitar a função respiratória.
- Manter o paciente em repouso.
- Manter NPO.

- Manter grades laterais elevadas na maca.
- Observar e comunicar sinais de choque:
  - taquicardia
  - hipotensão
  - dispneia
  - pele fria e úmida
- Utilizar agulhas finas para o caso de administrar medicação por via parenteral.
- Aguardar a avaliação e a prescrição médica e realizar rigorosamente os procedimentos prescritos.

> Caso um diagnóstico possível seja hepatite, lembrar que a doença é infecto-contagiosa, sendo que os meios de transmissão serão diferentes conforme o tipo da doença.
>
> Embora as precauções universais devam ser usadas em todos os atendimentos, em caso de suspeitas de doenças contagiosas é importante reforçar a necessidade do uso de luvas, máscaras e observar a rotina para desprezar material e instrumental utilizado.

DISTÚRBIOS NEUROLÓGICOS

Pacientes com suspeita de distúrbios neurológicos merecem muita atenção por parte da enfermagem, pois alguns dos distúrbios relacionados ao sistema nervoso central podem evoluir rapidamente para situações muito graves, levando o paciente ao óbito.

O PACIENTE CHEGA À EMERGÊNCIA REFERINDO
- "Dor de cabeça" súbita que lhe causou náuseas, vômitos e lhe fez perder os sentidos, *ou*
- Perda das forças dos membros superiores e/ou inferiores (em geral, de um lado do corpo), perda de memória momentânea, dificuldade para falar, *ou*
- Perda de movimento, diminuição de força ou formigamento em um membro ou lado do corpo.

O PACIENTE CHEGA À EMERGÊNCIA SEM CONDIÇÕES DE VERBALIZAR E O ACOMPANHANTE REFERE
- Que o paciente teve perda de sentidos após ter mencionado "dor de cabeça" intensa, apresentado vômitos, *ou*
- Que o paciente começou a "falar coisas desconexas", apresentando dificuldade de movimentar os lábios e algum dos membros.

VOCÊ PERCEBE QUE O PACIENTE
- Não apresenta nenhum déficit aparente *ou*
- Está lúcido, orientado e coerente (LOC), mas apresenta paresia ou plegia em hemicorpo, queda de comissura labial (Fig. 1.4) *ou*
- Está confuso, não consegue verbalizar o que está ocorrendo, parece não compreender as solicitações *ou*
- Não responde de forma coerente, apresenta dificuldade motora, queda de comissura labial, agitação psicomotora, *ou*
- Não tem resposta ao estímulo verbal.
- Responde ou não ao estímulo doloroso.
- Apresenta respiração dificultosa.
- Apresenta ou não rigidez de nuca.
- Apresenta alteração pupilar: anisocoria, midríase, miose ou outras (Fig. 1.5).

POSSÍVEIS DIAGNÓSTICOS MÉDICOS
- Acidente vascular cerebral/encefálico (AVC/AVE) isquêmico ou hemorrágico, AIT (ataque isquêmico transitório), ictus/

icto, rompimento de aneurisma ou tumor cerebral, meningite.

> Não descartar, até que o diagnóstico médico seja feito ou suposto, a possibilidade de meningites; portanto, não esquecer de usar as precauções universais.

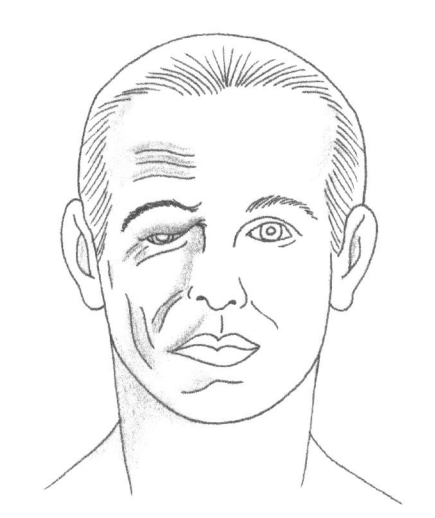

Figura 1.4
Ptose palpebral (queda da comissura labial).

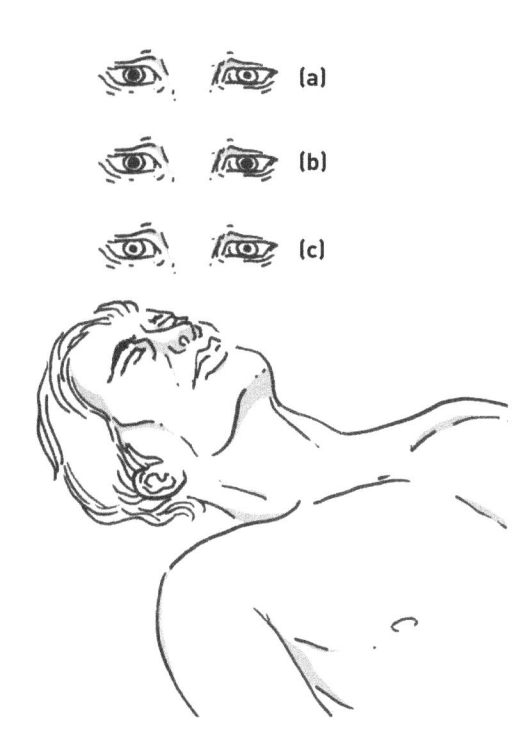

Figura 1.5
(a) Anisocoria. (b) Midríase. (c) Miose (pupilas menores).

CUIDADOS DE ENFERMAGEM
- Manter o paciente deitado em Fowler.
- Medir, comunicar e anotar todos os sinais vitais, atentando para a PA.
- Medir e anotar HGT®, se fizer parte do protocolo.
- Manter as grades laterais do leito elevadas.
- Instalar um oxímetro ou monitor multiparâmetro, se houver.
- Instalar cateter nasal ou máscara de oxigênio, se necessário e permitido pela rotina.
- Providenciar contenção mecânica, caso o paciente esteja confuso e agitado, ou manter familiar junto ao leito para garantir a segurança e a integridade do paciente.
- Atentar para sensório, comunicando qualquer alteração.
- Avaliar e comunicar alteração de pupilas.
  – isocória/anisocória
  – midríase/miose/fotorreagência
- Colocar o paciente em local tranquilo, mas no qual possa ser observado em tempo integral.
- Aguardar a avaliação e a prescrição médica e realizar rigorosamente os procedimentos prescritos.

O PACIENTE CHEGA À EMERGÊNCIA SEM CONDIÇÕES DE VERBALIZAR E O ACOMPANHANTE REFERE
- Que o paciente começou a se "debater", "tremer", ou mesmo ficou todo "rígido" ou "amolecido". Salivou muito e pareceu

ter ficado "roxo". Urinou-se e/ou evacuou-se. Teve um "ataque".

> Embora muitas crises aconteçam na sala de emergência, é mais frequente que os indivíduos cheguem à emergência após crise, trazidos por populares e/ou policiais que relatam o fato.

VOCÊ PERCEBE QUE O PACIENTE
- Está sonolento, confuso e teve relaxamento do esfincter. Se acordado, não lembra do ocorrido.

POSSÍVEL DIAGNÓSTICO MÉDICO
- Pós-crise convulsiva/pós-ictal.

CUIDADOS DE ENFERMAGEM IMEDIATOS (PÓS-CRISE CONVULSIVA)
- Observar se a via aérea encontra-se desobstruída.
- Remover prótese dentária ou outro objeto que possa ser considerado de risco para obstrução da via aérea, tendo o cuidado de jamais colocar os dedos na boca do paciente, pois, em caso de nova crise, ele poderá morder, devido ao enrijecimento do maxilar inferior.
- Instalar um oxímetro.
- Instalar cateter nasal ou máscara de oxigênio, se necessário e permitido pela rotina.
- Medir sinais vitais, principalmente Tax.

> As convulsões por hipertermia são mais comuns na infância, dos 6 meses aos 6 anos, embora possam ocorrer também na idade adulta.

- Manter uma via de acesso venoso heparinizada, ou conforme rotina.
- Colocar o paciente em local tranquilo, mas no qual possa ser observado em tempo integral.
- Manter as grades laterais do leito elevadas.
- Aguardar a avaliação e a prescrição médica e realizar rigorosamente os procedimentos prescritos.

MANIFESTAÇÕES CASO O PACIENTE TENHA UMA CONVULSÃO
- As convulsões podem apresentar-se de várias formas, entretanto, de modo geral, ocorre a presença de sialorreia, dentes cerrados, mordedura da língua, cianose (no início da crise), palidez, relaxamento de esfincteres, perda de reflexos e de consciência, podendo haver apneia.

CUIDADOS DE ENFERMAGEM IMEDIATOS (DURANTE A CRISE CONVULSIVA)

> Procurar realizar o atendimento junto com outros colegas, a fim de obter resultados mais rápidos e eficazes, pois enquanto alguém prepara a medicação, outros profissionais seguram o paciente para a realização da punção venosa, tarefa que pode ser difícil, dependendo da situação de agitação em que o paciente se encontra.

- Manter uma via de acesso venoso, com SF 0,9%, se permitido pela rotina, a fim de utilizar medicação anticonvulsivante sempre que for necessário, sem que haja nova punção ou necessidade de puncionar no momento da crise.
- Manter via aérea desobstruída.
- Procurar manter a cabeça do paciente lateralizada, sem forçar excessivamente nenhuma posição.

- Instalar um oxímetro.
- Instalar cateter nasal ou máscara de oxigênio, se necessário e permitido pela rotina.
- Manter-se junto ao paciente até que a crise cesse.
- Atentar para o tempo de duração da crise.
- Aguardar a avaliação e a prescrição médica e realizar rigorosamente os procedimentos prescritos. (Ver cuidados pós-crise/pós-ictal.)

→ INTOXICAÇÕES EXÓGENAS (POR INGESTÃO)

Infelizmente, é registrado um grande número de intoxicações exógenas, tanto acidentais quanto intencionais. Apesar do empenho de campanhas alertando sobre os riscos e orientando quanto aos cuidados, o número de crianças atendidas nas emergências devido à ingesta de medicamentos ou produtos químicos ainda é bastante expressivo.

Entretanto, se tem percebido também um aumento das intoxicações exógenas por tentativa de suicídio, ou seja, ingesta intencional de grande quantidade de medicamentos ou outras substâncias com intuito de provocar a própria morte. Nesses casos, além do atendimento aos aspectos físicos, ver a abordagem em transtornos psiquiátricos.

Independentemente dos motivos, a identificação do agente ingerido, a quantidade e o horário do ocorrido são os dados de maior relevância a serem colhidos com o acompanhante ou com o paciente, quando possível. Entretanto, muitas vezes os indivíduos são trazidos aos serviços de emergência por pessoas que os socorreram, mas que não possuem informações seguras sobre o que realmente aconteceu, dificultando o estabelecimento da terapêutica.

Na falta de informações, a observação de sinais e sintomas passa a ser fundamental, sendo uma tarefa de toda a equipe de saúde que prestar atendimento ao paciente.

Algumas manifestações podem indicar o tipo de intoxicação (ver Tab. 1.1).

CUIDADOS DE ENFERMAGEM IMEDIATOS

Independentemente do produto de intoxicação, os primeiros cuidados de enfermagem serão:

- Verificar os sinais vitais e comunicar as alterações.
- Intervir nas complicações imediatas, como convulsões. (Ver cuidados durante e pós-crise convulsiva.)
- Manter o paciente com a cabeça lateralizada caso haja risco de vômitos.
- Instalar um oxímetro.
- Instalar cateter nasal ou máscara de oxigênio, se Sat ≤ 90%, ou conforme protocolo.
- Instalar monitoração cardíaca logo que possível.
- Manter-se alerta quanto ao nível de consciência.
- Manter as grades laterais do leito elevadas.
- Aguardar a avaliação e a prescrição médica e realizar rigorosamente os procedimentos prescritos.

> Alguns procedimentos serão realizados após a prescrição médica, sendo determinados pelo tipo de substância ingerida, tempo e dose, por exemplo:
> - indução de vômito (xarope de Ipeca)
> - lavagem gástrica
> - instalação de via de acesso venoso para os casos de uso de medicamentos antagonistas
> - uso de carvão ativado
>
> No caso do uso de carvão ativado, a dose recomendada é de 1 g/kg de peso, podendo ser diluída em água ou

TABELA 1.1
ALGUMAS MANIFESTAÇÕES PODEM INDICAR O TIPO DE INTOXICAÇÃO

Você percebe no paciente	Possíveis diagnósticos médicos
• Vômitos, aumento de saliva, incontinência urinária, lacrimejamento, miose e bradicardia	• Intoxicação por inseticidas organofosforados, carbamatos, alguns tipos de cogumelos, pilocarpina ou agentes usados em conflitos, como o gás sarin.
• Fasciculações musculares, paralisia, taquicardia e hipertensão	• Intoxicação por inseticidas organofosforados ou nicotina
• Pele seca, hipertermia, midríase, retenção urinária, alucinações, insuficiência respiratória	• Intoxicação por anti-histamínicos, antiespasmódicos, antidepressivos e alguns vegetais, como cogumelos e beladonados
• Taquicardia, taquiarritmia, hipertensão e convulsões	• Intoxicação por anfetaminas, alguns descongestionantes nasais, cafeína, cocaína e LSD
• Hipoventilação, miose e hipotensão	• Intoxicação por codeína e outros opiáceos
• Miose, coma, depressão respiratória e hipotermia	• Intoxicação por fenobarbital
• Hemoptise, hemorragia gastrintestinal, hematúria, dor abdominal e epistaxe	• Intoxicação por raticidas ou ácido acetilsalicílico (AAS) em altas doses
• Vômitos, diarreia, tosse, taquipneia, cianose e taquicardia. Podem ocorrer vertigens, depressão respiratória, perda de consciência e convulsões	• Ingestão ou aspiração de derivados de petróleo como querosene, gasolina ou fluido de isqueiro

refrigerantes na proporção de 1:4. A dose para crianças é 1/2 g/kg de peso. Em caso de substâncias ácidas ou alcalinas, corrosivos como derivados do petróleo, a indução ao vômito é contraindicada. Caso seja necessário o uso de SNG, esta deve ser colocada por endoscopia.

MORDIDAS E PICADAS DE ANIMAIS

Os animais podem representar muitos riscos para os homens. Não só os animais que possuem veneno, como também os animais domésticos.

As mordidas de cachorros ou de gatos podem causar pequenas, médias ou grandes lesões, que podem levar a deformações permanentes e até mesmo à morte. A gravidade será determinada pela extensão e pelo local das lesões. Tem-se ainda o risco da transmissão de doenças como a raiva (hidrofobia), embora, felizmente, esta já seja uma doença erradicada na maioria dos estados brasileiros.

As picadas de animais peçonhentos como cobras, aranhas e escorpiões são ainda mais graves, pois podem causar lesões sistêmicas. Entretanto, as manifestações sistêmicas podem levar algumas horas ou mesmo dias para se estabelecerem, sendo assim, a afirmação do paciente em relação ao acontecido e alguma manifestação local, como edema ou mesmo algum ponto de aparente inserção de veneno, podem servir como diagnóstico inicial e como determinante para o tratamento. A identificação correta do animal também determina qual o tratamento adequado.

O PACIENTE CHEGA À EMERGÊNCIA REFERINDO
- Ter sido mordido por um cachorro, gato ou algum animal doméstico.

VOCÊ PERCEBE NO PACIENTE
- Lesões irregulares com perda de tecido em uma extremidade.
- Sangramento.
- Ansiedade.
- Palidez e pele fria.

CUIDADOS DE ENFERMAGEM IMEDIATOS

> É importante determinar o tempo decorrido entre o acidente e a chegada à instituição para se ter ideia da possível perda sanguínea.

- Posicionar o paciente de forma a expor ao máximo o ferimento.
- Verificar e comunicar PA, P e FR, caso você acredite que houve volumosa perda sanguínea.
- Obter acesso venoso calibroso, caso você perceba que houve volumosa perda sanguínea.
- Iniciar a limpeza do local com água e sabão ou solução fisiológica, conforme rotina da instituição.
- Aguardar a avaliação e a prescrição médica e realizar rigorosamente os procedimentos prescritos.

> Quando as mordidas ocorrerem em locais como tórax, crânio, pescoço e abdome, ou nos casos de criança ou idoso, o paciente pode chegar à instituição em situação muito grave. Nesse caso, as condutas deverão ser imediatamente comandadas pelo médico.

O PACIENTE CHEGA À EMERGÊNCIA REFERINDO
- Ter sido picado por uma cobra, sem determinar o grupo do animal.
- Pouca ou nenhuma dor local.
- Dores musculares em uma ou em várias partes do corpo.
- Diminuição ou visão dupla.
- Urina com volume diminuindo
- Urina com cor de "coca-cola".

VOCÊ PERCEBE NO PACIENTE
- Pálpebras superiores caídas ou semicerradas.
- Leve edema e discreto eritema no local da picada.

POSSÍVEL DIAGNÓSTICO MÉDICO
- Picada de cobra do grupo crotálico (cascavel) (Fig. 1.6).

O PACIENTE CHEGA À EMERGÊNCIA REFERINDO
- Ter sido picado por uma cobra, sem determinar o grupo do animal.

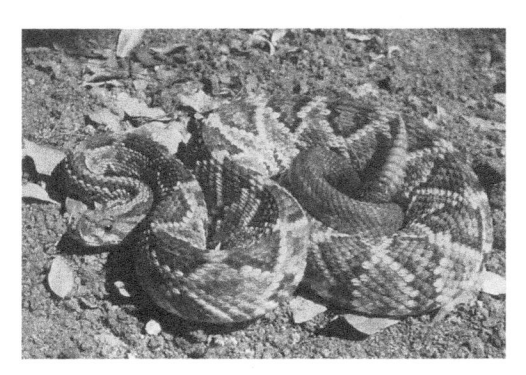

Figura 1.6
Cascavel (grupo crotálico [*crotalus*]).
(FUNASA, 2001.)

- Dor local persistente que parece aumentar de forma progressiva.

VOCÊ PERCEBE NO PACIENTE
- Edema, hiperemia e cianose no local, podendo haver bolhas, abscesso ou necrose de tecidos.

POSSÍVEL DIAGNÓSTICO MÉDICO
- Picada de cobra do grupo botrópico (jararaca, cruzeira, jararaca pintada) (Fig. 1.7).

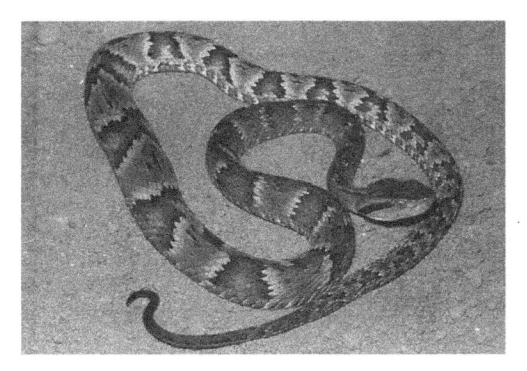

Figura 1.7
Jararaca (grupo botrópico [*bothrops*]).
(FUNASA, 2001.)

O PACIENTE CHEGA À EMERGÊNCIA REFERINDO
- Ter sido picado por uma cobra, sem determinar o grupo do animal.
- Pouca ou nenhuma dor.
- Sensação de adormecimento da região atingida.
- Saliva grossa, dificuldade de engolir e até de falar.

VOCÊ PERCEBE NO PACIENTE
- Fácies miastênicas com ptose palpebral.

POSSÍVEL DIAGNÓSTICO MÉDICO
- Picada de cobra do grupo elapídico (coral verdadeira) (Fig. 1.8).

O PACIENTE CHEGA À EMERGÊNCIA REFERINDO
- Ter sido picado por uma cobra, sem determinar o grupo do animal.
- Dor local persistente que parece aumentar de forma progressiva.
- Diarreia.

VOCÊ PERCEBE NO PACIENTE
- Sinais semelhantes aos da picada do grupo botrópico, como edema, hiperemia e cianose no local, podendo haver bolhas, abscesso ou necrose de tecidos, acrescidos de bradicardia e hipotensão.

POSSÍVEL DIAGNÓSTICO MÉDICO
- Picada de cobra do grupo laquético (surucucu pico-de-jaca).

CUIDADOS DE ENFERMAGEM IMEDIATOS
- Deitar a vítima, elevando o membro atingido.
- Retirar anéis ou pulseiras que possam garrotear a extremidade, devido ao edema.

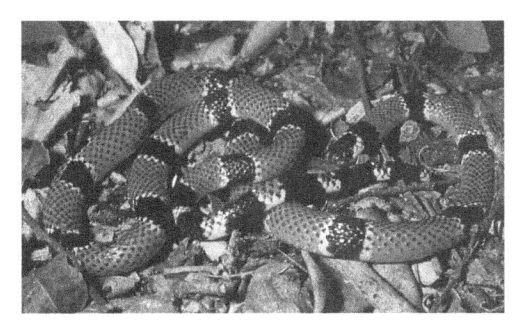

Figura 1.8
Coral verdadeira (grupo elapídico [*micrurus*]). (FUNASA, 2001.)

- Manter o paciente em repouso.
- Lavar bem o local.
- Medir PA e P, caso o paciente demonstre sinais como:
  - palidez
  - pele fria e sudorética
  - diarreia
- Observar e comunicar a cor da urina, caso o paciente deseje urinar.
- Preparar o paciente para coleta de exames como sangue e urina.
- Aguardar a avaliação e a prescrição médica e realizar rigorosamente os procedimentos prescritos.

O PACIENTE CHEGA À EMERGÊNCIA REFERINDO
- Ter sido picado há mais de 3 horas por um animal pequeno e escuro que pode ser preto ou amarronzado.
- Dor no local da picada, náuseas e vômitos, diarreia, "dor na boca do estômago" e vontade de urinar.
- Ter estado em local com muita vegetação, pedras e fendas no solo.

VOCÊ PERCEBE NO PACIENTE
- Sudorese, dispneia, palidez e sialorreia.
- Local do ferimento com um ou mais orifícios de picada.

POSSÍVEIS DIAGNÓSTICOS MÉDICOS
- Picada de escorpião ou de aranha "armadeira" (Fig. 1.9A).

CUIDADOS DE ENFERMAGEM IMEDIATOS
- Manter o paciente em repouso.
- Lavar bem o local do ferimento.
- Medir SV, principalmente FR, caso perceba dispneia.
- Aguardar a avaliação e a prescrição médica e realizar rigorosamente os procedimentos prescritos.

O PACIENTE CHEGA À EMERGÊNCIA REFERINDO
- Náuseas e vômitos, coceira generalizada e insônia.
- Ter sido picado há mais de 12 horas por um animal pequeno e escuro.
- Que se encontrava em casa quando picado.

VOCÊ PERCEBE NO PACIENTE
- Edema no local, mancha equimótica com desenho irregular e área isquêmica ao redor do ferimento. Pode haver flictenas (quadro local).

> Após algumas horas (mais de 12 horas), podem aparecer sinais e sintomas sistêmicos como: febre, calafrios, mialgias, hematúria e IRA. O paciente pode chegar ao quadro de choque, mas raramente a óbito.

POSSÍVEL DIAGNÓSTICO MÉDICO
- Picada da aranha *Loxosceles* (Fig. 1.9B).

CUIDADOS DE ENFERMAGEM IMEDIATOS
- Manter o paciente em repouso.
- Lavar bem o local do ferimento.

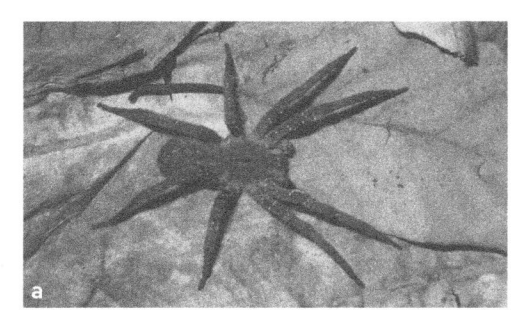

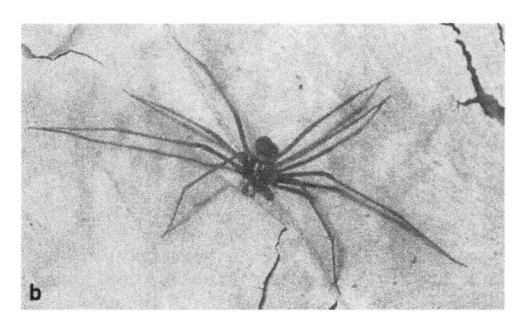

Figura 1.9
(a) Aranha armadeira (*Phoneutria nigriventer*). (b) Aranha marrom (*Loxosceles gaucho*). (FUNASA, 2001.)

- Medir e comunicar SV.
- Manter cuidados conforme a sintomatologia.
- Aguardar a avaliação e a prescrição médica e realizar rigorosamente os procedimentos prescritos.

REAÇÕES ALÉRGICAS/ ANAFILAXIA OU CHOQUE ANAFILÁTICO

As reações alérgicas são respostas do organismo à exposição a um elemento considerado alérgeno. Acontece uma liberação de histamina e de outras substâncias que pode desencadear manifestações leves, moderadas e graves. A anafilaxia, ou choque anafilático, se dá quando as reações acontecem de forma intensa e dentro de poucos minutos após o contato com o alérgeno.

Qualquer substância pode desencadear uma reação alérgica, mesmo que não o tenha feito no primeiro contato; entretanto, algumas são mais comumentes conhecidas como alérgenos, por exemplo, fumaça de cigarro; poeira; conservantes e aditivos de alguns alimentos, bem como os próprios alimentos, como tomate e uva; drogas, como penicilina, xilocaína e contrastes para exames radiológicos; picadas de alguns insetos, como abelha, bem como soro para o tratamento de picada de cobra ou de aranha; e diversas outras substâncias.

O PACIENTE CHEGA À EMERGÊNCIA REFERINDO

- Coceira no corpo, no nariz, mal-estar, dor de cabeça, dor na barriga, náusea e dificuldade para respirar, ou (em caso de choque anafilático) o paciente chega muito ansioso, relatando muita coceira, sensação de que a garganta está fechando e de que não consegue respirar.
- História de contato com algum alérgeno, como um alimento (mesmo que já tenha comido antes), antibiótico, anti-inflamatório ou outra droga, ferroada de abelha ou picada de outro inseto.

VOCÊ PERCEBE NO PACIENTE

- Vermelhidão distribuída pelo corpo ou localizada na face, nos membros ou no tórax; prurido; edema periorbital, nos lábios e/ou na língua; dispneia, que pode variar de leve a grave, bem como palidez, sudorese ou cianose. O paciente pode chegar em PCR.

POSSÍVEIS DIAGNÓSTICOS MÉDICOS

- Reação alérgica, choque anafilático.

CUIDADOS DE ENFERMAGEM IMEDIATOS
- Colocar o paciente em posição confortável, mantendo a via aérea permeável.
- Instalar e manter o oxímetro e verificar a saturação de oxigênio.
- Colocar cateter ou máscara de O_2, de acordo com a saturação e a rotina da instituição.
- Instalar um acesso venoso e colocar um SF 0,9% até a prescrição médica, se permitido pela rotina.
- Obter os valores de outros sinais, como PA, FC e FR.
- Aguardar a avaliação e a prescrição médica e realizar rigorosamente os procedimentos prescritos.

> Nos casos de PCR, o paciente será atendido de acordo com as manobras para RCP.

RETIRADA DE CORPO ESTRANHO DO ORGANISMO

Não raro chegam às emergências pessoas portando objetos estranhos no organismo, sejam ingeridos, colocados ou cravados no corpo. O atendimento será determinado pelo local onde se encontra o objeto, pela extensão da lesão e pelo tipo de objeto. O exame radiológico é útil para localizar um objeto interno, bem como para determinar possíveis estruturas lesadas.

O PACIENTE CHEGA À EMERGÊNCIA REFERINDO
- Ter engolido uma moeda, um brinquedo, prego ou qualquer objeto pequeno *ou*
- Colocado algum objeto em um orifício do corpo, como nariz, ouvido, ânus ou vagina, sem ter conseguido retirar.

VOCÊ PERCEBE NO PACIENTE
- Respiração normal.

CUIDADOS DE ENFERMAGEM IMEDIATOS
- Instalar oxímetro e observar movimentos respiratórios, caso haja o risco de o objeto estar na região próxima à traqueia ou mesmo no brônquio.
- Comunicar qualquer alteração respiratória ou sangramento no orifício.
- Manter o paciente calmo, aguardando a conduta médica.

O PACIENTE CHEGA À EMERGÊNCIA REFERINDO
- Que pisou, caiu ou que alguém cravou-lhe um objeto perfurante, ou que sofreu qualquer tipo de acidente causador do ferimento.

VOCÊ PERCEBE NO PACIENTE
- Um corte profundo *ou*
- Um objeto cravado em uma extremidade do corpo.
- Sangramento no local.
- Palidez e pele fria.
- Ansiedade.

CUIDADOS DE ENFERMAGEM IMEDIATOS

> É importante determinar o tempo decorrido entre o acidente e a chegada à instituição para se ter ideia da possível perda sanguínea.
>
> Não retirar o objeto cravado (Fig. 1.10).

- Colocar o paciente em posição confortável e de forma que o local da lesão fique visível.
- Controlar sangramento abundante, utilizando manguito de compressão no caso de extremidades.
- Medir e comunicar PA, P e FR, caso você acredite que houve perda sanguínea significativa.

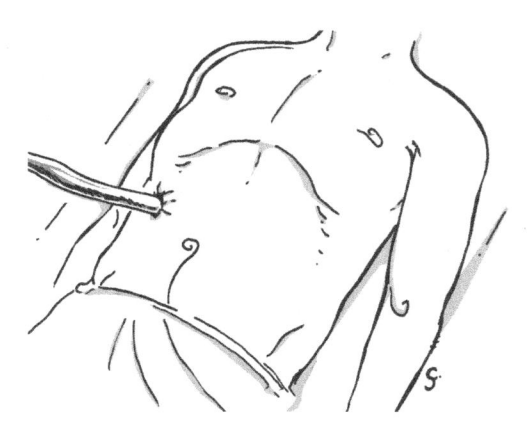

Figura 1.10
Objeto encravado no abdome.

- Iniciar limpeza do local com água e sabão ou solução fisiológica, conforme rotina da instituição.
- Aguardar a avaliação e a prescrição médica e realizar rigorosamente os procedimentos prescritos.

> No caso de objetos cravados em locais como tórax, crânio, pescoço e abdome, bem como de ferimento por arma de fogo, o paciente pode chegar à instituição em situação muito grave. Nesse caso, as condutas deverão ser imediatamente comandadas pelo médico (ver situações de trauma).

CHOQUE

O choque é uma síndrome caracterizada por incapacidade do sistema circulatório em fornecer oxigênio e nutrientes aos tecidos de forma a atender suas necessidades metabólicas. Essa incapacidade pode ser causada por diferentes motivos, caracterizando o tipo de choque, que pode ser: *hipovolêmico*, *séptico ou toxêmico*, *neurogênico ou cardiogênico*. Em algumas bibliografias, podem ser encontrados outros tipos de classificações.

Na emergência, o tipo de choque mais comum é o hipovolêmico, sendo que os primeiros cuidados serão baseados nessa possibilidade (ver, no Cap. 1, Choque).

O PACIENTE CHEGA À EMERGÊNCIA
- Com história de perda volêmica significativa por sangramento interno ou externo, vômitos excessivos, diarreia, desidratação, diabete insípido, queimaduras, ascite, entre outras situações.
- Referindo sede e mal-estar.
- Inconsciente ou tão agitado e confuso que não pode expressar sintomas.

VOCÊ PERCEBE NO PACIENTE
- Inquietação, agitação.
- Taquipneia.
- Palidez cutânea.
- Sudorese.
- Extremidades cianóticas.

POSSÍVEL DIAGNÓSTICO MÉDICO
- Choque hipovolêmico.

CUIDADOS DE ENFERMAGEM IMEDIATOS
- Posicionar o paciente em decúbito dorsal com cabeceira reta ou Trendelemburg.
- Instalar oxigênio, de preferência por máscara.
- Obter mais de um acesso venoso calibroso e instalar solução fisiológica ou outra infusão, de acordo com o protocolo.
- Coletar, se for rotina/protocolo, aproximadamente 10 mL de sangue no momento da punção para que se possa fazer a tipagem sanguínea caso haja necessidade de transfusão.

- Medir e comunicar alterações na frequência cardíaca, como:
  - taquicardia
  - bradicardia
- Monitorar e comunicar alterações respiratórias, como:
  - taquipneia
  - dispneia e tiragens
- Medir PA e comunicar hipotensão.
- Observar e comunicar alterações do nível de consciência, como:
  - agitação
  - sonolência
  - apatia
  - inquietação
  - desconforto e mal-estar
- Observar e comunicar alterações na perfusão periférica, como:
  - cianose
  - palidez cutânea
  - pele fria
  - sudorese
- Monitorar a infusão de líquidos.
- Aguardar a avaliação e a prescrição médica e realizar rigorosamente os procedimentos prescritos.

> Quando a evolução do choque torna-se grave, as intervenções terapêuticas podem tornar-se inúteis, ocorrendo a morte.

PARADA CARDIORRESPIRATÓRIA (PCR)

Lembrando que este livro é voltado ao atendimento hospitalar, *Suporte Avançado de Vida*, não será tratado o atendimento de PCR em situações nas quais o socorrista possa estar sozinho. No hospital, o atendimento é realizado pela equipe de enfermagem e médica, em que cada profissional deve exercer com destreza suas competências, conforme ordem do coordenador da equipe e protocolo da instituição. Entretanto, é fundamental que todos saibam detectar uma situação de PCR, a fim de acionar as equipes imediatamente, pois o atendimento ao paciente em situação de PCR é uma emergência, ou seja, não há tempo de espera para que se iniciem manobras de reanimação/ressuscitação cardiopulmonar (RCP).

O diagnóstico da situação é confirmado por inconsciência, apneia e ausência de pulso (carotídeo ou femoral).

As causas da PCR podem ser divididas em dois grandes grupos, e algumas condutas irão variar de acordo com a causa. Causas *primárias*: quando a PCR acontece por um problema na própria bomba cardíaca, que sofre uma isquemia. Causas *secundárias:* quando a causa é um problema respiratório ou uma situação externa ao indivíduo.

A ausência de circulação sanguínea interrompe a oxigenação dos tecidos, causando sofrimento celular e levando à morte das células após determinado tempo. Os órgãos mais sensíveis à falta de oxigênio são o cérebro e o coração. Lesão cerebral irreversível ocorre após 4 a 6 minutos; entretanto, em baixas temperaturas, os paciente podem suportar mais tempo sem oxigênio.

O PACIENTE CHEGA À EMERGÊNCIA
- Inconsciente.

VOCÊ PERCEBE NO PACIENTE
- Apneia, ausência de pulsos carotídeo e femoral. Pode haver palidez ou cianose e a pele pode estar fria.

POSSÍVEL DIAGNÓSTICO MÉDICO
- Parada cardiorrespiratória.

> Não devem haver dúvidas quanto ao diagnóstico de PCR para que a equipe inicie as manobras de RCP.

CUIDADOS DE ENFERMAGEM IMEDIATOS

> O profissional de enfermagem deve ter em mente que, em uma sala de emergência, os procedimentos serão realizados quase que concomitantemente. Todos os membros da equipe devem ser treinados de forma a saber exatamente qual a sua função.

Os aparelhos, como desfibriladores e monitores; os instrumentais, como aspiradores, tubo, AMBU, seringas, gel para pás; os medicamentos, como adrenalina e atropina, entre outros; e os EPIs devem estar em excelentes condições de uso e em local acessível e conhecido por toda a equipe.

Outros cuidados também deverão ser executados logo que possível, como:

- Remover roupas, para que possa ser realizado um exame físico total.
- Fixar eletrodos no paciente e ligar o monitor multiparâmetro.
- Atentar para a frequência cardíaca e o tipo de onda que aparece no monitor.
- Manter alarmes ligados.
- Manter todos os instrumentos, drogas e materiais em local acessível.

SITUAÇÕES DE TRAUMA

As situações de trauma poderão variar desde uma simples fratura até o politraumatismo, ou seja, indivíduos com múltiplas lesões traumáticas ou com lesão grave que ponham em risco a vida. Muitas lesões, como fraturas ou luxações em extremidades, podem ser desconsideradas em um primeiro momento de atendimento caso o paciente apresente um quadro clínico que precise ser restabelecido prioritariamente, como choque ou PCR. As circunstâncias em que ocorreu o acidente, conhecidas como cinemática do trauma, e as manifestações apresentadas pelo paciente podem determinar maior ou menor gravidade da situação, bem como os locais de maior risco para a presença de lesões.

O PACIENTE CHEGA À EMERGÊNCIA REFERINDO
- Queda de altura ou durante a prática de esportes
- Acidente de carro ou moto com baixo impacto.
- Dor em um ou mais membros.
- Impossibilidade de movimentar o membro dolorido.

VOCÊ PERCEBE NO PACIENTE
- Edema em um ou mais membros ou articulações.
- Um ou mais membros em posição não anatômica.

POSSÍVEL DIAGNÓSTICO MÉDICO
- Fraturas de extremidades.

> Caso a dor em uma articulação seja tão forte que, mesmo ao toque, o paciente demonstre muito sofrimento, há a possibilidade de luxação.

CUIDADOS DE ENFERMAGEM IMEDIATOS
- Colocar o paciente em posição confortável, mantendo o membro alinhado ao corpo, sem forçar mobilização.

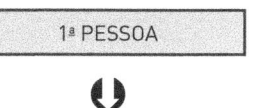

```
           1ª PESSOA
              ⬇
Fazer o diagnóstico da situação = PCR
              ⬇
        Início da RCP
```

Posicionar o paciente em decúbito dorsal em leito reto para iniciar a ressuscitação cardíaca (as roupas devem ser retiradas, deixando o tórax exposto)

⬇

Iniciar procedimentos em ordem de prioridade com base no ABC

A = Vias aéreas (manutenção de VA)
- No paciente politraumatizado ou com suspeita de lesão de coluna, as manobras de manutenção de VA devem ser acompanhadas pela imobilização da coluna cervical, seguindo estes passos:
  - Elevar e tracionar a mandíbula
  - Remover prótese dentária ou qualquer objeto que possa estar obstruindo ou vir a obstruir as vias aéreas
  - Aspirar sangue ou secreções da cavidade oral

B = Respiração (confirmar apneia)
- Na emergência, a ventilação pode ser iniciada com AMBU adaptado à máscara facial, com oxigênio a 100% (em torno de 10 L/min)
- Logo que possível, o paciente deve ser intubado (esse procedimento deve ser realizado pelo médico)

C = Circulação
- Posicionar pás para desfibrilação. Iniciar a desfibrilação logo que autorizado pelo médico (Fig. 1.11)
- Obter um ou mais acessos venosos em veias calibrosas com Abocath® n. 14 ou 16. Evitar punção em extremidades lesadas
- Manter massagem cardíaca (Fig. 1.12)

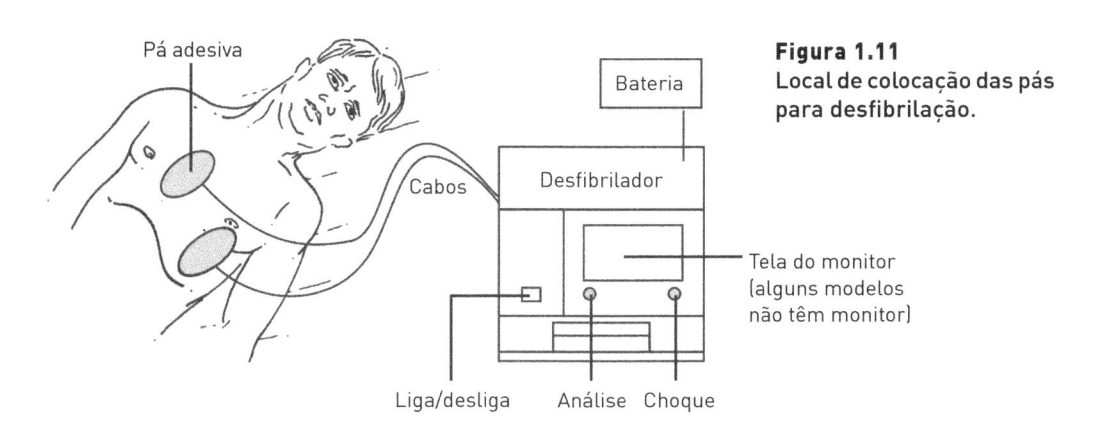

Figura 1.11
Local de colocação das pás para desfibrilação.

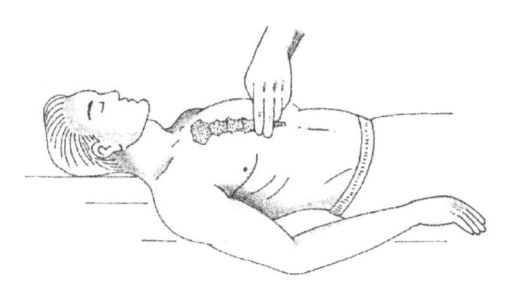

Figura 1.12
Localização do ponto de compressão torácica.

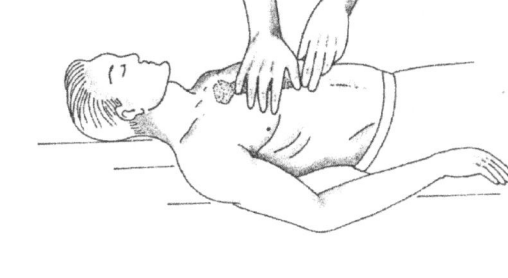

- Monitorar o pulso e a temperatura da extremidade afetada, comparando com a outra.
- Medir e comunicar PA, P e FR.
- Comunicar sinais de choque hipovolêmico:
  - taquipneia
  - pulso rápido e fino
  - palidez cutânea
  - sudorese
- Obter um acesso venoso calibroso e instalar solução fisiológica, conforme protocolo.
- Aguardar a avaliação e a prescrição médica e realizar rigorosamente os procedimentos prescritos.

O PACIENTE CHEGA À EMERGÊNCIA REFERINDO
- Queda de altura, acidente de carro ou moto, ter estado em local de desabamento, ferimento com arma de fogo ou arma branca em locais nobres como o tórax, o abdome, o crânio ou o pescoço.

POSSÍVEIS DIAGNÓSTICOS MÉDICOS
- Politraumatismo, que pode incluir trauma de tórax, de abdome, fratura de quadril/ossos da pelve, traumatismo cranioencefálico (TCE), traumatismo raquimedular (TRM), bem como múltiplas fraturas.

TRAUMA DE TÓRAX

Os sinais e sintomas de lesões torácicas são, em geral, dificuldade respiratória, dor ventilatório-dependente, taquipneia e/ou sinais de choque hipovolêmico, no caso de sangramentos externos ou internos. Entretanto, a falta de sintomas inicial não representa ausência de trauma. Situações como lesão de esôfago, pneumotórax ou lesões de vasos podem apresentar-se assintomáticas nos primeiros momentos após o trauma.

Ferimentos penetrantes no tórax, como os causados por arma de fogo (FAF) ou arma branca (FAB), podem causar pneumotórax aberto. O primeiro tratamento, nesses casos, é direcionado ao fechamento do orifício e fornecimento de oxigênio suplementar (ver Fig. 1.13).

Em tais ocasiões, pode ser realizado, como atendimento básico, um "curativo de três pontas", ou seja, uma forma de permitir que o ar saia do espaço pleural, mas não entre, diminuindo os riscos de pneumotórax hipertensivo.

Curativo de três pontas (Fig. 1.14):

- Colocar sobre o orifício um pedaço de cobertura oclusiva que pode ser de papel não poroso ou plástico
- Fixar com fita adesiva três lados da cobertura

Dessa forma, o curativo cria um sistema de válvula, permitindo que o ar saia, mas impedindo que entre.

Figura 1.13
FAB no tórax.

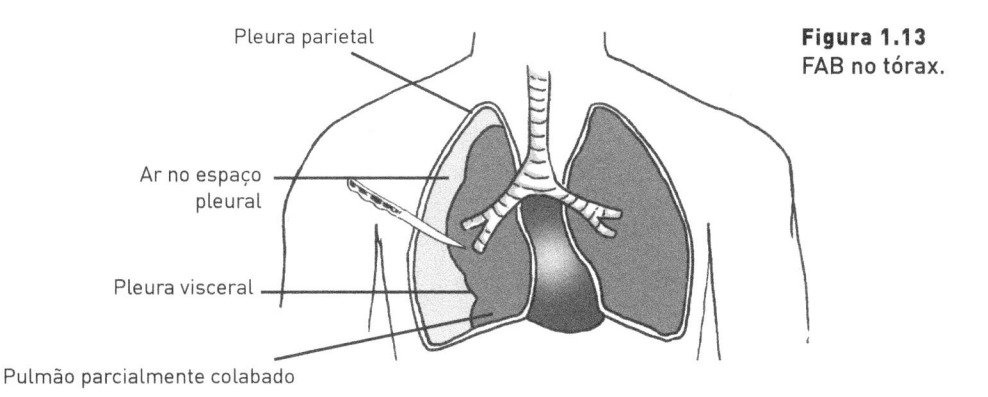

- Pleura parietal
- Ar no espaço pleural
- Pleura visceral
- Pulmão parcialmente colabado

Caso o paciente chegue ao pronto-socorro com um curativo de três pontas, este somente será retirado pelo médico, ou na presença e por solicitação deste.

TRAUMA DE ABDOME

Para fins de avaliação do abdome, a superfície abdominal é dividida em quatro quadrantes, ou seja, são traçadas duas linhas imaginárias. Uma vai da ponta do apêndice xifoide até a sínfise púbica e a outra, perpendicular, é traçada na altura da cicatriz umbilical. Cada quadrante contém órgãos específicos, tornando mais fácil a correlação entre a dor ou lesão e o órgão possivelmente acometido. Por exemplo, o quadrante superior direito (QSD) contém o fígado e a vesícula biliar, o quadrante superior esquerdo (QSE) contém o baço e o estômago, nos quadrantes inferiores direito e esquerdo (QID e QIE) está localizado basicamente o intestino, embora existam partes deste em todos os demais quadrantes. A bexiga localiza-se em uma linha média entre os quadrantes inferiores.

As lesões abdominais podem decorrer de ferimento penetrante ou trauma fechado. O rompimento de órgãos ocos (bexiga, estômago,

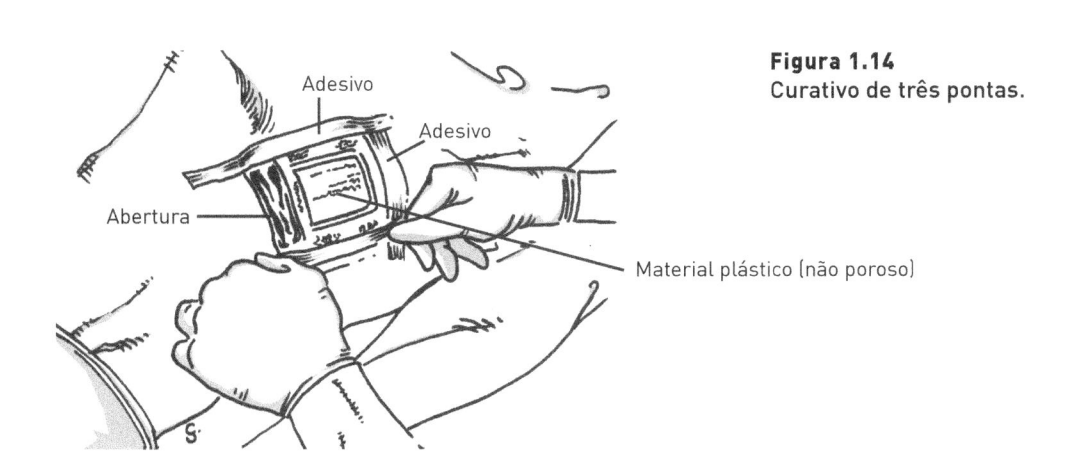

Figura 1.14
Curativo de três pontas.

- Adesivo
- Adesivo
- Abertura
- Material plástico (não poroso)

vesícula) causa o extravazamento de seus fluidos para dentro da cavidade abdominal, podendo causar peritonite, levando a sépsis. Já os órgãos sólidos ou vasos (baço, fígado, aorta e cava) sangram ao romper-se, podendo levar o paciente a choque hipovolêmico rapidamente.

FRATURA DE PELVE

A imobilização e a mobilização adequadas são fundamentais para prevenir a principal complicação de uma fratura de ossos da pelve: a hemorragia e consequentemente o choque. Devido ao espaço existente dentro dessa cavidade, o sangramento pode acontecer com poucos sinais externos. Um choque não esclarecido inicialmente deve remeter à investigação de uma fratura de quadril. Diante dessa possibilidade, um acesso venoso calibroso, ou, sempre que possível, mais de um, passa a ser um cuidado prioritário.

TRAUMA CRANIOENCEFÁLICO (TCE)

Das vítimas de trauma, as que apresentam lesão encefálica são as que parecem impor maior desafio, tanto à equipe médica como à de enfermagem. Muitas vezes, não há evidência externa de lesão, e o paciente está agitado, confuso e até mesmo agressivo. A história do trauma pode ser fundamental para uma desconfiança inicial de lesão encefálica.

A atenção a esses pacientes deve ser global, pois o nível de consciência é apenas uma das manifestações, sendo que todos os sinais vitais podem alterar-se rapidamente (ver Fig. 1.15).

A avaliação do nível de consciência de um paciente com TCE pode ser feita usando-se a escala de coma de Glasgow. Embora a determinação da pontuação seja atribuição do médico ou do enfermeiro, é importante que toda a equipe de enfermagem tenha conhecimento dessa escala a fim de determinar alterações e compreender a importância de uma avaliação competente.

Geralmente, os comas são classificados como:

- Severo, ECG ≤ 8
- Moderado, ECG de 9 a 12
- Leve, ECG ≥ 13

A aplicabilidade da escala é limitada em crianças menores de 36 meses. Consequentemente, uma Escala de Coma de Glasgow Pediátrica (Quadro 1.1) foi desenvolvida para avaliar crianças menores.

TRAUMA RAQUIMEDULAR (TRM)

Uma lesão de coluna vertebral poderá ou não causar lesão de medula espinal. A lesão de medula espinal pode ocorrer por aplicação de uma força que cause compressão ou em consequência de uma lesão de coluna, quando fragmentos ósseos interrompem o fluxo sanguíneo ou causam laceração ou corte no tecido medular (Fig 1.16).

A movimentação ou imobilização inadequada de uma coluna fraturada ou de um paciente com lesão medular despercebida pode ter como consequências a tetraplegia e mesmo PCR.

Pode-se pensar em lesão medular diante de manifestações como dor no pescoço e/ou nas costas em repouso, com a palpação ou em movimento, deformidade na coluna, defesa ou contratura muscular do pescoço ou das costas, parestesias, paresias, plegias, diminuição da sensibilidade tátil em membros superiores ou inferiores, priapismo ou sinais de choque neurogênico.

O *choque neurogênico* secundário a lesão de medula é resultado de diversos déficits neurológicos causados pela lesão. Ao contrário do choque hipovolêmico, o paciente apresenta vasodilatação, a pele fica quente e seca, a

QUADRO 1.1
ESCALA DE COMA DE GLASGOW (ECG)

Melhor resposta verbal	Abertura dos olhos	Melhor resposta motora
1 – Nenhuma 2 – Sons incompreensíveis 3 – Palavras inadequadas 4 – Confusa 5 – Orientada	1 – Nenhuma 2 – Resposta à dor 3 – Resposta à fala 4 – Espontânea	1 – Nenhuma 2 – Descerebração (extensão anormal dos membros) 3 – Decorticação (flexão anormal dos membros superiores) 4 – Retirada 5 – Localiza o estímulo doloroso 6 – Obedece a comandos verbais

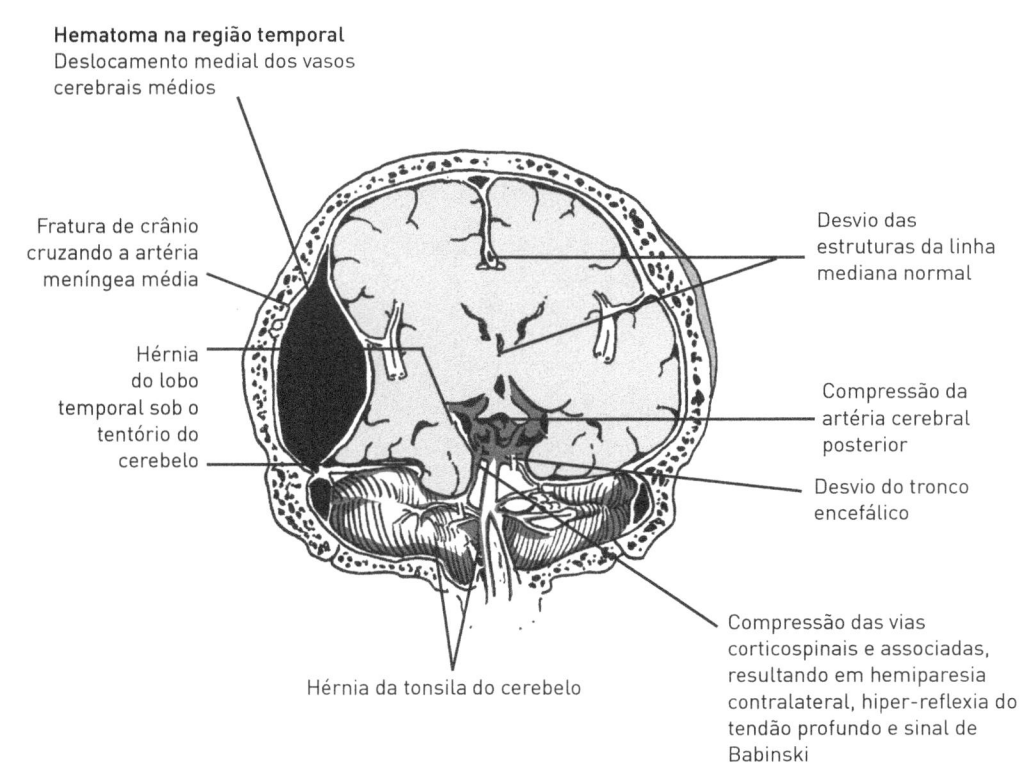

Fonte: Escala de Glasgow, 2008.

Hematoma na região temporal
Deslocamento medial dos vasos cerebrais médios

Fratura de crânio cruzando a artéria meníngea média

Hérnia do lobo temporal sob o tentório do cerebelo

Desvio das estruturas da linha mediana normal

Compressão da artéria cerebral posterior

Desvio do tronco encefálico

Hérnia da tonsila do cerebelo

Compressão das vias corticospinais e associadas, resultando em hemiparesia contralateral, hiper-reflexia do tendão profundo e sinal de Babinski

Figura 1.15
Hematoma extradural por TCE.

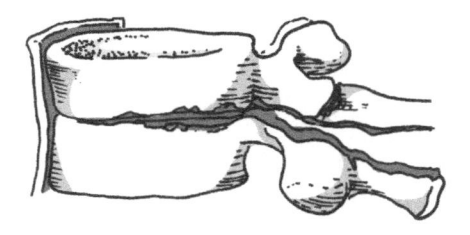

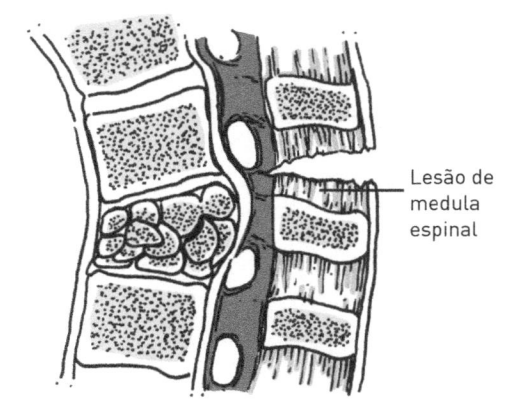

Figura 1.16
TRM.

Lesão de medula espinal

frequência cardíaca é normal ou lenta e a pressão arterial é baixa.

> O atendimento pré-hospitalar tem melhorado bastante nos últimos tempos e, graças às campanhas na mídia, a maioria das pessoas já reconhece a necessidade de chamar socorro profissional e de evitar movimentar ou remover vítimas de acidentes.

A chegada dessas vítimas à emergência, quando imobilizadas adequadamente por profissionais, permite uma avaliação mais tranquila e completa, sendo que a remoção dos dispositivos de imobilização deve ser feita pelo médico, ou na presença ou por solicitação deste.

A movimentação do paciente será em "bloco", isto é, será feita com o máximo de profissionais disponíveis, a fim de realizar o procedimento corretamente.

Alguns exemplos de dispositivos usados para imobilização são (Fig. 1.17):

- Prancha/tábua ou maca rígida com faixas/tirante ou cintos
- Colar cervical
- Imobilizadores laterais de cabeça
- Kendrick Extrication Device (KED)

Em todos esses casos, o paciente deverá ser tratado como politraumatizado, ou seja, como um paciente grave, até que se faça o diagnóstico real. Ele deve, portanto, ser avaliado imediatamente pelo médico, cabendo à enfermagem monitorar todos os sinais vitais e informar alterações que possam ocorrer durante o atendimento, bem como realizar de forma precisa e rápida todos os procedimentos.

CUIDADOS DE ENFERMAGEM IMEDIATOS

> Até a presença do médico, a equipe de enfermagem deve avaliar o paciente de acordo com o ABC (ver PCR/ RCP).

- Obter um acesso venoso calibroso (sempre que possível, mais de um) e instalar solução fisiológica ou solução de reposição de volume, de acordo com o protocolo. Obter amostra de sangue para tipagem, conforme protocolo.
- Auxiliar no posicionamento adequado do paciente.
- Retirar ou cortar as roupas, se necessário, a fim de não movimentar o paciente.
- Retirar joias, próteses ou pertences que estejam com o paciente, tendo o cuidado adequado durante a movimentação de membros.

Figura 1.17
Dispositivos de imobilização.

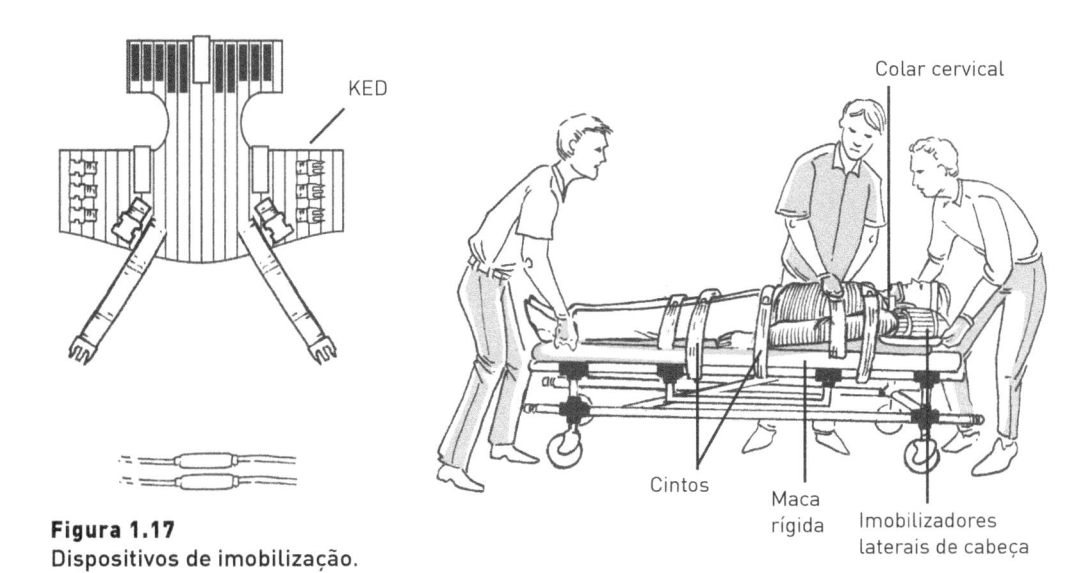

- Instalar os monitores disponíveis, mantendo registro constante sobre os dados obtidos.
- Realizar outros procedimentos, conforme necessidade e de acordo com a prioridade de cada situação.

> Os demais cuidados serão específicos aos possíveis diagnósticos e à apresentação do quadro clínico.

TRANSTORNOS PSIQUIÁTRICOS

Existem diversos transtornos psiquiátricos, e estes podem apresentar diversas manifestações. Embora sejam considerados e tratados, em sua maioria, como transtornos crônicos, quando em situações agudas, comumente são recebidos pelos profissionais de saúde nos serviços de emergência. Nesses casos, a meta principal dos profissionais deve ser o alívio do sofrimento psíquico e o bem-estar físico dos pacientes e seus familiares. Para isso, é necessária uma avaliação completa do paciente, com perspectiva biopsicossocial e espiritual. É importante também que se faça um diagnóstico diferencial, como em qualquer situação clínica, que determine se a situação é de emergência, urgência ou eletiva.

Segundo Spode e Fleck (2001), situações de emergência são aquelas em que os transtornos do pensamento, dos sentimentos ou as ações do paciente envolvem risco de vida ou risco social grave. Trata-se de pacientes com ações violentas contra si e/ou contra outros, juízo crítico gravemente comprometido ou em grave autonegligência. Nesses casos, as intervenções devem ser imediatas.

As urgências implicam riscos menores, mas que necessitam de intervenções a curto prazo, como dias ou semanas. Servem como exemplos os pacientes com comportamentos bizarros, ansiedade aguda, crise conversiva e outros.

Entretanto, as definições de urgência e emergência nem sempre são claras para os pacientes e/ou acompanhantes e familiares, fazendo com que pessoas em situações nas quais não há risco de vida e sem necessidade de atendimento rápido, ou seja, situações consideradas eletivas, procurem as emergências. Servem de exemplo as crises de ansiedade leve e os distúrbios de relacionamento interpessoal, entre outros. Nesses casos, os profissionais devem esclarecer, ao paciente e aos acompanhantes, a aparente demora no atendimento, pois esta pode parecer descaso profissional, acabando por piorar a ansiedade tanto do paciente quanto de seus acompanhantes.

O PACIENTE CHEGA À EMERGÊNCIA REFERINDO
- Dor ou aperto no peito, palpitações, formigamento nas mãos e/ou nas pernas acompanhado de perda de força ou incapacidade para movimentar-se, dificuldade para respirar e "medo de morrer".

O PACIENTE CHEGA À EMERGÊNCIA SEM CONDIÇÕES DE VERBALIZAR E O ACOMPANHANTE REFERE
- Que o paciente perdeu os sentidos ou que caiu e começou a "debater-se".

VOCÊ PERCEBE QUE O PACIENTE
- Está ansioso, respira rapidamente, procura manter os olhos fechados, tem os dedos endurecidos, com as mãos voltadas para dentro, *ou*
- Está aparentemente desacordado, sem palidez e sem sinais de cianose, a pele com temperatura normal, sem relaxamento de esfincteres (não está urinado ou evacuado).
- Apresenta rápidos movimentos palpebrais, "pálpebras trêmulas".

POSSÍVEIS DIAGNÓSTICOS MÉDICOS
- Transtornos de ansiedade, transtorno de pânico ou crise conversiva.

> **ATENÇÃO:** Não descartar a possibilidade de distúrbios neurológicos ou metabólicos até que seja feito o diagnóstico diferencial.

CUIDADOS DE ENFERMAGEM IMEDIATOS
Paciente que chega acordado:

- Falar com o paciente de maneira calma e firme, perguntando seu nome e o que aconteceu.
- Colocar o paciente sentado e explicar que ele está sendo atendido.
- Solicitar que o paciente respire de maneira profunda e lenta, explicando a importância da respiração adequada para diminuir os sintomas de formigamento e tontura.
- Medir PA, FR e P; comunicar alterações.
- Avaliar a permanência ou não de acompanhantes junto ao paciente. Em alguns casos, a importância que os acompanhantes dão aos sintomas pode exacerbá-los.
- Aguardar conduta médica.

Paciente que chega aparentemente desacordado:

- Ouvir com atenção a história contada pelos acompanhantes, certificando-se de que não haja situações de trauma físico ou de intoxicação exógena.
- Falar com o paciente de maneira calma e firme, perguntando seu nome e o que aconteceu.
- Solicitar que abra os olhos ou movimente os membros.
- Instalar o oxímetro de pulso, caso o paciente não responda aos estímulos verbais e/ou apresente sinais de cianose.
- Investigar permeabilidade de via aérea e mantê-la desobstruída, posicionando o paciente de maneira adequada.
- Comunicar saturação.

- Colocar cateter e administrar O_2 se Sat ≤ 90%, ou conforme protocolo da instituição.
- Investigar plegia e diâmetro pupilar, comunicar midríase, miose ou anisocoria.
- Palpar o crânio em busca de alterações (sinais de fraturas, cortes ou equimoses).
- Medir PA, P e FR; comunicar alterações.
- Elevar a cabeceira se houver PA elevada ou sinais de TCE (sem história de trauma compatível com trauma raquimedular [TRM]).

O PACIENTE CHEGA À EMERGÊNCIA REFERINDO
- Fazer uso de bebida alcoólica diariamente e ter parado de beber por algumas horas ou dias.
- Perda de apetite, náuseas, desconforto abdominal, diarreia, insônia, pesadelos, dificuldade de concentração e de memória.

> Devem ser considerados sintomas precoces ou leves quando tiverem início em 6 a 48 horas após a abstinência de álcool.

O PACIENTE CHEGA À EMERGÊNCIA SEM CONDIÇÕES DE VERBALIZAR E O ACOMPANHANTE REFERE
- Que o paciente faz uso de bebida alcoólica diariamente e que está "tentando parar de beber" há algumas horas ou dias.

VOCÊ PERCEBE QUE O PACIENTE APRESENTA
- Sinais precoces ou leves de abstinência alcoólica: taquicardia, hipertensão sistólica, irritabilidade, hostilidade, déficit de concentração e de memória.
- Sinais severos ou avançados, com início em 48 a 96 horas após a abstinência de álcool: tremores, sudorese, taquicardia, alteração de consciência, agitação psicomotora, alucinações, delírios e convulsões.

POSSÍVEL DIAGNÓSTICO MÉDICO
- Síndrome de abstinência alcoólica.

CUIDADOS DE ENFERMAGEM IMEDIATOS
- Manter o paciente deitado, com a cabeceira elevada, a fim de evitar a aspiração de vômito.
- Instalar o oxímetro e comunicar a saturação de O_2.
- Administrar O_2 por óculos, cateter ou máscara, conforme rotina.
- Medir, comunicar e anotar sinais vitais.
- Manter acesso venoso com cateter periférico flexível, para não perder o acesso em caso de agitação psicomotora ou convulsões.
- Colocar contenções mecânicas (CM) de proteção em caso de agitação psicomotora.

> Algumas recomendações em relação à CM:
> - O paciente sempre deve ser informado sobre o que está sendo feito, o motivo e o caráter não punitivo (mesmo que esteja psicótico).
> - O ideal é o envolvimento de cinco pessoas, uma para a cabeça e uma para cada um dos quatro membros. Quem estiver próximo à cabeça coordena a ação e fala com o paciente.
> - As faixas de contenção devem ser de material resistente.
> - A posição de decúbito lateral, com a cabeça levemente elevada, é a mais indicada.
> - O paciente não deve permanecer por mais de algumas horas em CM,

> devendo ter a posição alterada a cada 2 horas, bem como ter cada membro contido supervisionado para se ter certeza de que não haja garroteamento.
> - O paciente deve ser observado, tanto em relação à segurança e ao conforto da contenção quanto a outros parâmetros, como sinais vitais e nível de consciência. Jamais deve ficar fora do alcance da visão de alguém da equipe.
> - A CM pode ser indicada verbalmente no momento da emergência, mas deve ser prescrita assim que possível.

- Medicar conforme prescrição médica.
- Manter atenção constante nos níveis de saturação e frequência respiratória após o uso de benzodiazepínicos.
- Medir sinais vitais de hora em hora, ou em menos espaço de tempo caso algum sinal esteja alterado.
- Reavaliar a permeabilidade do acesso antes de infundir medicações EV e sempre que houver suspeita de extravazamento (edema, hiperemia), principalmente nos casos de pacientes agitados ou desacordados.

O PACIENTE CHEGA À EMERGÊNCIA
- Referindo "falta de vontade de viver", "vontade de acabar com tudo", diz estar "cansado da vida", "que nada mais tem valor" *ou*
- Chorando e/ou negando-se a dar informações, não conversa, não interage com o profissional de enfermagem ou com o médico.

O PACIENTE CHEGA À EMERGÊNCIA NEGANDO-SE A FALAR E O ACOMPANHANTE REFERE
- Que o paciente pode ter tomado (ou tomou) alguns medicamentos com a ideia de matar-se.
- Que é a primeira vez que o paciente faz isso, ou que já o fez outras vezes (Ver conduta para intoxicações exógenas).

VOCÊ PERCEBE QUE O PACIENTE
- Está desacordado.
- Está acordado, apenas com os olhos fechados, sem palidez, sem sinais de cianose, pele com temperatura normal ao tato.

POSSÍVEIS DIAGNÓSTICOS MÉDICOS
- Transtornos de ansiedade, crise conversiva, depressão ou outras patologias psiquiátricas.

CUIDADOS DE ENFERMAGEM IMEDIATOS
- Atender inicialmente com as condutas indicadas para intoxicações exógenas.

Caso não se confirme a intoxicação ou não haja mais tempo para tratamento clínico, como lavado gástrico ou uso de medicações antagonistas:

- Falar com o paciente de maneira calma e firme, perguntando seu nome e o que aconteceu.
- Colocá-lo em lugar confortável, com certa privacidade, mas próximo aos profissionais de saúde.
- Explicar que ele está sendo atendido, sem pré-julgar sua atitude.
- Medir sinais vitais e comunicar alterações.
- Avaliar a permanência ou não de acompanhantes junto ao paciente.

- Atentar para locais altos e com janelas próximas e sem proteção.
- Retirar medicações e/ou objetos perfurocortantes, ou objetos que possam provocar sufocamento ou garroteamento que estejam próximos ao paciente.
- Colocar conteções mecânicas (CM) se o paciente não se mostrar colaborativo, estiver agressivo, não houver disponibilidade de vigilância constante, ou se o lugar apresentar muito risco de fuga ou mesmo de suicídio.
- Manter uma pessoa acompanhando o paciente sempre que ele tiver de sair da sala.
- Aguardar conduta do médico/psiquiatra ou outro profissional da saúde mental.

QUESTÕES PARA ESTUDO | PARTE I*

1) O senhor Jurandir chega à emergência da instituição hospitalar onde você trabalha, e relata dor intensa no peito, que se irradia para o braço esquerdo. Apresenta-se sudorético, pálido e dispneico. O familiar confirma que o paciente colocou um remédio para o coração debaixo da língua antes de sair de casa, remédio este que usa há aproximadamente um ano, após diagnóstico de angina. O que pode estar acontecendo com o paciente? _____

   1.1) Cite as três atitudes que devem ser tomadas diante da situação: _____

2) Você recebe na sala de emergência um adulto de aproximadamente 40 anos que sofreu um acidente de trânsito grave, apresentando múltiplos ferimentos com sangramento abundante. O paciente chega trazido por pessoas leigas que passavam pelo local. Você percebe que ele está em parada cardiorrespiratória. De acordo com o ABC do trauma, qual devem ser suas duas primeiras atitudes?

3) Coloque V se a afirmação for verdadeira e F se for falsa:
   a. ( ) Um paciente com dispneia severa, acompanhada de tiragens, batimento de asa de nariz e cianose, ansiedade e agitação, deve ser rapidamente deitado em uma maca para ficar mais calmo e melhorar seu quadro respiratório.
   b. ( ) Deitar o paciente e lateralizar sua cabeça é um cuidado importante se ele apresentar vômitos com sangue.
   c. ( ) Obter e manter um acesso venoso durante uma crise convulsiva é um cuidado importante para que se possa medicar o paciente rapidamente.
   d. ( ) Caso um paciente chegue à emergência com algum objeto encravado em uma parte do corpo, cabe ao profissional de enfermagem retirar o objeto o mais breve possível para melhorar o sangramento.
   e. ( ) Um paciente chega ao hospital com história de picada de cobra em MID. Cabe ao profissional de enfermagem deitar o paciente e elevar o membro afetado.
   f. ( ) Em caso de choque hipovolêmico em paciente politraumatizado, o acesso venoso deve ser pouco calibroso para evitar mais um trauma.

4) Marque com **X** a(s) resposta(s) certa(s):

   4.1) São medidas de emergência corretas para os casos de possível cetoacidose diabética:
      a. ( ) Coletar e anotar o valor de HGT®.
      b. ( ) Instalar oxímetro.
      c. ( ) Verificar e anotar sinais vitais, principalmente FR e FC.
      d. ( ) Todas as alternativas anteriores.

* Respostas disponíveis no *site* da Artmed (www.artmed.com.br).

4.2) Você pode pensar em AVC/AVE ou outro distúrbio neurológico caso o paciente apresente os seguintes sinais e sintomas:
   a. ( ) Não responde de forma coerente e apresenta dificuldade motora, queda de comissura labial, agitação psicomotora.
   b. ( ) Tem história de ter perdido as forças dos membros superiores e/ou inferiores (em geral de um lado do corpo), de perda de memória momentânea e de dificuldade para falar.
   c. ( ) Tem história de perda de movimento em um membro ou lado do corpo.
   d. ( ) Apresenta respiração de Kussmaul, hálito cetônico, aparência de desidratação.

5) Dos pacientes que chegam à emergência com transtornos psiquiátricos, quais situações podem necessitar de contenção mecânica e quais os cuidados em relação a tais situações?

6) Quais os sinais e sintomas que podem indicar que um paciente está em síndrome de abstinência alcoólica?

7) Como pode ser feito um curativo de três pontas, no caso de perfurações torácicas, e qual seu objetivo?

PARTE II

CUIDADOS DE ENFERMAGEM A INDIVÍDUOS COM DISTÚRBIOS CLÍNICOS

OBJETIVOS DE APRENDIZAGEM

Ao final desta parte, o leitor deverá ser capaz de:

- Formular conceitos simples para descrever as patologias estudadas.
- Utilizar terminologia adequada e específica ao descrever patologias, sinais, sintomas e cuidados de enfermagem.
- Identificar os cuidados de enfermagem adequados a cada situação estudada.
- Identificar manifestações clínicas que devam ser registradas e comunicadas em momento adequado, considerando a doença.
- Mencionar algumas das medicações mais comuns utilizadas no tratamento das doenças estudadas.
- Relacionar algumas manifestações clínicas com possíveis diagnósticos, a fim de intervir de forma correta diante de situações que exijam ações específicas.

A presença de sinais e sintomas que indiquem uma doença associada à necessidade de hospitalização é uma situação estressante para a maioria das pessoas. Por sua vez, o estresse pode diminuir as defesas orgânicas, aumentando a possibilidade do aparecimento de outras doenças e dificultando a reação positiva aos tratamentos.

É dever da equipe de enfermagem observar todos esses aspectos durante a hospitalização, além de executar as técnicas corretamente, conforme a patologia que acomete o indivíduo.

Os capítulos desta parte trazem a descrição resumida das doenças mais comuns, suas manifestações e os cuidados de enfermagem às pessoas que necessitam ser hospitalizadas para receber tratamentos clínicos.

As doenças estão categorizadas de acordo com os sistemas corporais mais afetados, por ser essa uma forma didática de apresentação. Entretanto, deve-se ter em mente que o corpo humano não reage de forma fragmentada e, por isso, mesmo que os cuidados de enfermagem sejam colocados como específicos, a cada intervenção deve-se observar as respostas do indivíduo em sua totalidade, ou seja, as reações humanas são físicas, emocionais, sociais e espirituais.

CAPÍTULO 2

CUIDADOS DE ENFERMAGEM A INDIVÍDUOS COM DISTÚRBIOS CARDIOLÓGICOS E VASCULARES

TERMINOLOGIA ESPECÍFICA
INSUFICIÊNCIA CARDÍACA CONGESTIVA (ICC)
ANGINA PECTORIS
INFARTO AGUDO DO MIOCÁRDIO (IAM)
ARRITMIAS CARDÍACAS
ENDOCARDITE INFECCIOSA
HIPERTENSÃO ARTERIAL SISTÊMICA (HAS)
TROMBOSE VENOSA
DROGAS MAIS UTILIZADAS PARA PACIENTES COM DISTÚRBIOS CARDIOLÓGICOS E VASCULARES

TERMINOLOGIA ESPECÍFICA

Acidose metabólica: acidez excessiva do sangue caracterizada por uma concentração anormalmente baixa de bicarbonato

Acidose respiratória: acidez excessiva do sangue causada por acúmulo de dióxido de carbono

Anasarca: edema generalizado

Anorexia: falta de apetite

Arritmia: distúrbio do ritmo cardíaco que provoca alteração na frequência, no ritmo ou em ambos

Assistolia: parada das contrações cardíacas

Aterosclerose: doença caracterizada pelo acúmulo anormal de substâncias e tecido fibroso nas paredes das artérias

Baqueteamento digital/dedos em forma de baqueta de tambor: dedos com aumento bulboso da falange terminal, unhas recurvadas, com ou sem alteração óssea

Bradicardia: diminuição da frequência cardíaca; em geral, menor do que 60 bpm

Cianose: cor arroxeada, azulada que aparece na pele e nas mucosas quando o sangue oxigenado é insuficiente

Cianose periférica: ocorre quando o sangue oxigenado é insuficiente em nível capilar

Débito cardíaco: volume de sangue, em litros, que passa pelo ventrículo por minuto

EAP: edema agudo de pulmão

ECG: eletrocardiograma

Edema: acúmulo anormal de líquidos no espaço intersticial

Embolia: ocorre quando um êmbolo se desloca através de um vaso e o oclui; quando carregado para o coração, é forçado para a artéria pulmonar, causando a embolia pulmonar

Êmbolo: corpo estranho na corrente sanguínea, geralmente um coágulo sanguíneo que se deslocou do ponto original

Epistaxe: sangramento nasal

Flebite: inflamação de uma veia

Hemorragia: saída de sangue para fora dos vasos sanguíneos ou das cavidades do coração

Hipovolemia: diminuição do volume de líquidos no corpo

Letargia: sonolência patológica ou torpor mental

Lipotimia: sensação de desfalecimento súbito sem perda de consciência

Perfusão: processo pelo qual o oxigênio é transportado dos pulmões para os tecidos; o gás carbônico sai dos tecidos para os pulmões

Precordialgia/dor precordial: dor na região do tórax situada sobre o coração (precórdio)

PVC: pressão venosa central

Resistência vascular periférica: força que se opõe ao fluxo sanguíneo através dos vasos

Saturação de oxigênio: a saturação de O_2 é monitorada por equipamento específico, tem seu valor máximo em 100% e os níveis aceitáveis para crianças ficam acima de 93% em ar ambiente (AA); deve-se lembrar que cardiopatas crônicos cianóticos toleram níveis de O_2 mais baixos

Síncope: desmaio ou desfalecimento; abolição temporária da consciência por hipoxia cerebral

Taquicardia: aumento da frequência cardíaca; em geral acima de 100 bpm

Taquipneia: aumento da frequência respiratória

Trombo: corpo ou substância que obstrui total ou parcialmente um vaso

Tromboflebite: inflamação de um vaso causada por um trombo

Trombose: afecção na qual existe um vaso trombosado

INSUFICIÊNCIA CARDÍACA CONGESTIVA (ICC)

A insuficiência cardíaca é a incapacidade do coração de bombear uma quantidade adequada de sangue para suprir as necessidades de oxigênio e nutrientes dos tecidos. É determinada por uma congestão circulatória decorrente da diminuição da contração do miocárdio.

A insuficiência pode atingir inicialmente apenas um lado do coração, tornando-se, depois, bilateral.

Se ocorrer primeiro do lado esquerdo, é chamada de *insuficiência cardíaca à esquerda* (ICE). Nesse caso, o sangue arterial que vinha dos pulmões, pela veia pulmonar, não encontra condições de ser repassado ao resto do corpo devido à insuficiência da bomba cardíaca. Esse sangue, então, passa a acumular-se nos locais de onde vem, ou seja, nos pulmões. Essa situação pode agravar-se, vindo a provocar edema pulmonar ou *edema agudo de pulmão* (EAP).

Quando a insuficiência se dá do lado direito, *insuficiência cardíaca à direita* (ICD), fatalmente haverá dilatação do ventrículo direito e diminuição da oxigenação do sangue. Nesse caso, o sangue venoso, que deveria passar pelo lado direito do coração, não é repassado de forma adequada, não conseguindo, portanto, chegar aos pulmões para ser oxigenado. O sangue, então, tenderá a retornar aos locais de origem, acumulando-se nos órgãos responsáveis pela circulação.

As causas mais comuns da ICC são hipertensão arterial, aterosclerose, miocardite, hipervolemia, deficiência alimentar prolongada, insuficiência renal e endocardite reumática.

MANIFESTAÇÕES CLÍNICAS DA ICE
Dispneia noturna, respiração superficial, ortopneia, fadiga com médios e pequenos esforços, insônia e taquicardia.

MANIFESTAÇÕES CLÍNICAS DE EAP
A dispneia torna-se severa, o paciente apresenta cianose de leito ungueal, pele acinzentada, tosse produtiva com catarro espumoso e róseo. A angústia e a ansiedade caracterizam a situação, pois o paciente tem a sensação de estar se afogando em suas próprias secreções, sendo asfixiado e estando prestes a morrer.

MANIFESTAÇÕES CLÍNICAS DA ICD
Elevação da pressão sanguínea, congestão de veias e capilares, edema de membros inferio-

res (MsIs), podendo chegar a anasarca, hepatomegalia, esplenomegalia, hidrocele, ascite, anorexia e telangiectasias ("aranhas vasculares") (Fig. 2.1).

CUIDADOS DE ENFERMAGEM

- Medir e anotar os sinais vitais, comunicando qualquer alteração.
- Proporcionar conforto, mantendo o paciente em repouso e avaliando o grau de atividade ao qual pode ser submetido.
- Controlar para que a dieta esteja adequada: branda, fracionada com pouco resíduo e hipossódica.
- Estimular e supervisionar a respiração profunda.
- Manter cuidados e orientar quanto a cuidados relacionados à administração de oxigênio.
- Manter a cama em posição de Fowler.
- Não elevar, e orientar para que o paciente não eleve, os MsIs.
- Manter controle hídrico (CH) conforme prescrição.
- Administrar digitálicos e outras medicações, conforme prescrição médica, observando os cuidados necessários para cada droga:
  - medir o pulso antes de administrar os digitálicos
  - decidir sobre a administração ou não de digitálicos caso o pulso seja inferior a 60 bpm; comunicar a equipe médica
- Anotar e comunicar sinais de intoxicação por medicamentos:
  - pulso inferior a 60 bpm
  - náusea e vômitos
  - fotofobia
  - visão em halos amarelos e verdes em torno da imagem
- Registrar funcionamento intestinal.
- Pesar o paciente em jejum conforme prescrição.
- Medir e registrar circunferência abdominal conforme prescrição.
- Comunicar queixas do paciente e alterações no quadro clínico.

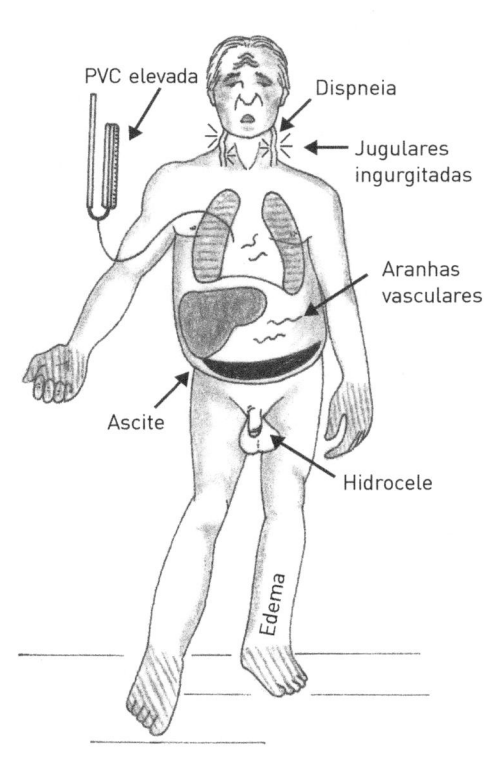

Figura 2.1
Manifestações da ICD.

> No caso de EAP, as intervenções deverão ser imediatas:
> - Posicionar o paciente sentado, se possível, com os MsIs pendentes.
> - Colocar máscara de oxigênio conforme protocolo.
> - Manter monitoramento constante de oximetria e FC.
> - Manter atenção sobre a frequência respiratória (FR), e observar os efeitos da morfina, tendo hidrocloreto de naloxona (Narcan) disponível para o caso de depressão respiratória.

> • Tranquilizar o paciente com ações firmes e organizadas, pois o medo e a ansiedade são agravantes.

➔ ANGINA PECTORIS

Trata-se de uma síndrome caracterizada por crises de dor ou sensação de opressão no tórax que surge em consequência de um fluxo sanguíneo coronariano insuficiente ou de um suprimento inadequado de sangue ao tecido miocárdico.

O sangue que deveria passar pelas coronárias para irrigar o músculo cardíaco encontra dificuldades devido a um estreitamento de uma ou mais artérias coronarianas. Em geral, esse estreitamento é causado por uma arteriopatia coronariana, podendo ser também secundário ao aparecimento de estenose ou insuficiência grave de aorta. A dificuldade desse fluxo em passar pelas coronárias provoca a dor anginosa. Todas as situações que exijam um aumento na demanda de oxigênio ou que possam provocar vasoconstrição podem causá-la.

Um exemplo é o frio, que provoca vasoconstrição, diminuindo ainda mais a luz do vaso já estreitado, além de exigir do corpo uma maior demanda de oxigênio, desencadeando, portanto, a dor anginosa.

A causa mais comum de angina é um estreitamento dos vasos, que se dá progressivamente, devido ao acúmulo de substâncias como gorduras ou outras (Fig. 2.2).

Existem três tipos de *angina pectoris*:

- *Angina estável* – ocorre devido a um esforço e é aliviada após repouso. O esforço aumenta a demanda de oxigênio aos músculos, levando à necessidade de aumento do fluxo sanguíneo.
- *Angina instável* – é indicada pelo aumento da frequência, da intensidade e da duração das crises, indicando um grau mais grave de isquemia.
- *Angina de Prinzmetal* – ocorre espontaneamente, sem nenhuma relação com atividade física ou estresse. É o tipo mais grave e está associada a maior incidência de infarto.

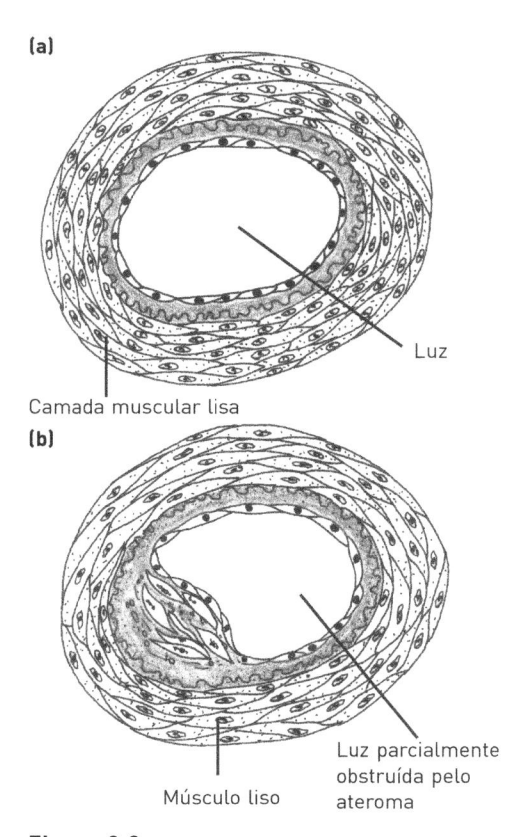

Figura 2.2
Cortes transversais de uma artéria normal e de outra aterosclerótica. (a) Corte transversal de uma artéria normal, mostrando a luz pérvia. (b) Corte transversal de uma artéria, mostrando o ateroma e a redução da luz arterial.

MANIFESTAÇÕES CLÍNICAS

Os sintomas manifestam-se por meio de dor de intensidade variada, conforme o tipo de angina. Em geral, localiza-se atrás da parte média ou do terço superior do esterno, podendo irradiar-se para o pescoço, os ombros ou as extremidades superiores, mais comumente do lado esquerdo. O paciente relata fraqueza nos braços e nas mãos e sensação de morte iminente (Fig. 2.3). Cada crise costuma ter duração inferior a três minutos, embora possa durar até 15 minutos.

Na angina estável, a dor tem um fator desencadeante, como esforço físico exagerado, ingestão de "refeições pesadas", emoções fortes e exposição ao frio. Ela normalmente diminui após o uso de medicação e repouso.

CUIDADOS DE ENFERMAGEM

- Instalar monitoramento cardíaco.
- Manter alarmes dos monitores ligados.
- Medicar com antianginosos, observando cuidados relativos às drogas:
  - medir PA e pulso antes e após administrar os medicamentos
  - decidir sobre a administração ou não de digitálicos caso o pulso seja inferior a 60 bpm; comunicar a equipe médica
- Medir e registrar os sinais vitais, comunicando qualquer alteração.
- Adotar medidas para o alívio da dor e a prevenção do infarto, como:

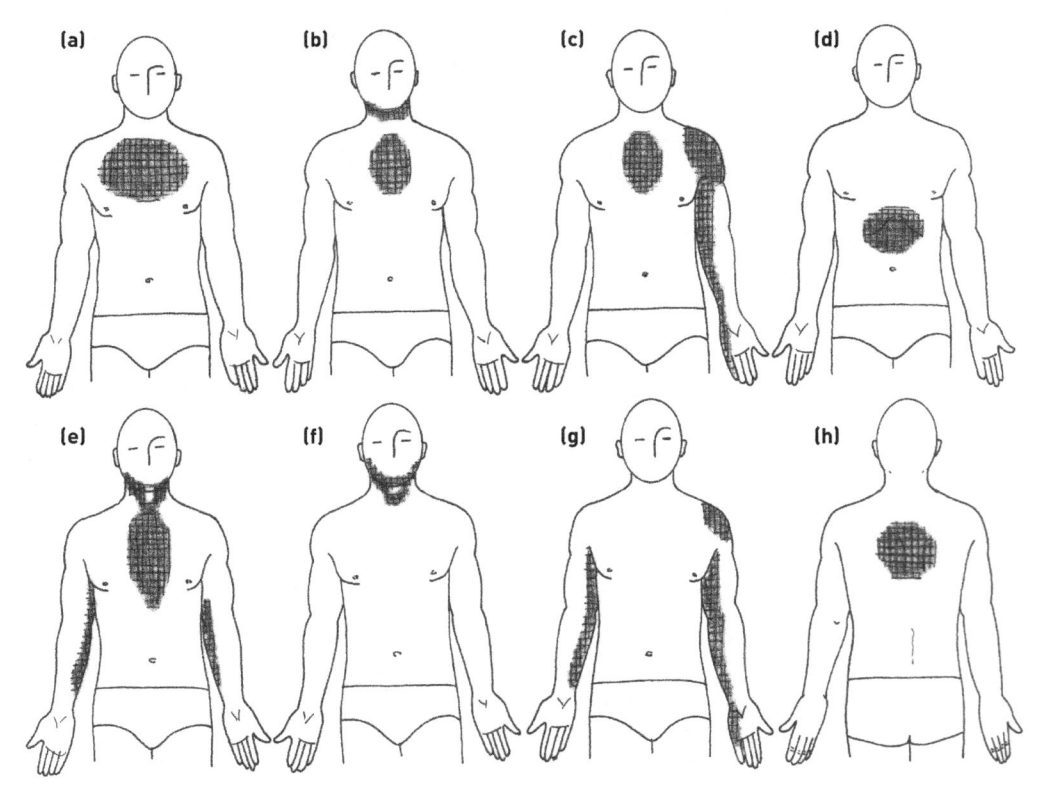

Figura 2.3
As áreas sombreadas mostram onde se localizam as dores de *angina pectoris*.
Fonte: Long; Phipss; Cassmeyer, 1993.

- manter o paciente em repouso absoluto
- orientá-lo a evitar situações de estresse ou de ansiedade
- oferecer ao paciente dieta fracionada, leve e hipossódica
- orientar o paciente para evitar a exposição ao frio

INFARTO AGUDO DO MIOCÁRDIO (IAM)

O IAM refere-se ao processo em que o miocárdio sofre privação sanguínea (isquemia) devido a uma oclusão da artéria coronária ou de um de seus ramos (Fig. 2.4).

Essa patologia acomete com maior prevalência indivíduos do sexo masculino, com idade superior a 40 anos, embora o risco aumente muito para mulheres após a menopausa. É uma doença cujos fatores desencadeantes têm relação direta com o estilo de vida.

A obstrução de uma artéria coronária irá causar necrose na região do miocárdio que deveria ser irrigada por essa artéria. A gravidade da situação está relacionada diretamente à área de necrose, tanto em termos de local quanto de extensão, pois, devido à necrose, ocorrem alterações elétricas que poderão provocar desde pequenas arritmias até parada cardíaca.

A obstrução das artérias pode dever-se ao desenvolvimento progressivo de aterosclerose, decorrente de um espasmo das artérias coronárias ou, ainda, de outras patologias associadas.

MANIFESTAÇÕES CLÍNICAS

Dor súbita, em geral na parte inferior do esterno e superior do abdome. A dor pode irradiar-se para os ombros e braços, com maior frequência para o lado esquerdo. Começa espontaneamente, podendo permanecer por horas ou dias, não sendo aliviada após repouso ou uso de nitroglicerina. A pulsação pode tornar-se rápida, arrítmica e fina. O indivíduo pode apresentar-se com sudorese intensa, pálido, inquieto, dispneico e com náuseas e vômitos.

DIAGNÓSTICO DIFERENCIAL

Manifestações clínicas (dor torácica/precordial que não passa após medicação, com história de início súbito; eletrocardiograma [ECG] alterado e/ou níveis elevados de creatinofosfoquinase [CPK] e troponina) (Fig. 2.5).

CUIDADOS DE ENFERMAGEM

As primeiras 48 horas são as mais críticas e requerem vigilância constante. Deve-se, portanto:

- Manter cuidados de UTI (ver Parte VIII).
- Proporcionar ambiente calmo e repousante.
- Manter o paciente em repouso absoluto, conforme prescrição.
- Instalar monitor cardíaco ou multiparâmetro e manter alarmes ligados.
- Atentar aos sinais de alarme dos monitores.

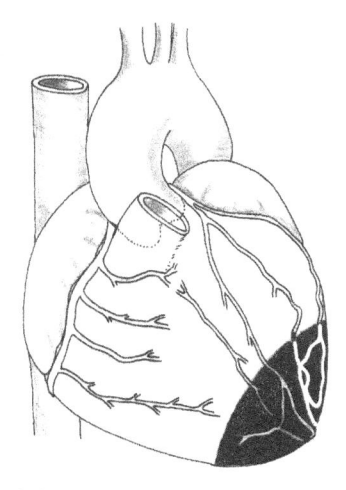

Figura 2.4
Oclusão da artéria coronária ou de um de seus ramos.

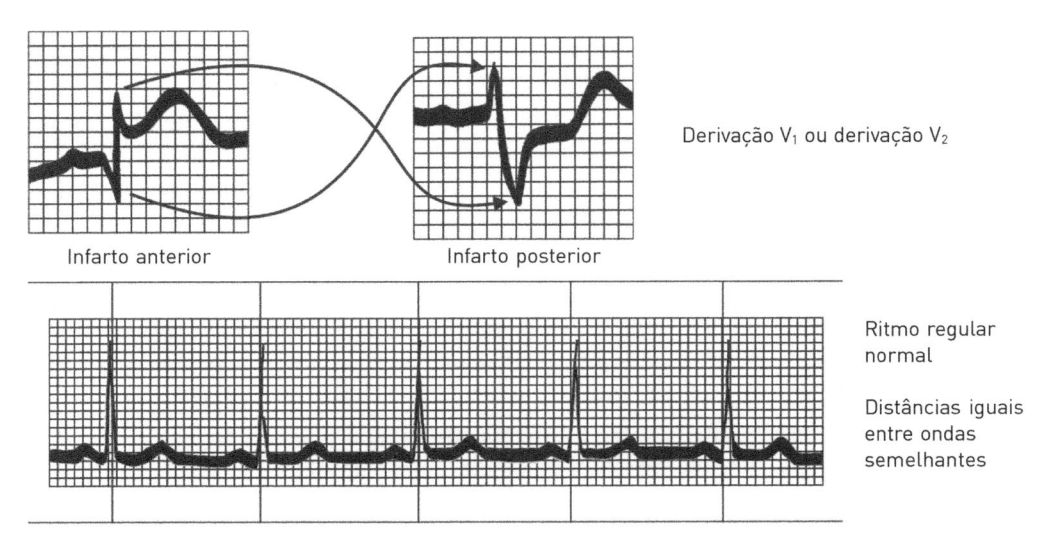

Figura 2.5
Comparação entre ritmo normal e ECG com infarto.

- Registrar sinais vitais de 30 em 30 minutos, priorizando PA e FC.
- Manter acesso venoso calibroso, permeável.
- Medir e registrar pressão venosa central (PVC), caso instalada; comunicar alteração.
- Manter CH conforme prescrição.

No período de convalescença:

- Auxiliar a saída do leito, se não houver contraindicação.
- Evitar atividades que provoquem dispneia, como:
  - banho demorado
  - subir e descer do leito
  - caminhadas por trajetos longos ou mesmo médios, dependendo da situação clínica
- Não expor o paciente a extremos de frio.
- Não oferecer líquidos gelados.
- Orientar para que o paciente mantenha uma dieta leve, fracionada e equilibrada.
- Orientar o paciente a evitar estresse emocional.
- Comunicar qualquer queixa do paciente ou alteração nos sinais vitais.

> O tratamento poderá ser clínico, cirúrgico (ver Caps. 14 e 15) ou com radiologia intervencionista/hemodinâmica (ver Cap. 25).

ARRITMIAS CARDÍACAS

Arritmia é um distúrbio do ritmo cardíaco que provoca alteração na frequência, no ritmo ou em ambos. Ela é resultado de anormalidade no sistema de *condução* ou na *formação de um impulso*. As arritmias cardíacas são problemas clínicos comuns, acometendo até 25% dos pacientes tratados com digitálicos, 50% dos submetidos a anestesia geral e mais de 80% daqueles com IAM. Podem ser classificadas de acordo com o seu local de origem. Existem quatro locais possíveis: nodo sinusal, átrios, nodo ou junção atrioventricular (AV) e ventrículos.

As arritmias que apresentam distúrbios na formação do impulso são:

- Tipos de arritmias no nodo sinusal:
  - taquicardia sinusal
  - bradicardia sinusal
  - arritmia sinusal fásica (respiratória) e não fásica
  - marca-passo migratório
  - assistolia ou parada sinoatrial
- Tipos de arritmias atriais:
  - extrassístole atrial
  - taquicardia atrial paroxística (TAP)
  - *flutter* atrial
  - fibrilação atrial
  - assistolia atrial
- Tipos de arritmias juncionais AV:
  - extrassístole juncional AV
  - escape juncional
  - ritmo juncional
  - taquicardia supraventricular paroxística (ectópica)
  - taquicardia juncional não paroxística
- Tipos de arritmias ventriculares:
  - extrassístoles ventriculares
  - taquicardia ventricular
  - fibrilação ventricular (fatal) (Fig. 2.6)

As arritmias que apresentam distúrbios de *condução do impulso* são:

- Bloqueio sinoatrial de 1º, 2º e 3º graus
- Bloqueio atrioventricular de 1º, 2º e 3º graus
- Bloqueios intraventriculares
- Bloqueio de ramo esquerdo
- Bloqueio de ramo direito
- Bloqueio bilateral de ramo
- Dissociação atrioventricular (fatal)
- Assistolia ventricular (fatal)

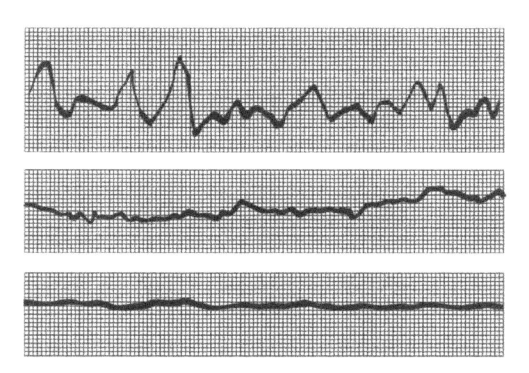

> As arritmias fatais requerem ressuscitação imediata.

Figura 2.6
Exemplos de fibrilação ventricular.

MANIFESTAÇÕES CLÍNICAS

As manifestações serão diferenciadas pelo tipo de arritmia. Uma bradicardia ou taquicardia intensa pode causar síncope ou convulsões, bem como parada cardíaca.

- O paciente pode referir palpitações, vertigens/tonturas, sensação de cabeça leve e dor precordial, podendo ocorrer desmaios, taquicardia, fraqueza e dispneia.

CUIDADOS DE ENFERMAGEM

- Identificar e reconhecer as arritmias, verificando constantemente a qualidade do pulso e o desenho das ondas no monitor, comunicando quaisquer alterações.
- Documentar as arritmias por meio do eletrocardiograma, se parte da rotina.
- Aliviar o estresse do paciente dando apoio emocional.
- Comunicar a modificação de sintomas.
- Administrar a medicação prescrita.
- Manter anotados todos os sinais vitais, conforme rotina.
- Auxiliar na mobilização, em caso de vertigens.
- Preparar o material para atendimento de uma cardioversão terapêutica eletiva ou para uma eventual parada cardíaca.

- Preparar material para inserção de um cateter de marca-passo transvenoso temporário.

➔ ENDOCARDITE INFECCIOSA

A endocardite infecciosa ocorre com a presença de inflamação ou infecção das válvulas, levando à deformação dos folhetos valvulares ou da superfície endotelial do coração. Pode ser causada por bactérias, fungos ou vírus. A infecção desenvolve-se de forma aguda ou subaguda.

A *endocardite infecciosa aguda* é causada por *Staphilococcus aureus* e *Streptococcus B-hemolítico*. A infecção ocorre quando os microrganismos invadem a corrente sanguínea e são liberados por um sítio infectado como, por exemplo, um dente ou um abscesso na pele ou úlceras de decúbito infectadas.

A *endocardite infecciosa subaguda* é provocada por microrganismos comuns no nosso corpo, como *Streptococcus viridians* e estreptococos não hemolíticos. Outros microrganismos causais incluem *Escherichia coli, Klebsiella, Proteus, Pseudomonas, Salmonella, Cândida* e *Histoplasma*.

As condições predisponentes incluem cardiopatia congênita, doença cardíaca reumática, prolapso de válvula mitral e defeitos cardíacos, embora 50 a 60% dos casos de endocardite infecciosa aguda ocorram na ausência de deformidades cardíacas. Tratamentos clínicos e cirúrgicos, idade avançada e uso de drogas injetáveis também predispõem à doença.

MANIFESTAÇÕES CLÍNICAS
- Os sinais e sintomas se devem à toxemia da infecção.
- No caso da endocardite *subaguda*, ocorrem febre baixa e crônica, anemia, perda de peso, esplenomegalia, sopro cardíaco, mal-estar, anorexia, tosse e dores articulares e lombares.
- No caso da infecção *aguda*, ocorrem febre súbita, septicemia, insuficiência valvular, insuficiência cardíaca, acidente vascular cerebral, infarto esplênico, hemorragias e petéquias.

> A embolização é um fenômeno que pode atingir vários órgãos com o desprendimento de trombos na corrente sanguínea, tanto de coágulos como de vegetação ativa. O ECG pode revelar anormalidades de condução, e a ecocardiografia transesofágica pode identificar a presença e a localização das lesões.

CUIDADOS DE ENFERMAGEM
- Medir, registrar e comunicar sinais de bacteremia, como:
  - tremores musculares
  - mal-estar
  - aumento da temperatura
- Realizar medidas para reduzir a temperatura, como:
  - banho morno
  - compressas frias
- Administrar antibioticoterapia, antitérmicos e outras medicações, conforme prescrição.

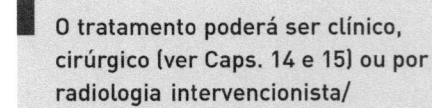

> O tratamento poderá ser clínico, cirúrgico (ver Caps. 14 e 15) ou por radiologia intervencionista/hemodinâmica (ver Cap. 25).

➔ HIPERTENSÃO ARTERIAL SISTÊMICA (HAS)

A HAS, ou doença vascular hipertensiva, é uma condição de anormalidade em que ocorre um aumento persistente dos níveis de pressão arterial, tanto diastólica como sistólica. Conforme a Portaria n. 32, de 7 de novembro de 2001, existe hipertensão quando a pressão sistólica (PAS) excede ou se equivale a 140 mmHg e a diastólica (PAD) é maior ou igual a 90 mmHg em indivíduos adultos. Na população idosa, a hipertensão é definida quando a PAS está acima de 160 mmHg e a PAD, acima de 90 mmHg.

A hipertensão é uma grande causa de insuficiência cardíaca e de infarto do miocárdio e tem contribuído acentuadamente para o aumento das filas de pacientes que aguardam transplante de rins.

Ela é denominada "matador silencioso", já que a pessoa hipertensa frequentemente não apresenta sintomas. O Instituto Nacional do Coração, Pulmões e Sangue calculou que metade das pessoas hipertensas não sabe que é portadora do problema, sendo que os índices acusam que cerca de 20% da população apresentam hipertensão; destes, 90% são portadores de hipertensão essencial (primária), ou seja, não apresentam causa médica identificável.

Em geral, a *hipertensão essencial* inicia-se como um processo lábil, entre o final dos 30 anos até o início dos 50 anos, e torna-se fixa de forma gradual. Eventualmente, pode ocorrer de forma abrupta, com curso acelerado e fulminante, causando rápida deterioração no estado do paciente, sendo denominada hipertensão *maligna*.

Um outro tipo de hipertensão é a *secundária*, associada diretamente a uma outra patologia.

Pode-se dizer que a PA é igual ao produto do débito cardíaco pela resistência periférica; dessa forma, sua elevação se dá pelo aumento do débito, da resistência periférica ou de ambos.

O sistema renina-angiotensina-aldosterona é responsável pela vasoconstrição. Sempre que há diminuição do fluxo de sangue para os rins, essa mesma vasoconstrição produz aldosterona, que provoca retenção de sódio e consequente retenção de água nos rins. Esse aumento de líquido resulta em aumento do débito cardíaco, bem como da PA.

Por sua vez, o sistema simpático é responsável pela liberação de noradrenalina (principalmente em situações de estresse) – hormônio capaz de causar vasoconstrição – aumentando tanto a resistência vascular periférica quanto o débito cardíaco, causando elevação da pressão arterial. Dessa forma, a fisiopatologia poderá ser determinada, em parte, pela causa.

HIPERTENSÃO ESSENCIAL

Embora caracterize-se pelo desconhecimento das causas, há uma série de fatores que, se não a causam, pelo menos, contribuem para agravá-la e perpetuá-la, como hereditariedade, idade, obesidade, ingestão excessiva de álcool ou de café, medicações estimulantes, fumo, uso de anticoncepcional oral, sal de cozinha, sedentarismo, sexo e estresse.

MANIFESTAÇÕES CLÍNICAS

Pode apresentar-se sem sintomas, embora pessoas mais sensíveis possam queixar-se de "dor na cabeça", frequentemente matinal, localizada pouco acima da nuca; tonturas; sensação de "pressão ou vazio" na cabeça; opressão no peito; palpitações; zumbidos; cansaço; desânimo; e epistaxe.

CUIDADOS DE ENFERMAGEM

O indivíduo hipertenso não necessita ser hospitalizado. Orientações adequadas fazem com que os níveis pressóricos do paciente se mantenham normais, evitando complicações e/ou necessidade de internação, portanto:

- Orientar quanto à dieta adequada:
  - hipossódica
  - hipolipídica
- Incentivar a prática de exercícios físicos recomendados pelo médico.

- Medir a PA, no domicílio ou nos postos de saúde, mantendo uma rotina de prevenção.
- Incentivar a procura de psicoterapia nos casos em que o estresse estiver em níveis muito elevados e o paciente referir não estar conseguindo relaxar adequadamente.
- Desenvolver no paciente a consciência quanto à necessidade de controle médico e uso correto de medicação.

Entretanto, muitos indivíduos hipertensos poderão necessitar de internação hospitalar, mesmo que por diferentes motivos. Nesse caso, é importante:

- Medir constantemente a PA, além dos demais sinais vitais, de acordo com a rotina.
- Comunicar qualquer alteração nos sinais vitais e no nível de consciência.
- Estimular o sono e o repouso sem, no entanto, criar um clima de monotonia e aparente invalidez.
- Manter controle de diurese (CD) ou controle hídrico (CH), conforme prescrição.
- Ouvir atentamente as queixas do paciente.
- Manter os níveis de pressão em limites esperados, utilizando as medicações prescritas.
- Medicar com anti-hipertensivos, observando cuidados relativos às drogas:
  - medir a PA antes e após administrar o medicamento
  - comunicar à equipe médica antes de administrar o medicamento, em caso de PA inferior a 90 × 60 mmHg

HIPERTENSÃO SECUNDÁRIA

Várias são as patologias capazes de desencadear um quadro hipertensivo, dentre elas estão:

- Doenças do sistema renal – glomerulonefrites, pielonefrites e obstrução da artéria renal.
- Doenças do sistema endócrino – hipertireoidismo, hipotireoidismo e diabete melito.
- Doenças neurológicas – AVC, tumores e traumas cerebrais.
- Intoxicações exógenas, toxemia gravídica e queimaduras.

MANIFESTAÇÕES CLÍNICAS

Os sinais e sintomas podem ser os mesmos da hipertensão essencial, sendo associados com os da doença original.

CUIDADOS DE ENFERMAGEM

Os cuidados serão individualizados e dependerão da patologia original.

HIPERTENSÃO MALIGNA

A causa provável de um quadro de malignidade é a evolução da hipertensão essencial não tratada.

MANIFESTAÇÕES CLÍNICAS

O quadro clínico é caracterizado pelo aparecimento brusco de cefaleia intensa, visão borrada, anorexia, vômitos em jato e emagrecimento rápido. O fundo de olho evidencia graves alterações, assim como a função renal decai rapidamente.

CUIDADOS DE ENFERMAGEM

Em casos de hipertensão maligna, o indivíduo deve permanecer internado para observação rigorosa dos sinais, coleta de exames e uso adequado de medicamentos. Ele deve ser mantido em repouso, e ter monitorada de forma rigorosa sua PA, sua diurese, sua dieta e o gotejo das infusões venosas, além de receber todos os cuidados gerais de enfermagem.

TROMBOSE VENOSA

Trombose venosa ou tromboflebite referem-se a um processo inflamatório em uma veia desencadeado por um trombo (na maioria das vezes, um coágulo sanguíneo). Geralmente ocorre em veias das extremidades, embora também possa ocorrer em veias do pescoço e do tronco.

Os fatores de risco da trombose venosa incluem repouso prolongado no leito, pós-operatório, procedimentos venosos invasivos (punção venosa), idade avançada, mobilidade prejudicada ou imobilidade, ICC, gestação, obesidade, diabete melito, uso de anticoncepcionais orais, desidratação, neoplasias malignas e outras patologias.

A flebotrombose é a formação de trombos sem processo inflamatório, sendo que a flebite, por sua vez, refere-se ao processo inflamatório em uma ou mais veias, sem a formação de trombos.

A trombose venosa pode ser diferenciada em: *trombose de veia profunda* (TVP) e *trombose de veia superficial* (Tromboflebite).

Em geral, a formação de trombos ocorre por uma estase venosa e uma hipercoagulabilidade. O sangue parado acumula-se em áreas próximas às válvulas, resultando no aumento da capacidade de coagulação. Diante de um traumatismo das paredes ou uma flebite, os coágulos podem aderir às paredes das veias.

Desprendimentos dos coágulos ou de partes destes podem provocar situações graves, como a embolia pulmonar, caso sejam transportados até os pulmões.

MANIFESTAÇÕES CLÍNICAS

A intensidade dos sinais e sintomas será determinada pela totalidade ou parcialidade, assim como pela localização da oclusão venosa.

A inflamação local da parede venosa ou dos tecidos ao redor da veia, ocasionada pelo trombo, leva à dor local. A insuficiência venosa crônica é uma complicação que inclui extremidades edemaciadas e pigmentadas, podendo haver a formação de *úlceras de estase venosa*. A área afetada fica hiperemiada, edemaciada, quente e hipersensível, verificando-se o sinal de Homans (dor na panturrilha quando da dorsiflexão do pé).

TROMBOSE DE VEIA PROFUNDA (TVP)

Refere-se à obstrução total ou parcial de uma veia ao nível das veias plantares, tibiais posteriores ou fibulares, comprometendo o retorno venoso nos membros inferiores.

CUIDADOS DE ENFERMAGEM
- Monitorar a função respiratória e comunicar sinais de embolia pulmonar:
    - dor torácica
    - dispneia
    - palidez
    - cianose
    - taquicardia
    - agitação
- Administrar terapia anticoagulante, conforme prescrito.
- Observar e comunicar sinais de hemorragia devidos à terapia anticoagulante:
    - sangramento da gengiva
    - sangramento nasal
    - hematomas
    - hemorragia digestiva alta ou baixa
- Evitar manipulação ou massagem no local afetado, pelo risco de desprendimento do coágulo.
- Instruir o paciente a manter repouso absoluto no leito, com o membro inferior elevado.
- Monitorar o edema, a dor e a inflamação, comunicando aumento de qualquer uma das manifestações.
- Orientar o paciente a comunicar sinais de complicações.

- Monitorar o funcionamento intestinal, devido à diminuição do peristaltismo secundária ao repouso.
- Orientar medidas profiláticas pós-alta hospitalar:
  - a importância do uso de meias elásticas, se recomendado
  - exercícios adequados, sob orientação médica
  - uso correto de medicações prescritas

TROMBOFLEBITE
Refere-se à inflamação de veias mais superficiais, varicosas ou aparentemente sãs. Geralmente ocorre quando existem varizes. É benigna e autolimitada, a não ser nos casos de progressão para o sistema profundo (Fig 2.7).

CUIDADOS DE ENFERMAGEM
- Aplicar compressas mornas sobre o local afetado.
- Elevar a extremidade.
- Administrar medicamentos conforme prescrição.
- Atentar para e comunicar sinais de complicações conforme TVP.

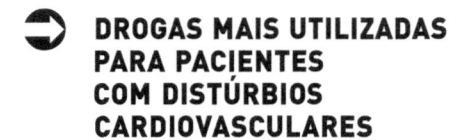

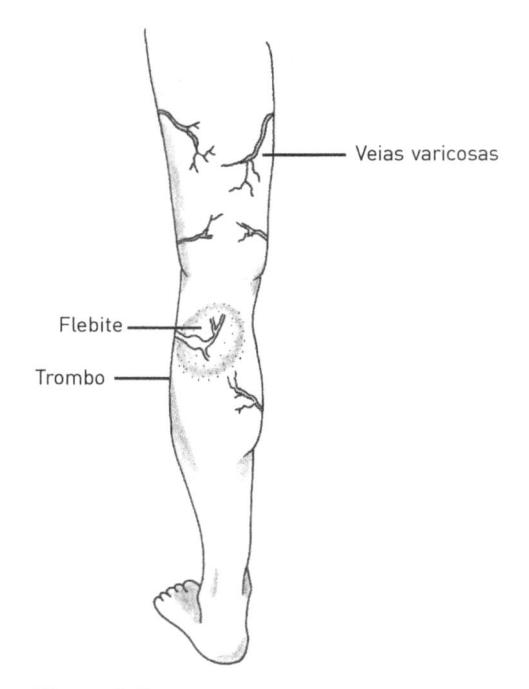

Figura 2.7
Tromboflebite.

DROGAS MAIS UTILIZADAS PARA PACIENTES COM DISTÚRBIOS CARDIOVASCULARES

Anti-hipertensivos
- Nifedipina (Adalat, Cardalin, Dilaflux)
- Captopril (Capoten, Captopril)
- Atensina (Clonidina)

Antiarrítmicos/betabloqueadores
- Atenolol (Atenol)
- Atropina (Sulfato de Atropina)
- Propranolol (Inderal)
- Amiodarona (Ancorn, Miodaron, Angiodarona)

Antianginosos
- Isossorbida (Isordil, Isocord)
- Clonidina (Verapamil, Dilacoron)

Cardiotônicos
- Digoxina (Lanoxin)
- Deslanósido (Cedilanide)

Diuréticos
- Furosemida (Lasix)
- Hidroclorotiazida (Clorana)

Anticoagulantes
- Heparina sódica (Liquemine, Heparin)
- Femprocumona (Marcoumar)

Antiagregantes/antiplaquetários
- Dipiridamol (Persantin)
- Ácido Acetilsalicílico (Aspirina, AAS)

Antitrombóticos/antivaricosos
- Castanha da Índia e outros componentes (Venocur)
- Cumarina e Troxerrutina (Venalot)

Hipertensivos
- Adrenalina (Solução de adrenalina)
- Dopamina (Revivan)

CAPÍTULO 3

CUIDADOS DE ENFERMAGEM A INDIVÍDUOS COM DISTÚRBIOS HEMATOLÓGICOS

TERMINOLOGIA ESPECÍFICA
ANEMIA
HEMOFILIAS A E B
LEUCEMIA
DROGAS MAIS UTILIZADAS PARA PACIENTES COM
　　DISTÚRBIOS HEMATOLÓGICOS

TERMINOLOGIA ESPECÍFICA

Equimoses: manchas arroxeadas de tamanho variável devidas a extravasamento de sangue nos tecidos subcutâneos

Esplenomegalia: aumento do baço

Ferritina sérica: exame para avaliar nível de ferro no sangue (valor de referência para adultos: homens – 30 a 300 ng/mL, mulheres – 10 a 200 ng/mL)

Hemácias: glóbulos vermelhos do sangue (valor de referência para adultos: homens – 4,6 a 6,2 milhões/mm^3, mulheres – 4,0 a 5,2 milhões/mm^3)

Hematócrito: percentual ocupado pelas hemácias em relação ao plasma (valor de referência para adultos: homens – 42 a 52 mL/100 mL, mulheres – 38 a 48 mL/100 mL)

Hematomas: coleção de sangue, parcial ou totalmente coagulada

Hematopoiético: tecido produtor de sangue

Hemoglobina: pigmento existente nas hemácias que tem a função de fixação de oxigênio e de sua transferência às células (valor de referência para adultos: homens – 14 a 18 g/100 mL, mulheres – 11 a 16 g/mL)

Hemograma: exame laboratorial que fornece dados quantitativos e qualitativos sobre as células do sangue

Hepatomegalia: aumento do fígado

Leucócito: glóbulo branco do sangue (valor de referência para adultos: 5.000 a 10.000/mm^3)

Leucocitose: aumento temporário de leucócitos no sangue, decorrente da resposta orgânica à instalação de processos inflamatórios no organismo

Leucopenia/leucocitopenia: diminuição do número de leucócitos no sangue

Petéquias: diminutas manchas hemorrágicas, puntiformes, do tamanho de uma cabeça de alfinete, espalhadas na pele

Plaquetas: células sanguíneas que têm a função de auxiliar na coagulação do sangue (valor de referência para adultos: 180.000 a 400.000/mm^3)

Plaquetocitose: aumento de plaquetas no sangue

Plaquetopenia: diminuição de plaquetas no sangue

Os valores de referência apresentados foram retirados do Laboratório Knijnik Análises Clínicas (1993). Poderão haver diferenças nos valores conforme o método utilizado para as pesquisas (Fig. 3.1).

ANEMIA

A anemia pode ser definida como uma doença em que ocorre a diminuição do número de glóbulos vermelhos, de hemoglobina ou de hematócrito para níveis inferiores aos padrões de normalidade. Várias são as causas possíveis desse quadro, sendo que se pode classificar a anemia, de acordo com sua etiologia, em hemorrágica, falciforme, perniciosa ou ferropriva, entre outras.

A diminuição dos glóbulos vermelhos, da hemoglobina ou de hematócrito ocorre por diferentes motivos, que determinam o tipo de anemia. No caso da anemia hemorrágica, considerada um quadro agudo, a perda de sangue irá determinar a consequente diminuição de todos os seus componentes. Na anemia

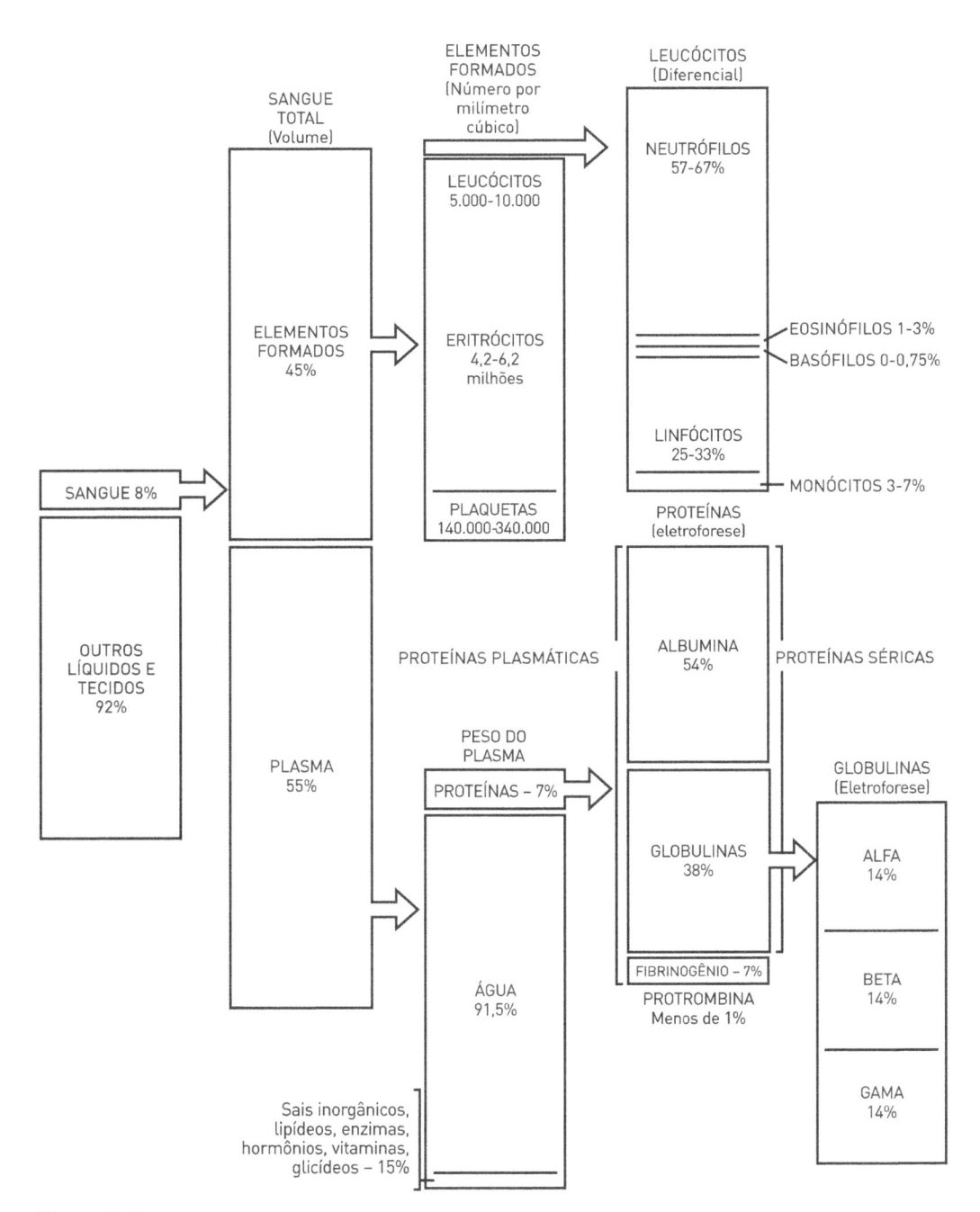

Figura 3.1
Composição do sangue.

falciforme, não há diminuição da hemoglobina por perdas, e sim um defeito congênito em sua forma, o que a torna ineficiente em suas funções.

A anemia perniciosa caracteriza-se pela carência de vitamina B_{12} devido à falta de um carreador desta, que permite sua absorção. Esse carreador, chamado de fator intrínseco, normalmente liberado pela mucosa gástrica, liga-se à vitamina B_{12} da dieta e permite que ela atinja o íleo, a fim de que ocorra a absorção. Em caso de atrofia da parede gástrica, cessa a liberação desse fator, assim, mesmo que o consumo da vitamina seja adequado, o organismo fica impossibilitado de incorporá-la.

A carência de ferro que caracteriza a anemia ferropriva faz com que haja diminuição do tamanho das hemácias e falta de pigmentação "hipocromia". A deficiência pode decorrer de ingestão ou absorção inadequada de ferro, causando um desequilíbrio entre as exigências de gasto e a reposição.

ANEMIA HEMORRÁGICA

Como o nome já indica, ocorre após grande perda de sangue. Segundo Failace (2006), hemorragias inferiores a 10% são bem toleradas; entre 10 e 20% de perda volêmica, ocasionam uma reação vaso-vagal, com palidez, sudorese, náusea, pulso filiforme e lipotimia, incluindo hipotensão ortostática. Perdas acima de 20% da volemia causam anemia aguda, e acima de 30%, se não houver tratamento imediato, o choque torna-se irreversível.

O tratamento consiste em controlar rapidamente os processos hemorrágicos e transfundir sangue logo que possível.

ANEMIA FALCIFORME

Caracteriza-se por um defeito congênito na hemoglobina, que se apresenta na forma de uma foice. Em geral, o diagnóstico é feito ainda na primeira infância, e muitos indivíduos afetados morrem nos primeiros anos de vida.

O paciente pode apresentar um quadro de dores, edema e hipertermia quando ocorre a isquemia. Os sinais secundários são a hemólise, a trombose e a icterícia; esta, geralmente, nas escleróticas. A anemia crônica associa-se a taquicardia e consequente cardiomegalia. Os episódios trombóticos são imprevisíveis e podem atingir todos os órgãos, sendo que certos efeitos são permanentes, como a hemiplegia, a necrose séptica da cabeça do fêmur e os defeitos de concentração renal.

Não existe tratamento específico para a anemia falciforme, embora os antibióticos e as pesquisas sobre a doença venham melhorando o prognóstico.

Os pacientes devem ser orientados a evitar grandes altitudes, desidratação e fadiga; toda infecção deve ser rapidamente tratada.

A família deve ser orientada, assim como os pacientes. As mulheres devem saber que a menstruação pode precipitar as crises, e os homens, que podem apresentar episódios de priapismo súbitos e dolorosos.

ANEMIA PERNICIOSA

Esse tipo de anemia é causada pela ausência de fator intrínseco, que é usado como carreador da vitamina B_{12} e possibilitador de sua absorção por via oral. Por isso, o tratamento consiste na reposição de vitamina B_{12} por meio de injeções intramusculares (IM).

ANEMIA FERROPRIVA/FERROPÊNICA

Condição na qual a quantidade de ferro no organismo encontra-se abaixo do nível normal, sendo o tipo mais comum de anemia em todas as idades. O exame de ferritina sérica é um indicador da deficiência de ferro. Esse exame é útil inclusive para distinguir a anemia ferropriva de outras, causadas por deficiências congênitas.[1]

MANIFESTAÇÕES CLÍNICAS
Excluindo-se a gravidade de alguns tipos de anemia, vários fatores, como a velocidade do desenvolvimento da anemia, sua duração, as necessidades metabólicas do paciente, a presença de outras doenças e complicações especiais, influenciam a presença e a intensidade dos sintomas. Os sinais podem, portanto, variar desde vertigens, palidez cutânea, fadiga, sonolência, perda da elasticidade da pele, adelgaçamento dos cabelos, hipo/hipertermia até dispneia, taquicardia, cianose, icterícia e alterações em órgãos como fígado e baço. A anemia ferropriva pode tornar-se sistêmica e crônica como no caso da anemia falciforme.

CUIDADOS DE ENFERMAGEM
Os cuidados, assim como os sintomas, dependem do tipo e da intensidade da anemia, entretanto, o repouso e uma dieta adequada são fundamentais.

Orientações adequadas para que o paciente se tranquilize ante os sintomas e consiga reconhecer e comunicar as possíveis alterações no quadro tornam-se aliadas ao tratamento.

> No caso da anemia hemorrágica, ver condutas para choque hipovolêmico.

➔ HEMOFILIAS A E B
Caracterizam-se por uma deficiência no fator de coagulação VIII (hemofilia A) ou IX (hemofilia B), sendo que a do tipo A é cinco vezes mais comum.

A deficiência dos fatores de coagulação VIII ou IX só pode ser identificada em testes laboratoriais, pois é indistinguível clinicamente e está ligada ao cromossomo X. As pessoas afetadas são as do sexo masculino. Embora possam existir mulheres portadoras, elas são assintomáticas.

MANIFESTAÇÕES CLÍNICAS
A doença, que pode ser muito grave, manifesta-se por equimoses e sangramentos nos músculos, nas articulações e nas gengivas, bem como por hematúria e hemorragias digestivas espontâneas. Alguns pacientes podem ter deficiência leve, apresentando sangramentos apenas após cirurgias ou traumatismos maiores; entretanto, tais sangramentos podem ser fatais se a causa não for reconhecida imediatamente.

CUIDADOS DE ENFERMAGEM
- Orientar os pacientes para que evitem o uso de ácido acetilsalicílico e medicações por via parenteral.
- Orientar quanto a uma boa higiene oral e alimentação adequada para prevenir problemas dentários; pois as exodontias são um perigo, e escovas duras podem causar hemorragias.
- Proteger as articulações com talas, em caso de hemorragias articulares.
- Adotar cuidados especiais caso o paciente necessite submeter-se a procedimentos como tricotomia, enemas ou aplicação de calor, sendo que, sempre que possível, estes devem ser evitados.
- Providenciar um cartão de identificação para que o paciente carregue sempre consigo, devendo conter: *nome da doença, grupo sanguíneo, fator Rh, pessoa a ser avisada em caso de urgência, nome do médico e nome do hospital onde faz o tratamento.*

---

[1] Valor de referência:
homens – 30 a 300 ng/mL; mulheres – 10 a 200 ng/mL.

➡ LEUCEMIA

Com frequência, as leucemias são classificadas, de acordo com a linhagem celular afetada, em linfocíticas (proliferação maligna de linfoblastos) e mielocíticas (afeta a matriz hematopoiética de todas as células mieloides: monócitos, granulócitos, eritrócitos e plaquetas); e, segundo a maturidade das células malignas, em *agudas* e *crônicas*.

Tem-se, então: leucemia linfocítica aguda (LLA), leucemia linfocítica crônica (LLC), leucemia mielocítica aguda (LMA), leucemia mielocítica crônica (LMC).

As causas da doença não são totalmente conhecidas, embora se acredite em alguma influência genética, patogenias virais e exposição à irradiação ou a produtos químicos como o benzeno.

A leucemia é um processo neoplásico, no qual há proliferação ou acúmulo desregulado de leucócitos na medula óssea, no baço, no fígado e nos linfonodos, podendo ocorrer invasão em órgãos não hematológicos.

As células leucêmicas são imaturas, pouco diferenciadas e com grande capacidade de proliferação, tendendo a comprimir as células normais, o que resulta em alteração na atividade dos leucócitos, que ficam incapazes de cumprir suas funções.

MANIFESTAÇÕES CLÍNICAS

O quadro clínico varia de acordo com o tipo de leucemia, embora comumente sejam observados alguns sinais e sintomas como fraqueza e fadiga, tendências hemorrágicas, petéquias e equimoses, dor, cefaleia, vômitos, febre e infecções. As manifestações específicas estão relacionadas à classificação da doença. A expectativa de vida varia de meses, na LMA, até 7 anos, em média, na LLC.

CUIDADOS DE ENFERMAGEM

- Manter a família unida e participante no tratamento é uma das intervenções mais importantes de enfermagem, já que muitos dos pacientes são crianças e jovens, o que torna muito difícil a aceitação da doença por parte da família, que pode precisar, inclusive, de acompanhamento especializado.
- Orientar e executar medidas que minimizem a exposição a microrganismos endógenos:
  - manter higienizada a cavidade oral
  - manter higienizada a região perineal, comunicando a presença de odor ou secreção
  - incentivar a lavagem frequente das mãos
  - manter as unhas curtas e limpas
  - manter o corpo limpo e seco, evitando assaduras
- Orientar e executar medidas que minimizem a exposição a microrganismos exógenos:
  - lavar as mãos antes de qualquer procedimento no qual tenha de entrar em contato com o paciente
  - orientar para que familiares e visitas lavem as mãos com frequência
  - limitar as visitas, se indicado
  - evitar contato com pessoas que apresentem qualquer infecção ou sintomas de infecção, como febre, tosse, coriza, pústulas na pele ou mal-estar sem causa conhecida
- Identificar e comunicar sinais de infecção:
  - febre
  - dor, eritema, edema ou calor em uma determinada região do corpo
  - tosse, coriza
  - pústulas
  - disúria
- Prevenir choque hipovolêmico, identificando sinais de hemorragia:

- hematúria
- enterorragia ou melena
- hematomas
• Manter terapias ocupacionais adequadas à idade, principalmente em caso de isolamento.

➡ DROGAS MAIS UTILIZADAS PARA PACIENTES COM DISTÚRBIOS HEMATOLÓGICOS

Antianêmicos
• Sulfato ferroso e associações (Rarical, Ferrotrat)
• Vitaminas
• Suplementos alimentares

Hemostáticos
• Fitomenadiona (Kanakion)
• Ácido tranexâmico (Transamin)
• Complexo protrombínico humano

PARA OS CASOS DE LEUCEMIAS SÃO UTILIZADAS TERAPIAS ANTINEOPLÁSICAS E OUTRAS ASSOCIADAS

Alcaloides da vinca
• Vincristina (Vincristin, Oncovin)

Citostáticos
• Mitoxantrona (Novantrone)
• Hidroxiureia (Hydrea)

Imunomoduladores
• Interferona (Interferon A, Interferon)

Corticoide
• Prednisona (Meticorten)

Antibióticos oncológicos
• Bleomicina (Blenoxane)
• Cloridrato de doxorrubicina (Doxorrubicina)

CAPÍTULO **4**

CUIDADOS DE ENFERMAGEM A INDIVÍDUOS COM DISTÚRBIOS RESPIRATÓRIOS

TERMINOLOGIA ESPECÍFICA
SINUSITE
PNEUMONIA
DOENÇA PULMONAR OBSTRUTIVA CRÔNICA (DPOC)
TUBERCULOSE PULMONAR
DROGAS MAIS UTILIZADAS PARA PACIENTES COM
    DISTÚRBIOS RESPIRATÓRIOS

TERMINOLOGIA ESPECÍFICA

Anoxia: ausência de oxigênio

Apneia: parada respiratória

Atelectasia: colapso do parênquima pulmonar provocado por obstruções dos brônquios, determinando o fechamento dos alvéolos

Bradipneia: diminuição da frequência respiratória

Cianose: coloração azul-arroxeada da pele e das mucosas por diminuição de oxigênio

Complacência: capacidade de elasticidade pulmonar

Dispneia: dificuldade respiratória

Epistaxe: sangramento nasal

Eupneia: respiração normal

Expectoração: eliminação, por meio de tosse, de material contido na árvore brônquica

Hemoptise: eliminação de sangue pela boca, proveniente do sistema respiratório

Hipercapnia: níveis de CO_2 (gás carbônico) nos tecidos acima do normal

Hiperoxia: excesso de oxigênio

Hipoxia: estado de deficiência de oxigênio nos tecidos

Ortopneia: dificuldade de respirar, exceto quando em posição ereta ou quando sentado

Sibilos: barulhos "chiados" produzidos por vias aéreas estreitadas devido a presença de secreção ou espasmos brônquicos

Surfactante: substância lipoproteica que tem a função de impedir o colabamento dos alvéolos pulmonares

Taquipneia: aumento da frequência respiratória

Tosse: eliminação súbita de ar contido nas vias aéreas, produzindo ruído característico (pode ser: *seca*: quando não apresenta expectoração; *produtiva*: quando há eliminação de escarro)

SINUSITE

Inflamação da mucosa de revestimento dos seios nasais. Pode ser causada por obstrução da drenagem sinusal ou irritação da mucosa, devido à presença de pólipos nasais ou desvio de septo, bem como por complicações de gripe ou pneumonia. A sinusite pode persistir como uma infecção secundária de lenta resolução ou surgir como um processo supurativo agudo (Fig. 4.1).

Ocorre uma invasão de microrganismos nos seios nasais, provocando um processo inflamatório. À medida que os microrganismos multiplicam-se, acontece a obstrução das áreas de drenagem. Caso já exista uma condição que favoreça a obstrução, como pólipos ou desvio de septo, o tratamento torna-se mais demorado, com aumento nas chances de recidivas.

MANIFESTAÇÕES CLÍNICAS

A *sinusite aguda* caracteriza-se por pressão e dor na área do seio nasal e secreção purulenta.

A *sinusite crônica* é causada, em geral, por obstrução nasal crônica. O paciente apresenta tosse, devido ao gotejamento constante da secreção para trás e para dentro da nasofaringe,

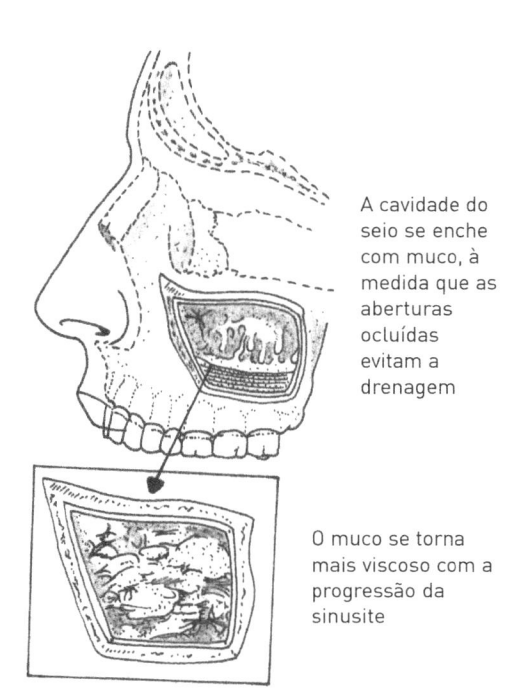

A cavidade do seio se enche com muco, à medida que as aberturas ocluídas evitam a drenagem

O muco se torna mais viscoso com a progressão da sinusite

Figura 4.1
Sinusite.

cefaleias crônicas na área periorbitária e dor facial, mais pronunciadas pela manhã.

CUIDADOS DE ENFERMAGEM

> Um indivíduo com diagnóstico de sinusite não tem necessidade de internação hospitalar, portanto, os cuidados de enfermagem referem-se às orientações para cuidados domiciliares ou para cuidados de indivíduos internados por outras causas, mas que são portadores de sinusite.

- Orientar o paciente para reconhecer e evitar os alergênicos.
- Manter um bom estado nutricional, hídrico e emocional, de modo a manter o sistema imunológico em funcionamento total.
- Estimular a ingestão de líquidos para fluidificar secreções.
- Evitar contato com pessoas que estejam com infecções do trato respiratório.
- Orientar o paciente a tomar as medicações conforme a prescrição médica e durante todo o período indicado.
- Orientar o paciente para que procure um médico caso os sintomas persistam.

➲ PNEUMONIA

A pneumonia costuma ter um bom prognóstico em pessoas previamente hígidas, sem comprometimento pulmonar ou imunológico anterior; entretanto, crianças e idosos, por suas características peculiares, estão no grupo de maior risco.

Suas causas são as mais diversas, incluindo bactérias, vírus, fungos, parasitas, inalação de produtos químicos (pneumonia química), aspiração de conteúdo gástrico (pneumonia aspirativa) ou acúmulo de líquidos nas bases pulmonares.

Em presença do microrganismo, este pode atingir o pulmão por inalação direta de partículas contaminadas, aspiração de material infectado pela boca e nasofaringe ou por via hematogênica ou exógena (após broncoscopia e/ou entubação endotraqueal).

Ocorre, então, um processo inflamatório do parênquima pulmonar, geralmente nos bronquíolos e sacos alveolares. Vários microrganismos podem atingir o trato respiratório, entretanto, mecanismos de defesa como a tosse, o transporte mucociliar ou os macrófagos pulmonares protegem o organismo contra essa invasão, por isso a doença está bastante associada a baixa imunidade, ou seja, por diversos motivos o indivíduo pode não responder satisfatoriamente à invasão dos microrganismos, que, por sua vez, conseguem atingir o parênquima pulmonar e desencadear a infecção.

MANIFESTAÇÕES CLÍNICAS
A gravidade dos sinais e sintomas irá variar conforme a etiologia e a extensão da doença; em geral, o indivíduo apresenta febre, calafrios, tosse, dor pleurítica associada aos movimentos inspiratórios, estertores e roncos na ausculta, além de dispneia.

CUIDADOS DE ENFERMAGEM
- Monitorar sinais vitais, principalmente temperatura e frequência respiratória.
- Proporcionar meios de resfriamento em casos de febre, como:
  - banhos
  - redução de roupas e cobertas
  - aumento da ingestão de líquidos frios
- Manter oxigenoterapia, conforme prescrição.
- Observar e comunicar o tipo de tosse:
  - seca
  - com expectoração
  - persistente
  - intermitente
  - hemoptise
- Medicar conforme prescrição e orientar para o uso correto de medicamentos como broncodilatadores, antibióticos, antitérmicos e analgésicos.
- Proporcionar ou estimular fisioterapia respiratória.
- Estimular a ingestão de líquidos e de dieta leve e fracionada.
- Atentar para sinais de choque séptico e comunicá-los:
  - queda de temperatura (abaixo do normal)
  - hipotensão
  - diminuição dos níveis de consciência
  - pulso rápido e fraco
  - respiração rápida e curta
  - pele fria e úmida
  - oligúria

DOENÇA PULMONAR OBSTRUTIVA CRÔNICA (DPOC)

A DPOC constitui um grupo de doenças que acarretam uma limitação crônica do fluxo aéreo, visto que a dificuldade expiratória pode ser decorrente de obstrução, estreitamento ou perda da elasticidade pulmonar.

As doenças que constituem esse grupo são: *bronquite crônica*, *asma brônquica* e *enfisema pulmonar*.

BRONQUITE CRÔNICA
Processo inflamatório que acomete brônquios e bronquíolos, no qual ocorre um aumento da produção de muco. A bronquite crônica pode ser desencadeada por alergias, poluição, clima frio e úmido, fumo e infecções (Fig. 4.2).

MANIFESTAÇÕES CLÍNICAS
Tosse persistente, com expectoração espessa e purulenta, sibilos, dispneia de intensidade variada e cianose de extremidades. Ao longo do tempo pode causar "baqueteamento" digital ou "dedos em baqueta de tambor".

CUIDADOS DE ENFERMAGEM

> Manter profilaxia das crises agudas, reduzindo a exposição aos agentes desencadeantes.

- Tratar adequadamente as infecções do trato respiratório.
- Orientar quanto à importância da fisioterapia respiratória.
- Estimular a ingestão hídrica.

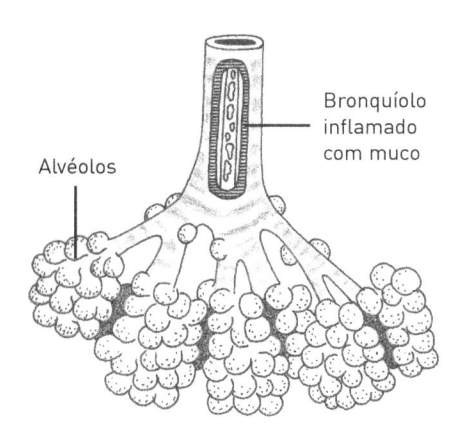

Figura 4.2
Bronquite.

- Manter o ambiente aquecido, arejado e umidificado.
- Manter o paciente em ambiente calmo e tranquilo, e orientá-lo quanto à importância de manter seu dia a dia assim.
- Manter cuidados quanto à oxigenoterapia sempre que for usada:
  – manter volume conforme prescrição
  – trocar cateter nasal conforme rotina
  – manter as narinas limpas
- Medicar, conforme prescrição, com broncodilatadores, corticosteroides e antibióticos:
  – infundir lentamente, quando por via endovenosa, os broncodilatadores
  – monitorar frequência respiratória
  – monitorar frequência cardíaca

ASMA BRÔNQUICA

É definida como a função pulmonar diminuída devido a broncoespasmos, edema da mucosa e produção excessiva de muco, sinais causados por uma hiper-reação das vias aéreas a alguns estímulos. A "crise asmática" é o estado agudo, severo, que não responde ao tratamento convencional e coloca o indivíduo em uma situação de risco de vida, exigindo ação imediata.

A asma pode ser consequência de infecções respiratórias e fatores alérgicos; no entanto, o estresse também é um fator comumente associado às crises.

MANIFESTAÇÕES CLÍNICAS

A dispneia é o sinal mais característico da doença, podendo ocorrer tosse. Nas crises, a dispneia é acompanhada de tiragens, batimento de asa de nariz e cianose, assim como ansiedade e agitação.

CUIDADOS DE ENFERMAGEM

- O principal cuidado está em orientar o paciente para que reconheça e evite os fatores desencadeantes das crises:
  – fumo
  – mudanças bruscas de temperatura
  – locais muito frios
  – inalação de produtos químicos
  – situações de estresse
- Orientar para o uso correto dos medicamentos e o reconhecimento de contraefeitos:
  – palpitação e taquicardia
  – hipotensão
  – insônia
  – náuseas e vômitos
  – urticária
- Estimular e orientar quanto à importância de uma ingestão hídrica adequada.

> Em casos de crise, o paciente deve procurar atendimento de emergência.

ENFISEMA PULMONAR

É definido como um padrão não uniforme de distensão permanente e anormal dos espaços aéreos, com destruição dos septos alveolares. Parece o processo final de uma degeneração que se iniciou há algum tempo. Na realidade,

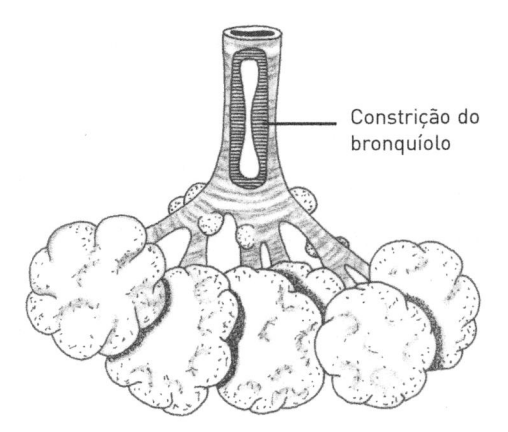

Figura 4.3
Distensão anormal dos alvéolos e constrição dos bronquíolos.

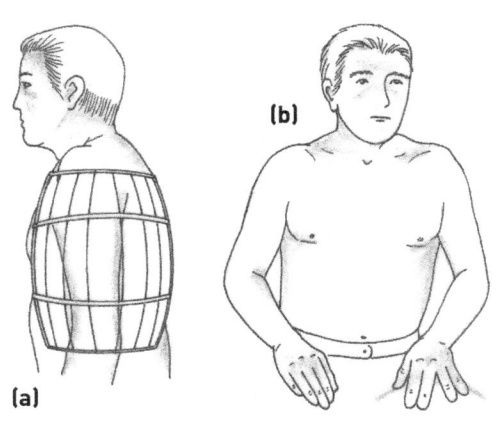

Figura 4.4
(a) Tórax de barril. (b) Tiragem supraclavicular na inspiração.

quando o paciente manifesta os sintomas, a função pulmonar já está comprometida de maneira irreversível (Fig. 4.3).

O cigarro é a principal causa da doença, existindo uma predisposição genética em pequeno número de indivíduos.

MANIFESTAÇÕES CLÍNICAS

A dispneia é o sintoma de apresentação e tem início insidioso. Geralmente o paciente tem história de tabagismo e longa história de tosse crônica, sibilos, taquipneia, dispneia por esforços e infecções respiratórias repetitivas. Ele pode ficar cianótico, edemaciado (por ICC) e sofrer modificação anatômica no tórax ("tórax em barril") (Fig. 4.4).

CUIDADOS DE ENFERMAGEM

Os cuidados são iguais aos de outras DPOCs, entretanto, os pacientes com enfisema severo requerem oxigenoterapia em baixas concentrações, podendo tornar-se dependentes do tratamento por até 24 horas por dia.

TUBERCULOSE PULMONAR

A tuberculose é uma doença infecciosa causada pelo bacilo de Koch, geralmente envolvendo os pulmões, mas podendo instalar-se em qualquer tecido, como ossos, rins ou meninges.

Após um período de aproximadamente 15 dias desde que o indivíduo entrou em contato com o bacilo pela primeira vez (infecção primária), este passa a multiplicar-se facilmente, pois ainda não há proteção natural. Quando o sistema de defesa não consegue deter o bacilo, instala-se a tuberculose primária. Se o indivíduo se mostrar imunologicamente satisfatório, ele acaba com o bacilo antes que a doença se instale.

O processo de disseminação da doença se dá apenas por meio das pessoas com pulmões infectados pelo bacilo, pois a transmissão ocorre pelo ar. O espirro de uma pessoa infectada pode jogar no ar até 2 milhões de bacilos e, a tosse, até 3,5 mil partículas. Os bacilos da tuberculose permanecem em suspensão no ar durante horas, e quem respirar no ambiente infectado pode se contaminar.

Atualmente, acredita-se que um terço da população mundial esteja infectada pelo bacilo da tuberculose; de 5 a 10% dos infectados têm a doença. No Brasil, estima-se em 45 milhões o número de infectados, sendo que 6 mil brasileiros morrem por ano devido à doença.

Esses números vêm aumentando, principalmente pela associação da doença com condições insalubres de vida, como falta de alimentação adequada e más condições de moradia, bem como pela falta de conhecimento dos riscos causados pela interrupção do tratamento. O abandono do tratamento faz com que os bacilos se tornem resistentes aos medicamentos existentes, podendo-se ter uma doença incurável.

MANIFESTAÇÕES CLÍNICAS

O grande indício da doença é a presença de tosse com escarro durante mais de 21 dias, podendo ocorrer episódios de hemoptise. A pessoa apresenta suor noturno, febre baixa, dor no tórax e perda de peso lenta e progressiva decorrente de anorexia. Indisposição e mal-estar geral são relatados.

CUIDADOS DE ENFERMAGEM

As orientações quanto à prevenção são, sem dúvida, um trabalho fundamental em relação à doença. A vacina BCG é a prevenção usual. Ela é aplicada nos primeiros 30 dias de vida.

A importância do não interrompimento do tratamento deve ser esclarecida e reforçada constantemente, já que este pode ser domiciliar, com uso dos medicamentos, em média, por seis meses; quando o tratamento é seguido corretamente, as chances de cura chegam a 95%.

A internação dos pacientes se dá quando os mesmos encontram-se em mau estado geral, com desnutrição, desidratação ou outras patologias associadas. Nesse caso, além das medidas específicas para cada situação, deve-se:

- Manter isolamento dos indivíduos em fase de contágio conforme a rotina da instituição.
- Utilizar as precauções universais adequadas ao modo de transmissão (ver orientação quanto ao uso de máscara na Parte I).
- Orientar os visitantes quanto à importância de adotarem as precauções devidas.
- Utilizar os medicamentos corretamente conforme prescrição.
- Garantir alimentação e hidratação adequadas, reforçando com o paciente a importância desses cuidados.
- Manter as vias aéreas desobstruídas, aspirando sempre que necessário.
- Administrar oxigenoterapia conforme prescrição.
- Manter o paciente em posição de Fowler ou semi-Fowler.
- Promover e estimular alguma terapia ocupacional para evitar a depressão e a angústia geradas pelo isolamento.
- Estimular o autocuidado e a autoestima, reforçando, assim, o sistema imunológico.

DROGAS MAIS UTILIZADAS PARA PACIENTES COM DISTÚRBIOS RESPIRATÓRIOS

Antiasmáticos/broncodilatadores
- Aminofilina (Aminofilina, Eufilin)
- Teofilina (Teolong)
- Ipratrópio (Atrovent)
- Sulfato de Terbutalina (Bricanyl)

Anti-inflamatórios/anti-histamínicos:
- Cloridrato de prometazina (Fenergan)
- Metilpredinisolona (Solu-Medrol)

- Hidrocortisona (Solu-Cortef)
- Cromoglicato de sódio (Intal)

Antitussígeno/expectorante
- Iodeto de potássio (Xaropes de iodeto de potássio)
- Eucalipto (Xaropes de eucalipto)
- Alcatrão (Xaropes de alcatrão)
- Fenetilamina e outros componentes (Belacodid)

Anti-infeccioso respiratório
- Amoxacilina (Amoxil)
- Fenoximetilpenicilina (Pen-Ve-Oral)

Tuberculostáticos
- Rifampicina (Rifampicina)
- Isoniazida (Isoniazida)
- Pirazinamida (Pirazinamida)

Observação: Para os casos de tuberculose, em geral, os três tuberculostáticos citados são usados em combinação.

CAPÍTULO 5

CUIDADOS DE ENFERMAGEM A INDIVÍDUOS COM DISTÚRBIOS URINÁRIOS

TERMINOLOGIA ESPECÍFICA
INFECÇÕES DO TRATO URINÁRIO (ITU)
GLOMERULONEFRITE AGUDA
INSUFICIÊNCIA RENAL
TRATAMENTO DIALÍTICO
DROGAS MAIS UTILIZADAS PARA PACIENTES COM
    DISTÚRBIOS URINÁRIOS

TERMINOLOGIA ESPECÍFICA

Anúria: ausência de eliminação urinária < 50 mL/24h

Bacteriúria: presença de bactérias na urina

Bexiga neurogênica: bexiga em estado de disfunção devido a trauma neurológico

Disúria: micção dolorosa

Diurese: secreção urinária; valor médio normal para 24 horas em torno de 1.000 a 1.500 mL

Enurese: micção involuntária de origem psicogênica

Glicosúria: presença de glicose na urina

> **Hematúria:** presença de sangue na urina
>
> **Incontinência urinária:** incapacidade de reter a urina
>
> **Micção:** ato de urinar
>
> **Nictúria:** urina noturna; duas ou mais vezes por noite
>
> **Oligúria:** diminuição da quantidade de urina
>
> **Piúria:** presença de pus na urina
>
> **Polaciúria:** micção muito frequente, mas em pouca quantidade
>
> **Poliúria:** excessiva quantidade de urina em 24 horas, acima de 2.000 mL
>
> **Resíduo urinário:** volume restante de urina na bexiga logo após a micção
>
> **Retenção urinária:** incapacidade de urinar

INFECÇÕES DO TRATO URINÁRIO (ITU)

As infecções urinárias decorrem da invasão de microrganismos através do trato urinário, e podem ocorrer em qualquer parte deste. A infecção na bexiga é chamada de cistite; na uretra, de uretrite; na próstata, de prostatite; e nos rins, de pielonefrite. Uma infecção pode migrar de um local a outro, ou seja, uma uretrite não tratada pode levar a uma pielonefrite. As infecções podem ficar assintomáticas durante meses ou mesmo anos.

Nos pacientes hospitalizados, o uso de cateterismo vesical tem elevado drasticamente os índices de infecções urinárias.

A incidência de ITU em mulheres é muito maior do que em homens, devido às diferenças anatômicas existentes.

A maioria dessas infecções são causadas por agentes comuns à flora intestinal, que, devido à proximidade local, migram através do períneo para a uretra, e daí para a bexiga. Uma higiene inadequada (de trás para a frente), principalmente no caso das mulheres, após defecação ou micção, é um facilitador desse processo.

CISTITE

É uma inflamação da bexiga, cuja causa mais comum são as infecções ascendentes da uretra, como as causadas por contaminação fecal, uso de sonda vesical ou cistoscópio. As relações sexuais também podem servir como forma de carrear microrganismos de fora para dentro, principalmente em mulheres que não têm o hábito de urinar antes e após as relações. O uso de diafragma e espermicida também pode contribuir para o aparecimento da cistite, pois trata-se de um corpo estranho que pode causar uma obstrução uretral parcial, além de modificar a flora vaginal, facilitando a penetração da *Escherichia coli* no local.

A cistite em homens é geralmente secundária a algum outro fator, como prostatite, epididimite ou cálculos renais.

MANIFESTAÇÕES CLÍNICAS

Urgência urinária, disúria, polaciúria, nictúria, espasmos na região da bexiga e na área suprapúbica são características da doença. Podem aparecer piúria, bacteriúria e hematúria nos exames de urina.

CUIDADOS DE ENFERMAGEM

Um indivíduo com diagnóstico de cistite deverá realizar o tratamento de forma ambulatorial; portanto, os cuidados de enfermagem referem-se às orientações para cuidados domiciliares ou cuidados para indivíduos internados por outras causas, mas que são portadores também de cistite.

- Orientar sobre atitudes corretas para evitar a doença:
  - urinar sempre que tiver vontade, esvaziando a bexiga totalmente
  - evitar banhos de banheira; banhos de chuveiro previnem a migração das bactérias pela água
  - realizar a higiene perineal após as micções e evacuações, usando o papel higiênico da vagina para o ânus, e não ao contrário
  - após as evacuações, sempre que possível, lavar a região perineal
  - esvaziar a bexiga antes da relação sexual
  - urinar imediatamente após a relação sexual
  - em caso de relações sexuais anais, usar sempre preservativo
  - evitar relações vaginais imediatamente após relações anais
  - ingerir quantidades adequadas de líquidos
- Administrar medicações conforme prescrição médica.
- Incentivar o aumento da ingestão de líquidos, evitando os que podem irritar a bexiga, como café, chás e refrigerantes à base de cola.
- Estimular a micção frequente e com total esvaziamento da bexiga.
- Facilitar o uso do banheiro, colocando o paciente em um leito próximo a este, mantendo uma luz acesa à noite e retirando empecilhos do caminho.
- Orientar o paciente a procurar um médico regularmente em caso de recidivas.
- Manter a higiene adequada do períneo caso o paciente esteja usando sonda vesical.

PIELONEFRITE

É uma infecção da pelve renal, dos túbulos e dos tecidos de um ou ambos os rins. Essa infecção pode ocorrer devido a uma migração de bactérias da bexiga para o rim ou via corrente sanguínea. A pielonefrite pode ser *aguda* ou *crônica*.

A pielonefrite aguda é uma infecção ativa, em que os processos inflamatórios podem produzir destruição tubular e formar abcessos. A inflamação intersicial pode resultar em destruição tubular e dos glomérulos. Por fim, a pielonefrite torna-se crônica, com os rins fibrosados, atrofiados e sem função.

MANIFESTAÇÕES CLÍNICAS

No caso de pielonefrite aguda, o paciente apresenta calafrios, febre, dor no flanco e, frequentemente, disúria e polaciúria. A pielonefrite aguda pode tornar-se crônica.

No caso de pielonefrite crônica, em geral o paciente apresenta-se assintomático. Entretanto, pode ter fadiga, anorexia, emagrecimento, poliúria e polidipsia.

CUIDADOS DE ENFERMAGEM

Um indivíduo com diagnóstico de pielonefrite pode não necessitar de internação hospitalar, portanto, os cuidados de enfermagem referem-se às orientações para cuidados domiciliares ou cuidados de indivíduos internados por necessidade de medicação endovenosa, ou por outras causas, porém tendo esse diagnóstico associado.

- Orientar o paciente quanto à importância do tratamento adequado da pielonefrite aguda a fim de evitar sua cronificação.
- Ensinar o paciente a reconhecer os sinais e sintomas e, principalmente, não negar a doença devido à falta destes, pois ela pode ser assintomática.
- Orientar quanto à necessidade de perguntar ao médico sobre o uso de qualquer medicamento, pois a maioria das drogas é excretada através dos rins.

Caso o paciente esteja internado para uso de antibiótico endovenoso, os cuidados serão:

- Coletar ou orientar quanto à coleta de urucultura:
  - observar a necessidade de frasco estéril
  - manter a higiene perineal adequada
  - não contaminar o frasco
  - preparar material para sondagem caso o paciente não esteja lúcido ou seja incapaz de manter as regras de coleta
- Manter o controle de sinais vitais, principalmente Tax e PA.
- Medicar com antitérmicos conforme prescrição.
- Administrar antibiótico rigorosamente nos horários estabelecidos.
- Manter acesso venoso permeável.
- Manter CD, se prescrito.
- Informar hematúria, oligúria ou anúria.
- Informar caso não haja melhora dos sinais de dor e febre nas primeiras 48 horas após o uso de antibiótico.

GLOMERULONEFRITE AGUDA

Refere-se a um grupo de doenças renais nas quais há uma reação inflamatória nos glomérulos. Não é uma infecção no rim, mas o resultado de efeitos indesejados do mecanismo de defesa do corpo. Na maioria dos casos, o estímulo da reação é uma infecção na garganta por estreptococos do grupo A, mas pode resultar de parotidite, varicela ou hepatite B, entre outras infecções.

MANIFESTAÇÕES CLÍNICAS

Podem ser tão leves que a doença somente será descoberta por meio de exames de urina de rotina.

Na forma mais grave da doença, o paciente pode ter cefaleia, urina escassa ou turva, mal-estar geral, edema facial, dor nos flancos e hipertensão leve.

CUIDADOS DE ENFERMAGEM

- Educar o paciente para o reconhecimento dos sinais de insuficiência renal:
  - PA elevada
  - oligúria ou anúria
- Manter controle da pressão arterial e comunicar caso se mantenha elevada.
- Manter CD e CH, conforme prescrição.
- Manter cuidados de acordo com a evolução do quadro.

INSUFICIÊNCIA RENAL

Caracteriza-se pela redução ou perda da capacidade dos rins de executarem sua função, ou seja, eles tornam-se incapazes de remover os resíduos do metabolismo corporal. Estes, por sua vez, acumulam-se nos líquidos corporais, comprometendo o organismo de forma sistêmica.

As causas são as mais diversas, como redução do fluxo renal devido a desidratação ou choque hipovolêmico, necrose tubular por causas tóxicas, obstruções mecânicas por litíase ou tumores, infecções renais ou outras doenças como diabete melito, lúpus e, principalmente, hipertensão arterial.

INSUFICIÊNCIA RENAL AGUDA (IRA)

É uma perda súbita e quase completa da função renal devido a fatores desencadeantes como redução no volume sanguíneo, traumatismos, septicemias, desidratação, hipersensibilidade, cálculos renais, embolia, trombose, choque anafilático e transfusões de sangue incompatível. Frequentemente é reversível.

Existem três fases clínicas na IRA:

- *Fase oligúrica*: caracteriza-se por volume urinário de 400 a 600 mL/24h, acompanhado de elevação dos níveis de ureia, creatinina, ácido úrico, potássio e magnésio no sangue. Essa fase dura aproximadamente 10 dias.
- *Fase diurética*: quando o volume urinário ultrapassa 500 mL/24h, o que ainda não significa uma recuperação total da função renal.
- *Fase de recuperação*: lenta, podendo durar de 3 a 12 meses. Em geral, permanece uma redução na capacidade de filtração e de concentração de urina.

MANIFESTAÇÕES CLÍNICAS

O paciente sente-se doente, letárgico e sonolento, podendo convulsionar. Tem abalos musculares, náuseas e vômitos; a pele se torna seca devido à desidratação. Aparecem arritmias cardíacas, devido à hipercalemia; e a anemia é inevitável, em função de perdas sanguíneas e pela diminuição da vida das hemácias.

CUIDADOS DE ENFERMAGEM

A prevenção da IRA em pacientes hospitalizados deve ser prioridade nas intervenções de enfermagem, já que desidratação, hipovolemia e outros fatores de risco podem ser evitados.

- Preparar o paciente para diálise e exames complementares.
- Manter cuidados rigorosos com assepsia.
- Pesar o paciente diariamente, ou com mais frequência se indicado.
- Manter CH rigoroso, conforme prescrição, e comunicar:
  - edema
  - ganho de peso
  - aumento da PA e da FC e alterações respiratórias
  - distensão de veias do pescoço
- Controlar rigorosamente o gotejo de infusões venosas.
- Diluir as drogas endovenosas na menor quantidade de líquido possível.
- Distribuir a quantidade de líquidos da forma mais regular possível durante o dia.
- Dar medicações orais junto com as refeições; as administradas nos intervalos requerem pouca quantidade de água.
- Comunicar alterações musculoesqueléticas.
- Observar para que a dieta seja seguida corretamente, de acordo com a prescrição, tanto em quantidade quanto em qualidade.
- Manter repouso no leito, com mudanças de decúbito.
- Proporcionar ambiente calmo e seguro.
- Orientar os familiares quanto à importância da colaboração no tratamento.
- Esclarecer dúvidas quanto ao tratamento dialítico.

INSUFICIÊNCIA RENAL CRÔNICA (IRC)

É uma deterioração progressiva, *irreversível*, da função renal, na qual o organismo perde a capacidade de manter o equilíbrio metabólico e hidreletrolítico, resultando em uremia (síndrome decorrente de um excesso de ureia e de outros produtos nitrogenados no sangue).

A principal causa da IRC é a hipertensão arterial não tratada.

MANIFESTAÇÕES CLÍNICAS

O paciente fica letárgico, fatigado, anorético, tem vômitos e diarreia, sede, diminuição da saliva, gosto metálico na boca e pode perder o olfato. Tendências hemorrágicas estão presentes, e o paciente pode sofrer espasmos musculares e apresentar uma substância branca em forma de pó sobre a pele, conhecida como "gelo urêmico". A IRC pode levar o paciente ao óbito.

CUIDADOS DE ENFERMAGEM

Um indivíduo com diagnóstico de IRC deverá realizar o tratamento de forma ambulatorial (hemodiálise); portanto, os cuidados de enfermagem referem-se às orientações para cuidados domiciliares ou de indivíduos internados por outras causas e que têm esse diagnóstico associado.

- Manter o equilíbrio hidreletrolítico:
  - controlando o peso
  - verificando os sinais vitais
  - realizando CH
  - comunicando a presença de edema e ingurgitamento de veias
  - comunicando respiração barulhenta
- Medir, anotar e comunicar qualquer alteração nos sinais vitais.
- Observar para que a dieta seja seguida corretamente, de acordo com a prescrição, tanto em quantidade quanto em qualidade.
- Proporcionar ambiente agradável para as refeições.
- Fornecer informações adequadas, sanando dúvidas.
- Estimular o autocuidado e a autoestima, envolvendo a família no tratamento.
- Esclarecer dúvidas e preparar o paciente para o tratamento dialítico.

TRATAMENTO DIALÍTICO

É um processo utilizado para remover líquidos e produtos do metabolismo do corpo quando os rins são incapazes de fazê-lo devido ao comprometimento da função ou quando toxinas ou venenos devem ser removidos imediatamente para evitar lesão permanente ou fatal. Os métodos de tratamento incluem hemodiálise, hemofiltração e diálise peritoneal.

Ver mais sobre os tratamentos no Capítulo 50.

DIÁLISE PERITONEAL

Neste caso, o peritônio atua como superfície de difusão. Um líquido (dialisador) é introduzido, por meio de cateteres especiais, na cavidade peritoneal, e a ureia e a creatinina são depuradas (removidas) (Fig. 5.1).

CUIDADOS DE ENFERMAGEM

- Promover conforto:
  - mudanças de decúbito
  - massagens nas áreas de pressão

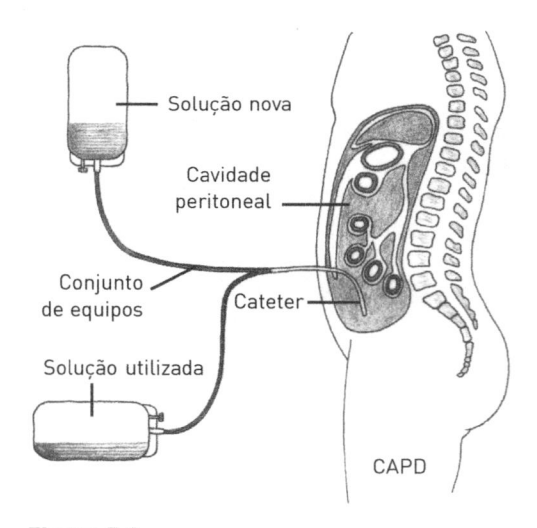

Figura 5.1
Diálise peritoneal contínua ambulatorial. O cateter peritoneal é implantado através da parede abdominal. O líquido se infunde dentro da cavidade peritoneal em um intervalo prescrito.

- cabeceira elevada
- permitir a saída do leito sempre que houver a possibilidade
• Manter infusão e drenagem do líquido da diálise.
• Avaliar permeabilidade do cateter.

> Se o líquido não estiver sendo drenado apropriadamente, movimentar o paciente de um lado para outro (se houver clampeamento, torção ou bolhas de ar no tubo).

• Atentar para sinais de infecção no local de inserção do cateter.
• Usar técnicas assépticas na troca de recipientes.
• Verificar PA e P a cada 15 minutos, durante a primeira troca, e, a seguir, de hora em hora.
• Monitorar o ritmo cardíaco.
• Verificar a temperatura a cada quatro horas.

> O procedimento é repetido até que haja melhora dos níveis de bioquímica sanguínea. O tempo habitual é de 36 a 48 horas, para casos de IRA, podendo ser permanente nos casos de IRC.

HEMODIÁLISE

É um procedimento que usa os princípios de difusão, osmose e filtração. O sangue é bombeado para uma máquina que fará o trabalho do rim, ou seja, os resíduos e metabólitos serão removidos por uma membrana semipermeável, envolvida por uma solução dialisadora composta de água, glicose, sódio, cloreto de potássio e de cálcio e acetato ou bicarbonato, que estarão em quantidade proporcional ao quantitativo a ser removido.

CUIDADOS DE ENFERMAGEM

• Manter controle rigoroso dos sinais vitais.
• Verificar o peso antes e depois da diálise, ou conforme rotina.
• Manter antissepsia rigorosa para acesso vascular.
• Atentar para sinais de infecção no local de acesso vascular.
• Orientar para que o paciente informe queixas como as citadas a seguir, e comunicá-las:
  - dor no peito
  - cãibras
  - náuseas e vômitos
  - visão enuviada
• Monitorar e comunicar sinais e sintomas de reação:
  - febre
  - calafrios
  - dispneia
  - dor no peito
  - lombalgia
  - dor no braço
  - erupção cutânea
• Verificar se a máquina está rigorosamente regulada e com as conexões devidamente encaixadas.
• Ter certeza de que a limpeza do material está correta.

DROGAS MAIS UTILIZADAS PARA PACIENTES COM DISTÚRBIOS URINÁRIOS

Diuréticos
• Furosemida (Lasix, Furosemida)
• Hidroclorotiazida (Clorana, Diurezin)

Anti-infecciosos urinários
• Trimetropina e Sulfametazol (Bactrim, Trimexazol).
• Ciprofloxacino (Ciflox, Cipro, Ciproxan)
• Norfofloxacino (Noracin, Floxacin, Norxin)

Solução para diálise peritoneal e hemodiálise
- Solução com vários compostos para reidratação na hemodiálise (Solurin)

- Solução para diálise peritoneal com glicose ou com vários compostos

CAPÍTULO 6

CUIDADOS DE ENFERMAGEM A INDIVÍDUOS COM DISTÚRBIOS GASTRINTESTINAIS

TERMINOLOGIA ESPECÍFICA
GASTRITE
ÚLCERA GASTRODUODENAL
DOENÇA INTESTINAL INFLAMATÓRIA (DII)
DROGAS MAIS UTILIZADAS PARA PACIENTES COM
    DISTÚRBIOS GASTRINTESTINAIS

TERMINOLOGIA ESPECÍFICA

Aerofagia: deglutição de ar

Anorexia: ausência de apetite

Bulimia: volta da sensação de fome, logo após a alimentação e utilização de métodos compensatórios inadequados para evitar o ganho de peso (p. ex., provocar vômito)

Colecistite: processo inflamatório da vesícula biliar

Coledocolitíase: presença de cálculos ou litíase no colédoco

Constipação: retenção de material fecal

Diarreia: eliminação de fezes líquidas ou semilíquidas com frequência maior que o normal

Disenteria: síndrome intestinal caracterizada por diarreia, podendo ser acompanhada de tenesmo, muco, sangue ou pus

Disfagia: dificuldade de deglutir

Dispepsia: qualquer alteração do complexo mecanismo da digestão

Endoscopia: procedimento que permite a visualização direta do esôfago, estômago ou duodeno (p. ex., esofagogastroduodenoscopia)

Enterorragia: eliminação de "sangue vivo" pelo ânus

Eructação: eliminação de gases sob forma ruidosa através da boca

Esteatorreia: fezes com gordura

Fecaloma: massa compacta de matéria fecal de consistência dura que se forma em casos de constipação

Flatulência: sensação desagradável de presença de gases em excesso no intestino

Glossite: inflamação na língua

Halitose: odor desagradável na boca, mau hálito

Hematêmese: eliminação de sangue pela boca, vômito com sangue

Melena: eliminação de sangue quimicamente alterado pelo ânus, proveniente do tubo digestivo

Odinofagia: dor ao deglutir

Pirose: sensação de ardência no estômago que ascende até a garganta (azia)

Quelite: processo inflamatório da pele e das mucosas dos lábios

Regurgitação: eliminação, sem esforço, de pequena quantidade de alimento proveniente do estômago ou esôfago

Sialorreia: aumento da salivação

Tenesmo: sensação dolorosa no reto ou na bexiga acompanhada de desejo imperioso de defecar ou urinar, porém sem resultado satisfatório

Vômito: eliminação, após esforço, de material contido no tubo digestivo

GASTRITE

É a denominação dada a um processo inflamatório da mucosa gástrica, podendo ocorrer de forma *aguda* ou *crônica*.

Quando na forma aguda, a doença geralmente está associada a ingestão rápida ou excessiva de alimentos, uso de álcool e drogas ácidas, intoxicações alimentares, radioterapia e uremia.

Quando há inflamação por um período de tempo prolongado – gastrite crônica –, ela pode estar associada a úlceras gástricas, cirrose hepática, presença de bacilos de *Camybacter pylori*, uso de medicamentos, fumo e álcool, bem como pode ser secundária a doenças autoimunes ou a refluxo de ácido biliar após cirurgias gastrojejunais.

MANIFESTAÇÕES CLÍNICAS

As manifestações podem variar conforme o tipo e a etiologia, sendo que a forma crônica pode ser assintomática; entretanto, geralmente o paciente queixa-se de anorexia, intolerância a alimentos condimentados, pirose, sensação de desconforto abdominal, eructação, náuseas e vômitos. À medida que o quadro progride, podem ocorrer episódios de hematêmese ou melena; a anemia pode surgir como uma complicação posterior.

CUIDADOS DE ENFERMAGEM

Um indivíduo com diagnóstico de gastrite deverá realizar tratamento ambulatorial; portanto, os cuidados de enfermagem referem-se às orientações para cuidados domiciliares ou para os indivíduos internados por outras causas e que têm esse diagnóstico associado.

- Auxiliar o paciente na identificação de situações que possam provocar dor, como:
  - fumo
  - alimentos condimentados
  - bebidas cafeinadas ou alcoólicas
  - estresse físico e/ou emocional
- Oferecer dieta branda, com refeições frequentes e fracionadas.
- Manter apoio emocional e físico durante episódios de vômito.
- Anotar e comunicar sinais de hematêmese e melena.
- Estar alerta e comunicar sinais de desidratação, como:
  - diminuição do turgor da pele
  - pele e mucosas secas
  - hipotensão
- Estimular a ingestão de líquidos e alimentos frios.

ÚLCERA GASTRODUODENAL

É uma escavação na parede do estômago, principalmente no piloro ou no duodeno. A úlcera é mais comum na faixa dos 30 aos 40 anos e em pessoas do grupo sanguíneo O.

A úlcera se instala quando há uma quebra de equilíbrio entre os fatores defensivos da mucosa, ou seja, quando há uma diminuição da resistência normal desta ou uma liberação excessiva de suco gástrico, principalmente de ácido clorídrico (Fig. 6.1).

A liberação de suco gástrico tem seu início no sistema nervoso central (SNC), quando os órgãos dos sentidos (visão, olfato e gustação) são estimulados pelo alimento. Nesse momento, os impulsos são conduzidos ao estômago pelo nervo vago, que estimula glândulas gástricas e a liberação do hormônio gástrico na porção pilórica do estômago.

Vários fatores externos podem influenciar o aparecimento das úlceras gastroduodenais, como estresse emocional, ingestão de alimentos rapidamente, ingestão de café e bebidas alcoólicas, fumo, uso de drogas e de medicamentos como AAS.

Acredita-se que também haja uma tendência hereditária.

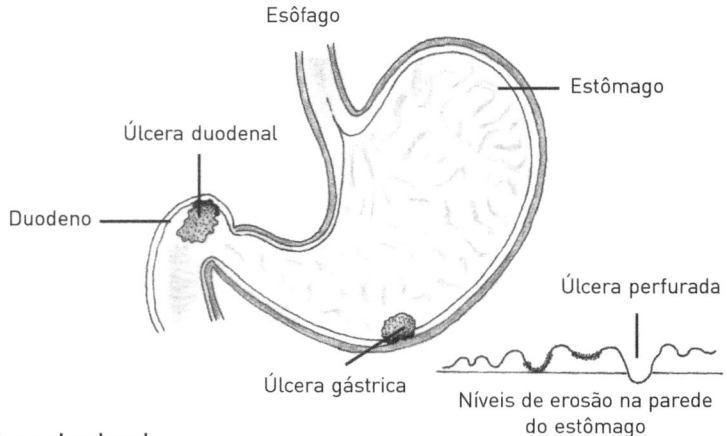

Figura 6.1
Úlcera gástrica e duodenal.

Atualmente, pesquisas demonstram que as úlceras podem ser consequência da presença de vírus ou bactérias.

Os tratamentos clínicos podem dar bons resultados, entretanto, alguns indivíduos podem necessitar de tratamento cirúrgico.

MANIFESTAÇÕES CLÍNICAS

A dor é o principal sintoma. Localiza-se no epigástrio (entre o apêndice, o xifoide e o umbigo), piorando após a ação de fatores agressivos.

> No caso da úlcera gástrica, a dor não melhora após a ingestão de alimentos, ao contrário da úlcera duodenal.

O paciente refere azia (pirose), que pode ou não ser acompanhada de dor, náuseas e vômitos, sendo a náusea mais comum que o vômito. Pode ocorrer sialorreia devido ao estímulo ácido, o apetite pode ficar diminuído em função da dor e a obstipação intestinal pode surgir em indivíduos que fazem tratamento com antiácidos.

CUIDADOS DE ENFERMAGEM

Um indivíduo com diagnóstico de úlcera deverá realizar o tratamento ambulatorial; portanto, os cuidados de enfermagem referem-se às orientações para cuidados domiciliares ou para indivíduos internados que necessitem de tratamento cirúrgico (ver Cap. 19), ou para aqueles internados por outras causas e que têm esse diagnóstico associado.

- Orientar os pacientes a evitar:
  - alimentos ácidos e/ou condimentados
  - bebidas alcoólicas, fumo e café
  - estresse emocional
  - permanecer longos períodos em jejum
- Esclarecer dúvidas quanto ao uso de medicamentos.
- Manter o tratamento medicamentoso e a dieta, conforme o tempo prescrito, mesmo após o desaparecimento dos sinais e sintomas.

DOENÇA INTESTINAL INFLAMATÓRIA (DII)

A DII é uma inflamação crônica no revestimento e na parede intestinal, tornando o intestino edemaciado e dolorido. Existe a possibilidade de formarem-se úlceras, que, juntamente ao processo inflamatório, podem interferir na passagem do conteúdo intestinal (Fig. 6.2).

As causas são desconhecidas, e a maioria dos casos é diagnosticada antes dos 30 anos de idade.

MANIFESTAÇÕES CLÍNICAS

Dor crônica, diarreia sanguinolenta (15 a 20 vezes ao dia) acompanhada ou não de pus, náuseas e vômitos, febre, anorexia e consequente perda de peso.

As complicações podem variar desde anemia, defeitos de coagulação e formação de fissuras e fístulas que podem levar a perfuração intestinal e peritonite.

CUIDADOS DE ENFERMAGEM
- Administrar medicamentos como antibióticos, corticoides, antidiarreicos e outros, conforme prescrição.
- Realizar controle hídrico rigoroso, quando prescrito.
- Orientar quanto à importância da reposição de líquidos eletrólitos e de vitaminas perdidos devido à diarreia.
- Identificar e comunicar sinais e sintomas de desidratação:
  - queixas de sede e boca seca
  - taquicardia
  - pele e mucosas secas
- Monitorar e comunicar sinais de deficiência de coagulação:
  - enterorragia ou melena
  - hematêmese
  - sangramento nas gengivas
  - hematomas e/ou petéquias
- Monitorar e comunicar sinais de sangramento intestinal:
  - enterorragia ou melena
- Monitorar e comunicar sinais de anemia:
  - fadiga
  - palidez
  - dispneia
- Monitorar e comunicar sinais de obstrução intestinal:

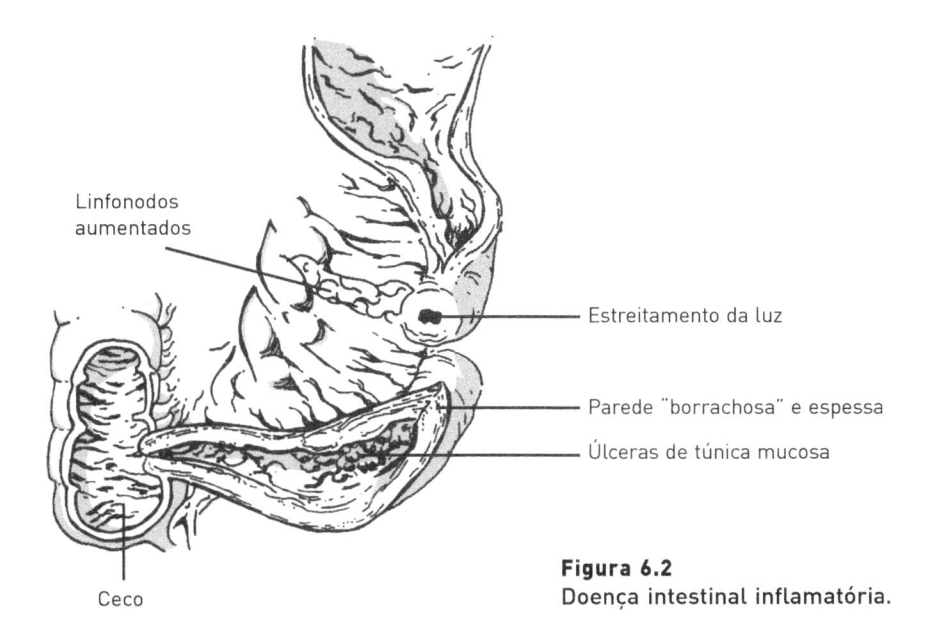

Figura 6.2
Doença intestinal inflamatória.

- dor abdominal em ondas
- distensão abdominal
- vômitos fecaloides
- ausência de ruídos intestinais
• Monitorar e comunicar sinais de fissuras, fístulas e peritonite:
  - secreção fecal pela vagina
  - dor e aumento da sensibilidade abdominal
  - dor retal após a defecação
  - fezes com secreção purulenta
  - febre

DROGAS MAIS UTILIZADAS PARA PACIENTES COM DISTÚRBIOS GASTRINTESTINAIS

Antiácidos
- Hidróxido de alumínio (Fluagel, Pepsamar)
- Bicarbonato de sódio e associações (Sonrisal, Sal de Fruta Eno)

Antieméticos
- Metoclopramida (Plasil, Plamin)
- Cloridrato de alizaprida (Superan)

Antiespasmódicos
- Papaverina e associações (Atroveran)
- Escopolamina (Buscopan, Hioscina)

Antiulcerosos e antissecretores
- Cimetidina (Tagamet, Ulcimet)
- Ranitidina (Antak, Antagon)

Antidiarreicos
- Cloridrato de ioperamida (Imosec)
- Furazolidona (Colestase)

Laxantes, catárticos e enemas
- Óleo mineral (Nujol)
- Bisacodil (Dulcolax)
- Fosfato de sódio monobásico e dibásico (Fleet enema)

CAPÍTULO **7**

CUIDADOS DE ENFERMAGEM A INDIVÍDUOS COM DISTÚRBIOS ENDÓCRINOS E METABÓLICOS

TERMINOLOGIA ESPECÍFICA
HEPATITE
CIRROSE HEPÁTICA
PANCREATITE
DIABETE MELITO
DISTÚRBIOS DA TIREOIDE
DROGAS MAIS UTILIZADAS PARA PACIENTES COM
     DISTÚRBIOS ENDÓCRINOS E METABÓLICOS

TERMINOLOGIA ESPECÍFICA

Acolia: fezes brancas

Amenorreia: ausência de menstruação

Ascite: acúmulo de líquido na cavidade abdominal

Astenia: fraqueza, falta de força

Esteatorreia: fezes gordurosas

Exoftalmia: protrusão anormal do globo ocular para fora da órbita

Hiperbilirrubinemia: quantidade excessiva de bilirrubina no sangue

> **Hipermenorreia**: aumento do fluxo menstrual
>
> **Icterícia**: cor amarelada da pele, das mucosas e secreções, originada por hiperbilirrubinemia
>
> **Oligorreia**: diminuição do fluxo menstrual
>
> **Polidipsia**: sede excessiva
>
> **Polifagia**: fome excessiva
>
> **Telangiectasias**: dilatação de grupos capilares, que formam manchas salientes de cor vermelho-escura, semelhantes a verrugas, de tamanho variável entre 1 e 7 mm

HEPATITE

A hepatite é uma inflamação no fígado, que pode ser causada por vírus, bactéria, medicamentos ou produtos tóxicos.

Existem vários tipos de hepatites virais; as mais conhecidas são as dos tipos A, B e C, embora ainda haja muitas contradições e dúvidas sobre essas infecções.

Campanhas de esclarecimento sobre os diferentes tipos de hepatite, os modos de transmissão e a prevenção por meio de vacinas parecem ser o melhor caminho para diminuir a incidência da doença.

Em geral, os pacientes com hepatite podem realizar tratamento ambulatorial, entretanto, as complicações possíveis, o quadro clínico do paciente e a evolução da doença podem determinar a necessidade de internação hospitalar. Assim, os cuidados de enfermagem descrevem as orientações quanto às medidas de prevenção da doença e de seu contágio. Outros cuidados poderão ser necessários conforme a situação de cada paciente.

HEPATITE A

Também conhecida como HAV, hepatite endêmica ou infecciosa, é causada pelo vírus tipo A. A doença é transmitida por via fecal-oral, pessoa-pessoa, saliva, sangue, água e alimentos contaminados. A taxa de mortalidade é de 0 a 1%, sendo comum em adultos jovens e de meia-idade que não tiveram a doença quando criança e que estão expostos a condições precárias de higiene.

MANIFESTAÇÕES CLÍNICAS

A doença pode ser assintomática ou apresentar uma *fase pré-ictérica*, na qual o paciente tem cefaleia, mal-estar, anorexia, pirose, fadiga e febre; e uma *fase ictérica*, na qual aparecem acolia, colúria, hipersensibilidade abdominal e escleróticas ictéricas. A icterícia pode, também, manifestar-se por todo o corpo; além disso, pode surgir hepatomegalia.

CUIDADOS DE ENFERMAGEM

> A profilaxia é um cuidado fundamental, o paciente deve ser orientado quanto à importância de manter boas condições de higiene sanitária e pessoal, bem como receber a vacina.

> Caso o paciente permaneça em casa, deve reconhecer os riscos de contágio e entender que não deve tomar nenhuma medicação sem recomendação médica.

- Orientar as pessoas expostas a risco quanto ao uso de vacina e quanto ao uso de imunoglobulina no caso de contato.
- Usar precauções universais de acordo com os fluidos.
- Orientar quanto aos procedimentos para evitar a transmissão:
  - lavar as mãos antes e depois do contato com o paciente ou com objetos que entrem em contato com ele
  - usar luvas ao manusear secreções e excreções
  - usar máscara e óculos sempre que houver risco de contato com gotículas de saliva
  - separar objetos de uso pessoal, conforme rotina da instituição
  - orientar terceiros quanto a precauções ao entrarem em contato com o paciente
- Orientar o paciente a manter repouso no leito durante a fase aguda.
- Observar reações relacionadas ao uso de medicamentos, lembrando que muitos são metabolizados pelo fígado.

HEPATITE B

Também conhecida como HBV, hepatite sérica ou vírus SH, é causada pelo vírus tipo B.

A doença é transmitida por via parenteral, saliva, relações sexuais, instrumentos e agulhas contaminados e leite materno. Afeta todas as idades, mas adultos jovens com vida sexual ativa, trabalhadores da área de saúde, bem como trabalhadores na limpeza pública estão mais expostos e, por isso, são considerados grupos de risco.

A taxa de mortalidade pode chegar a 10%, constituindo-se, ainda, como a principal causa de cirrose e carcinoma hepático em todo o mundo.

O tratamento com alguns quimioterápicos está em teste. Atualmente são utilizadas injeções alfa-interferon para induzir a remissão da doença. Convém observar que o alfa-interferon é ineficaz para um número considerável de pacientes e produz uma série de efeitos colaterais desagradáveis.

MANIFESTAÇÕES CLÍNICAS

Em geral, durante muito tempo, a doença é assintomática, podendo ocorrer o desenvolvimento de anticorpos para o vírus (cura). A sintomatologia é parecida com a do tipo A, porém mais grave. Muitas vezes se dá a cronificação, evoluindo para cirrose hepática ou câncer.

CUIDADOS DE ENFERMAGEM

> A profilaxia é o principal cuidado. No Brasil, existe vacina gratuita para as pessoas consideradas de risco; por exemplo, os profissionais da área da saúde. Pode-se usar a imunoglobulina específica para pessoas expostas por inoculação ou ingestão do antígeno. A triagem dos doadores de sangue também faz parte das ações preventivas.

- Orientar o paciente quanto aos procedimentos para evitar a transmissão:
  - usar preservativos em todas as relações sexuais
  - não compartilhar seringas e agulhas
  - não amamentar
  - não doar ou vender sangue

Durante a internação cabe à enfermagem:

- Usar precauções universais de acordo com os fluidos:
  - lavar as mãos antes e depois de todo contato com o paciente
  - usar luvas ao manusear objetos e materiais que entrem em contato com o sangue do paciente
  - usar máscara e óculos sempre que houver risco de respingos de sangue
- Orientar o paciente a manter repouso no leito durante a fase aguda.
- Orientar o paciente a manter dieta adequada, restrita em proteínas.
- Comunicar imediatamente qualquer acidente com objetos perfurocortantes ou contato direto com o sangue do paciente.

HEPATITE C

Também conhecida como HCV, antigamente chamada de NANB (não A, não B). É causada pelo vírus tipo C, mas podem haver outros vírus causadores da doença.

Os modos de transmissão são vinculados ao sangue. Existem ainda algumas discordâncias em relação a transmissão sexual ou por meio do leite materno. O que se tem observado é um crescente número de trabalhadores da área da saúde infectados em acidentes com objetos perfurocortantes.

MANIFESTAÇÕES CLÍNICAS

As manifestações são semelhantes às da hepatite B, porém, com sintomas mais rápidos e, muitas vezes, sem icterícia. Entretanto, o estado crônico ocorre com muita frequência, evoluindo para câncer ou cirrose hepática.

CUIDADOS DE ENFERMAGEM

> Como o maior grupo de infectados é composto por pessoas que receberam transfusões de sangue, a triagem dos doadores parece ser a principal ação preventiva da doença, juntamente com todas as precauções de contato sanguíneo recomendadas anteriormente para os casos de hepatite B.

CIRROSE HEPÁTICA

Fibrose difusa que destrói as células hepáticas parenquimatosas. Frequentemente se expressa por hipertensão portal. O alcoolismo é a causa mais comum.

Em uma primeira etapa, há um acúmulo de gordura nas células do fígado (conhecido como "fígado gorduroso"). Nessa fase, a doença é reversível. Na sequência comum de eventos, o ingurgitamento das células com gordura interfere em sua função normal, causando a morte celular. A necrose desencadeia um processo inflamatório; em alguns casos, a morte ocorre nesta fase. Na fase final, as áreas fibrosas desorganizam a arquitetura do fígado, interferindo no fluxo sanguíneo desse órgão.

A pressão aumentada no sistema portal pode levar a uma perda de líquido para a cavidade abdominal (ascite). O acúmulo de amônia e outras substâncias tóxicas, resultante da diminuição da função hepática, pode levar a coma e morte.

MANIFESTAÇÕES CLÍNICAS

O paciente tem anorexia, eritema palmar, icterícia, edema em MsIs, ascite, esplenomegalia, atrofia testicular, derrame pleural, tremores, hálito hepático, unhas esbranquiçadas, vascularização visível no abdome, *spiders* ou telangiectasias, podendo, inclusive, apresentar conduta psicótica.

CUIDADOS DE ENFERMAGEM

- Fazer com que o paciente mantenha repouso, evitando esforço físico.
- Oferecer refeições pequenas e frequentes, atendendo preferências.
- Atentar aos cuidados com a alimentação por sonda, quando instalada.
- Estimular dieta hipoproteica (diminuir a produção de amônia) e hipossódica (diminuir o volume).
- Usar leite em pó.
- Eliminar o álcool.
- Prover cuidados com a pele, lavando com água e sabão e aplicando loções calmantes.
- Observar sinais vitais, principalmente a temperatura.
- Observar as fezes e registrar:
  - cor
  - quantidade
  - consistência
- Prevenir e comunicar sangramentos.
- Aplicar injeções com agulhas de calibre fino.
- Pesar o paciente diariamente em jejum.
- Manter grades laterais elevadas no leito.
- Medir e registrar, diariamente, a circunferência abdominal em caso de ascite.

PANCREATITE

Processo inflamatório difuso do pâncreas que pode ocorrer de forma aguda ou crônica.

A *pancreatite aguda* é causada pela ativação de enzimas pancreáticas que precipitam um processo de autodigestão do próprio órgão. A razão para a ativação do processo é desconhecida, mas acredita-se que a obstrução dos ductos pancreáticos e o refluxo biliar para dentro do pâncreas são fatores desencadeantes.

A mortalidade é alta, e o paciente admitido no hospital necessita de cuidados adequados rápidos e eficazes.

O uso abusivo de álcool, diuréticos de tiazida, esteroides, acetominofeno, anticoncepcionais orais, bem como infecções virais ou bacterianas, cirurgias ou traumas abdominais, úlcera péptica, hiperlipidemia, hipercalcemia e doenças do trato biliar podem estar associados a crises de pancreatite aguda.

A *pancreatite crônica* caracteriza-se pela progressiva destruição da anatomia e da função do pâncreas.

As células pancreáticas vão gradativamente sendo substituídas por tecido fibroso, terminando por obstruir os ductos biliares, pancreáticos e duodenais.

A incidência da doença é maior em homens do que em mulheres, sendo 50 vezes maior em alcoolistas do que na população abstêmia. O consumo de álcool, associado a dietas muito ricas ou muito pobres em proteínas e/ou em gorduras, parece ser um fator agravante.

MANIFESTAÇÕES CLÍNICAS

Dor abdominal intensa no quadrante superior esquerdo, irradiando-se para o meio das costas. Esta pode tornar-se difusa após refeições mais pesadas ou ingestão de álcool. Náuseas, vômitos e anorexia podem acompanhar a dor. Ocorre perda significativa de peso devido à anorexia. Pode ocorrer distensão abdominal, icterícia e febre. Há presença de esteatorreia devido à má absorção de gorduras, quando a função da glândula está em torno de 10%. A hiperglicemia acontece quando a glândula deixa de produzir insulina. Peritonite, choque e insuficiência renal aguda são sinais de complicação.

CUIDADOS DE ENFERMAGEM

- Verificar e comunicar alteração nos sinais vitais.
- Verificar, anotar e comunicar resultado de HGT®.
- Manter medidas para o alívio da dor:
  - orientar exercícios de relaxamento
  - assegurar ao paciente que ele terá o alívio da dor quando necessitar

- medicar conforme prescrição
- Manter NPO (nada por via oral) enquanto prescrito.
- Manter acesso venoso com solução parenteral prescrita.
- Manter higiene oral, principalmente enquanto NPO ou enquanto o paciente estiver com sonda nasogástrica.
- Manter cuidados com sonda nasogástrica (SNG), caso esteja instalada:
  - trocar o local de fixação, observando para não tracionar a narina
  - manter higiene das narinas
  - lubrificar os lábios com vaselina ou solução de rotina
  - identificar e comunicar obstrução
- Manter o paciente em posição de semi-Fowler, para promover a melhora da função respiratória.
- Monitorar e comunicar sinais de peritonite:
  - dor abdominal constante
  - aumento da sensibilidade abdominal
  - hipermotilidade intestinal, seguida por íleo paralítico
- Monitorar e comunicar sinais de insuficiência renal aguda (IRA):
  - medir e registrar diurese
  - comunicar sinais de olígúria ou anúria
- Monitorar e comunicar sinais de choque:
  - taquicardia, hipotensão
  - dispneia, taquipneia
  - pele úmida e fria

DIABETE MELITO

Síndrome crônica caracterizada pela carência parcial ou total de insulina, tendo o aumento da glicose circulante como consequência. Pode ser classificada em diabete *tipo I*, *tipo II* e em outros tipos, como a *gestacional*, a *medicamentosa* e a *secundária*.

Será estudado mais aprofundadamente os tipos I e II.

DIABETE TIPO I/ INSULINO-DEPENDENTE

Geralmente, tem início na infância ou na adolescência, embora possa surgir em qualquer idade. Os pacientes têm carência de insulina, o que os obriga a usar insulina injetável para sua sobrevivência.

No caso do diabete tipo I, o fator causal é hereditário. Uma relação virótica (sarampo e caxumba) tem sido estudada.

DIABETE TIPO II/ NÃO INSULINO-DEPENDENTE

Esse tipo manifesta-se após os 40 anos, também podendo surgir na juventude. Nesses casos, a falta de insulina é parcial, e o controle costuma ser feito por meio da dieta ou de medicamento por via oral.

Os fatores causais incluem estresse, obesidade, vida sedentária ou processos infecciosos.

MANIFESTAÇÕES CLÍNICAS

O diabete é conhecido como a doença dos três "Ps", pelo fato de os pacientes apresentarem poliúria, polifagia e polidipsia. Há perda de peso, sonolência, irritabilidade, dores musculares, distúrbios visuais (retinopatia diabética), problemas de pele e vasculares (vasculopatias).

Em geral, os pacientes com diabete podem realizar tratamento ambulatorial; entretanto, as complicações possíveis, o quadro clínico do paciente e a evolução da doença podem determinar a necessidade de internação hopitalar. Portanto, os cuidados de enfermagem descrevem tanto os cuidados hospitalares como medidas de prevenção das complicações da doença.

CUIDADOS DE ENFERMAGEM

Para pacientes internados:

- Monitorar e comunicar sinais de cetoacidose diabética:

- glicemia > 200mg/dL
- hálito cetônico
- cefaleia
- anorexia
- poliúria, polidipsia
• Monitorar sinais de hipoglicemia:
  - glicemia < 70 mg/dL
  - pele pálida, úmida e fria
  - taquicardia
  - diaforese
  - sonolência
  - descoordenação
• Monitorar e comunicar sinais e sintomas de infecção:
  - furúnculos
  - infecções de trato respiratório e/ou urinário
  - pele vermelha, dolorosa e quente
• Monitorar e comunicar sinais e sintomas de retinopatia (Fig. 7.1):
  - visão turva
  - perda súbita de visão
• Monitorar e comunicar sinais e sintomas de neuropatia periférica:
  - diabete descontrolado
  - diagnóstico de diabete por mais de 10 anos
  - hipertensão
  - resposta diminuída dos tendões (do calcâneo, da patela) (Fig. 7.2)
  - perda ou diminuição da sensibilidade
  - parestesias
  - úlcera neuropática (úlcera de Charcot) no pé
• Monitorar e comunicar sinais e sintomas de neuropatia no sistema autônomo:
  - diabete descontrolado
  - diagnóstico de diabete por mais de 10 anos
  - impotência
  - diarreia noturna
  - sudorese anormal
  - hipotensão ortostática
• Realizar rodízio na aplicação de insulina.
• Manter cuidados rigorosos com a dieta.
• Orientar o paciente e os familiares quanto à importância da dieta adequada.
• Evitar procedimentos invasivos.
• Manter técnicas assépticas rigorosas ante a procedimentos invasivos.
• Realizar mudança de decúbito quando necessário.

Orientações para cuidados domiciliares:

• Orientar quanto aos cuidados com os pés:

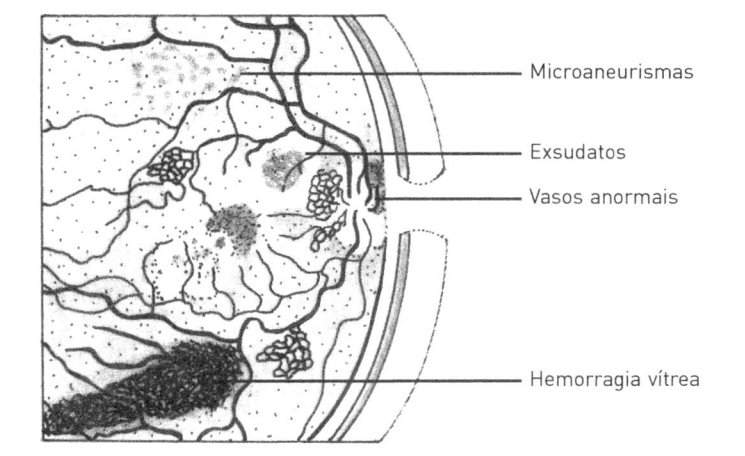

Figura 7.1
Retina com retinopatia diabética.

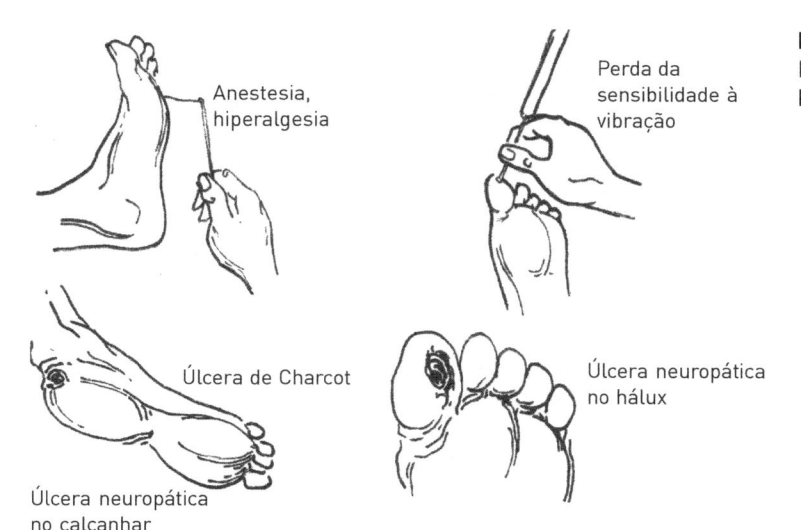

Figura 7.2
Neuropatia no pé diabético.

Anestesia, hiperalgesia

Perda da sensibilidade à vibração

Úlcera de Charcot

Úlcera neuropática no hálux

Úlcera neuropática no calcanhar

- examinar diariamente os pés, ou solicitar que alguém o faça em caso de retinopatia
- usar sapato de couro e deixá-lo ventilar ou ficar ao sol sempre que possível
- não andar de chinelos ou sandálias
- usar meias de algodão brancas
- lavar diariamente os pés com água morna, secá-los bem e passar cremes hidratantes
- somente lixar as unhas; caso haja necessidade de cortá-las, mantê-las retas
• Orientar quanto à necessidade de exame oftalmológico anual.
• Encaminhar o paciente para grupos de apoio.
• Orientar quanto à aplicação e ao armazenamento correto da insulina e dos demais materiais, como seringa, agulhas e teste de glicemia.
• Orientar o paciente e os familiares quanto à importância da dieta adequada.
• Explicar a importância de o paciente manter sempre algo doce consigo para um momento de hipoglicemia.

DISTÚRBIOS DA TIREOIDE

A glândula tireoide localiza-se no pescoço, com um lobo a cada lado da traqueia. Tem como funções a regulação do metabolismo de iodo, a síntese, o armazenamento e a secreção dos hormônios tireoideos tireoxina (T3), triodotironina (T4) e tireocalcitonina. Seus hormônios aumentam o consumo de O_2 pelos tecidos, aumentam a velocidade do metabolismo de todos os tecidos, atuam no crescimento e na maturação do esqueleto e no metabolismo dos glicídios, provocam a degradação do colesterol e dos ácidos biliares e estimulam a síntese da vitamina A (caroteno).

Em geral, os pacientes com distúrbios da tireoide podem realizar o tratamento ambulatorial; portanto, os cuidados de enfermagem referem-se às orientações para cuidados domiciliares ou para indivíduos internados que necessitam de tratamento cirúrgico (ver Cap. 21) ou para aqueles internados por outras causas e que têm esse diagnóstico associado.

HIPOTIREOIDISMO

Consiste na deficiência dos hormônios tireoideos T3, T4 e tireocalcitonina secretados pela glândula.

MANIFESTAÇÕES CLÍNICAS

Sonolência, astenia, raciocínio lento, bradicardia, hipotensão, sensibilidade ao frio, pele seca, fria e escamada, cabelos e unhas quebradiços, fraqueza, aumento de peso, cardiomegalia, hipermenorreia, voz rouca e edema de face e de pálpebras.

Quando a ausência do hormônio é congênita, aparece o cretinismo (Fig. 7.3).

CUIDADOS DE ENFERMAGEM

- Medir e comunicar alterações nos sinais vitais, principalmente pulso e PA.
- Proporcionar ambiente seguro e confortável.
- Evitar calafrios, aquecendo o ambiente e o paciente.
- Encorajar a ingestão de alimentos em quantidade e qualidade adequadas.
- Realizar controle de peso em jejum.
- Orientar e auxiliar para manter a pele hidratada.
- Relatar sinais ou sintomas de insuficiência cardíaca.

HIPERTIREOIDISMO

Consiste em uma atividade excessiva da glândula tireoide na produção de hormônios.

O tratamento pode ser farmacológico, com a administração de vitaminas e sedativos e drogas utilizadas para normalizar o metabolismo. O tratamento cirúrgico consiste em tireoidectomia.

MANIFESTAÇÕES CLÍNICAS

Nervosismo, insônia, irritabilidade, exoftalmia, olhar fixo e brilhante, taquicardia, tremores, constipação ou diarreia, pele quente e aveludada, intolerância ao calor, sudorese, perda de peso, aumento de apetite, atrofia e fraqueza muscular, oligo ou amenorreia, presença de bócio (não obrigatório) (Fig. 7.4).

CUIDADOS DE ENFERMAGEM

- Medir e comunicar alterações nos sinais vitais.
- Proporcionar segurança, conforto e ambiente calmo e tranquilo.
- Orientar visitas e familiares para que evitem conversas que perturbem o paciente.
- Evitar que o paciente ingira bebidas estimulantes, como chá e café.
- Encorajar a ingestão de alimentos em quantidade e qualidade adequadas.

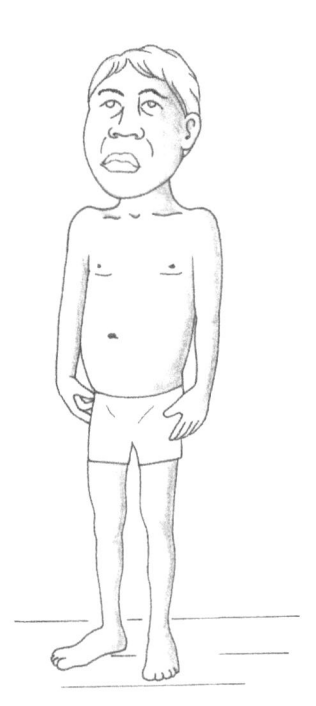

Figura 7.3
Cretinismo.

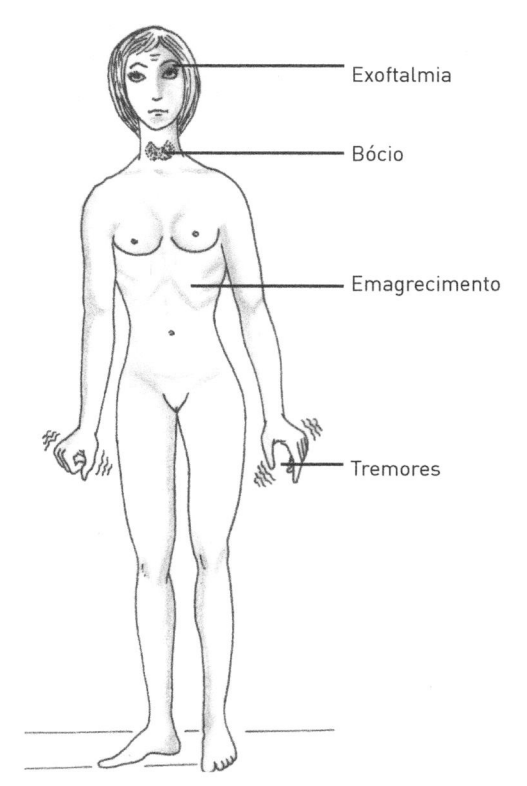

Figura 7.4
Hipertireoidismo.

(Labels on figure: Exoftalmia, Bócio, Emagrecimento, Tremores)

➡ DROGAS MAIS UTILIZADAS PARA PACIENTES COM DISTÚRBIOS ENDÓCRINOS E METABÓLICOS

Hipoglicemiantes
- Insulina humana (Insulina Humana Novolin N, Novolin R, Novolin L)
- Insulina suína (Actrapid MC, Monotard MC)
- Glibenclamida (Daonil, Aglucil, Euglucon)
- Clorpropamida (Diabinese)

Hiperglicemiantes
- Glicose hipertônica 50%
- Solução de glicose 5%, 25%

Hormônio antitireoidiano
- Tiamazol (Tapazol)
- Propiltiouracila (Propiltiouracil)

Hormônio tireoidiano
- Liotironina sódica (T3) e Liotironina tiroxina sódica (T4) (Tyroplus)
- Tiroxina sódica (Puran T4)

Digestivos e desintoxicantes
- Metionina e associações (Epitezan, Epocler)
- Pepsina e associações (Peptopancreasi)

Hepatoprotetores
- Hidroxocobalamina e associações (Xantinon B_{12}, Calciferol)
- Extrato de alcachofra (Alcachofra Composta)
- Lipase pancreática, amilase e protease (Pancrease)

Antieméticos
- Cloridrato de ondansetron (Modifical, Zofran)
- Metoclopramida + *vitamina* B_6 (Plavom B_6)
- Dimenidrato (Dramin)

Antidiarreicos
- Loperamida (Imosec, Obstar)
- Sulfato de neomicina e associações (Parenterin)

CAPÍTULO 8

CUIDADOS DE ENFERMAGEM A INDIVÍDUOS COM DISTÚRBIOS IMUNOLÓGICOS E REUMÁTICOS

TERMINOLOGIA ESPECÍFICA
ARTRITE REUMATÓIDE
FEBRE REUMÁTICA
LÚPUS ERITEMATOSO SISTÊMICO (LES)/DISSEMINADO
GOTA
SÍNDROME DA IMUNODEFICIÊNCIA ADQUIRIDA (SIDA/AIDS)
DROGAS MAIS UTILIZADAS PARA PACIENTES COM DISTÚRBIOS
    IMUNOLÓGICOS E REUMÁTICOS

TERMINOLOGIA ESPECÍFICA

Anticorpos: substâncias naturais ou produzidas pela exposição a um antígeno e que possuem a capacidade de causar uma reação com este

Antígeno: qualquer substância que determine uma reação imunológica

Artralgia: dor nas articulações

Imunodeficiência: diminuição da capacidade do sistema imunológico de proteger o organismo contra a ação de agentes patogênicos

Reação imunológica: reação específica antígeno-anticorpo; reação de tecidos vivos a material estranho

ARTRITE REUMATOIDE

É uma doença crônica, sistêmica e progressiva. É um distúrbio inflamatório que afeta principalmente a membrana sinovial das articulações.

Acredita-se que a artrite reumatoide seja consequência de uma resposta imunológica a antígenos desconhecidos de origem interna ou externa. Os estímulos podem ser virais, bacterianos, ou uma alteração na função do colágeno. Pode haver também uma predisposição genética à doença. Ela é mais frequente entre mulheres na faixa etária dos 20 aos 45 anos.

MANIFESTAÇÕES CLÍNICAS

O quadro clínico é variável e, em geral, pode ser determinado pelo estágio e pela gravidade da doença.

Os aspectos mais clássicos são dor, calor, rubor, edema e ausência de função na articulação. Frequentemente é acompanhada de sinais gerais de febre, emagrecimento, lesões oculares e cardíacas. A palpação das articulações revela tecido esponjoso ou tumefeito.

Em geral, o comprometimento começa nas pequenas articulações de mãos, punhos e pés. À medida que a doença progride, são afetados os joelhos, os ombros, o quadril, os cotovelos e a coluna vertebral.

As manifestações podem regredir ou evoluir em surtos, dando origem a deformidades, atrofia muscular e nódulos subcutâneos (Fig. 8.1).

CUIDADOS DE ENFERMAGEM

- Utilizar medidas para aliviar a dor, como:
  - analgésicos, conforme prescrição
  - massagens
  - orientar e promover a terapia com calor conforme prescrição

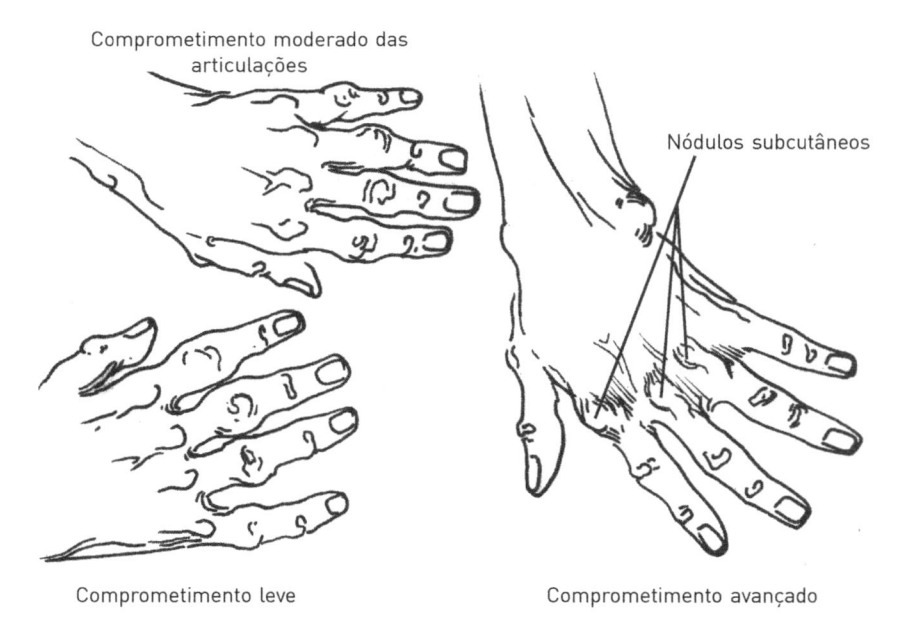

Figura 8.1
Deformidades causadas por artrite reumatoide.

- Usar talas e apoios em articulações, conforme prescritos, para aliviar a dor e os espasmos.
- Estimular o autocuidado e a autoestima.
- Monitorar as atividades físicas.
- Criar situações para diminuir a fadiga.

FEBRE REUMÁTICA

É conhecida como uma complicação tardia, não supurativa, de uma infecção por estreptococos do grupo A em indivíduos que apresentam padrão imunológico peculiar ante produtos liberados pelas bactérias durante o processo infeccioso. O grupo de pessoas mais atingido é o de crianças acima dos 3 anos e o de adolescentes.

MANIFESTAÇÕES CLÍNICAS

As manifestações podem ser expressivas, discretas ou nulas. Podem aparecer nódulos subcutâneos, astenia, febre, artralgia, perda de peso, cansaço fácil, taquicardia durante o sono, sudorese, palidez, anemia, dor precordial, dor abdominal e cefaleia.

> A comprovação de uma infecção recente por estreptococos e as manifestações clínicas são a base para o diagnóstico.

CUIDADOS DE ENFERMAGEM

- Manter o paciente em repouso absoluto na fase aguda da doença.
- Prestar todos os cuidados de higiene no leito.
- Manter o paciente aquecido.
- Promover e estimular terapias ocupacionais, conforme aceitação.
- Orientar quanto à importância e supervisionar a fisioterapia, inclusive respiratória.
- Medicar de acordo com os sinais e sintomas, conforme prescrição.

LÚPUS ERITEMATOSO SISTÊMICO (LES)/ DISSEMINADO

É uma doença autoimune inflamatória crônica, uma colagenose, que atinge vários órgãos. Pode afetar apenas a pele (*lúpus discoide*), embora, na maioria das vezes, esta seja apenas uma forma precursora da doença sistêmica.

É mais comum em mulheres jovens, na ordem de 9:1, e tem início por volta dos 30 anos, com predominância nas raças não brancas. A doença pode ser fatal, com um índice de mortalidade de 5% em 10 anos.

As causas ainda não estão bem esclarecidas; entretanto, sugere-se predisposição genética, relações com fatores ambientais e suscetibilidade a certos vírus. Houve algumas especulações sobre a possibilidade de a associação de algumas drogas, como cloridrato de hidralazina (Lowpress, Apresolina) e alguns anticonvulsivantes, desencadear os sintomas ou piorar a doença quando existente. Outros possíveis fatores de risco são alterações hormonais e radiação ultravioleta.

MANIFESTAÇÕES CLÍNICAS

Pode ter início insidioso ou agudo. Os sintomas clínicos envolvem um ou mais sistemas orgânicos e podem ser mais bem observados no estágio terminal da doença.

Dentre as manifestações clínicas mais comuns estão a poliartrite, a glomerulonefrite, a pericardite, a lesão cutânea, conhecida como "asa de borboleta", que aparece em mais de 50% dos casos, as convulsões ou a psicose, os distúrbios gastrintestinais, podendo também ser observadas lesões oculares no estágio mais avançado da doença (Fig. 8.2).

Entretanto, é o aparecimento de mais de quatro das seguintes manifestações, simultaneamente ou não, em um período determinado, que irá auxiliar de forma definitiva no diagnóstico: alopecia, fotofobia, ulceração oral ou

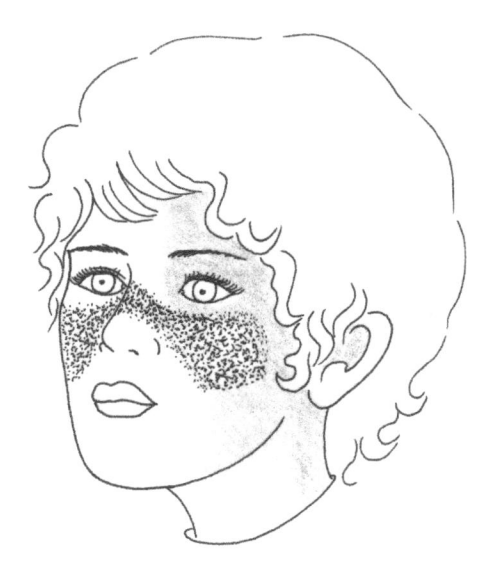

Figura 8.2
Lesão cutânea tipo "asa de borboleta".

nasofaríngea, artrite, pleurite, convulsão, anemia hemolítica e leucopenia, juntamente com um teste falso-positivo para Lues.

Quando não há envolvimento de órgãos vitais, o tratamento apresenta uma resposta satisfatória com a administração de salicilatos, antimaláricos e corticosteroides.

CUIDADOS DE ENFERMAGEM
- Proteger os pacientes e orientá-los para evitar fatores que exacerbem a doença:
  - exposição à luz solar
  - exposição à luz ultravioleta artificial
  - infecções
  - traumas
- Promover alívio da dor articular mediante mudança de decúbito.
- Verificar sinais vitais e comunicar qualquer alteração.
- Realizar CD conforme prescrição.
- Pesar o paciente em jejum diariamente.
- Observar, anotar e comunicar o aparecimento de descamação e/ou prurido.
- Orientar para o paciente não coçar a pele.
- Orientar para que o paciente mantenha as unhas bem cortadas ou cortá-las, se necessário, mediante autorização.
- Orientar e supervisionar higiene oral.
- Outros cuidados deverão dar atenção aos acometimentos de órgãos específicos.

GOTA

Trata-se de um distúrbio do metabolismo na formação e excreção de ácido úrico, que causa níveis excessivos dessa substância no sangue (hiperuricemia) e aumento de outros líquidos corporais, incluindo o líquido sinovial.

Pode ser *primária*, doença familiar que resulta de um distúrbio do metabolismo de purinas, ou *secundária*, associada a causas adquiridas como doença renal, mieloma múltiplo, terapia com diuréticos e psoríase.

Na forma articular, tem-se a presença de cristais de urato na membrana sinovial, no líquido articular e na cartilagem (artrite gotosa). Nos rins, os cálculos renais, devido à cristalização e ao depósito de urato de sódio, aparecem como pontos brancos no córtex e como estrias na porção medular.

Com o passar do tempo, surge uma artrite crônica e uma tendência à insuficiência renal.

MANIFESTAÇÕES CLÍNICAS
Na artrite gotosa, a pessoa tem um ataque agudo de artrite na articulação metacarpofalângica do hálux e em outros locais, como joelhos, tornozelos e pés. Ocorre dor intensa na e ao redor da articulação, em um ataque agudo. A articulação apresenta-se quente, hiperemiada e sensível. A febre comumente está presente. Os períodos assintomáticos tendem a diminuir, levando à artrite gotosa crônica, em que ocorre perda funcional incapacitante (Fig. 8.3).

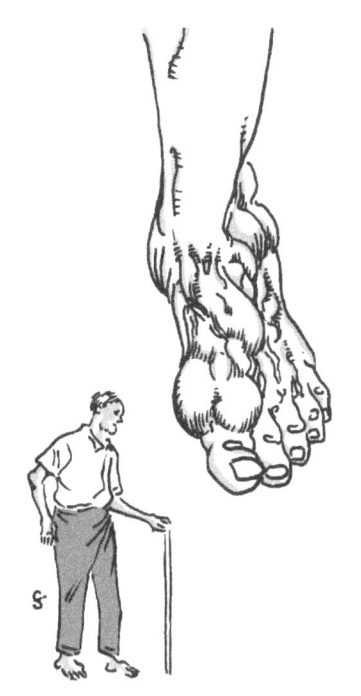

Figura 8.3
Depois de várias crises, pé artrite gotosa.

A deposição dos cristais nos rins leva aos sinais e sintomas de insuficiência renal.

CUIDADOS DE ENFERMAGEM
Em um ataque agudo:

- Manter o paciente em repouso, principalmente articular.
- Medicar com analgésicos e anti-inflamatórios, conforme prescrição.
- Orientar quanto à importância da ingestão de dietas com baixa quantidade de purinas. Os seguintes alimentos contêm, a cada 100 g, de 0 a 15 mg de purina:
  - legumes
  - queijo
  - ovos
  - frutas
  - leite
  - cereais
- Adequar e estimular alguma terapia ocupacional.
- Estimular a autoestima, já que o indivíduo se vê incapacitado e com a imagem física prejudicada devido ao processo inflamatório das articulações.

A longo prazo:

- Estimular o aumento da ingestão de líquidos para reduzir os riscos de cálculos renais.
- Orientar quanto à necessidade de atividades físicas apropriadas.
- Recomendar e reforçar a importância de uma dieta pobre em purinas.

SÍNDROME DA IMUNODEFICIÊNCIA ADQUIRIDA (SIDA/AIDS)

A AIDS é uma doença caracterizada por imunodeficiência grave causada por um vírus conhecido como HIV (*human immunodeficiency virus*). O HIV ataca as células de defesa, mais especificamente os linfócitos T, tornando o sistema imunológico da pessoa infectada incapaz de agir diante de infecções que, em outras pessoas, não teriam complicações maiores; entretanto, no imunodeprimido, pode, inclusive, levar à morte.

A transmissão do vírus se dá durante relação sexual sem proteção, ao dividir agulhas contaminadas, por transfusão sanguínea ou por via placentária.

O vírus da AIDS não se espalha pelo ar, comida ou contato social, como aperto de mão ou abraço. Esse conhecimento é fundamental para que a enfermagem exerça seu papel educador, colaborando para diminuir os preconceitos relacionados à doença.

MANIFESTAÇÕES CLÍNICAS

Os sinais e sintomas da AIDS estão associados aos sinais e sintomas causados pelas infecções oportunistas que atacam o indivíduo infectado com o HIV. As doenças mais comuns são sarcoma de Kaposi, pneumonia, meningite e herpes.

No entanto, devido à baixa imunidade, o indivíduo apresenta febre que dura até um mês, sem outra doença associada, períodos de calafrios e sudorese, fadiga crônica, perda de peso associada a anorexia e diarreia que pode durar mais de um mês. Aparecem dores nas articulações e na garganta, com aumento de nódulos linfáticos. Episódios de herpes podem durar por quatro semanas ou mais, assim como lesões na cavidade oral em razão de candidíase.

CUIDADOS DE ENFERMAGEM

Atualmente, com a descoberta da associação de algumas drogas, a sobrevida dos pacientes HIV-positivos tem aumentado em quantidade e qualidade, e mesmo os indivíduos que apresentam sinais de AIDS têm tido seu tempo de internação hospitalar diminuído.

Por consequência, têm sido realizados excelentes trabalhos de enfermagem domiciliar, mantendo cada vez mais as pessoas portadoras do HIV em seu ambiente familiar.

Entretanto, muitos ainda precisam de internações hospitalares, e é nesse enfoque que alguns cuidados de enfermagem serão citados:

- Seguir rotinas para uso de precauções universais.
- Seguir rotinas para desprezar materiais e instrumentais infectados com sangue e/ou secreções.
- Avaliar sinais de doenças oportunistas:
  - tosse
  - mudança no estado de consciência
  - aparecimento de lesões na pele
- Proteger o paciente do contato com pessoas com alguma infecção ou com possibilidade de estarem infectadas.
- Estimular o autocuidado, visando melhorar a autoestima.
- Demonstrar compreensão durante as possíveis situações de raiva, barganha e depressão.
- Entender as angústias da família e os medos dos amigos, esclarecendo dúvidas em relação ao contágio, a fim de evitar o isolamento do paciente.

Algumas infecções oportunistas necessitam de precauções universais específicas, como:

- Em casos de suspeita de tuberculose ou de diagnóstico dessa doença, instala-se precaução respiratória por 15 dias após o início do tratamento e mantém-se o paciente em quarto individual.
- Para pacientes com herpes-zóster, preconiza-se quarto individual, com precauções respiratórias e cutâneas durante o período das vesículas.
- Para escabiose, instalam-se precauções cutâneas.

DROGAS MAIS UTILIZADAS PARA PACIENTES COM DISTÚRBIOS AUTOIMUNES E REUMÁTICOS

Corticoides
- Dexametasona e associações (Decadron, Dexa-Neuribéri)
- Hidrocortisona (Solu-Cortef)
- Prednisolona (Prednisolona)

Antimaláricos
- Hidroxicloroquina (Plaquinol)

Antigotosos
- Alopurinol (Allopurinol, Zyloric)
- Colchicina (Colchicina)

Antivirais
- Zidovudina (Retrovir, Virustat)
- Zalcitabina (HIVID)
- Abacavir (Videx)
- Efavirenz
- Nelfinavir (Viracept)

CAPÍTULO 9

CUIDADOS DE ENFERMAGEM A INDIVÍDUOS COM DISTÚRBIOS NEUROLÓGICOS

TERMINOLOGIA ESPECÍFICA
ACIDENTE VASCULAR CEREBRAL (AVC)/ACIDENTE
    VASCULAR ENCEFÁLICO (AVE)
EPILEPSIA
DOENÇA DE PARKINSON
DOENÇA DE ALZHEIMER
DROGAS MAIS UTILIZADAS PARA PACIENTES COM
    DISTÚRBIOS NEUROLÓGICOS

TERMINOLOGIA ESPECÍFICA

Amaurose: cegueira

Analgesia: perda da sensibilidade dolorosa

Anestesia: perda completa da sensibilidade térmica, tátil e dolorosa

Anisocoria: desigualdade dos diâmetros pupilares

Anosmia: perda do olfato

Ataxia: perda da coordenação motora

Atonia: perda do tônus muscular

> **Diplopia**: visão dupla
>
> **Disartria**: dificuldade para articular as palavras
>
> **Hemiparesia**: diminuição de força em um lado do corpo
>
> **Hemiplegia**: paralisia de um lado do corpo
>
> **Ictus/Icto**: ataque agudo, como um acidente vascular, ou, especificamente, uma crise epilética, comumente generalizada
>
> **Isocoria**: igualdade do diâmetro pupilar
>
> **Midríase**: aumento do diâmetro pupilar
>
> **Miose**: diminuição do diâmetro pupilar
>
> **Nistagmo**: movimentos oscilatórios dos globos oculares, que podem ser horizontais, verticais ou rotatórios; acontecem de forma espontânea ou voluntária
>
> **Paraplegia**: paralisia de dois membros paralelos (inferiores ou superiores)
>
> **Paresia**: diminuição da força muscular, de causa neurológica, sem chegar à paralisia
>
> **Parestesia**: qualquer sensação desagradável espontânea (agulhada ou formigamento) que não seja dor
>
> **Tetraplegia**: paralisia dos quatro membros

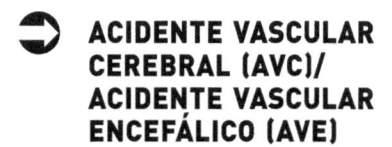

ACIDENTE VASCULAR CEREBRAL (AVC)/ ACIDENTE VASCULAR ENCEFÁLICO (AVE)

Pode ser compreendido como uma dificuldade no fornecimento de sangue e seus constituintes a uma determinada área do cérebro, levando a sofrimento ou morte desta área e, consequentemente, a perdas ou diminuição das funções comandadas por ela.

Os fatores considerados de risco, capazes de aumentar a probabilidade de alguém ter um acidente vascular, são bastante discutidos, e é de grande importância seu reconhecimento, pois a prevenção tem se mostrado o melhor tratamento (Quadro 9.1).

Existem, basicamente, dois tipos de AVC: o isquêmico e o hemorrágico.

ACIDENTE VASCULAR CEREBRAL ISQUÊMICO (AVCI)

Acontece quando não há passagem de sangue para determinada área, por uma obstrução no vaso ou redução do fluxo sanguíneo no corpo.

O AVC isquêmico pode ser consequência de:

- **Trombose arterial**: uma placa de gordura (ateroma) obstruindo uma artéria. Por exemplo, uma obstrução total da carótida direita compromete a metade direita da frente do cérebro, determinando disfunções na metade esquerda do corpo.

> **QUADRO 9.1**
> **FATORES DE RISCO PARA AVC/AVE**
>
> - **Pressão arterial** – principal fator de risco
> - **Doenças cardíacas** – especialmente as que produzem arritmias (p. ex., IAM, doença de Chagas e ICC)
> - **Colesterol** – principalmente o LDL, que tem relação com a formação de ateromas
> - **Fumo** – torna o sangue mais concentrado e aumenta o risco de hipertensão
> - **Uso abusivo de álcool** – aumenta o colesterol e o risco de hipertensão
> - **Diabete melito** – relação direta com as obstruções vasculares
> - **Sexo** – aproximadamente até os 50 anos, os homens têm maior propensão, após essa idade, os riscos praticamente se igualam
> - **Anticoncepcionais orais** – relacionados aos teores de hormônios
> - **Obesidade** – aumenta o risco de aterosclerose e de hipertensão
> - **Aumento na concentração sanguínea** – como em caso de desidratação grave, doenças pulmonares crônicas ou pessoas que vivem em grandes altitudes
> - **Sedentarismo** – a falta de atividades físicas leva à obesidade, predispondo à hipertensão e ao aumento do colesterol
> - **Idade** – risco de ter algum dos fatores anteriores

- **Embolia cerebral**: um coágulo vindo de um coração com ICC ou parte de um ateroma que se desprende e corre em uma artéria até encontrar um ponto mais estreito e obstruir a passagem de sangue.
- **Artrites**: inflamação de uma artéria que chega à obstrução da luz do vaso.
- **Redução do fluxo sanguíneo**: ocasionada por parada cardíaca ou hemorragia intensa.

ACIDENTE VASCULAR CEREBRAL HEMORRÁGICO (AVCH)

Pode ocorrer extravasamento de sangue para dentro (intracerebral) ou para fora do cérebro (subaracnoidea). Ambos podem ser ocasionados por crise hipertensiva ou por uma alteração sanguínea em que ocorra dificuldade de realizar a coagulação normal, como na hemofilia, diminuição das plaquetas ou uso de anticoagulante. Outra situação que pode levar a hemorragia é o rompimento de um aneurisma (aneurisma roto) (Figs. 9.1 e 9.2).

MANIFESTAÇÕES CLÍNICAS

O AVC manifesta-se de modo diferente em cada indivíduo, pois os sinais e sintomas dependerão da área atingida, da extensão, do tipo e do estado geral do indivíduo.

De maneira geral, a principal característica é a rapidez com que aparecem as alterações (de segundos a horas).

As alterações mais comuns são: fraqueza ou adormecimento de um membro ou de um lado do corpo, com dificuldade ou impossibilidade de movimentá-lo; alteração da linguagem, com a fala arrastada ou sem conseguir expressar-se ou entender o que lhe é dito; perda da visão de um olho, ou de parte do campo visual de ambos os olhos; perda de memória

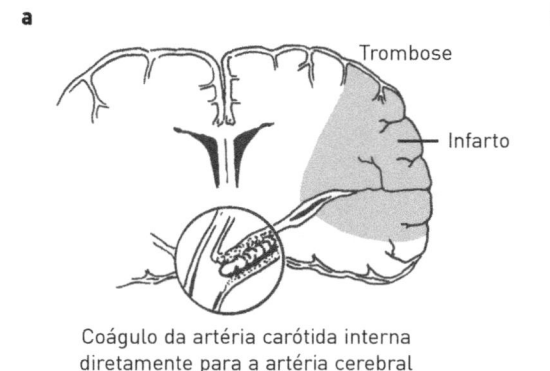

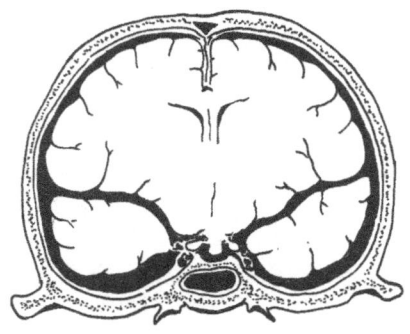

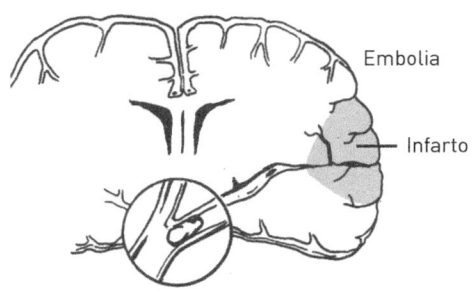

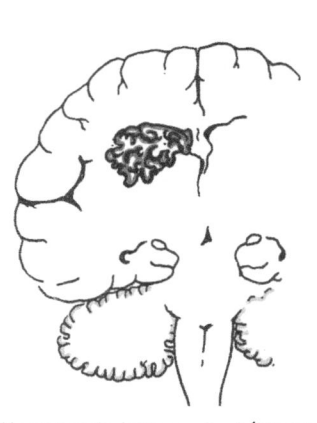

Figura 9.1
Acidente vascular cerebral: (a) isquêmico; (b) hemorrágico.

e/ou confusão mental; dor de cabeça súbita, sem causa aparente, seguida de vômitos, sonolência ou coma (Figs. 9.3).

CUIDADOS DE ENFERMAGEM
- Observar, comunicar e registrar alterações no nível de consciência:
  - agitação psicomotora
  - confusão mental
  - déficit de resposta a estímulos verbais
- Observar, comunicar e registrar alterações motoras:
  - paresias
  - parestesias
  - plegias
- Comunicar alterações de conduta.
- Manter o ambiente calmo, seguro e tranquilo.
- Estimular e facilitar a motilidade:
  - manter o ambiente livre de empecilhos que possam dificultar a deambulação
  - orientar quanto à importância da fisioterapia adequada
  - reforçar movimentos realizados sem auxílio e com destreza

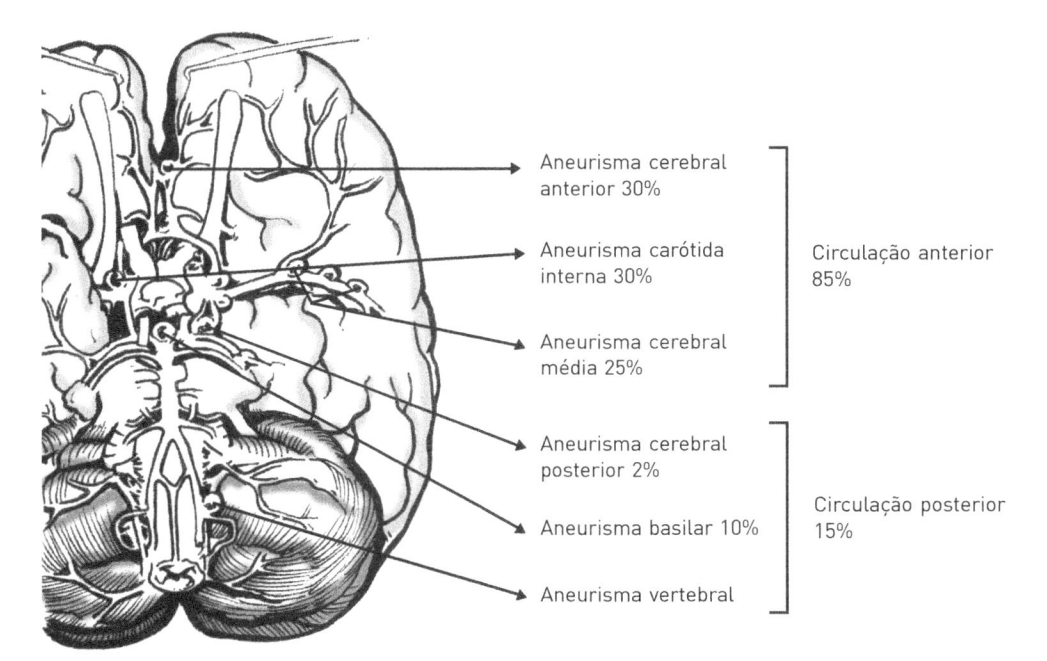

Figura 9.2
Possíveis locais de aneurismas cerebrais.

- Aneurisma cerebral anterior 30%
- Aneurisma carótida interna 30%
- Aneurisma cerebral média 25%

Circulação anterior 85%

- Aneurisma cerebral posterior 2%
- Aneurisma basilar 10%
- Aneurisma vertebral

Circulação posterior 15%

- Facilitar e estimular atividades de autocuidado:
  - pentear-se
  - vestir-se
  - alimentar-se
- Manter controle rigoroso de sinais vitais e comunicar qualquer alteração.
- Manter CH rigoroso.
- Manter controle de PVC e monitoramento da pressão intracraniana (PIC), se indicado.

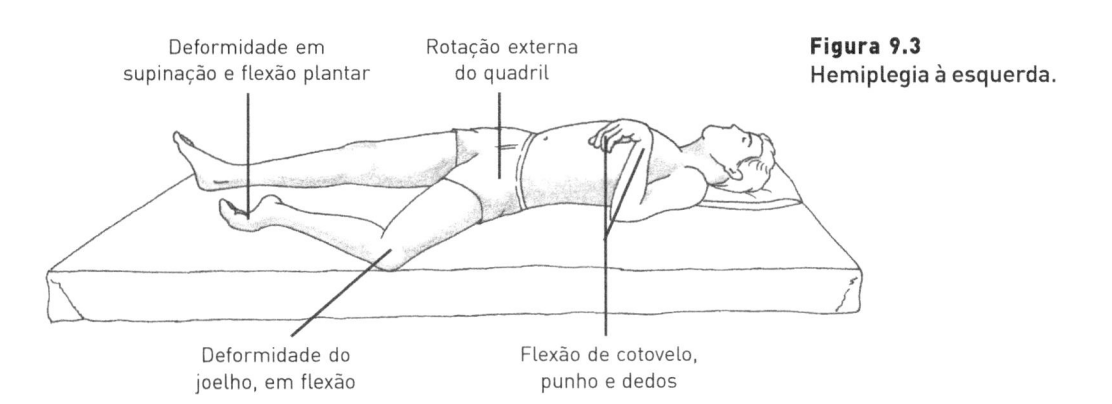

Figura 9.3
Hemiplegia à esquerda.

- Deformidade em supinação e flexão plantar
- Rotação externa do quadril
- Deformidade do joelho, em flexão
- Flexão de cotovelo, punho e dedos

- Administrar medicação prescrita obedecendo gotejos e horários o mais rigorosamente possível.
- Manter cuidados para evitar escaras.
- Comunicar sinais de complicações pulmonares:
  - espirros
  - tosse
  - febre
- Observar e comunicar sangramentos em pacientes que estejam fazendo uso de anticoagulantes.
- Observar a frequência das eliminações e prevenir obstipação intestinal.
- Orientar quanto à importância de fisioterapia, fonoaudiologia ou terapia específica à situação.
- Estimular os familiares a participar dos cuidados.
- Manter cuidados específicos a cada sinal e sintoma, bem como ao tipo de AVC.
- Orientar os familiares quanto à importância de aceitar as limitações, procurando adequar o indivíduo ao convívio social de forma a mantê-lo "útil e necessário", reintegrando-o com a melhor qualidade de vida possível.

EPILEPSIA

Distúrbio cerebral caracterizado por convulsões recorrentes provavelmente associadas a modificações na atividade elétrica do cérebro; portanto, alguns autores não consideram a epilepsia uma doença, e sim um sintoma.

Desconhece-se qual o processo fisiopatológico que desencadeia as crises convulsivas, que podem acontecer após hipoxia neonatal, traumatismo craniano, doenças infecciosas, febre, distúrbios metabólicos e circulatórios e intoxicações por álcool ou drogas.

As convulsões podem ser classificadas de acordo com a área cerebral afetada, sendo identificadas como:

- **Convulsões parciais**: afetam apenas uma parte do cérebro.
  - *Parciais simples*: sintomas motores e sensoriais sem perda de consciência.
  - *Parciais complexas*: a pessoa permanece imóvel ou faz movimentos automáticos e inadequados. Ao recobrar a consciência, não recorda dos fatos.
- **Convulsões generalizadas** também conhecidas como *"grande mal"*: afetam simultaneamente todo o cérebro. As contrações podem ser do tipo tônico-clônicas generalizadas e duram, aproximadamente, de 1 a 2 minutos. Após a convulsão, a pessoa entra em um sono profundo, de difícil despertar. Quase sempre ocorre relaxamento de esfíncteres, podendo também acontecer a mordedura da língua.

MANIFESTAÇÕES CLÍNICAS

As convulsões podem apresentar-se de várias formas, de acordo com a classificação apresentada anteriormente; entretanto, de modo geral, há presença de sialorreia, dentes cerrados, mordedura da língua, cianose (no início da crise), palidez, relaxamento de esfíncteres e perda de reflexos e da consciência, podendo ocorrer apneia.

Os pacientes com epilepsia diagnosticada não precisam, necessariamente, de internação; eles podem e devem receber orientação para que as crises sejam evitadas ou mesmo manejadas no domicílio. Em alguns casos, quando as crises não cessam ou repetem-se várias vezes em curto período, é importante que o paciente receba cuidados hospitalares. Assim, os cuidados de enfermagem são voltados para a prevenção das crises ou o manejo destas quando o paciente estiver hospitalizado devido a convulsões ou outras causas.

CUIDADOS DE ENFERMAGEM

Prevenção das crises convulsivas:

- Administrar medicação sempre no horário, conforme prescrição.
- Evitar fatores que possam precipitar as crises:
  - estresse físico ou emocional
  - aumentos de temperatura
  - interrupção do uso de medicação anticonvulsivante
- Manter acesso venoso, caso haja risco iminente de convulsão.

Durante a crise convulsiva:

- Proteger a pessoa de possíveis traumatismos sem restringir os movimentos.
- Posicionar a pessoa, se possível, de forma a facilitar a drenagem das secreções faríngeas.
- Monitorar FC e saturação de O_2.
- Manter material para aspiração orotraqueal em local acessível.
- Manter controle sobre o acesso venoso, devido ao risco de deslocamento.
- Observar as seguintes questões, a fim de informar, se questionado:
  - O paciente gritou ou chamou por alguém?
  - Houve nistagmo ou midríase?
  - Houve mordedura da língua?
  - Quais os tipos de movimentos: tônicos, clônicos ou ambos?
  - Quanto tempo durou a crise?
  - Qual a coloração da pele e das mucosas?
  - Houve apneia?
  - O paciente perdeu a consciência? Por quanto tempo?
  - Houve alguma situação/momento de risco para traumatismo?

DOENÇA DE PARKINSON

Distúrbio degenerativo crônico dos gânglios de base e das células dopaminérgicas na substância negra.

A síndrome de Parkinson tem, em geral, etiologia idiopática, podendo, entretanto, ser causada por encefalite, envenenamento por monóxido de carbono ou traumatismo craniano.

O aparecimento dos sintomas ocorre por volta dos 50 anos e é insidioso. O diagnóstico pode passar anos sem ser realizado.

MANIFESTAÇÕES CLÍNICAS

A degeneração dos gânglios ocasiona tremores, rigidez muscular, bradicinesia, postura inclinada, marcha festinante ou de passos curtos (Fig. 9.4).

Um indivíduo com doença de Parkinson deverá realizar acompanhamento ambulatorial; portanto, os cuidados de enfermagem referem-se às orientações para cuidados domiciliares ou para os indivíduos internados por outras causas e que têm esse diagnóstico associado.

CUIDADOS DE ENFERMAGEM

- Estimular e facilitar a motilidade:
  - manter o ambiente livre de empecilhos que possam dificultar a deambulação
  - orientar quanto à importância da fisioterapia adequada
  - reforçar movimentos realizados sem auxílio e com destreza
  - explicar que banhos mornos e massagens podem aliviar os espasmos que acompanham a rigidez muscular
- Facilitar e estimular atividades de autocuidado:
  - pentear-se
  - vestir-se
  - alimentar-se ou outras
- Orientar quanto à necessidade de nutrição e hidratação adequadas:
  - recomenda-se uma dieta baixa em proteínas durante o dia e mais alta no jantar
  - orienta-se que sejam evitados alimentos ricos em vitamina B_6, como carne

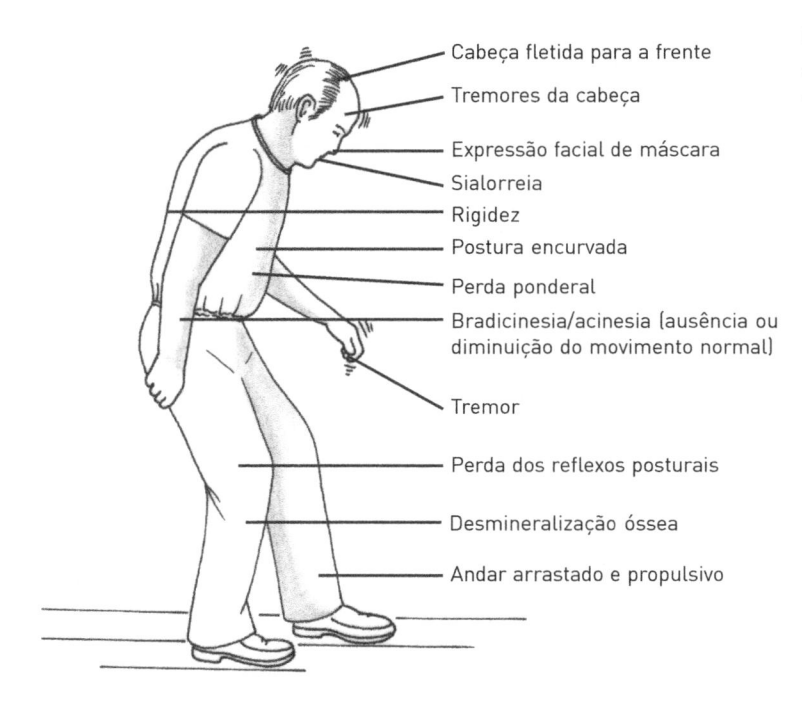

Figura 9.4
Andar do paciente com doença de Parkinson.

- Cabeça fletida para a frente
- Tremores da cabeça
- Expressão facial de máscara
- Sialorreia
- Rigidez
- Postura encurvada
- Perda ponderal
- Bradicinesia/acinesia (ausência ou diminuição do movimento normal)
- Tremor
- Perda dos reflexos posturais
- Desmineralização óssea
- Andar arrastado e propulsivo

de porco, fígado, bananas, presunto e gema de ovo
- Ouvir atentamente as angústias, os sentimentos de rejeição, solidão ou outras queixas, auxiliando o paciente a encontrar novas formas de ver as situações vivenciadas.
- Dar atenção às angústias dos familiares, auxiliando-os na busca de soluções aos possíveis problemas encontrados.

DOENÇA DE ALZHEIMER

É considerada uma doença degenerativa, progressiva e insidiosa, caracterizada por perda severa das funções intelectuais. Nos Estados Unidos, mais de 14% dos indivíduos com mais de 65 anos apresentam Alzheimer. A doença ocorre com mais frequência em mulheres.

A causa da doença ainda não está bem definida, entretanto, fatores genéticos, já se sabe, exercem alguma influência. Intoxicações com alumínio, anormalidades em neurotransmissores, assim como defeitos autoimunes têm sido alvo de pesquisas como possíveis causas para o desenvolvimento da doença.

MANIFESTAÇÕES CLÍNICAS

A memória fica prejudicada e podem ocorrer alterações de personalidade, que começam de forma sutil e vão se acentuando. Os pensamentos obsessivos e paranoides por vezes estão presentes, assim como perturbações no julgamento e comportamentos inapropriados. A marcha lenta e a rigidez de movimentos podem estar associados. Afasia, agnosia e convulsões podem aparecer na fase final da doença.

Um indivíduo com diagnóstico de doença de Alzheimer deverá realizar acompanhamento ambulatorial; portanto, os cuidados de enfermagem referem-se às orientações para cuidados domiciliares ou para os indivíduos internados por outras causas e que têm esse diagnóstico associado.

CUIDADOS DE ENFERMAGEM
Na etapa final da doença, os pacientes requerem atenção 24 horas por dia, pois apresentam grande deterioração física e psicológica. O profissional de enfermagem deve:

- Atentar para qualquer objeto ou situação que possam colocar o paciente em risco de lesão:
  - leito próximo a janelas
  - objetos perfurocortantes próximos ao paciente
  - substâncias tóxicas ou medicamentos de acesso fácil
  - leito sem grades laterais
- Manter a higiene e o conforto, bem como o asseio aparente, pois melhora a autoestima e facilita a relação com membros da família e visitas.
- Estimular a participação da família nos cuidados com o paciente.
- Estimular todos os comportamentos de autocuidado adequados e possíveis.

DROGAS MAIS UTILIZADAS PARA PACIENTES COM DISTÚRBIOS NEUROLÓGICOS

Antiparkinsonianos
- Cloridrato de biperideno (Akineton)
- Triexifenidil (Artane)

Tratamento de Alzheimer
- Cloridrato de tacrina (Cognex, Tacrinal)

Antivertiginosos/vasodilatadores
- Cinarizina (Stugeron)
- Nimodipina (Oxigen)

Anticonvulsivantes/antiepiléticos
- Carbamazepina (Tegretol)
- Fenobarbital (Gardenal)
- Clonazepam (Rivotril)

Antipsicóticos
- Haloperidol (Haldol)
- Clorpromazina (Amplictil)

Antidepressivos
- Fluoxetina (Prozac, Daforin)
- Imipramina (Tofranil)

Ansiolíticos
- Diazepam (Diazepan, Calmociteno)
- Bromazepam (Calmex, Lexotan)

CAPÍTULO **10**

CUIDADOS DE ENFERMAGEM A INDIVÍDUOS COM DISTÚRBIOS MUSCULOESQUELÉTICOS

TERMINOLOGIA ESPECÍFICA
FRATURAS
OSTEOPOROSE
OSTEOMIELITE
DROGAS MAIS UTILIZADAS PARA PACIENTES COM
    DISTÚRBIOS MUSCULOESQUELÉTICOS

TERMINOLOGIA ESPECÍFICA

Ostalgia: dor em um osso

Osteometria: estudo das proporções e medidas do esqueleto

Osteomielite: infecção nos ossos

Osteossutura: sutura de um osso

Tração cutânea: é colocado um peso, em torno de 2 a 3 kg, na extremidade, podendo chegar a 9 kg na região pélvica, pendurado a um adesivo e fixados na pele; a tração exercida na pele é transmitida para as estruturas musculoesqueléticas

> **Tração esquelética:** são utilizados pinos e/ou fios metálicos que, após introduzidos através do osso, são presos ao arco ou compasso da tração por um sistema de corda-roldana que irá exercer a quantidade de tração eficaz; os pesos têm, em média, de 7 a 12 kg

FRATURAS

São rupturas na continuidade, ou seja, a quebra de um osso, geralmente causadas por pressão externa. As fraturas podem ocorrer em qualquer osso do esqueleto. Elas podem ser: *abertas*, também conhecidas como fraturas *expostas*, se o osso quebrado fizer protrusão na pele; ou *fechadas*, também chamadas de *simples*, se a protrusão não ocorre. Dependendo da extensão da linha de fratura, pode-se dizer que uma fratura é *completa* ou *incompleta*, e, de acordo com a localização e a direção da linha de fratura, pode-se classificar as fraturas como *transversas, oblíquas, longitudinais* ou *espirais*. Além desses tipos, têm-se ainda as fraturas *patológicas* que ocorrem no local de uma doença óssea, sem violência externa, e as *cominutivas*, nas quais o osso é dividido em mais de dois fragmentos (Fig. 10.1).

O tratamento de uma fratura consiste na aplicação de gesso para imobilização do membro, aplicação de força divergente, a qual é chamada de tração, ou intervenção cirúrgica (Fig. 10.2).

A tração é usada para minimizar espasmos musculares, reduzir, alinhar e imobilizar fraturas. Alguns tipos de tração são: *tração cutânea* e *tração esquelética* (Figs. 10.3 e 10.4).

MANIFESTAÇÕES CLÍNICAS

Os sinais e sintomas de uma fratura irão variar de acordo com o tipo de fratura e o local em que ocorreu. Em geral, o paciente apresenta dor e edema local.

O indivíduo com fratura de um ou até mais membros poderá ser atendido e liberado para o domicílio com tala gessada ou com algum tipo de tração. Dessa forma, os cuidados de enfermagem devem basear-se em orientações que visem prevenir complicações.

CUIDADOS DE ENFERMAGEM AO PACIENTE COM GESSO

- Reduzir edema e seus riscos:
  - remover joias de membros afetados
  - elevar o membro afetado caso não haja contraindicação
  - aplicar bolsas de gelo em torno do local afetado, se prescrito, tendo o cuidado de proteger a pele
- Manter o gesso seco e limpo.
- Observar lesões que possam ocorrer na pele sob as extremidades do gesso.
- Orientar o paciente para não usar objetos pontiagudos para coçar o membro engessado, de modo a evitar rachaduras na pele e infecções posteriores.
- Comunicar odor fétido sob o gesso.
- Manter o membro engessado descoberto; caso o paciente sinta frio, cobrir somente a extremidade que não está engessada.
- Monitorar, comunicar e registrar sinais e sintomas de comprometimento neurovascular, comparando os achados do membro afetado com os do não afetado:
  - dormência ou formigamento
  - pulsos podálicos diminuídos ou ausentes

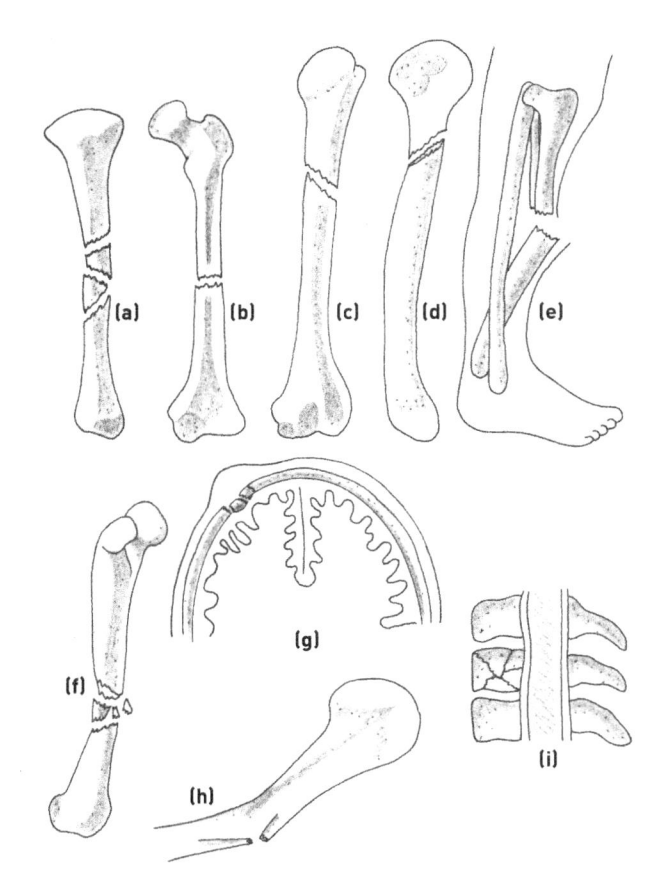

Figura 10.1
Tipos de fraturas.

(a) Fratura em espiral
(b) Fratura transversa do fêmur
(c) Fratura lateral de um osso longo
(d) Fratura oblíqua
(e) Fratura exposta de tíbia
(f) Fratura cominutiva
(g) Fratura com afundamento
(h) Fratura em galho verde
(i) Fratura por compressão

- tempo de enchimento capilar excedendo os três segundos
- palidez, cianose, pele fria
- incapacidade de flexionar ou estender a extremidade
• Monitorar e comunicar os sinais de síndrome compartimental:
  - dor crescente e constante
  - palidez e pele fria no membro afetado
  - parestesia
  - edema
  - pulso diminuído
  - incapacidade de movimento das extremidades do membro afetado (dedos dos pés ou das mãos)
• Monitorar e comunicar sinais e sintomas de embolia:
  - taquipneia, dispneia
  - relato de dor repentina no peito
  - taquisfigmia
  - hipertermia
  - agitação ou confusão mental
• Garantir hidratação adequada.
• Estimular e orientar quanto à importância de que o restante do corpo movimente-se em toda a amplitude possível.
• Manter cuidados relativos à aplicação de anticoagulante por via subcutânea, caso seja prescrito:
  - fazer rodízio na aplicação das injeções

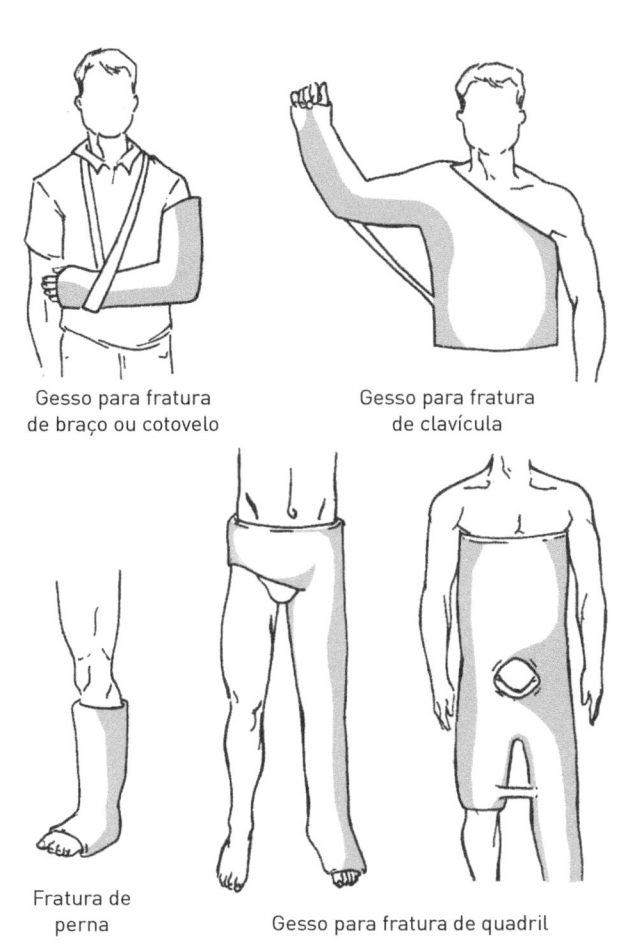

Figura 10.2
Colocação de gesso em diferentes locais com fraturas.

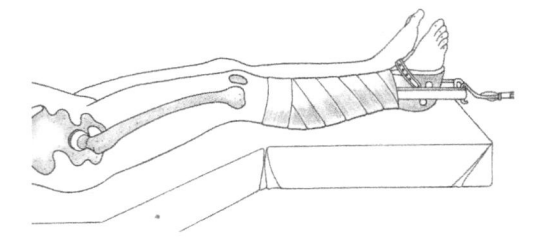

Gesso para fratura de braço ou cotovelo

Gesso para fratura de clavícula

Fratura de perna

Gesso para fratura de quadril

Figura 10.3
Tração cutânea.

– não massagear ou pressionar o local após a aplicação
- Orientar quanto à importância da fisioterapia após a retirada do gesso, caso seja indicada.

CUIDADOS DE ENFERMAGEM AO PACIENTE COM TRAÇÃO

- Monitorar, comunicar e anotar sinais e sintomas de comprometimento neurovascular, conforme citados anteriormente.
- Garantir que a tração seja mantida eficaz:

- cordas e roldanas devem estar livres de móveis ou outros empecilhos
- o paciente deve manter-se adequadamente posicionado
- orientar familiares e/ou visitas para não se apoiarem nos pesos e nem apoiá-los
• Manter vigilância constante sobre a pele, principalmente em locais de risco, como:
  - cotovelos
  - quadril
  - região coccígea
  - calcanhar
  - outros locais que possam estar sendo usados como apoio para o paciente movimentar-se
• Realizar curativos ao redor dos pinos (tração esquelética), observando rigorosa técnica asséptica (Fig. 10.4).
• Observar e comunicar sinais de infecção ao redor da inserção dos pinos ou fios.
• Oferecer condições adequadas (leito com trapézio) para que o paciente se movimente, evitando as complicações com a pele, bem como vasculares e respiratórias.
• Encorajar terapia ocupacional, a fim de evitar a depressão por restrição ao leito.

OSTEOPOROSE

É um distúrbio no qual existe uma redução de massa óssea. O osso torna-se poroso e, portanto, menos capaz de suportar peso e/ou impactos. Por consequência, ocorrem frequentes fraturas por compressão na coluna, fraturas no fêmur e outras. Essas fraturas podem resultar em deformidades.

A perda da massa óssea está associada ao envelhecimento. As mulheres são mais atingidas devido às oscilações hormonais. A prevalência em mulheres com mais de 75 anos chega a 90%.

Fatores genéticos, bem como estilos de vida, o hábito de fumar, a ingestão de bebidas alcoólicas e o sedentarismo podem influenciar no desenvolvimento da doença.

MANIFESTAÇÕES CLÍNICAS

As pessoas afetadas permanecem assintomáticas por anos. A perda de altura devido ao colapso vertebral e a presença de fraturas podem ser os primeiros indícios para o diagnóstico.

Fratura no quadril, costelas, clavícula ou outros ossos podem ocorrer com o mínimo de trauma precipitante ou sem ele.

Um indivíduo com diagnóstico de osteoporose deverá realizar acompanhamento ambulatorial; portanto, os cuidados de enfermagem referem-se às orientações para cuidados domiciliares ou para indivíduos internados por outras causas e que têm esse diagnóstico associado.

CUIDADOS DE ENFERMAGEM
• Movimentar o paciente, evitando movimentos bruscos.
• Realizar movimentos passivos com cuidado.
• Identificar sinais de fraturas:
  - dor na região das costas, no pescoço ou irradiando-se para o abdome e/ou para os flancos
  - sensibilidade local
  - espasmos dos músculos paravertebrais
• Identificar fatores de risco no hospital:
  - saída do leito dificultosa
  - possibilidade de queda no banheiro
  - uso de calçado inadequado

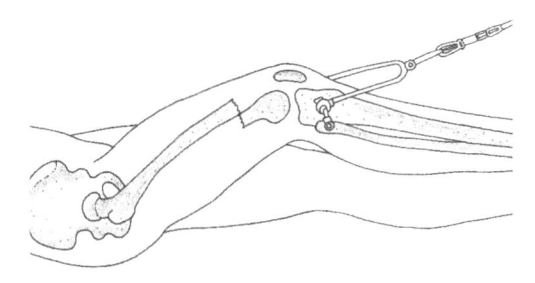

Figura 10.4
Tração esquelética.

- alimentação ingerida em quantidade inadequada
- Orientar quanto à dieta adequada:
  - alimentos ricos em cálcio, como sardinha, laticínios e alimentos com folhas verde-escuras
  - alimentos contendo vitamina D, como cereais, gema de ovo, fígado e peixes de água salgada
- Orientar quanto a fatores de risco em casa:
  - evitar tapetes
  - colocar móveis distribuídos de forma a permitir o deslocamento fácil
  - uso de calçados corretos, com solado antiderrapante
  - identificar e procurar ajuda diante de sinais de fraturas

OSTEOMIELITE

É uma infecção óssea que pode resultar em degradação da estrutura do osso, descalcificação e necrose tecidual. Pode apresentar-se de forma aguda ou crônica. A osteomielite crônica pode ser consequência de uma situação aguda tratada incorretamente, o que pode ocasionar a amputação da extremidade afetada.

A contaminação do osso pode ser endógena, quando o microrganismo infectante é transportado de outros locais do corpo, como garganta, orelha interna e úlceras de decúbito, ou então pode ser exógena, decorrente de fratura exposta e/ou procedimentos cirúrgicos.

Outras patologias podem causar insuficiência vascular em um osso que necessite cicatrização, tornando-o mais suscetível a um processo infeccioso.

MANIFESTAÇÕES CLÍNICAS

O paciente refere dor, aumento de sensibilidade, dificuldade em mobilizar o local afetado; ocorre tumefação e calor no local da infecção. Podem ocorrer fraturas patológicas.

CUIDADOS DE ENFERMAGEM

- Observar rigorosamente a assepsia das técnicas invasivas, quando forem necessárias.
- Certificar-se da qualidade de esterilização dos materiais utilizados em curativos, procedimentos cirúrgicos ou em técnicas em que forem necessários:
  - data de vencimento da esterilização
  - integridade da embalagem
  - local onde o material está guardado
- Monitorar e comunicar alterações como:
  - aumento de temperatura
  - dor óssea crescente
  - deformidade visível
  - aumento na dificuldade de mobilidade
- Manter controle da infecção nos drenos e nas lesões.
- Medicar com antibioticoterapia conforme prescrito.
- Mobilizar e estimular movimentos, considerando o risco para fraturas.
- Orientar para a necessidade de equilíbrio entre repouso, atividade e nutrição adequada.
- Assegurar o recebimento de medicamentos em horários corretos e conforme prescrição.

DROGAS MAIS UTILIZADAS PARA PACIENTES COM DISTÚRBIOS MUSCULOESQUELÉTICOS

Calcioterápico/recalcificante
- Cloreto de cálcio e associações (Calciferol, Calcifluol)
- Fosfato tricálcico e associações (Calciferol B12, Calci-Ped)

Antimicrobianos
- Metronidazol (Solução de metronidazol a 0,5%, Flagyl)
- Cloranfenicol (Quemicetina)

Analgésicos/anti-inflamatórios
- Diclofenaco Sódico (Voltaren)
- Acetominofen/Paracetamol (Tylenol 500, Dôrico)

CAPÍTULO 11

CUIDADOS DE ENFERMAGEM A INDIVÍDUOS COM CÂNCER

TERMINOLOGIA ESPECÍFICA
TUMOR
CÂNCER
DROGAS MAIS UTILIZADAS PARA PACIENTES COM CÂNCER

TERMINOLOGIA ESPECÍFICA

Anaplasia: aquisição de forma irregular e desorganizada por uma célula, diferenciando-a de células normais; geralmente são malignas

Displasia: crescimento anormal de células que diferem em tamanho, forma ou disposição de outras do mesmo tecido; podem ser processos reversíveis ou preceder alterações malignas

Hiperplasia: crescimento quantitativo de células em um determinado tecido; trata-se de uma resposta normal quando existe uma necessidade fisiológica, e anormal quando o aumento excede a necessidade

> **Metaplasia:** transformação de um tecido maduro em outra forma de tecido por meio de um estímulo externo que afeta a célula-mãe; processos inflamatórios, irritação, exposição a situações de toxicidade ou outros fatores podem levar a metaplasias, que podem ser reversíveis ou progredir para processos cancerígenos
>
> **Metástase:** disseminação de células malignas de um tumor primário para outras regiões do corpo
>
> **Neoplasia:** crescimento celular descontrolado, sem necessidade fisiológica, benigno ou maligno, que se diferencia pelas características de crescimento; o grau de anaplasia determina, em última análise, o potencial de malignidade

TUMOR

Considera-se tumor qualquer massa anormal resultante de crescimento celular excessivo. Pode ser um processo benigno ou maligno (Tab. 11.1). Quando maligno, recebe o nome de câncer.

CÂNCER

O termo câncer descreve todas as formas de alterações celulares malignas, ou seja, pode-se afirmar que todo câncer é um tumor maligno, embora nem todo tumor seja um câncer.

TABELA 11.1
DENOMINAÇÃO DE TUMORES BENIGNOS E MALIGNOS DE ACORDO COM O TECIDO ATINGIDO

Tipo de tecido	Benignos	Malignos
Tumores epiteliais		
Superficiais	Papiloma	Carcinoma de células escamosas
Glandulares	Adenoma	Adenocarcinoma
Tumores de tecido conjuntivo		
Fibroso	Fibroma	Fibrossarcoma
Adiposo	Lipoma	Lipossarcoma
Cartilagíneo	Condroma	Condrossarcoma
Ósseo	Osteoma	Osteossarcoma
Vasos sanguíneos	Hemangioma	Hemangiossarcoma
Vasos linfáticos	Linfangioma	Linfangiossarcoma
Tumores musculares		
Músculo liso	Leiomioma	Leiomiossarcoma
Músculo estriado	Rabdomioma	Rabdomiossarcoma

(Continua)

TABELA 11.1 (continuação)
DENOMINAÇÃO DE TUMORES BENIGNOS E MALIGNOS DE ACORDO COM O TECIDO ATINGIDO

Tipo de tecido	Benignos	Malignos
Tumores hematológicos		
Granulócitos		Leucemia mielocítica
Eritrócitos		Eritroleucemia
Células plasmáticas		Mieloma múltiplo
Linfoide		Leucemia linfocítica
Tumores de células nervosas		
Célula nervosa	Neuroma	
Tecido glial		Glioma
Bainhas do nervo	Neurilemoma	Sarcoma neurilêmico

Fonte: Smeltzer; Bare, 1994.

A carcinogênese é o processo pelo qual células normais transformam-se em células neoplásicas em consequência da exposição a um agente (carcinógeno).

Os agentes associados ao desenvolvimento de câncer variam de acordo com as características da neoplasia (Tab. 11.2) e incluem predisposição genética, fatores hormonais e agentes químicos, como fumo, benzeno, amianto, éter e muitos outros. A irradiação, alguns vírus e a deficiência imunológica também são fatores bastante relacionados ao aparecimento da doença.

Estima-se que o câncer de pele do tipo não melanoma seja o mais incidente na população brasileira, seguido pelos tumores de próstata, mama feminina, pulmão, colo e reto, estômago e colo do útero. A distribuição dos novos casos de câncer segundo sua localização primária é bem heterogênea entre estados e capitais do País (Tabs. 11.3 e 11.4).

MANIFESTAÇÕES CLÍNICAS

Os sinais e sintomas de câncer são relacionados diretamente ao tipo, à localização e aos estágios da doença.

CUIDADOS DE ENFERMAGEM

Os cuidados serão fornecidos de acordo com o tipo, a localização e os estágios da doença, o tratamento e, principalmente, a resposta individual de cada paciente a todos esses itens. Entretanto, o suporte emocional, o estímulo ao autocuidado e o aumento da autoestima são fundamentais ao paciente e à família.

TABELA 11.2
CARACTERÍSTICAS DAS NEOPLASIAS BENIGNAS E MALIGNAS

Características	Benignas	Malignas
Característica da célula	Diferenciadas e semelhantes às do tecido de origem	Em geral são pouco diferenciadas, apresentam diversas formas e têm pouca semelhança com o tecido de origem
Forma de crescimento	Geralmente são encapsuladas e não se infiltram nos tecidos adjacentes	Crescem na periferia e infiltram-se nos tecidos adjacentes, provocando destruição destes
Velocidade de crescimento	Geralmente crescem de maneira lenta	A velocidade de crescimento é variável, quanto mais anaplásica, mais rápida
Metástases	Não se difundem por metástases	A maioria provoca metástases
Mortalidade	Geralmente não levam à morte	Geralmente levam à morte

Fonte: Smeltzer; Bare, 1994.

O esclarecimento das dúvidas e a verdade em relação ao prognóstico e aos efeitos adversos dos tratamentos fazem com que o paciente tenha mais confiança na equipe e participe mais ativamente do tratamento.

Alguns cuidados gerais em relação a pacientes que estejam recebendo quimioterapia são:

- Proporcionar ambiente terapêutico calmo e seguro
- Manter relação de apoio e respeito com o paciente e os familiares
- Comunicar caso o paciente apresente algum sinal de possível infecção, como:
  - febre
  - dor, eritema, edema ou calor em uma determinada região do corpo
  - tosse, coriza
  - pústulas
  - mal-estar geral sem causa determinada
- Utilizar o sistema de infusão mais seguro e indicado, de acordo com o medicamento a ser infundido e o tempo de infusão.
- Controlar rigorosamente o gotejo das infusões venosas.
- Observar e comunicar sinais de vazamento de drogas do equipo e/ou de qualquer local do sistema.
- Substituir equipamentos e acessórios (equipo, bureta, cateter ou outros) conforme rotina e sempre que houver dúvida quanto à assepsia destes.
- Identificar e comunicar imediatamente sinais de flebite:
  - calor, rubor, edema e dor no local da infusão ou próximo
- Manter-se atento às reações do paciente durante as infusões de quimioterápicos.
- Detectar e comunicar sinais de desidratação:

TABELA 11.3
INCIDÊNCIA E MORTE POR CÂNCER EM HOMENS NO BRASIL

Localização primária Neoplasia maligna	Estimativa dos casos novos			
	Estado		Capital	
	Casos	Taxa bruta	Casos	Taxa bruta
Próstata	49.530	52,43	13.990	67,81
Traqueia, brônquio e pulmão	17.810	18,86	5.150	24,91
Estômago	14.080	14,92	3.590	17,42
Colo e reto	12.490	13,23	4.360	20,99
Cavidade oral	10.380	11,00	3.000	14,45
Esôfago	7.900	8,35	1.640	7,84
Leucemias	5.220	5,52	1.460	7,06
Pele/melanoma	2.950	3,09	830	3,80
Outras localizações	55.610	58,87	17.010	82,32
Subtotal	**175.970**	**186,29**	**51.030**	**246,97**
Pele não melanoma	55.890	59,16	13.230	64,02
Todas as neoplasias	**231.860**	**245,47**	**64.260**	**310,93**

Fonte: Saúde do Futuro, 2008; INCA, 2008

- pele e mucosas secas
- diminuição do turgor da pele
- Detectar e comunicar sinais de sobrecarga hídrica:
  - edema
  - oligúria
  - aumento da PA
- Incentivar a ingestão de alimentos, adaptando-os às condições e preferências dos paciente.
- Estimular o autocuidado:
  - manter-se arrumado
  - alimentar-se
  - executar trabalhos manuais
- Ter muito cuidado ao manipular drogas antineoplásicas, comunicando imediatamente qualquer acidente no qual exista contato direto com a droga (ver Anexo 1 – Citostáticos).

TABELA 11.4
INCIDÊNCIA E MORTE POR CÂNCER EM MULHERES NO BRASIL

Localização primária neoplasia maligna	Estimativa dos casos novos			
	Estado		Capital	
	Casos	Taxa bruta	Casos	Taxa bruta
Mama feminina	49.400	50,71	17.400	76,04
Colo do útero	18.680	19,18	5.620	24,49
Colo e reto	14.500	14,88	5.450	23,80
Traqueia, brônquio e pulmão	9.460	9,72	3.070	13,49
Estômago	7.720	7,93	2.380	10,30
Leucemias	4.320	4,44	1.340	5,89
Cavidade oral	3.780	3,88	1.140	4,83
Pele/melanoma	2.970	3,03	930	3,69
Esôfago	2.650	2,72	620	2,30
Outras localizações	62.270	63,93	22.530	98,39
Subtotal	**175.750**	**180,43**	**60.480**	**264,11**
Pele não melanoma	59.120	60,70	14.140	61,73
Todas as neoplasias	**234.870**	**241,09**	**74.620**	**325,77**

Fonte: Saúde do Futuro, 2008; INCA, 2008.

DROGAS MAIS UTILIZADAS PARA PACIENTES COM CÂNCER

Antineoplásicos
- Metotrexato (Metotrex)
- Ifosfamida (Holoxane)

Antieméticos
- Ondansetrona (Zofran, Modifical)
- Alizaprida (Superan)

Protetores da toxicidade por quimioterapia
- Leucovorina (Leucovorin)
- Mercaptoetano (Mitexan)

Analgésicos narcóticos
- Cloridrato de petidina (Dolantina)
- Sulfato de morfina (Dimorf, Morfina)

Antibióticos neoplásicos
- Cloridrato de Doxorrubicina (Doxorrubina)

CAPÍTULO **1 2**

CUIDADOS DE ENFERMAGEM A INDIVÍDUOS COM DISTÚRBIOS DE PELE

TERMINOLOGIA ESPECÍFICA
DERMATITE SEBORREICA
PIODERMIAS (INFECÇÕES BACTERIANAS)
HERPES-ZÓSTER
PSORÍASE
DROGAS MAIS UTILIZADAS PARA PACIENTES COM DISTÚRBIOS DE PELE

TERMINOLOGIA ESPECÍFICA

Abscesso: lesão, geralmente purulenta, localizada no interior de um tecido ou órgão qualquer

Atrofia: processo regressivo que leva ao adelgaçamento da epiderme sem perda de substância cutânea

Bolha: lesão de conteúdo líquido com mais de 0,5 cm de diâmetro

Ceratinização: o mesmo que queratinização; é o desenvolvimento de qualidade córnea em um tecido

Cicatriz: tecido conjuntivo fibroso que substitui tecidos destruídos; quando recente, é mole e vermelho, mas tende a tornar-se avascular, duro e retraído após algum tempo

> **Crosta:** camada formada por um depósito superficial resultante do ressecamento de exudatos como soro, pus e sangue
>
> **Eritema:** hiperemia, rubor cutâneo que ocorre em placas de tamanhos e formas variáveis
>
> **Escama:** camada de epiderme morta semelhante a uma placa queratinizada
>
> **Escoriação:** ruptura da pele causada por traumatismo
>
> **Fissura:** rachadura, lesão linear na pele ou úlceras nas mucosas
>
> **Mácula:** mancha, alteração na cor da pele; não há saliência
>
> **Nódulo:** saliência sólida de tamanho variável, maior que uma pápula, que atinge a hipoderme
>
> **Pápula:** lesão sólida que atinge a espessura da epiderme; tem no máximo 1 cm de altura
>
> **Prurido:** coceira, sensação desagradável devida à irritação de um nervo periférico
>
> **Pruriginoso:** condição do que tem prurido
>
> **Pústula:** lesão com conteúdo líquido (pus) em seu interior
>
> **Úlcera:** solução de continuidade na qual são atingidas a epiderme e a derme
>
> **Verruga:** lesão de superfície áspera em razão da hipertrofia das papilas dérmicas
>
> **Vesícula:** lesão de conteúdo líquido que atinge apenas a epiderme e tem no máximo 0,5 cm

A maioria dos distúrbios de pele pode ser tratada de forma ambulatorial, não necessitando de internação hospitalar. Entretanto, a falta de cuidados adequados como higiene e manutenção do tratamento, bem como o aumento do estresse, pode exacerbar certas doenças. Sendo assim, os cuidados de enfermagem descritos a seguir servem como orientações domiciliares profiláticas e cuidados referentes a pacientes internados por diferentes causas que possam apresentar lesões de pele (Fig. 12.1).

DERMATITE SEBORREICA

É desencadeada por um aumento na produção de gordura da pele, associado à predisposição genética, que é exacerbada por estresse físico ou emocional.

Pode surgir nas primeiras semanas de vida, sendo conhecida por crosta láctea, mas pode manifestar-se também na adolescência devido ao processo hormonal, tendo, porém, maior incidência em adultos de idade avançada.

Lesões primárias

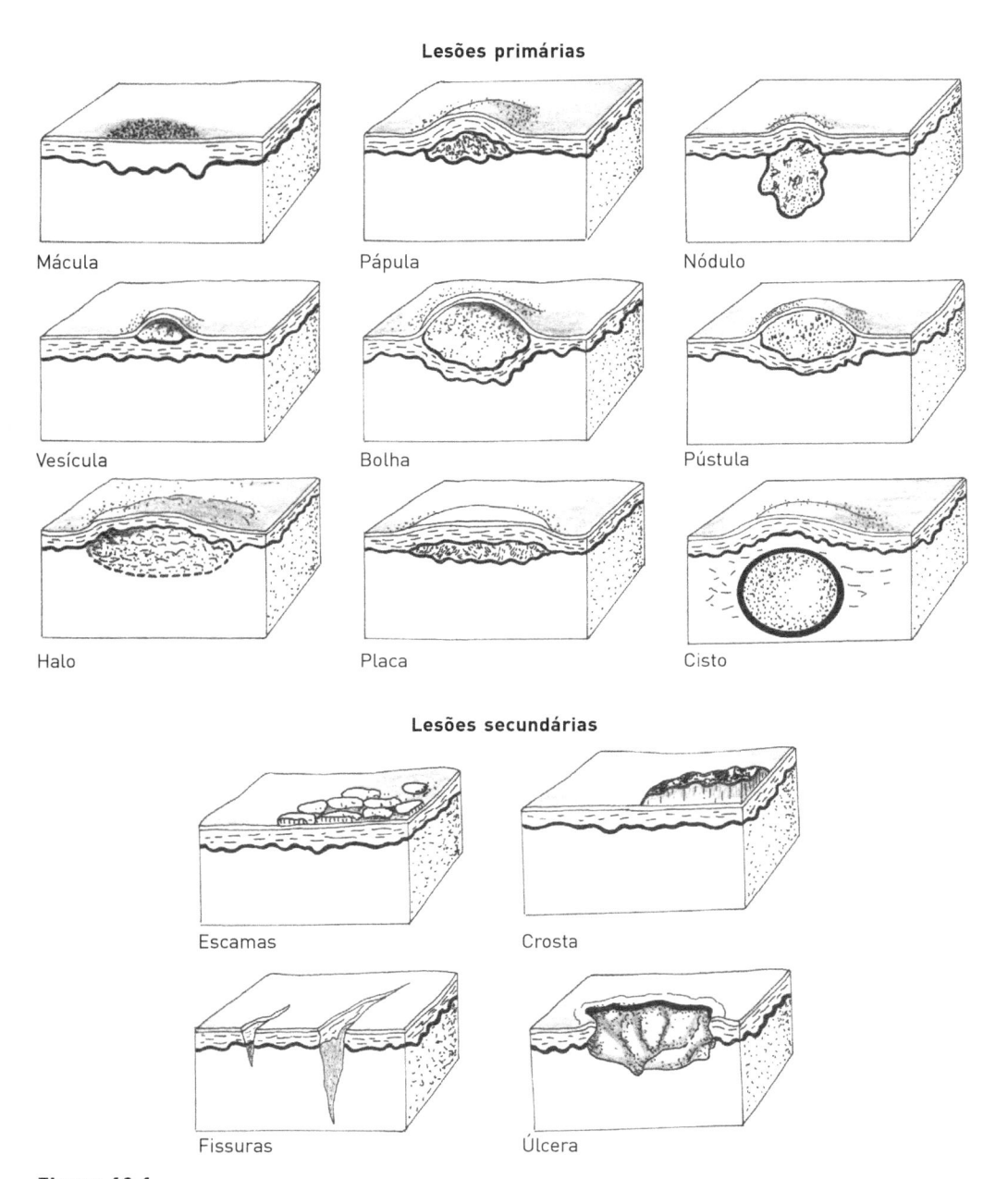

Mácula

Pápula

Nódulo

Vesícula

Bolha

Pústula

Halo

Placa

Cisto

Lesões secundárias

Escamas

Crosta

Fissuras

Úlcera

Figura 12.1
Tipos de lesões cutâneas.

MANIFESTAÇÕES CLÍNICAS

Caracteriza-se por lesões descamativas inflamatórias, formando escamas secas, úmidas ou oleosas, vermelhidão e placas de crostas amareladas.

CUIDADOS DE ENFERMAGEM

Como não há cura, o importante são os cuidados para controlar o distúrbio e permitir a regeneração da pele.

- Auxiliar o paciente a descobrir quais os irritantes que podem exacerbar a doença.
- Evitar os produtos sabidamente irritantes e aqueles que têm essa possibilidade.
- Explicar quais os riscos de provocar infecções secundárias caso o paciente coce as lesões.
- Orientar o paciente para que mantenha o corpo limpo e seco.

PIODERMIAS (INFECÇÕES BACTERIANAS)

Considera-se piodermia, por definição, qualquer lesão formadora de pus. Entretanto, o termo é mais usado para designar os grupos de furúnculos, foliculites ou impetigo, que são mais comumente contaminados por estafilococos gram-positivos e estreptococos beta-hemolíticos.

As piodermias podem ser classificadas como:

- **Antraz/carbúnculo**: infecção extensa, profunda e alastrante da pele e dos tecidos subjacentes, geralmente estafilocócica. Moléstia infecciosa febril, comumente aguda e mortal no gado bovino e nas ovelhas, é transmissível ao homem.
- **Foliculite**: infecção de um ou mais folículos pilosos causada por estafilococos. Nos homens, são mais comuns na barba, nas mulheres, nas axilas e nas pernas.
- **Furúnculo**: infecção aguda que se origina em um folículo piloso e se propaga para o tecido circundante.
- **Impetigo**: infecção superficial na pele causada por estafilococos ou estreptococos. É bastante contagiosa e tem uma relação direta com ambientes de higiene inadequada.
- **Terçol**: também conhecido por "hordéolo", é, na verdade, uma foliculite em um pelo da pálpebra.

MANIFESTAÇÕES CLÍNICAS

- **Antraz/carbúnculo**: são abscessos cutâneos e subcutâneos que se apresentam em forma de massa avermelhada, dolorosa e extensa, sem completa limitação. Localizam-se, habitualmente, nas costas ou na nuca. Podem disseminar-se, causando febre alta e dor, resultando em septicemia. É mais comum em pacientes imunodeprimidos em função de outras doenças ou terapias.
- **Foliculite**: apresenta-se sob forma de pústulas e eritema local, resultantes do processo inflamatório.
- **Furúnculo**: pode ocorrer em qualquer parte do corpo, porém, é mais comum em áreas que sofrem maior pressão, fricção ou excessiva perspiração, como nádegas, dorso ou axilas. As lesões são em forma de pústulas eritematosas, dolorosas e profundas, podendo desenvolver celulite no local. Lesões múltiplas ou recidivas, denominadas furunculose, podem ocorrer.
- **Impetigo**: inicia com pequenas máculas vermelhas e pruriginosas. Essas máculas tornam-se vesículas e bolhas que se rompem e formam uma crosta cor de mel e aderente. A exsudação do líquido das pústulas resulta em propagação das lesões.
- **Terçol**: manifesta-se como uma área intumescida, rosada e levemente dolorida sobre a pálpebra afetada.

CUIDADOS DE ENFERMAGEM

Cada uma das lesões inclui alguns cuidados específicos; entretanto, de modo geral, cabe à enfermagem:

- Utilizar medidas de prevenção de acordo com os modos de transmissão:
  - uso de luvas
  - lavagem adequada das mãos antes e após qualquer procedimento com o paciente
  - orientar o paciente quanto à relação entre a higiene ambiental e o impetigo
  - orientar o paciente a não coçar as lesões
- Manter roupas de cama limpas e secas.
- Aplicar compressas, conforme prescrição, para aliviar o desconforto e facilitar a drenagem.

HERPES-ZÓSTER

Doença viral causada pelo vírus da varicela/catapora. É admitido que o herpes-zóster representa uma reativação da varicela, provavelmente em consequência de diminuição da imunidade.

Cerca de 10% dos adultos contraem herpes-zóster antes dos 50 anos, havendo um aumento por doenças neoplásicas ou por tratamentos imunodepressores.

MANIFESTAÇÕES CLÍNICAS

A primeira manifestação consiste em dor localizada na área de distribuição de um nervo. A inflamação ocorre em nervos cervicais, torácicos ou cranianos, apresentando-se em forma de fita.

Podem ocorrer prurido ou sensibilidade local, sendo que mal-estar geral e distúrbios gastrintestinais podem preceder as erupções.

Ocorrem eritema e vesículas que inicialmente contêm soro, tornando-se purulentas. As vesículas rompem-se e formam crostas (Fig. 12.2).

O tempo de cicatrização varia de 7 a 14 dias.

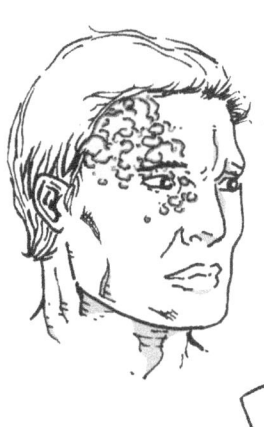

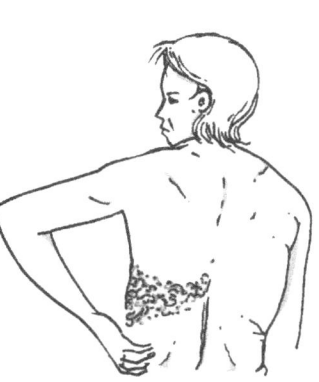

Figura 12.2
Herpes-zóster (cobreiro).

Erupção vesicular eritematosa dolorosa – distribuição da zona do nervo oftálmico do nervo trigêmeo (V) direito

Herpes-zóster seguindo o trajeto do sexto e do sétimo dermátomos torácicos esquerdos

CUIDADOS DE ENFERMAGEM
- Promover medidas de alívio da dor:
  - manter o leito limpo, seco e confortável
  - colocar compressas úmidas sobre as lesões, conforme prescrição
  - medicar com analgésicos, conforme prescrição
- Manter medidas que evitem a propagação da doença:
  - lavar as mãos antes e depois de qualquer procedimento com o paciente
  - utilizar luvas caso seja necessário contato direto com as lesões
- Manter medidas que evitem complicações secundárias:
  - manter o leito limpo e seco
  - lavar as mãos antes e depois de qualquer procedimento com o paciente
  - reconhecer a possibilidade de o paciente ser imunodeprimido
  - medicar com antibióticos profiláticos, se prescrito
- Estimular o sono, o repouso e as atividades de lazer.
- Tranquilizar o paciente, assegurando que as lesões tendem a desaparecer sem deixar cicatrizes.

PSORÍASE

Condição inflamatória crônica na qual a produção de células epidérmicas cresce com uma rapidez de 6 a 9 vezes maior que o normal, resultando na formação de placas escamosas.

O processo de substituição da epiderme na superfície da pele ocorre a cada 21 dias, sendo que, na psoríase, esse processo se dá em cinco dias, não havendo tempo suficiente para a queratinização, comprometendo, assim, a proteção da pele.

A causa primária ainda não é conhecida, entretanto, uma alteração genética ou bioquímica associada a fatores ambientais pode desencadear a doença.

A psoríase atinge aproximadamente 2% da população. O início da doença é observado entre os 10 e os 40 anos de idade. Apesar de não ser contagiosa, as lesões podem apresentar uma aparência desagradável, fazendo com que o isolamento torne-se um problema maior que a própria doença.

MANIFESTAÇÕES CLÍNICAS

Lesões que se apresentam como placas escamosas prateadas que aparecem mais comumente em cotovelos, joelhos, couro cabeludo, parte inferior do dorso e genitália. Essas placas não são úmidas, podendo ser pruriginosas ou não.

Algumas lesões nas palmas das mãos e regiões plantares podem apresentar pústulas.

As lesões podem ser mínimas, em locais pouco expostos, ou constituírem-se em um distúrbio incapacitante e desfigurante.

CUIDADOS DE ENFERMAGEM
- Encorajar o indivíduo a expressar seus sentimentos em relação à aparência afetada pelas lesões.
- Orientar pessoas próximas quanto ao risco inexistente de contágio.
- Auxiliar o indivíduo a reconhecer as causas desencadeantes, a fim de evitá-las:
  - estresse físico e/ou emocional
  - uso de medicamentos
  - contato com produtos alergênicos
- Instituir medidas para evitar infecções secundárias devido ao comprometimento da barreira da pele:
  - lavar bem as mãos antes de qualquer procedimento com o paciente
  - manter as roupas do paciente e as roupas de cama limpas e secas
  - orientar para que o indivíduo não coce o local das lesões
- Utilizar óleos e emolientes conforme prescrição.
- Avaliar e informar evolução.

DROGAS MAIS UTILIZADAS PARA PACIENTES COM DISTÚRBIOS DE PELE

Analgésicos e anti-inflamatórios tópicos
- Vaselina branca e associações (Gelflex, Gelogel)
- Diclofenaco dietilamônio (Cataflam Emulgel, Deltaren Gel)

Antissépticos, desinfetantes e cicatrizantes
- Colagenase e Cloranfenicol (Iruxol)
- Permanganato de potássio (Permanganato de Potássio)
- Óxido de zinco (Pasta d'água, Hipoglós)

Anti-inflamatórios/antipruriginosos
- Acetato de dexametasona (Dexametasona creme, Dexadermil)
- Prometazina (Fenergan creme)

Antipsoriásicos
- Proprionato de clobetasol (Psorex)
- Privalato de flumetasona (Losalen)

Antibióticos tópicos
- Neomicina (Nebacetin)
- Gentamicina (Gentamicina creme)

Antimicóticos tópicos
- Cetoconazol (Cetonax, Cetozol)
- Nitrato de econazol (Micostyl)

Dermatocosméticos
- Óleo de amêndoa doce (Óleo de amêndoa doce)
- Lanolina (Lanolina hidratante)

CAPÍTULO **13**

CUIDADOS DE ENFERMAGEM A INDIVÍDUOS COM DISTÚRBIOS DE OLHOS, OUVIDOS, NARIZ E GARGANTA

TERMINOLOGIA ESPECÍFICA
AMIGDALITE E ADENOIDITE
CONJUNTIVITE
EPISTAXE
FARINGITE E LARINGITE
GLAUCOMA
OTITE
RINITE
SURDEZ

TERMINOLOGIA ESPECÍFICA

Acuidade: fineza de percepção para certos sentidos: audição (acuidade auditiva), visão (acuidade visual), toque (acuidade tátil)

Barotrauma: lesão provocada por mudanças bruscas da pressão atmosférica; por exemplo: lesão dos ouvidos e dos sinus nos mergulhadores e aviadores

Cerúmen: secreção cérea, acastanhada, encontrada no canal auditivo externo, conhecida como "cera de ouvido"

Disartria: comprometimento da articulação das palavras causado por distúrbios da língua ou dos músculos da fala

Disfonia: toda dificuldade de fonação por comprometimento da voz

> **Fotofobia:** sensibilidade anormal à luz
>
> **Odinofagia:** dor para engolir
>
> **Otalgia:** dor de ouvido
>
> **Otorreia:** corrimento de líquido seroso, de muco ou de pus pelo conduto auditivo externo
>
> **Otosclerose:** condição caracterizada por surdez crônica e progressiva causada pela formação anormal de osso esponjoso no labirinto, resultando no bloqueio da transmissão sonora
>
> **Peritonsilar:** localizado em torno das tonsilas
>
> **Tinido:** zumbido, som subjetivo de sino ou assobio, audível nos dois ouvidos ou em um só
>
> **Uveíte:** inflamação do trato uveal, difusa ou parcial, comprometendo seja sua parte anterior, a íris e os corpos ciliares (iridociclite), seja sua parte posterior, a coroide (coroidite)

A maioria dos distúrbios abordados neste capítulo pode ser tratada de forma ambulatorial, não necessitando de internação hospitalar. Entretanto, a falta de cuidados adequados como higiene, manutenção do tratamento e antibioticoterapia (ATB), ou mesmo a idade dos pacientes (muito jovens ou idosos), podem fazer com que a internação seja uma opção. Dessa forma, os cuidados de enfermagem descritos a seguir servem como orientações domiciliares e cuidados referentes a pacientes internados por diferentes causas e que possam apresentar algum desses distúrbios.

AMIGDALITE E ADENOIDITE

As amígdalas são compostas de tecido linfático e, com frequência, são local de infecção aguda. A infecção crônica é menos comum, e pode ser confundida com alergias, asma e sinusite.

As adenoides são massas de tecido linfoide. A adenoidite comumente acompanha a amigdalite aguda.

MANIFESTAÇÕES CLÍNICAS

A odinofagia é um dos sintomas mais característicos; há presença de febre, em geral acima de 38,5°C. A hipertrofia de adenoide pode causar respiração ruidosa pela boca, otalgia e disfonia.

CUIDADOS DE ENFERMAGEM
- Manter o paciente em repouso adequado.
- Estimular a ingestão hídrica e de alimentos leves, de fácil deglutição.
- Manter controle de temperatura, promovendo medidas de controle da febre.
- Medicar conforme prescrição.
- Orientar quanto à importância do uso correto de antibióticos.
- Realizar cuidados de pós-operatório nos casos de amigdalectomia.

CONJUNTIVITE

É a inflamação ou infecção da conjuntiva. Pode ser causada por alérgenos e microrganismos como bactérias, clamídias, fungos e vírus, bem como por traumatismos físicos ou químicos.

MANIFESTAÇÕES CLÍNICAS

A pessoa refere dor ocular e sensação de irritação local; ocorre fotofobia, hiperemia, edema e lacrimejamento; as pálpebras frequentemente amanhecem com crostas e coladas.

CUIDADOS DE ENFERMAGEM

- Identificar sinais e sintomas de infecção.
- Avaliar a acuidade visual.
- Orientar para que o paciente evite esfregar os olhos.
- Manter medidas que evitem o contágio:
  - lavar as mãos antes e após o contato com secreções do paciente
  - orientar o paciente para lavar sempre as mãos antes e após tocar nos olhos
- Promover ações para diminuir o desconforto:
  - usar curativo oclusivo
  - higienizar o local com frequência
  - administrar os medicamentos conforme prescrição
- Usar compressas conforme indicação:
  - *Compressas frias*: aliviam o prurido na conjuntivite alérgica, pois o frio provoca uma constrição capilar que tende a reduzir a quantidade de secreção e aliviar a dor durante os primeiros estágios da infecção.
  - *Compressas mornas*: aliviam a dor e aumentam a circulação por meio do calor, promovendo a absorção, e reduzem a tensão no olho; utilizar na conjuntivite com excesso de secreção.

EPISTAXE

A epistaxe é o sangramento nasal que pode se originar na parte anterior ou posterior do nariz, sendo mais comum na parte anterior, onde três importantes vasos sanguíneos penetram na cavidade nasal. O sangramento posterior geralmente se origina dos cornetos ou da parede nasal lateral.

A epistaxe anterior é causada por ressecamento, ulceração, formação de crostas da mucosa septal, fricção, traumatismo, aspiração de drogas ou por assoar o nariz.

A epistaxe posterior normalmente tem origem sistêmica, como hipertensão, causas estruturais, neoplásicas, metabólicas, arteriosclerose, doença renal, distúrbios hemorrágicos (hemofilia, telangiectasia hemorrágica hereditária, trombocitopenia, coagulopatias) ou câncer.

MANIFESTAÇÕES CLÍNICAS

O sangramento nasal pode ser profuso; na parte anterior se exterioriza e na parte posterior resulta em gotejamento de sangue na garganta.

CUIDADOS DE ENFERMAGEM

- Manter o paciente sentado em posição vertical, com a cabeça inclinada para a frente, a fim de reduzir a pressão venosa.
- Medir, registrar e comunicar PA. O sangramento nasal pode ser a manifestação de uma crise hipertensiva. Nesse caso, o tratamento da hipertensão deve ser rapidamente instituído.
- Instruir o paciente a respirar suavemente pela boca para evitar a deglutição do sangue.
- Observar e comunicar alterações na respiração e na saturação de O_2 juntamente com a monitoração dos sinais vitais.
- Monitorar dificuldade respiratória ou obstrução que podem ser causadas por deslocamento do tampão.
- Administrar drogas vasoconstritoras conforme prescrição e confirmar valor da pressão sanguínea (PA).

- Orientar sobre o desconforto causado pelo tamponamento, que pode permanecer de 2 a 5 dias.
- Examinar o tampão nasal quanto a cor, odor e quantidade de drenagem.
- Preparar o paciente para cauterização, se solicitado.

FARINGITE E LARINGITE

Esses distúrbios podem ser provocados por bactérias (estreptococos), vírus (rinovírus, vírus de Epstein-Barr, adenovírus) ou espiroqueta (sífilis).

A faringite pode ser aguda ou crônica. A aguda é mais conhecida como dor de garganta; a crônica é a inflamação constante da garganta por vários motivos, como tabagismo, utilização excessiva da voz para trabalhar, uso de produtos químicos, infecção das vias aéreas superiores, trabalho em áreas empoeiradas e a presença de abcesso peritonsilar, ou após uma infecção nas amígdalas.

MANIFESTAÇÕES CLÍNICAS

Há presença de grande quantidade de muco produzido pelos microrganismos, hiperemia das mucosas, febre, respiração oral, rouquidão, dificuldade de deglutir, roncos e tosse; aparecem pústulas, e o paciente refere muita dor no local.

Na laringite, a inflamação não pode ser visualizada.

CUIDADOS DE ENFERMAGEM
- Administrar antibióticos, conforme prescrição.
- Proporcionar alívio da dor oferecendo analgésicos para gargarejo.
- Orientar o paciente a evitar falar além do necessário.

GLAUCOMA

O glaucoma é caracterizado pelo aumento da pressão intraocular (PIO). A pressão intraocular é normal quando o ângulo de câmara anterior está aberto; o glaucoma ocorre quando uma parte significativa desse ângulo está fechada. Se não for tratado, pode ocorrer lesão do nervo ótico. A PIO normal é de 13 a 22 mmHg. O glaucoma pode ser de ângulo aberto ou fechado, dependendo da capacidade do humor aquoso de sair da câmara anterior do olho. A PIO resulta do balanço entre a formação do humor aquoso e a resistência da sua saída, flutua no decorrer do dia e é influenciada por exercícios físicos, mudança postural e utilização de medicamentos. O glaucoma pode ser congênito ou adquirido.

Quando diagnosticado no início e tratado adequadamente, a cegueira é quase sempre evitável. Essa doença afeta pessoas de todas as idades, porém é mais prevalente após os 35 anos.

Não existe cura para o glaucoma, mas ele pode ser controlado por medicação, aplicação de *laser* ou cirurgia convencional. O objetivo do tratamento é retardar ou deter o progresso da afecção, o que pode ser obtido reduzindo-se a PIO.

MANIFESTAÇÕES CLÍNICAS

A visão torna-se nublada e embaçada, o paciente tem dor no olho devido à elevação da pressão ocular (geralmente acima de 75 mmHg), a pupila se dilata, há presença de náuseas e vômitos, sudorese ou bradicardia. O paciente visualiza um arco-íris de cores ao redor das luzes ("visão em halo").

As alterações visíveis no olho são vermelhidão, opacificação da córnea, alteração do tamanho, da posição ou da forma da pupila.

CUIDADOS DE ENFERMAGEM
- Administrar medicamentos, conforme prescrição.

- Explicar ao paciente que o objetivo do tratamento é reduzir a PIO imediatamente.
- Instruir o paciente sobre a técnica apropriada de administrar colírios.
- Enfatizar a importância de fazer a administração correta da medicação e seus efeitos colaterais no caso do autocuidado.
- Proporcionar ao paciente tranquilidade e calma para reduzir a ansiedade e o temor.
- Preparar o paciente para a cirurgia, se necessário.
- Orientar sobre a importância de atendimento médico sistemático para observação da PIO.

OTITE

A inflamação ou infecção do canal auditivo externo chama-se *otite externa*, e a inflamação ou infecção da orelha média é chamada de *otite média*.

A otite externa pode ser causada por invasão bacteriana ou fúngica ou resultar de traumatismo do canal auditivo por limpeza ou contaminação com água de piscina, manifestando-se 2 a 3 dias após a natação ou mergulho. Quando se torna crônica, é devido a dermatoses como psoríase, eczema ou dermatite seborreica. A dermatite também pode ser causada por reações alérgicas.

As infecções da pele do tecido subcutâneo do canal auditivo são extremamente dolorosas, podem ocorrer juntamente com febre, cefaleia e linfadenopatia regional, sendo indicado apenas o uso de compressas quentes que levem à resolução do abscesso, com drenagem espontânea, e o uso de antibióticos, conforme prescrição.

A otite média pode ser *aguda* ou *crônica*. A *otite média aguda* é mais comumente encontrada em crianças e lactentes. No adulto, acontece a aerotite, causada por mudança de pressão atmosférica (barotrauma). Outras lesões podem ocorrer, como traumatismos locais com *perfuração da membrana timpânica*.

Caso a otite média aguda não seja tratada, pode evoluir para um estágio subagudo ou crônico, no qual as estruturas circunjacentes podem ser afetadas e o desenvolvimento de complicações intracranianas é possível.

A *otite média crônica* é a inflamação crônica da orelha média, com duração de mais de três meses desde o início, acompanhada por uma membrana timpânica não íntegra e secreção.

O acúmulo de pus sob pressão na cavidade da orelha média leva a necrose do tecido e propagação da infecção para as células mastoides.

MANIFESTAÇÕES CLÍNICAS

Repetidos episódios de secreção serosa ou de fluido drenando da orelha média, a otorreia pode ser inodora ou fétida. Ocorre otalgia, principalmente potencializada com a palpação, e edema no canal auditivo. A pessoa refere perda da audição e sensação de plenitude, podendo incluir presença de prurido, irritabilidade, febre, cefaleia, perda do apetite, náuseas e vômitos. Podem estar presentes vertigens se ocorrerem complicações do SNC.

> A história revelará vários episódios de otite média aguda, com perfuração ou não da membrana timpânica.

CUIDADOS DE ENFERMAGEM

- Evitar a autolimpeza do canal auditivo.
- Evitar a natação ou a entrada de água no interior do canal durante a lavagem do couro cabeludo; usar protetores auriculares especiais para tais ocasiões.
- Administrar analgésicos, se necessário, e antibióticos tópicos, conforme prescrição.

RINITE

É uma inflamação das membranas da mucosa nasal, produzindo secreção excessiva e obstrução. Pode ser aguda ou crônica e ter sua origem devido a vários fatores que a classificam em diferentes tipos.

- **Infecciosa**: causada por infecções respiratórias e doenças como sarampo, tuberculose, difteria nasal, corpos estranhos, uso crônico de substâncias vasoconstritoras ou resfriado comum.

- **Alérgica**: é uma reação de hipersensibilidade mediada pela IgE que produz a liberação de substâncias vasoativas dos mastócitos (histamina). É desencadeada por um alérgeno que causa vasodilatação local e aumento da permeabilidade capilar, podendo ser sazonal (o alérgeno agressor é pólen, mofo) ou perene (poeira, ácaros, pó, mofo, pelos de animais, e os sintomas ocorrem durante todo o ano).

MANIFESTAÇÕES CLÍNICAS

Ocorrem congestão e prurido nasal, coriza, hipersecreção (purulenta na rinite bacteriana), espirros e cefaleia.

CUIDADOS DE ENFERMAGEM

- Orientar o paciente a não usar descongestionantes nasais sem orientação médica.
- Tranquilizar o paciente, explicando que a respiração deverá ocorrer pela via oral.
- Manter o paciente hidratado, oferecendo líquidos para impedir o ressecamento das mucosas.
- Administrar descongestionantes e anti-histamínicos prescritos.
- Ensinar a técnica de autoadministração dos medicamentos, nesta ordem:
  - limpar o muco do nariz
  - expirar
  - inalar enquanto aplica a medicação
- Orientar o paciente a não executar atividades que exijam atenção e concentração, como dirigir ou operar equipamentos, se estiver usando anti-histamínicos.
- Auxiliar na identificação das causas e controlar os sintomas alérgicos, providenciando adaptação e modificação do ambiente onde o paciente vive:
  - evitar carpetes, cobertores e cortinas, principalmente no quarto
  - evitar contato com animais que soltem pelos
  - retirar o pó com pano úmido

SURDEZ

Surdez é a perda da capacidade auditiva. Pode ocorrer em consequência de complicações na orelha média e interna ou com o avanço da idade. Pode ser uni ou bilateral.

A perda da audição condutiva é a incapacidade do som de alcançar a orelha interna em consequência de obstrução da orelha média por presença de líquido, pus ou cera em excesso. O início pode ser súbito ou progressivo.

A perda da audição sensorioneural é a perda da audição em consequência de lesão coclear ou neurológica; pode ter início súbito ou progressivo.

MANIFESTAÇÕES CLÍNICAS

O paciente sente que não está ouvindo, necessitando que o interlocutor repita o que acabou de lhe falar. Se o processo infeccioso é a causa da perda da audição, o paciente terá sintomas de otite média, como febre e dor. Se a causa for otosclerose, pode haver tinido. Caso haja presença de excesso de cerúmen, este será visualizado pelo otoscópio.

CUIDADOS DE ENFERMAGEM

A surdez não exige hospitalização; entretanto, muitos pacientes internados poderão ser surdos ou passar por processos infecciosos que causem a perda da audição durante a internação; por esse motivo, cabe à enfermagem:

- Determinar e comunicar a existência da situação a fim de que seja solicitada uma avaliação por profissional especializado.
- Administrar medicações, conforme prescrição.
- Evitar o uso de cotonetes como tentativa para desobstrução, evitando a perfuração do tímpano ou a compactação do cerúmen.
- Tranquilizar o paciente informando sobre a possibilidade de normalização da audição com o tratamento adequado, caso possível.
- Orientar quanto à possibilidade do uso de aparelhos, se indicado.
- Orientar o paciente para não andar sozinho se estiver sentindo tonturas.
- Oferecer métodos alternativos e encorajar a comunicação com sinais.

QUESTÕES PARA ESTUDO | PARTE II*

1) A Sra. Suzi, esposa do Sr. Jurandir, tem ICC; ela ainda está triste e ansiosa devido ao infarto do marido, preocupando-se constantemente em manter os compromissos financeiros. Na noite passada, ela sentiu-se mal e foi internada durante o seu plantão, apresentando fadiga, ortopneia, dispneia severa, cianose, tosse com saliva rósea e espumosa. Você imediatamente inicia os cuidados de enfermagem medindo os sinais vitais, que são: PA 170 × 100 mmHg, FC 110, FR 32. Comunica-os ao médico. De acordo com o quadro clínico, é provável que a paciente esteja com EAP. A partir desse diagnóstico, qual a posição adequada em que se deve mantê-la?

2) A Sra. Josefa, 50 anos, é internada com edema de MsIs, com leve ascite e com diagnóstico de ICD. Você chega ao quarto para medir os sinais vitais e encontra a paciente levemente dispneica, deitada com as pernas elevadas para diminuir o edema. Qual atitude você tomaria e/ou qual orientação daria à paciente?

3) Artur tem hemofilia, ou seja, ele tem _____, e está internado para realizar uma transfusão sanguínea. Paulo deve receber atenção maior por parte da enfermagem no que se refere a ser puncionado e quanto à higiene oral. Justifique esses cuidados.

4) Quais os cuidados de enfermagem específicos a um paciente com diabete melito, principalmente no que se refere aos pés?
_____
_____

    4.1) Por que o diabete é chamado de doença dos três "Ps"? _____
_____

5) O Sr. Paulo, 29 anos, é internado às 10 horas, apresentando dores ao movimentar-se e sensibilidade articular. Relata que, ao acordar, parece que está com as "articulações endurecidas". Apresenta erupção na face em "forma de borboleta". Diagnóstico provável, LES.

    5.1) Entre os cuidados de enfermagem, está a orientação dos pacientes sobre os possíveis fatores desencadeantes. Oriente o Sr. Paulo quanto a esses fatores.

6) O Sr. José, 72 anos, portador de ICC e DM tipo II, fumante, obeso, foi internado após ter passado pela emergência apresentando sinais de hemiparesia à esquerda, déficit de memória, queda de comissura labial e prolapso palpebral, estando levemente confuso.

    6.1) Qual o possível diagnóstico? _____

    6.2) O que, na história do paciente, leva você a pensar nessa hipótese? _____

* Respostas disponíveis no *site* da Artmed (www.artmed.com.br).

6.3) Quais os fatores de risco apresentados pelo paciente? _____

6.4) O Sr. José ficará internado em sua unidade de trabalho. Quais os três cuidados que você terá com o paciente logo que ele chegar?

7) Recomenda-se que profissionais apresentando sinais de risco para infecção ou já infectados não entrem em contato direto com pacientes que estejam fazendo ou recém tenham feito quimioterapia. Relacione essas situações.

8) Coloque **V** se a afirmação for verdadeira e **F** se for falsa:

a. ( ) A isquemia ocorre quando o suprimento de sangue é insuficiente às necessidades dos tecidos.
b. ( ) Um paciente pós-infarto agudo do miocárdio passa pelo momento mais crítico nas primeiras 48 horas e, portanto, é nessas horas que deve ser incentivado a exercitar-se para evitar escaras.
c. ( ) Repouso absoluto e meias elásticas são o melhor tratamento para evitar trombose venosa.
d. ( ) O paciente hemofílico deverá fazer hemodiálise pelo resto de sua vida ou até que um transplante de medula seja realizado.
e. ( ) No caso de dor articular em pacientes hemofílicos, o indicado é a colocação de calor úmido (bolsa de água quente).
f. ( ) A primeira providência em caso de crise de asma é solicitar que o paciente caminhe um pouco, a fim de se acalmar, para poder fazer a nebulização.
g. ( ) Um paciente com IRA poderá ter de fazer diálise. A diálise é um processo utilizado para remover toxinas do sangue que não puderam ser removidas pelos rins.
h. ( ) Anúria é um sinal que pode ocorrer tanto nos casos de IRA como nos de IRC.
i. ( ) A dor que passa logo após a ingestão de alimentos é uma característica da úlcera duodenal.
j. ( ) A diarreia pode acontecer caso o paciente tome medicamentos antieméticos.
k. ( ) Um paciente com DII pode ter hematêmese devido a uma deficiência de coagulação.
l. ( ) Enterorragia é a eliminação de sangue vivo pela boca.
m. ( ) A hepatite A diferencia-se da hepatite B por ser uma doença que pode ser adquirida através de sangue e sêmen de pessoas contaminadas.
n. ( ) Exoftalmia, irritabilidade, emagrecimento, amenorreia e taquicardia são sinais e sintomas de hipotireoidismo.
o. ( ) O paciente com doença de Alzheimer pode apresentar transtorno da conduta, pensamentos obsessivos e paranoides.
p. ( ) Otalgia é o nome que se dá a uma dor óssea.
q. ( ) A osteomielite pode ser consequência de uma úlcera de decúbito infectada.
r. ( ) Fratura fechada é aquela que passou por uma cirurgia e foi suturada.
s. ( ) Um paciente com osteoporose deve ser estimulado a fazer muitos exercícios, já que o sedentarismo é um fator de risco para o desenvolvimento da doença.

t. ( ) Todos os tipos de câncer podem ser chamados de tumores, mas nem todo tumor é um câncer.
u. ( ) Um processo cancerígeno em uma glândula é chamado de adenocarcinoma.
v. ( ) Abscesso é uma lesão purulenta que pode localizar-se até mesmo no interior de um órgão.
w. ( ) O terçol, na verdade, é uma foliculite em um pelo da pálpebra.
x. ( ) Recomenda-se evitar o uso de palitos ou grampos para limpar as orelhas, usando somente o cotonete para isso.

9) Marque com X a(s) resposta(s) correta(s):

9.1) São medidas corretas para o controle da dor anginosa:
   a. ( ) estimular a deambulação para evitar embolias no futuro
   b. ( ) oferecer dieta leve e fracionada
   c. ( ) manter o paciente em repouso absoluto no leito
   d. ( ) manter o paciente em jejum completo

9.2) Entre os tipos de anemia, temos:
   a. ( ) anemia falciforme
   b. ( ) anemia tipo A
   c. ( ) anemia perniciosa
   d. ( ) anemia ferropriva

9.3) São situações que podem causar cistite:
   a. ( ) infecções de garganta por estreptococos
   b. ( ) hipertensão arterial não tratada e relações sexuais
   c. ( ) sondagem vesical e uso inadequado de papel higiênico
   d. ( ) choque anafilático, trombose e transfusões sanguíneas

9.4) A glomerulonefrite é:
   a. ( ) um processo infeccioso em que o agente que infecta o rim é o estreptococo A
   b. ( ) uma doença em que as manifestações clínicas são sempre tão severas que o paciente deve ser internado com urgência
   c. ( ) uma condição na qual é importante controlar a PA devido ao risco de hipotensão
   d. ( ) um processo resultante de efeitos indesejados do sistema de defesa

9.5) Não faz parte dos cuidados de enfermagem durante uma crise convulsiva:
   a. ( ) posicionar a pessoa em decúbito lateral para facilitar a eliminação das secreções
   b. ( ) deixar a pessoa sozinha para evitar constrangimento
   c. ( ) proteger os movimentos para evitar possíveis traumatismos
   d. ( ) segurar firmemente a cabeça e os membros superiores para evitar lesões

9.6) São cuidados de enfermagem para reduzir o edema na presença de uma fratura:
   a. ( ) aplicar bolsa com gelo no local, protegendo a pele
   b. ( ) elevar o membro afetado, se possível
   c. ( ) observar sinais de taquipneia e hipertermia
   d. ( ) remover joias presentes no membro afetado

9.7) Sobre a herpes-zóster, é correto afirmar que:
   a. ( ) tem sua origem na contaminação bacteriana ou por fungos
   b. ( ) está relacionada a uma doença viral, como a varicela, e à diminuição da imunidade
   c. ( ) geralmente é assintomática
   d. ( ) a dor é localizada e acompanha a distribuição de um nervo

9.8) Qual dos seguintes sintomas não está presente no glaucoma:
   a. ( ) dor ocular
   b. ( ) visão em halo
   c. ( ) pressão ocular abaixo de 15 mmHg
   d. ( ) pupila dilatada e presença de náuseas e vômitos

PARTE III

CUIDADOS DE ENFERMAGEM A INDIVÍDUOS QUE NECESSITAM DE INTERVENÇÕES CIRÚRGICAS

OBJETIVOS DE APRENDIZAGEM

Ao final desta parte, o leitor deverá ser capaz de:

- Utilizar terminologia adequada e específica ao descrever as cirurgias estudadas.
- Diferenciar cirurgias de urgência, emergência e eletivas.
- Citar os cuidados de enfermagem gerais no pré-operatório.
- Citar os cuidados de enfermagem gerais no pós-operatório imediato e mediato.
- Identificar os cuidados de enfermagem específicos no pré-operatório das cirurgias estudadas.
- Identificar os cuidados de enfermagem específicos no pós-operatório das cirurgias estudadas.

Diversos são os procedimentos cirúrgicos aos quais os indivíduos podem, ou necessitam, ser submetidos. As indicações de cirurgia são as mais diversas, e a decisão pelo procedimento deve ser feita pelo médico, com o consentimento do paciente ou de pessoa autorizada caso este não possa fazê-lo. Existem também as cirurgias em que a decisão parte do próprio indivíduo, como no caso das intervenções estéticas; todavia, mesmo nestas, cabe ao médico determinar se existem condições apropriadas para a realização do procedimento.

Aos profissionais de enfermagem, cabem funções importantes em todas as etapas que envolvem as intervenções cirúrgicas.

Na unidade de internação cirúrgica, são realizados os cuidados pré e pós-operatório. Os cuidados no pós-imediato podem se dar na sala de recuperação (SR) ou na unidade de tratamento intensivo (UTI), conforme a necessidade determinada pelo procedimento ou pelas condições do paciente. Esta parte aborda alguns conceitos que envolvem as intervenções cirúrgicas e os cuidados de enfermagem gerais e específicos exigidos no pré e pós-operatório.

TERMINOLOGIA COMUM À ÁREA CIRÚRGICA

Amputação: remoção cirúrgica ou traumática de uma porção ou totalidade de um membro ou projeção de um órgão

Anastomose: ligadura natural ou cirúrgica de dois canais ou vasos

Anestesia: insensibilidade geral ou local, produzida por substâncias anestésicas

Biópsia: remoção de fragmentos de tecidos para fins de diagnóstico

Cauterização: aplicação de um dispositivo ou substância capaz de produzir coagulação sanguínea

Curetagem: limpeza ou raspagem de uma cavidade com o auxílio de uma cureta

Debridamento/desbridamento: retirada de tecido desvitalizado, suprimindo bridas ou aderências

Deiscência: ato de cindir abertamente; falha no limite de uma cavidade ou canal ósseo

Desinfecção: técnica utilizada para remover microrganismos patogênicos de determinada área

Diérese: rompimento da continuidade dos tecidos; pode ser mecânica, quando feita com bisturi ou tesoura, e física, quando realizada por calor (eletrocautério), frio (crioterapia) ou *laser*

Dilatação: alargamento do diâmetro normal ou patológico de uma cavidade ou canal

Dissecção: corte, retalhamento

Drenagem: evacuação, por meio de drenos, dos líquidos contidos em uma cavidade

Esterilização: técnica utilizada para manter objetos totalmente livres de microrganismos ou esporos

Evisceração: protrusão de vísceras por meio de uma incisão abdominal entreaberta

Fístula: comunicação anormal, congênita ou adquirida, entre duas superfícies ou entre uma víscera e/ou outra estrutura oca

FO: abreviatura de ferida operatória

Hemostasia: ação de estancar o corrimento de sangue para fora do vaso

Incisão: abertura, corte

PO: abreviatura de pós-operatório

Sutura: ligação que emprega fio e agulha unindo as bordas de uma incisão ou as superfícies de um órgão

Videocirurgia: procedimento cirúrgico em que são realizadas pequenas perfurações, de menos de 1 cm, por onde são introduzidos microcâmeras de vídeo e instrumental cirúrgico; além do aspecto estético, a videocirurgia oferece outras vantagens como menor trauma cirúrgico, menor risco de infecção, menor perda de sangue, recuperação mais rápida e confortável, tempo de internação reduzido, menor custo hospitalar

De acordo com o grau de urgência, as cirurgias podem ser classificadas como:

- **Eletivas**: quando a época de sua realização é determinada segundo a conveniência do paciente e do cirurgião. Por exemplo: as cirurgias plásticas para estética.
- **De urgência**: quando o problema requer providências dentro de 24 a 30 horas. Por exemplo: infecção aguda de vesícula (colecistite aguda).
- **De emergência**: quando a situação requer atendimento imediato e a demora pode ser uma ameaça a vida. Por exemplo: hemorragias cerebrais.

Outra classificação que pode ser dada às cirurgias é em relação a sua finalidade, ou seja:

- **Cirurgia diagnóstica ou exploratória**: é realizada para determinar a causa e/ou extensão do problema.
- **Cirurgia curativa**: tem a finalidade de solucionar o problema pelo ato cirúrgico.
- **Cirurgia paliativa**: realizada para diminuir sinais ou sintomas de uma doença sem, no entanto, curá-la.
- **Cirurgia plástica ou restauradora**: é realizada para recuperar ou melhorar a função ou aparência de uma parte do corpo.

Atualmente, muitas cirurgias têm sido realizadas de forma *ambulatorial*, ou seja, os pacientes são orientados a manterem os cuidados pré-operatórios no domicílio e encaminham-se ao hospital poucas horas antes da cirurgia. Após o procedimento, retornam para casa, sendo orientados quanto aos cuidados de pós-operatório, como higiene da ferida operatória (FO), troca de curativos e outros. É uma situação na qual as vantagens são muitas, pois, além de o paciente permanecer com a família, há menor riscos de infecção hospitalar e menos gastos com a internação.

Igualmente, as videocirurgias, em relação às cirurgias convencionais, têm permitido menor tempo de internação hospitalar, tanto no pré como no pós-operatório, diminuindo os riscos de infecção e os gastos hospitalares, sendo essas apenas algumas das suas vantagens (ver Radiologia intervencionista, na Parte IV).

Entretanto, a falta de esclarecimento (educação/orientação), de condições de vida (saneamento básico) e mesmo de condições financeiras (aquisição de medicamentos) de alguns pacientes ainda é um empecilho para que se realizem muitos dos procedimentos de forma ambulatorial, fazendo com que os médicos optem por internações mais prolongadas para ter certeza de que os pacientes receberão os cuidados adequados.

O nome dado às cirurgias é formado por um prefixo, que indica o segmento anatômico que sofrerá a intervenção, e um sufixo, que indica o tratamento ou a finalidade da cirurgia.

PREFIXOS
- *Adeno:* indicando glândula
- *Angio:* indicando vaso
- *Blefaro:* indicando pálpebras
- *Col(o):* indicando intestino grosso
- *Cole:* indicando vias biliares
- *Colpo:* indicando vagina
- *Cist:* indicando bexiga
- *Enter:* indicando intestino delgado
- *Esplen:* indicando baço
- *Gastro*: indicando estômago
- *Hister*: indicando útero
- *Lobo:* indicando uma projeção ou parte de um órgão separada por fissuras
- *Mio:* indicando músculo
- *Mast:* indicando mama
- *Nefro:* indicando rim
- *Oofor/coper:* indicando ovário
- *Oftalm*: indicando olhos
- *Orquido/orqui:* indicando testículos

- *Osteo*: indicando ossos
- *Oto:* indicando orelha
- *Pneum*: indicando pulmão
- *Rino:* indicando nariz
- *Salping:* indicando tubas uterinas/trompas de Falópio
- *Toraco:* indicando tórax
- *Traqueo*: indicando traqueia

SUFIXOS
- *Cele:* indicando hérnia
- *Centese:* indicando punção
- *Dese:* indicando imobilização
- *Ectomia:* indicando remoção ou extirpação
- *Litíase:* indicando cálculos
- *Otomia:* indicando incisão, abertura de um órgão
- *Ostomia:* indicando a abertura de comunicação entre uma parte interna e o exterior, "fazer uma nova boca"
- *Pexia:* indicando fixação ou suspensão
- *Plastia:* indicação de cirurgia plástica, ou seja, restauração de partes perdidas, reparação de malformações ou defeitos
- *Rafia:* indicando sutura
- *Scopia:* indicando visualização do interior de um órgão cavitário com auxílio de um aparelho

Todos os pacientes, antes, durante e após serem submetidos a intervenções cirúrgicas, necessitam de cuidados comuns e específicos, conforme o procedimento. Os cuidados pré-operatórios mediatos podem ter início logo após a internação. Os realizados nas últimas 24 horas que antecedem o procedimento são considerados cuidados imediatos.

Os indivíduos que necessitam de um procedimento cirúrgico, em sua maioria, encontram-se sob forte tensão emocional, pois enfrentarão algo desconhecido. Dessa forma, cabe à enfermagem, além de todos os cuidados físicos, procurar manter o paciente tranquilo e seguro.

CUIDADOS GERAIS DE ENFERMAGEM NO PRÉ-OPERATÓRIO

RELACIONADOS AOS ASPECTOS PSICOSSOCIAIS E ESPIRITUAIS
- Explicar ao paciente sobre a cirurgia e os exames prévios, utilizando linguagem acessível.
- Diminuir a sensação de medo da anestesia, da cirurgia, da morte, ou seja, do desconhecido.
- Orientar o paciente sobre os procedimentos e a importância da colaboração dele no pré e no pós-operatório.
- Explicar que, conforme a cirurgia, ele poderá não retornar imediatamente para a unidade, podendo permanecer em locais próprios para receber cuidados imediatos, como a sala de recuperação (SR) ou a unidade de tratamento intensivo (UTI).
- Proporcionar ambiente calmo e seguro.
- Dar atenção aos familiares, informar rotinas e reforçar a importância do apoio e da tranquilidade deles.
- Providenciar e/ou facilitar apoio religioso, conforme solicitação do paciente.
- Encaminhar ao serviço social, quando houver dificuldades financeiras ou de ordem social que possam interferir na tranquilidade do paciente e/ou de seus familiares.

RELACIONADOS AOS ASPECTOS FÍSICOS
O início dos cuidados físicos irá variar conforme a cirurgia e o estado clínico do paciente, pois poderão ser exigidos alguns exames ou procedimentos dentro de 72 horas ou até poucas horas antes da intervenção.

Cabe ao enfermeiro verificar quais pacientes serão submetidos a cirurgias ou procedimentos cirúrgicos, reconhecendo o tipo de anestesia, o horário e os preparos de rotina, bem como os especiais.

- Auxiliar e orientar sobre a importância da realização de exercícios no pós-operatório, como tosse e respiração profundas, movimentos ativos e passivos no leito, mudanças de decúbito frequentes, deambulação precoce.
- Os exercícios deverão ser ensinados durante o pré-operatório e repetidos o maior número de vezes, a fim de facilitar sua execução no pós-operatório, quando existe o medo da dor e de possíveis intercorrências.

ENTRE 24 E 12 HORAS ANTES DA CIRURGIA
- Coletar exames, conforme a rotina.
- Orientar ou realizar um banho completo, inclusive com lavagem dos cabelos.
- Observar e notificar sinais de anormalidades externas, como:
  - dermatites
  - prurido
  - edemas
  - hematomas
  - pústulas
- Avaliar a necessidade de cortar unhas e limpá-las.

> O corte das unhas deve ser realizado mediante o consentimento do paciente, sendo que, em caso de pacientes de risco, como os imunodeprimidos ou diabéticos, esse procedimento deve ser evitado, dando-se preferência ao uso de lixas.
>
> Atualmente, não há mais necessidade de retirar o esmalte das unhas das pacientes para avaliação da oxigenação. Estudos mostram que aparelhos de oximetria de pulso realizam uma leitura confiável independentemente da cor de esmalte que esteja sendo usada.

- Iniciar o NPO (nada por via oral) no horário prescrito, explicando ao paciente a importância desse cuidado:
  - a situação de NPO varia, em média, de 12 a 6 horas antes da cirurgia
- Realizar enema, quando prescrito.
- Realizar tricotomia da área, conforme prescrição ou rotina, mantendo cuidado para não lesar a área tricotomizada.

> Caso seja necessário tricotomia de couro cabeludo, principalmente em mulheres, realizar o procedimento o mais próximo possível do horário da cirurgia, a fim de diminuir o impacto e a depressão que pode causar.

MOMENTOS ANTES DE LEVAR O PACIENTE AO CENTRO CIRÚRGICO (CC)
- Verificar e anotar os sinais vitais.
- Confirmar NPO e procedimentos de véspera.
- Remover grampos de cabelo e maquiagem.
- Retirar e guardar, conforme rotina, joias, próteses, lentes de contato, óculos e outros pertences pessoais.
- Solicitar que o paciente urine espontaneamente, se tiver condições.
- Preparar o material e executar procedimentos como sondagem vesical ou nasogástrica, caso prescrito.
- Retirar a roupa ou solicitar que o paciente a retire, inclusive as roupas íntimas, e auxiliar na colocação da camisola do hospital.
- Aplicar medicação pré-anestésica, se prescrita.

AO LEVAR O PACIENTE AO CENTRO CIRÚRGICO (CC)
- Passar ou auxiliar o paciente a passar para a maca.
- Manter o paciente coberto durante todo o trajeto até o CC.

- Levar o paciente juntamente com seu prontuário e os exames que estiverem na unidade.
- Deixar o paciente e seu prontuário com alguém responsável no CC.

CUIDADOS GERAIS DE ENFERMAGEM NO PÓS-OPERATÓRIO

Os pacientes que se recuperam da anestesia precisam ser alvo de observação constante; por isso, sempre que houver essa necessidade, ele será transferido do CC para a sala de recuperação ou para UTI acompanhado pelo anestesista, conforme o caso ou a rotina hospitalar.

CUIDADOS IMEDIATOS (PRIMEIRAS 24 HORAS) NA SALA DE RECUPERAÇÃO

- Montar cama de operado.
- Colocar suportes ao lado do leito.
- Colocar monitores previamente testados, conforme necessidade e rotina.
- Deixar próximo ao leito:
  - 2 ou 3 pacotes de gaze
  - esfigmomanômetro e estetoscópio
  - cuba rim
  - seringas
  - extensão de sonda
  - atadura de crepe
  - compressas esterilizadas
  - material de aspiração
  - outros, conforme rotina e necessidade
- Auxiliar o paciente a passar ou passá-lo, com auxílio de outros colegas, da maca para o leito, com movimentos firmes e seguros.
- Certificar-se de que o prontuário está completo e preenchido.
- Certificar-se de que as vias aéreas estão desobstruídas e limpas.
- Observar e comunicar sinais de insuficiência respiratória, como:
  - dispneia
  - cianose
  - batimento de asa de nariz
  - tiragens
  - agitação ou confusão mental
- Receber o maior número de informações sobre o transoperatório.
- Identificar qual a cirurgia e qual o tipo de anestesia aos quais o paciente foi submetido.
- Receber o prontuário do paciente, conferindo os documentos e o nome deste.
- Manter grades laterais elevadas no leito, a fim de evitar quedas.
- Conferir a permeabilidade de drenos e cateteres.
- Conferir o curativo da ferida operatória (FO).
- Cobrir o paciente para manutenção da temperatura e da privacidade.
- Medir, registrar e comunicar alterações nos sinais vitais.

Em geral, os sinais são medidos de 15 em 15 minutos na primeira hora, passando para 30 em 30 minutos e, após, de hora em hora, até que se estabilizem. Depois, mantém-se a rotina da unidade.

- Observar, registrar e comunicar alterações no nível de consciência, como:
  - agitação psicomotora
  - confusão mental
  - déficit de resposta a estímulos verbais
- Manter o paciente tranquilo ao acordar, apresentando-se e chamando-o pelo nome.
- Verificar as condições do curativo e comunicar:
  - sangramento
  - ataduras muito apertadas
  - adesivos soltos
- Controlar permeabilidade de sondas e drenos.
- Manter gotejo correto de infusões venosas.
- Dar atenção à administração de analgésicos e sedativos, observando dosagem máxima e intervalos mínimos permitidos, para

não deprimir o sistema respiratório, dificultando a tosse.
- Promover ambiente calmo e seguro, evitando comentários indevidos, iluminação e barulhos excessivos.
- Estimular a micção espontânea, quando conveniente, com procedimentos como:
  - derramar água morna no períneo, se não houver contraindicação
  - auxiliar o paciente a manter uma posição que facilite a micção
  - manter a privacidade e a tranquilidade
- Comunicar e registrar logo que o paciente consiga urinar espontaneamente.
- Permanecer junto ao paciente em caso de vômitos, mantendo a cabeça lateralizada caso não haja contraindicação.
- Oferecer cuba rim para que o paciente vomite e água para lavar a boca após os episódios de vômito.
- Comunicar e registrar episódios de vômito, bem como o aspecto deste, como:
  - vômito sanguinolento
  - vômitos fecaloides
  - vômito biliar
- Coletar exames, conforme a rotina.

CUIDADOS TARDIOS (APÓS A PERMANÊNCIA NA SALA DE RECUPERAÇÃO)
- Receber o paciente na unidade de internação.
- Receber o prontuário do paciente, conferindo os documentos e o nome deste.
- Apresentar-se e chamar o paciente pelo nome.
- Identificar qual a cirurgia e o tipo de anestesia aos quais o paciente foi submetido.
- Auxiliar o paciente a passar ou passá-lo, com auxílio de outros colegas, da maca para o leito, com movimentos firmes e seguros.
- Certificar-se de que as vias aéreas estão desobstruídas e limpas.
- Observar e comunicar sinais de insuficiência respiratória, como:
  - dispneia
  - cianose
  - batimento de asa de nariz
  - tiragens
  - agitação ou confusão mental
- Conferir a permeabilidade de drenos e cateteres.
- Conferir o curativo da ferida operatória (FO).
- Medir, registrar e comunicar alterações nos sinais vitais.
- Iniciar cuidados conforme o tipo de cirurgia e a rotina da unidade.

> Em geral, no segundo dia de pós-operatório (PO), o paciente já deve ser estimulado a deambular.

CAPÍTULO **14**

CUIDADOS DE ENFERMAGEM A INDIVÍDUOS SUBMETIDOS A CIRURGIAS TORÁCICAS: SISTEMA CARDIOVASCULAR

TERMINOLOGIA ESPECÍFICA
REVASCULARIZAÇÃO DO MIOCÁRDIO
VALVULOPLASTIA E COMISSUROTOMIA
REPOSIÇÃO VALVAR
ANEURISMECTOMIA DO VENTRÍCULO ESQUERDO
PERICARDIOTOMIA
CORREÇÃO DA DISSECÇÃO DE AORTA ASCENDENTE

TERMINOLOGIA ESPECÍFICA

Anasarca: edema generalizado

Arritmia: distúrbio do ritmo cardíaco que provoca alteração na frequência, no ritmo ou em ambos

Arteriografia: radiografia das artérias após a injeção intravascular de contraste radiopaco

Aterosclerose: tipo de doença caracterizado pelo acúmulo anormal de substâncias e tecido fibroso nas paredes das artérias

> **Cianose:** cor arroxeada ou azulada que aparece na pele e nas mucosas quando o sangue oxigenado é insuficiente
>
> **Circulação extracorpórea:** procedimento em que o sangue é desviado do coração e dos pulmões, por tubos, para uma máquina que o oxigena, filtra, esfria e aquece, devolvendo-o para o paciente; o equipamento é controlado por um profissional técnico denominado perfusionista
>
> **Edema:** acúmulo anormal de líquidos no espaço intersticial
>
> **Embolia:** ocorre quando um êmbolo se desloca dentro de um vaso, provocando sua oclusão; quando carregado para o coração, é forçado para a artéria pulmonar, causando a embolia pulmonar
>
> **Êmbolo:** corpo estranho na corrente sanguínea, geralmente um coágulo sanguíneo que se deslocou do ponto original
>
> **Hemorragia:** saída de sangue para fora dos vasos sanguíneos ou das cavidades do coração
>
> **Isquemia:** falta de suprimento sanguíneo para preencher as necessidades de oxigênio dos tecidos
>
> **Lipotimia:** sensação de desfalecimento súbito, sem perda da consciência
>
> **Perfusão:** processo pelo qual o oxigênio é transportado dos pulmões para os tecidos e o gás carbônico sai dos tecidos para os pulmões
>
> **Resistência vascular periférica:** é a força que se opõe ao fluxo sanguíneo através dos vasos
>
> **Trombo:** corpo ou substância que obstrui total ou parcialmente um vaso
>
> **Trombose:** afecção na qual existe um vaso trombosado

Cirurgias cardíacas convencionais são, em geral, de grande porte, podendo haver a necessidade de o coração ser exposto após a abertura do tórax (toracotomia). Uma particularidade que proporcionou avanço nessa área foi o emprego da derivação cardiopulmonar chamada de *circulação extracorpórea* (CEC), mecanismo que permite que o sangue seja desviado do coração e dos pulmões por tubos, para uma máquina que o oxigena, filtra, esfria e aquece, devolvendo-o para o paciente. Entretanto, é a cardiologia intervencionista que tem propiciado diagnósticos e tratamentos de patologias cardíacas de forma minimamente invasiva, diminuindo os riscos e melhorando os prognósticos (ver Radiologia intervencionista, na Parte IV).

⊃ REVASCULARIZAÇÃO DO MIOCÁRDIO

Cirurgia também denominada ponte de safena, que consiste na implantação de um enxerto com veias da perna (safena). Nesse procedimento, uma extremidade é anastomosada na aorta e a outra é fixada a uma parte distal de um vaso coronariano, de modo a restabelecer um fluxo sanguíneo eficiente ao músculo cardíaco irrigado pela artéria. Podem ser colocados múltiplos enxertos, entre eles a artéria mamária interna. É indicada para pacientes com angina instável não controlada por tratamento clínico, presença de lesões nas coronárias sem condições de tratamento por angioplastia, presença de lesão em mais de 60% da artéria coronária esquerda e para indivíduos portadores de complicações decorrentes de angioplastias malsucedidas (Fig. 14.1).

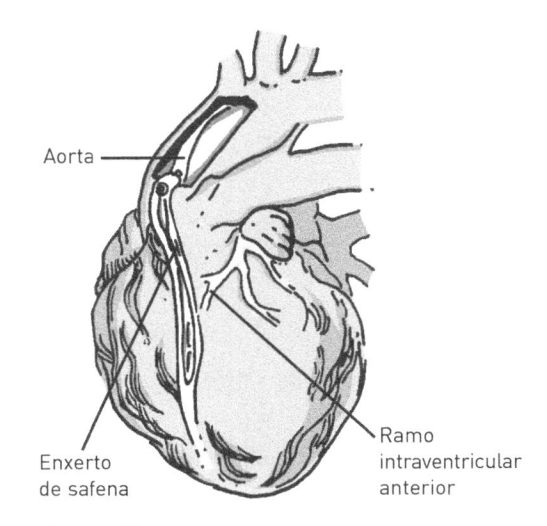

Figura 14.1
Implantação do enxerto de safena.

⊃ VALVULOPLASTIA E COMISSUROTOMIA

Valvuloplastia é o reparo de uma valva cardíaca, e o reparo das comissuras entre folhetos valvares é chamado de comissurotomia.

⊃ REPOSIÇÃO VALVAR

Para realizar a reposição valvar, podem ser utilizados dois tipos de próteses valvares: próteses metálicas e próteses biológicas.

- **Valvas biológicas**: são retiradas de suínos, bovinos e humanos (obtidas da doação de tecidos de cadáveres) (Fig. 14.2a).
- **Valvas metálicas**: são duráveis, entretanto, exigem o uso de medicamentos a formação de coágulos (Fig. 14.2b).

A escolha do tipo está ligada a uma avaliação pré-operatória de vários fatores: idade; in-

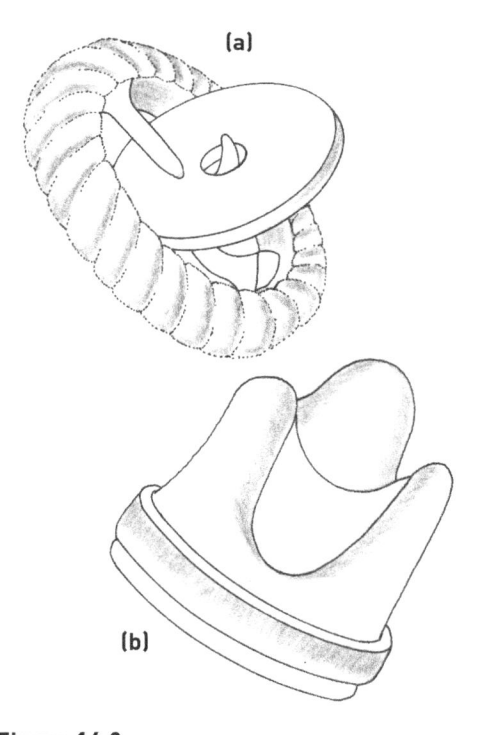

Figura 14.2
(a) Válvula de disco de inclinação (tronic-Hall/metálica). (b) Válvula de heteroenxerto suíno (Carpenter-Ed/biológica).

tolerância a anticoagulantes; problemas de gastrite, úlcera péptica, diverticulites, do aparelho geniturinário ou de tromboembolismo; desejo de engravidar para as mulheres.

A troca de valva é indicada para os casos de estenose ou regurgitação, infecções bacterianas, presença de calcificações e malformação congênita.

ANEURISMECTOMIA DO VENTRÍCULO ESQUERDO

Procedimento cirúrgico que necessita de circulação extracorpórea para que seja realizado o campleamento ou a ressecção do aneurisma situado no ventrículo esquerdo.

PERICARDIOTOMIA

Também chamada de janela pericárdica, é realizada quando ocorre o acúmulo de líquido no pericárdio em consequência de doenças neoplásicas. O procedimento cirúrgico consiste em remover uma porção do pericárdio para permitir a drenagem do líquido através do sistema linfático até o interior da cavidade abdominal. Nesse caso, não é necessária circulação extracorpórea.

CORREÇÃO DA DISSECÇÃO DE AORTA ASCENDENTE

Frequentemente, a dissecção da aorta leva à rotura da artéria, com extravasamento de sangue, tamponamento cardíaco e choque hipovolêmico. Pode também determinar a isquemia de diferentes órgãos, incluindo-se o coração, o sistema nervoso, os rins e o intestino. Embora exista uma alta incidência de óbito na dissecção aguda devido à rotura da aorta, causando morte súbita, se um diagnóstico rápido, por meio de aortografia, que determine o tipo de dissecção for feito, a possibilidade de correção cirúrgica do problema, melhorando o prognóstico, é maior.

CUIDADOS DE ENFERMAGEM NO PRÉ-OPERATÓRIO

Os cuidados no pré-operatório são, em sua maioria, comuns a qualquer das cirurgias cardíacas.

- Manter cuidados gerais.
- Esclarecer as dúvidas, que em geral são relacionadas ao prognóstico.
- Manter a família informada sobre as etapas entre o pré e o pós-operatório.
- Orientar e instruir o paciente com relação aos exercícios respiratórios que deverá realizar no PO, a fim de drenar as secreções pulmonares e ativar a função pulmonar, evitando infecções respiratórias.
- Dar ao paciente liberdade para que expresse seus medos e dúvidas.
- Orientar o paciente quanto ao PO. Por exemplo, uso de drenos, secreção sanguinolenta, dor, tempo de permanência na UTI, de acordo com seu grau de entendimento.

CUIDADOS DE ENFERMAGEM NO PÓS-OPERATÓRIO IMEDIATO

Nas primeiras 48 horas, em média, os pacientes necessitam de recuperação anestésica em unidades coronarianas cirúrgicas ou de terapia intensiva, com a utilização de tecnologia adequada, equipes treinadas e condutas que sigam protocolos específicos. Os cuidados imediatos à cirurgia são realizados por uma equipe na qual cada profissional da enfermagem executa os cuidados a um paciente (Fig. 14.3).

Nas primeiras horas de PO, os pacientes permanecem intubados e em ventilação mecânica (ver Parte VIII).

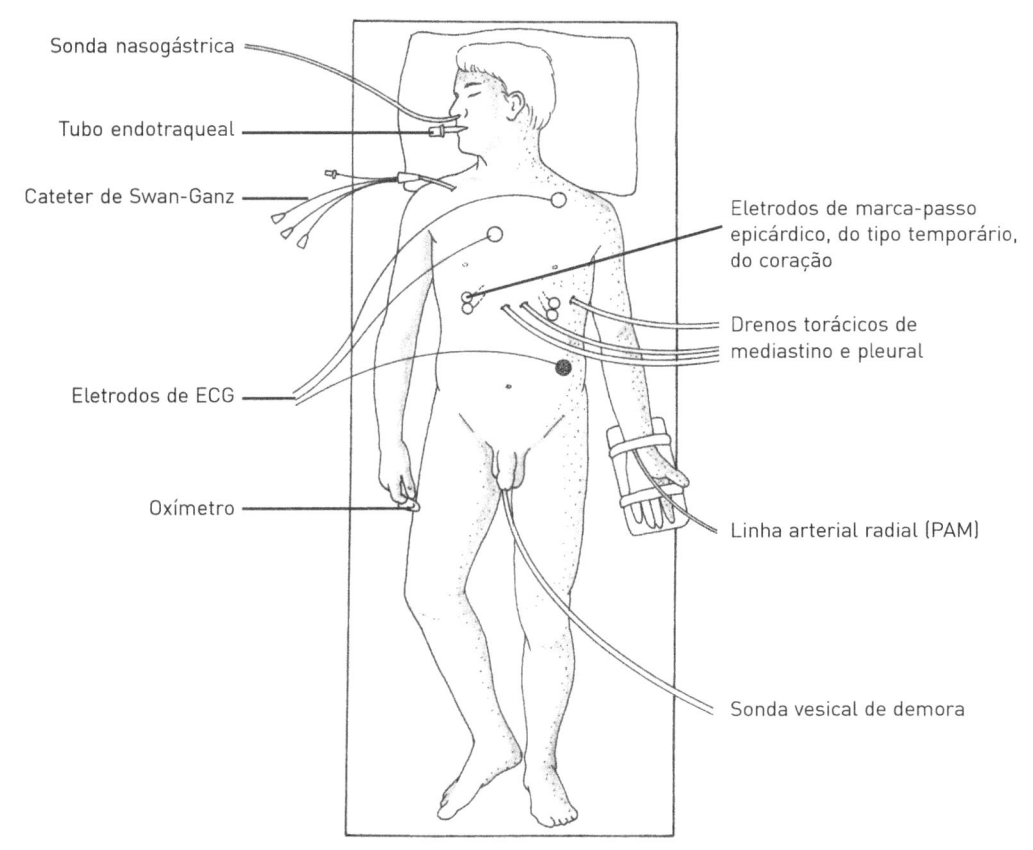

Figura 14.3
Paciente no pós-operatório de cirurgia cardíaca.

- Orientar o paciente quanto ao término da cirurgia, logo que ele acordar.
- Observar, comunicar e registrar alterações no nível de consciência:
  – agitação psicomotora
  – confusão mental
  – déficit de resposta a estímulos verbais
- Observar, comunicar e registrar alterações motoras:
  – paresias
  – parestesias
  – plegias
- Observar e comunicar alterações na perfusão periférica, como:
  – cianose
  – extremidade fria
- Observar e comunicar alterações no padrão ventilatório:
  – taquipneia
  – competição com o respirador
- Realizar aspiração endotraqueal.
- Questionar quanto à presença de dor ou desconforto causados pelos equipamentos.
- Manter o paciente aquecido.
- Verificar e anotar os sinais vitais, de 15 em 15 minutos nas primeiras duas horas; de 30 em 30 minutos nas duas horas seguintes; de hora em hora nas próximas duas

horas; e de 2 em 2 horas, após a sexta hora, ou conforme necessidade e rotina de recuperação anestésica.
- Medir, registrar e comunicar alterações na PVC.
- Realizar e registrar medida de diurese, inicialmente de hora em hora e, após a sexta hora, de 6 em 6 horas, ou conforme a rotina.
- Realizar controle hídrico.
- Observar cuidados com dreno de tórax.
- Manter contenção mecânica, se necessário e prescrito.
- Manter cuidados com sonda orogástrica.
- Manter cuidados com o sistema de PAM.
- Controlar gotejo das infusões venosas e manter a permeabilidade das vias de acesso.
- Atentar para o funcionamento e o gotejo das bombas de infusão.
- Alternar decúbito após a oitava hora de pós-operatório.
- Massagear panturrilhas após a sexta hora de pós-operatório.
- Realizar a troca do curativo uma vez ao turno e sempre que houver necessidade, como no caso de:
  – excesso de sangramento
  – curativo sujo ou úmido
- Manter cuidados com sonda vesical:
  – higiene do períneo
  – manter permeabilidade, revisando dobras ou obstruções
  – supervisionar local de fixação quanto a reações alérgicas e realizar rodízio de fixação
- Realizar higiene oral, conforme a rotina e sempre que necessário, devido ao NPO, que pode ser prolongado.

CAPÍTULO **15**

CUIDADOS DE ENFERMAGEM A INDIVÍDUOS SUBMETIDOS A CIRURGIAS VASCULARES

TERMINOLOGIA ESPECÍFICA
ANEURISMA DE AORTA
ENDARTERECTOMIA DE CARÓTIDA
BYPASS FÊMURO-POPLÍTEO
SIMPATECTOMIA
SAFENECTOMIA

TERMINOLOGIA ESPECÍFICA

Aneurisma dissecante: ruptura da íntima, provocando um desvio de sangue entre esta e a média de um vaso

Aneurisma fusiforme: dilatação de um segmento inteiro de uma artéria

Aneurisma roto: ruptura do vaso

Aneurisma sacolar: envolve apenas um dos lados da artéria

Aortografia: radiografia da aorta após a injeção intravascular de contraste radiopaco

Cianose periférica: ocorre quando o sangue oxigenado é insuficiente em nível capilar

> **Claudicação intermitente:** dores e fraqueza nos membros inferiores, particularmente nas panturrilhas, semelhantes a cãibras, induzidas pela marcha e aliviadas pelo descanso
>
> **Flebite:** inflamação de uma veia
>
> **Pseudoaneurisma:** ruptura de uma artéria sem extravasamento externo
>
> **Tromboflebite:** inflamação de um vaso causada por um trombo

ANEURISMA DE AORTA

O aneurisma é uma dilatação localizada da parede arterial que provoca uma alteração da forma do vaso e do fluxo sanguíneo (Fig. 15.1). Pode ser abdominal, torácico ou instalar-se em vasos periféricos, caracterizando-se como uma tumoração pulsátil, com presença de dor e edema decorrentes da pressão exercida sobre os nervos e veias adjacentes. Existem diferentes formas de aneurisma: fusiforme (Fig. 15.2), sacular (Fig. 15.3), dissecante, roto e pseudoaneurisma.

No aneurisma de aorta, a artéria se dilata por inteiro; são tomadas as três camadas da aorta: íntima, média e adventícia. O tamanho, a forma e a causa dos aneurismas são variáveis. A aterosclerose e a sífilis se destacam entre as causas, que também incluem, entre outras, aortites, periaortites e malformações congênitas.

O tratamento cirúrgico consiste na ressecção do aneurisma e inserção de um enxerto de derivação (enxerto de Dacron ou Teflon).

CUIDADOS DE ENFERMAGEM NO PRÉ-OPERATÓRIO

Após o diagnóstico, o paciente é mantido em unidade de tratamento intensivo ou encaminhado ao centro cirúrgico para cirurgia de emergência (em caso de aneurisma roto).

- Manter cuidados gerais.
- Esclarecer as dúvidas, que em geral são relacionadas ao prognóstico.

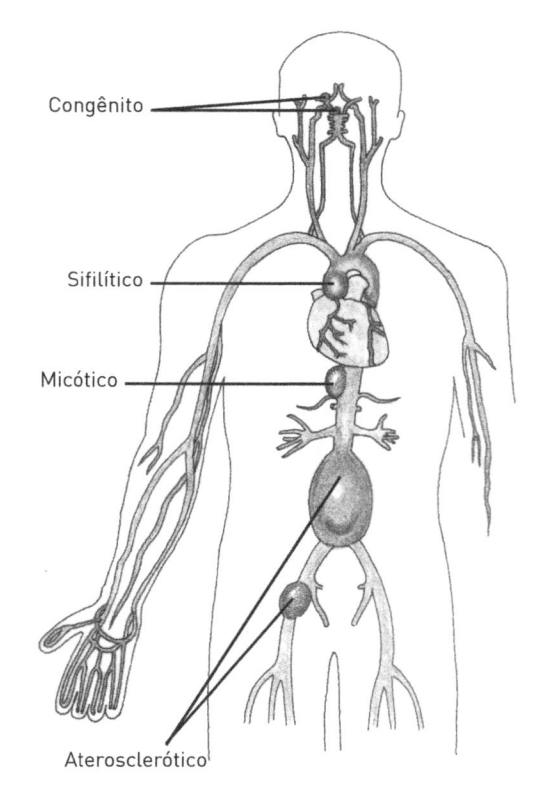

Figura 15.1
Aspecto macroscópico e frequente localizações dos aneurismas.

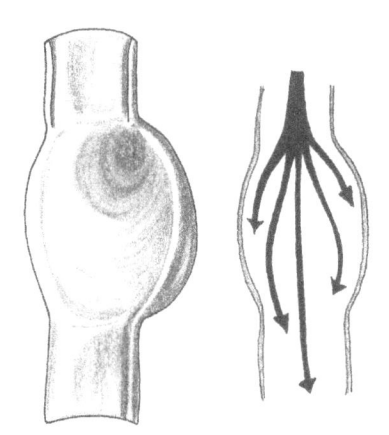

Figura 15.2
Aneurisma fusiforme.

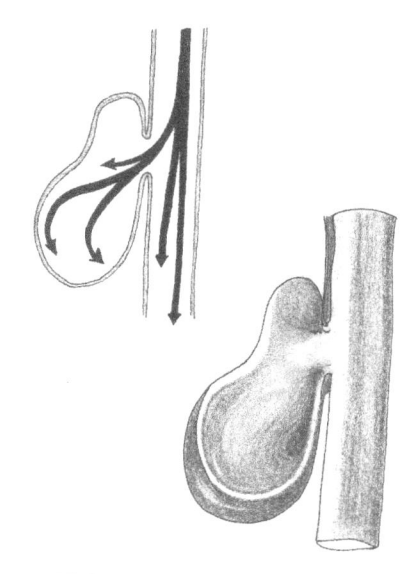

Figura 15.3
Aneurisma sacular.

- Manter a família informada sobre as etapas entre o pré e o pós-operatório.
- Manter repouso absoluto.
- Controlar rigorosamente os sinais vitais.
- Comunicar hiper ou hipotensão.
- Comunicar sinais de choque:
  - hipotensão
  - sudorese
  - palidez
  - pele fria
  - mal-estar
  - sede
  - taquicardia
  - oligúria
  - taquipneia
  - agitação, inquietação
- Realizar controle e balanço hídrico, conforme prescrição.
- Manter controle rigoroso de infusões venosas.
- Manter cuidados com sonda vesical:
  - fazer higiene do períneo
  - manter permeabilidade, revisando dobras ou obstruções
  - supervisionar local de fixação quanto a reações alérgicas e realizar rodízio de fixação
- Realizar higiene oral, conforme a rotina e sempre que necessário, devido ao NPO, que pode ser prolongado.
- Dar ao paciente liberdade para que expresse seus medos e dúvidas.

CUIDADOS DE ENFERMAGEM NO PÓS-OPERATÓRIO

Geralmente o paciente permanece internado por 24 a 48 horas na UTI (ver Parte VIII).

- Controlar sinais vitais de 15 em 15 minutos nas primeiras 2 horas; de 30 em 30 minutos nas próximas 2 horas; de hora em hora, por mais 2 horas; e de 2 em 2 horas após a sexta hora.
- Observar padrão ventilatório e comunicar alterações, como:
  - tiragens
  - taquipneia
  - cianose
  - presença de tosse

- Aspirar secreção endotraqueal, conforme necessário.
- Medir e registrar oximetria.
- Monitorar as condições circulatórias para determinar a permeabilidade do enxerto e comunicar:
  - qualidade, presença ou ausência dos pulsos arteriais periféricos e profundos (femoral e poplíteo e pedioso dorsal)
  - presença de dor, temperatura, palidez, parestesia ou paralisia nas extremidades
- Manter membros inferiores aquecidos:
  - envoltos com algodão laminado
  - cobertos com lençol térmico
- Orientar para não fletir joelhos ou quadris na presença de enxertos abdominais ou femorais.
- Comunicar e registrar redução do volume de diurese.
- Verificar e comunicar alterações na PVC.
- Medir circunferência abdominal, comunicando presença de distensão.
- Medir e registrar o aspecto da drenagem gástrica.
- Manter cuidados com sonda vesical:
  - higiene do períneo
  - manter permeabilidade, revisando dobras ou obstruções
  - supervisionar local de fixação quanto a reações alérgicas e realizar rodízio de fixação
  - certificar-se de que a extensão não está tracionando a sonda
- Realizar higiene oral, conforme a rotina e sempre que necessário, devido ao NPO, que pode ser prolongado.

⊖ ENDARTERECTOMIA DE CARÓTIDA

É realizada uma abertura da artéria para remoção de coágulo ou uma ressecção de um material ateromatoso que esteja provocando um bloqueio.

A endarterectomia de carótida é considerada uma cirurgia profilática, pois reduz as chances de o paciente apresentar um evento isquêmico. O indivíduo apresenta grande risco de ter a perfusão cerebral reduzida durante a cirurgia, por embolização, que causa oclusão cerebral e isquemia (Fig. 15.4).

CUIDADOS DE ENFERMAGEM NO PRÉ-OPERATÓRIO

Os cuidados no pré-operatório serão determinados em função do quadro clínico apresentado pelo paciente, ou seja, pela gravidade da obstrução. Caso o paciente permaneça na UTI, manter rotinas da unidade.

- Manter cuidados gerais.
- Esclarecer as dúvidas, que em geral são relacionadas ao prognóstico.
- Manter a família informada sobre as etapas entre o pré e o pós-operatório.

CUIDADOS DE ENFERMAGEM NO PÓS-OPERATÓRIO

Nas primeiras 24 horas, a recuperação anestésica é feita na UTI.

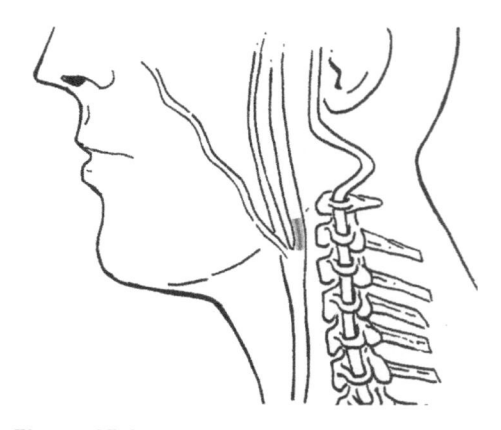

Figura 15.4
Coágulo e ateroma na artéria carótida.

- Controlar sinais vitais de 15 em 15 minutos nas primeiras 2 horas; de 30 em 30 minutos nas próximas 2 horas; de hora em hora, a partir de 2 horas; e de 2 em 2 horas após a sexta hora.
- Comunicar sinais de hiper ou hipotensão.
- Vigiar sangramento.
- Manter cuidados com dreno Portovac:
  - medir e registrar drenagem
  - refazer vácuo do dreno Portovac, conforme a rotina
  - evitar que o Portovac seja mantido no chão
  - manter o dreno abaixo do local de inserção
- Manter a cabeça do paciente elevada, impedindo a movimentação cervical excessiva.
- Realizar controle de diurese.
- Realizar controle hídrico.
- Verificar e registrar drenagem da sonda nasogástrica, conforme rotina.
- Avaliar a reação pupilar e a função motora e sensorial e comunicar:
  - anisocoria
  - midríase
  - perda de força
  - hemiplegia ou hemiparesia
  - confusão mental

BYPASS FÊMURO-POPLÍTEO

É um enxerto vascular, sintético ou não, inserido no lugar de uma artéria enferma, a fim de tratar uma claudicação intermitente intensa e incapacitante, quando o membro estiver sob risco de amputação.

SIMPATECTOMIA

É realizada a ressecção de segmentos selecionados do sistema nervoso simpático para desnervar o sistema vascular, produzindo vasodilatação. Pode ser benéfica para melhorar a circulação colateral em pacientes com claudicação intermitente.

CUIDADOS DE ENFERMAGEM NO PRÉ-OPERATÓRIO

Em geral o paciente vem de casa diretamente para a realização do procedimento, cabendo ao profissional de enfermagem:

- Certificar-se de que o paciente encontra-se em NPO, trouxe os resultados de exames solicitados e realizados previamente, realizou higiene e cuidados domiciliares prévios.

CUIDADOS DE ENFERMAGEM NO PÓS-OPERATÓRIO

- Manter membros inferiores elevados.
- Verificar e registrar a presença de pulso na extremidade afetada, comparando com a outra extremidade.
- Avaliar a extremidade afetada e comunicar:
  - ausência de pulso
  - alterações na cor
  - alteração na temperatura
- Orientar o paciente a evitar o cruzamento e a permanência dos membros inferiores em posição pendente.
- Realizar controle de diurese e comunicar:
  - redução do débito urinário
- Registrar PVC, se instalada.
- Avaliar e comunicar alterações no nível de consciência.

SAFENECTOMIA

Consiste na ligadura e no desnudamento das veias safenas grande e pequena, a fim de remover massas varicosas.

CUIDADOS DE ENFERMAGEM NO PRÉ-OPERATÓRIO

Nesses casos, em geral o paciente vem de casa diretamente para a realização do procedimento, cabendo ao profissional de enfermagem:

- Certificar-se de que o paciente encontra-se em NPO, trouxe os resultados de exames solicitados e realizados previamente, realizou higiene e cuidados domiciliares prévios.

CUIDADOS DE ENFERMAGEM NO PÓS-OPERATÓRIO

- Manter o paciente em repouso no leito nas primeiras 24 horas, sendo liberado para deambulação gradativa após esse período.
- Estimular movimentos ativos e passivos com os membros inferiores durante o repouso.
- Manter compressão elástica nos membros inferiores (Fig. 15.5).
- Manter membros inferiores elevados.
- Avaliar e comunicar sangramento na FO.
- Realizar troca de curativos, se necessário.
- Em geral, a internação no pós-operatório não ultrapassa 24 horas. O paciente deve receber orientações quanto aos cuidados domiciliares, que são:
  - evitar permanecer em pé ou sentado por mais de uma hora
  - comunicar sensação de alfinetadas e/ou hipersensibilidade ao tato
  - manter as meias elásticas até que o médico libere sua entrada em consulta ambulatorial

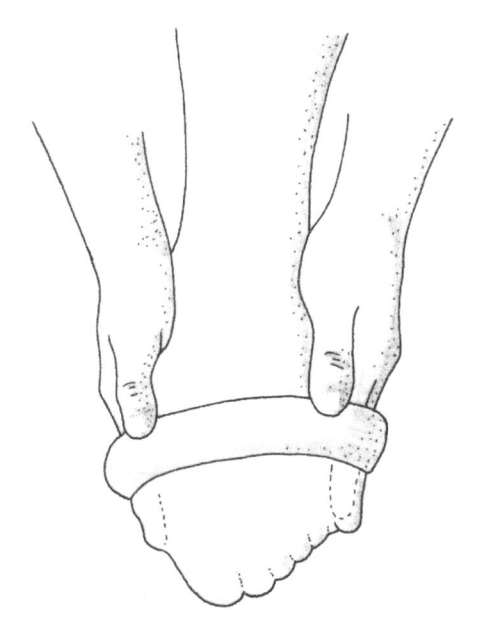

Figura 15.5
Método de aplicação da meia elástica. Uma meia elástica pode ser enrolada, aberta e desenrolada à medida que as mãos a mantêm no lugar – movendo-se do pé para o tornozelo e daí para a panturrilha. De preferência, a meia deve ser colocada com o paciente deitado na cama.

CAPÍTULO **16**

CUIDADOS DE ENFERMAGEM A INDIVÍDUOS SUBMETIDOS A CIRURGIAS TORÁCICAS: SISTEMA RESPIRATÓRIO

TERMINOLOGIA ESPECÍFICA
LOBECTOMIA
SEGMENTECTOMIA/RESSECÇÃO SEGMENTAR
PNEUMECTOMIA

TERMINOLOGIA ESPECÍFICA

Anoxia: ausência de oxigênio

Apneia: parada respiratória

Atelectasia: colapso do parênquima pulmonar provocado por obstruções dos brônquios, determinando o fechamento dos alvéolos

Bradipneia: diminuição da frequência respiratória

Cianose: coloração "azul-arroxeada" da pele e das mucosas por diminuição de oxigênio

Complacência: capacidade de elasticidade pulmonar

Dispneia: dificuldade respiratória

> **Eupneia:** respiração normal
>
> **Expectoração:** eliminação, por meio de tosse, de material contido na árvore brônquica
>
> **Hemoptise:** eliminação de sangue, proveniente do sistema respiratório, pela boca.
>
> **Hipercapnia:** níveis de CO_2 (gás carbônico) nos tecidos acima do normal.
>
> **Hiperoxia:** excesso de oxigênio
>
> **Hipoxia:** estado de deficiência de oxigênio nos tecidos
>
> **Ortopneia:** dificuldade de respirar, exceto quando em posição ereta ou sentada.
>
> **Sibilos:** barulhos, "chiados", produzidos por vias aéreas estreitadas devido à presença de secreção ou espasmos brônquicos
>
> **Surfactante:** substância lipoproteica que tem a função de impedir o colabamento dos alvéolos pulmonares
>
> **Tosse:** eliminação súbita de ar contido nas vias aéreas, produzindo ruído característico; pode ser *seca*, quando não apresenta expectoração, e *produtiva*, quando há eliminação de escarro
>
> **Taquipneia:** aumento da frequência respiratória
>
> **Toracocentese:** punção da cavidade torácica

LOBECTOMIA

Essa cirurgia é realizada quando existe a possibilidade de retirada de uma lesão localizada em uma área determinada, ou seja, em um lobo pulmonar. O lobo pode ser retirado devido à presença de carcinoma broncogênico, tumores benignos, infecções fúngicas ou outros.

SEGMENTECTOMIA/ RESSECÇÃO SEGMENTAR

Algumas lesões podem ser retiradas, removendo-se somente um segmento pulmonar. Os segmentos broncopulmonares são subdivisões do pulmão que funcionam de forma individual e podem ser removidas de qualquer lobo, com exceção do lobo médio direito, que possui apenas dois pequenos segmentos que são, quase invariavelmente, removidos por completo.

PNEUMECTOMIA

Consiste na retirada de todo um pulmão. Cirurgia indicada principalmente em casos de câncer, quando a área afetada não pode ser removida por meio de um procedimento menor, como segmentectomia ou lobectomia. É indicada para casos de câncer, tuberculose unilateral extensa, abcessos pulmonares ou bronquiectasias.

A retirada do pulmão direito é mais complexa, devido ao seu maior leito vascular. Normalmente, nenhum dreno é colocado, pois é esperado um acúmulo de líquido no hemitórax esvaziado.

CUIDADOS DE ENFERMAGEM NO PRÉ-OPERATÓRIO

Os cuidados no pré-operatório são comuns para os pacientes que se submetem a lobectomia, segmentectomia ou pneumectomia.

Deve-se manter cuidados gerais:

- Esclarecer as dúvidas, que em geral são relacionadas ao prognóstico.
- Manter a família informada sobre as etapas entre o pré e o pós-operatório.
- Orientar e instruir o paciente com relação aos exercícios respiratórios que deverá realizar no PO, com a finalidade de drenar as secreções pulmonares e ativar a função pulmonar.
- Comunicar caso seja observado qualquer sinal de infecção nas vias aéreas superiores, amigdalite ou faringite, ou em locais próximos, como boca ou dentes.
- Orientar o paciente sobre como coletar corretamente um exame, como, por exemplo, escarro.
- Dar ao paciente liberdade para que expresse seus medos e dúvidas.
- Orientar o paciente sobre o PO quanto a drenos, secreção sanguinolenta, dor, tempo de permanência na SR ou UTI, de acordo com a situação e a capacidade de entendimento.
- Evitar julgamento pessoal e não usar o momento para acusações ou imposições, caso o paciente seja fumante.
- Manter cuidados com a oxigenoterapia (quase todos os pacientes a estarão recebendo no PO).

CUIDADOS DE ENFERMAGEM NO PÓS-OPERATÓRIO

Os cuidados no pós-operatório são comuns para todos os pacientes que se submetem a lobectomia, segmentectomia ou pneumectomia, com exceção dos cuidados relacionados aos drenos de tórax, que, em geral, não são utilizados nos casos de pneumectomia (Fig. 16.1).

- Manter o paciente na posição prescrita (em geral, posição de Fowler, com lateralizações alteradas).
- Aspirar as secreções de maneira correta e efetiva.
- Pedir para que o paciente tussa a cada uma hora, estimulando os exercícios respiratórios.
- Manter ambiente úmido e arejado.

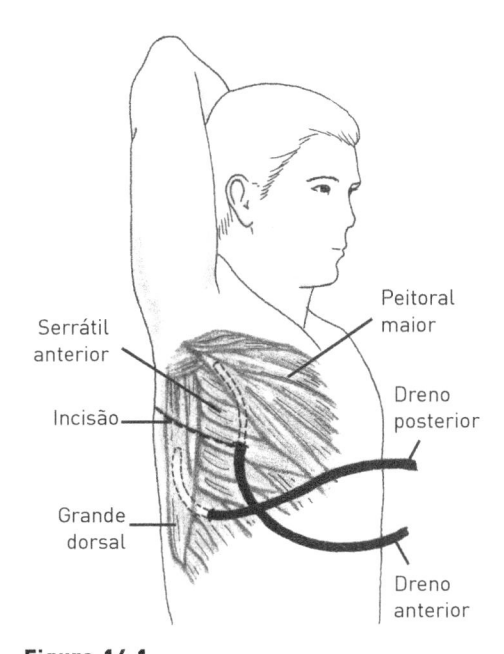

Figura 16.1
Drenagem pós-cirúrgica do tórax. O dreno superior é utilizado para o escape de ar a partir de extravasamentos no pulmão ressecado. O tubo inferior é utilizado para a drenagem serossanguinolenta.

- Realizar trocas de curativos, observando técnicas rigorosamente assépticas.
- Registrar evolução da FO e comunicar:
  - dor
  - vermelhidão
  - edema
  - sangramento
  - secreção purulenta
  - mau cheiro
  - área de necrose tecidual
- Observar e comunicar:
  - dispneia severa
  - cianose
  - dor torácica
- Manter medicações prescritas, controlando gotejo das infusões venosas.
- Manter CH rigoroso.
- Estimular a ingesta hídrica.
- Incentivar a movimentação no leito e a deambulação precoce.
- Dar atenção à administração de analgésicos e sedativos, observando dosagem máxima e intervalos mínimos permitidos, para não deprimir o sistema respiratório, dificultando a tosse.
- Tranquilizar o paciente e seus familiares.

CUIDADOS DE ENFERMAGEM RELACIONADOS A DRENAGEM DE TÓRAX

- Implementar cuidados rigorosos com drenos, verificando se o sistema está funcionando corretamente, e comunicar:
  - escape de ar pelo dreno
  - borbulhamento excessivo no frasco de vedação com água
- Observar para que o frasco permaneça bem fechado.
- Comunicar imediatamente sinais de:
  - taquipneia
  - cianose
  - pressão torácica
  - hemorragias
  - sinais de enfisema subcutâneo
- Manter o tubo de extensão conectado ao dreno de tórax com folga suficiente para permitir ao paciente movimentar-se livremente no leito, fixando o tubo de modo conveniente no leito por meio de uma prega no lençol ou fita adesiva.
- Massagear o dreno coletor em forma de ordenha para impedir a obstrução por coágulos ou fibrina.
- Somente pinçar o dreno sob recomendação médica, ou para troca de frascos, procedimento realizado pelo enfermeiro, ou pessoa treinada, conforme a rotina da instituição.
- Evitar a formação de alças nas tubulações.
- Estimular a mudança de decúbito.
- Estimular exercícios respiratórios.
- Proteger os frascos de drenagem contra acidentes, mantendo-os abaixo do tórax do paciente sem colocá-los no chão.
- Manter o leito em semi-Fowler para facilitar a drenagem.
- Realizar troca do curativo do local de inserção dos drenos uma vez ao dia ou sempre que necessário.

CAPÍTULO **17**

CUIDADOS DE ENFERMAGEM A INDIVÍDUOS SUBMETIDOS A CIRURGIAS DO SISTEMA URINÁRIO

TERMINOLOGIA ESPECÍFICA
NEFROSTOMIA
NEFRECTOMIA
CISTOSTOMIA

TERMINOLOGIA ESPECÍFICA

Anúria: ausência de eliminação urinária < 50 mL/24h

Bacteriúria: presença de bactérias na urina

Bexiga neurogênica: bexiga em estado de disfunção devido a trauma neurológico

Disúria: micção dolorosa

Diurese: secreção urinária; valor médio normal para 24 horas por volta de 1.000 a 1.500 mL

Estase: parada do fluxo de sangue ou de outros líquidos orgânicos

Estoma: pequena abertura em uma superfície

> **Hematúria:** presença de sangue na urina
>
> **Hidrocele:** presença de líquido no saco escrotal
>
> **Incontinência urinária:** incapacidade de reter urina
>
> **Micção:** ato de urinar
>
> **Oligúria:** diminuição da quantidade de urina
>
> **Piúria:** presença de pus na urina
>
> **Polaciúria:** micção muito frequente, mas em pouca quantidade
>
> **Poliúria:** quantidade excessiva de urina em 24 horas; acima de 2.000 mL
>
> **Resíduo urinário:** volume restante de urina na bexiga logo após a micção
>
> **Retenção urinária:** incapacidade de liberar urina de dentro da bexiga

NEFROSTOMIA

Consiste na abertura do rim para colocação de um cateter com a finalidade de drenar a urina, aliviando a estase urinária e permitindo a restauração fisiológica do tecido renal (Fig. 17.1).

CUIDADOS DE ENFERMAGEM NO PRÉ-OPERATÓRIO

- Ver cuidados gerais.
- Manter a família informada sobre as etapas entre o pré e o pós-operatório.

CUIDADOS DE ENFERMAGEM NO PÓS-OPERATÓRIO

- Estimular a presença da família, informando-a sobre procedimentos.
- Manter o paciente tranquilo, explicando todos os procedimentos.
- Lavar bem as mãos antes de todos os procedimentos.
- Observar sangramento no local, pois essa é a principal complicação.
- Manter o cateter aberto, cuidando para não dobrá-lo ou obstruí-lo, a fim de evitar hidrocele (acúmulo de líquido no escroto).
- Realizar curativo utilizando técnica asséptica.
- Cuidar para não tracionar o cateter.
- Incentivar a ingesta hídrica.
- Controlar e registrar volume drenado.
- Monitorar e comunicar sinais de infecção:
  - calafrios
  - febre
  - aumento da dor no local de inserção do cateter
  - hiperemia e calor no local de inserção do cateter

NEFRECTOMIA

Consiste na retirada total ou parcial de um rim devido à presença de tumores ou traumas

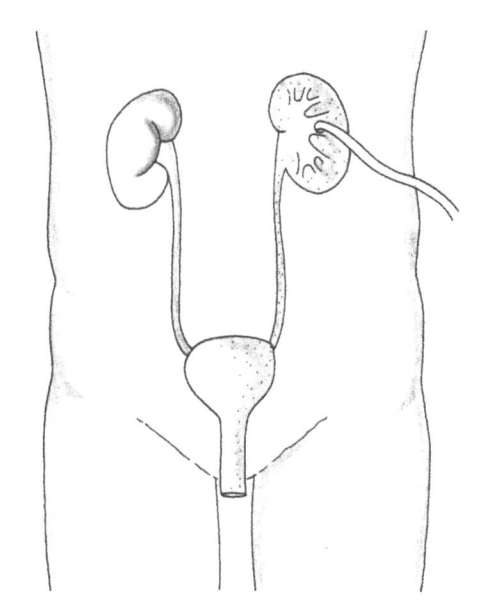

Figura 17.1
Nefrostomia

ou para doação do órgão (ver Cap. 23). Conforme a situação, mesmo o rim não estando funcionando, ele é mantido no local, e outro rim é implantado na fossa ilíaca. Os pacientes que não têm função renal sofrem rápidas alterações metabólicas e necessitam de atendimento de urgência. Atualmente, os procedimentos de diálise têm permitido que os pacientes sobrevivam por mais tempo à espera da doação de um órgão.

CUIDADOS DE ENFERMAGEM NO PRÉ-OPERATÓRIO

- Manter cuidados gerais.
- Manter a família informada sobre as etapas entre o pré e o pós-operatório.
- Verificar sinais vitais e comunicar alterações, principalmente de PA.
- Obedecer rigorosamente aos gotejos de infusões venosas, conforme prescrição.

CUIDADOS DE ENFERMAGEM NO PÓS-OPERATÓRIO

- Monitorar os sinais e sintomas de hemorragia/choque:
  - hipotensão
  - sudorese
  - palidez
  - pele fria
  - mal-estar
  - sede
  - taquicardia
  - oligúria
  - taquipneia
  - agitação, inquietação
- Realizar controle hídrico.
- Observar ferida operatória (FO) e comunicar:
  - sangramento
  - deiscência de sutura
- Monitorar e comunicar sinais de infecção:
  - calafrios
  - febre
  - aumento da dor na FO
  - hiperemia e calor na FO
- Monitorar e comunicar sinais e sintomas de íleo paralítico:
  - desconforto e dor abdominal
  - distensão abdominal
  - ausência de movimentos intestinais

CISTOSTOMIA

Técnica de introdução de uma sonda na bexiga através da parede abdominal. Essa técnica tem como finalidade drenar a urina, desviando o fluxo urinário da uretra (Fig. 17.2).

CUIDADOS DE ENFERMAGEM NO PRÉ-OPERATÓRIO

- Ver cuidados gerais.
- Manter a família informada sobre as etapas entre o pré e o pós-operatório.

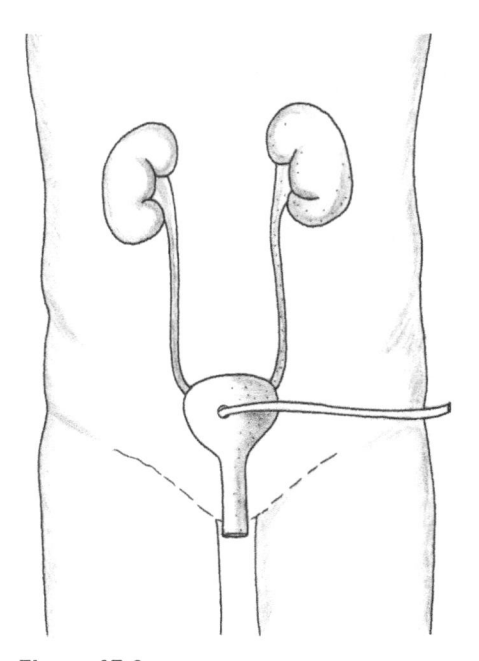

Figura 17.2
Cistostomia.

CUIDADOS DE ENFERMAGEM NO PÓS-OPERATÓRIO

- Estimular a presença da família, informando-a sobre os procedimentos.
- Lavar bem as mãos antes de manipular a sonda.
- Fixar a sonda, com adesivo, na parede lateral do abdome (fazer rodízio do local de fixação).
- Manter o sistema da sonda sempre fechado e estéril.
- Observar se a sonda está drenando adequadamente (atentar para dobras ou obstrução).
- Manter o local da inserção da sonda limpo e protegido com curativo.
- Monitorar e comunicar sinais de infecção:
  - calafrios
  - febre
  - aumento da dor no local de inserção da sonda
  - hiperemia e calor no local de inserção da sonda
- Controlar e registrar o volume drenado.
- Incentivar a ingestão hídrica.

CAPÍTULO **18**

CUIDADOS DE ENFERMAGEM A INDIVÍDUOS SUBMETIDOS A CIRURGIAS NO SISTEMA REPRODUTOR

TERMINOLOGIA ESPECÍFICA
VASECTOMIA
PROSTATECTOMIA
CORREÇÃO DE PROLAPSO UTERINO
HISTERECTOMIA
VULVECTOMIA
MASTECTOMIA

TERMINOLOGIA ESPECÍFICA

Bacteriúria: presença de bactérias na urina

Disúria: micção dolorosa

Doenças Sexualmente Transmissíveis (DSTs): doenças que podem ser transmitidas por meio de relações sexuais, como AIDS, hepatite B, gonorreia, sífilis ou outras

Hematúria: presença de sangue na urina

Hidrocele: presença de líquido no saco escrotal

Leucorreia: corrimento mucopurulento esbranquiçado e proveniente do canal vaginal

> **Mamografia:** exame radiológico da mama, com uso ou não de injeção de contraste nos ductos da glândula mamária
>
> **Micção:** ato de urinar
>
> **Períneo:** região do corpo limitada anteriormente pela arcada púbica, posteriormente pelo cóccix e lateralmente pelas tuberosidades isquiáticas; no sexo feminino, é ocupada pelo ânus, pela uretra, pela raiz do clitóris e pelo orifício vaginal
>
> **Piúria:** presença de pus na urina
>
> **Prolapso:** queda ou descenso de uma parte ou de um órgão; procidência

VASECTOMIA

Consiste na ligadura da seção do canal deferente, sendo bilateral e utilizada como procedimento de esterilização. Embora existam casos de reversão da cirurgia, este deve ser considerado como um método definitivo de esterilização (Fig. 18.1).

CUIDADOS DE ENFERMAGEM NO PRÉ-OPERATÓRIO

Em geral o paciente vem de casa diretamente para a realização do procedimento, cabendo ao profissional de enfermagem:

- Certificar-se de que o paciente encontra-se em NPO, conforme orientado pelo médico, trouxe os resultados de exames solicitados e realizados previamente e realizou higiene e cuidados domiciliares prévios.

Quanto ao pós-operatório, o paciente, junto a um familiar, deve ser orientado, se possível antes do procedimento, em relação a:

- Aplicar bolsas de gelo para diminuir o edema e a dor, se necessário.
- Utilizar suspensório escrotal, se o médico achar conveniente.
- Reiniciar a vida sexual quando desejar.
- Somente abandonar métodos anticoncepcionais após a realização de espermograma, tendo resultado zerado para espermatozoides.

PROSTATECTOMIA

Prostatectomia consiste na retirada da próstata. Procedimento realizado em consequência de uma hiperplasia (aumento) da glândula. Esse aumento pode ser benigno ou maligno. Quando maligno é chamado de câncer de próstata. Para os casos com diagnóstico de câncer, além dos cuidados pré e pós-operatório, ver cuidados a pacientes com câncer.

CUIDADOS DE ENFERMAGEM NO PRÉ-OPERATÓRIO

- Ver cuidados gerais.

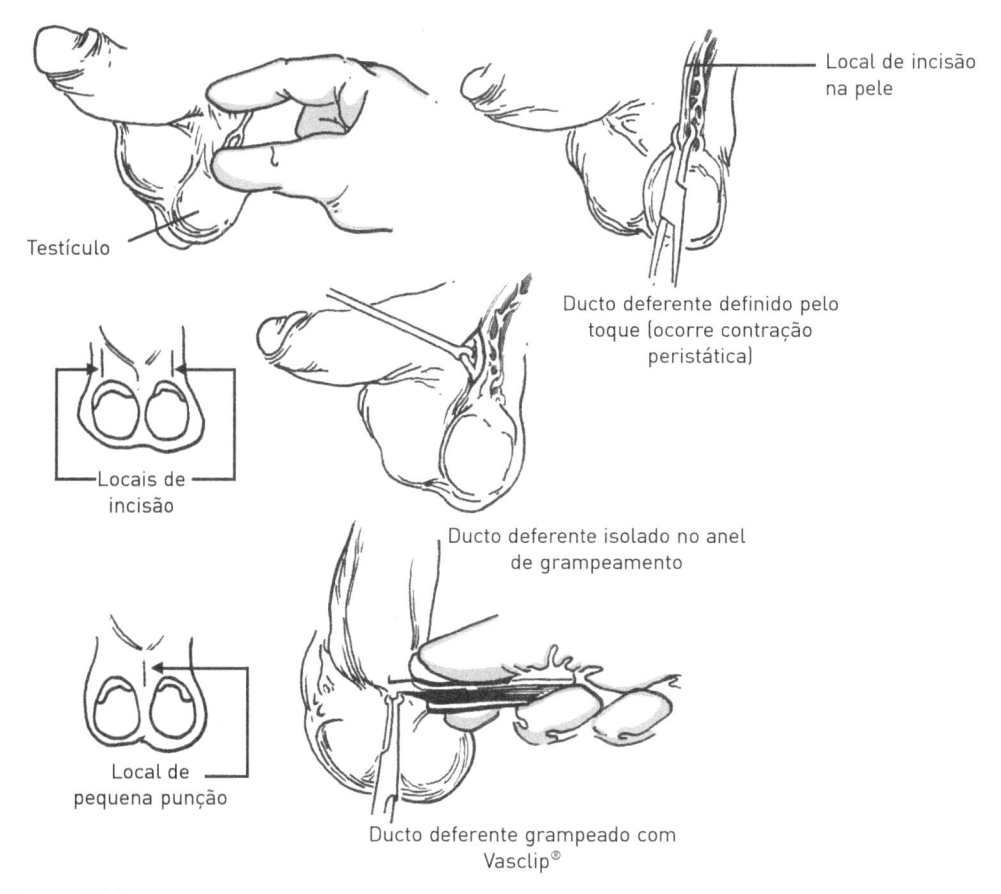

Figura 18.1
Vasectomia.

- Manter a família informada sobre as etapas entre o pré e o pós-operatório.

CUIDADOS DE ENFERMAGEM NO PÓS-OPERATÓRIO

- Estimular a presença da família, informando-a sobre os procedimentos.
- Medir e registrar sinais vitais, principalmente a temperatura, pois sua elevação pode indicar processo de infecção urinária.
- Medicar para dor, conforme prescrição. Pacientes pós-cirúrgicos costumam sentir muita dor, sendo medicados com analgésicos e tranquilizantes.
- Fazer CH rigorosamente, conforme prescrição.
- Incentivar a ingesta hídrica.
- Incentivar mudanças de decúbito, evitando que o paciente permaneça em uma só posição, levando a problemas respiratórios, circulatórios ou úlceras de pressão (escaras).

- Evitar que o paciente permaneça muito tempo sentado, pois isso causa aumento da pressão abdominal, levando a um severo desconforto.
- Manter cuidados com o sistema de irrigação contínua:
  - manter a região do meato sempre bem higienizada
  - lavar bem as mãos antes de manipular o sistema
  - manter o sistema coletor de urina fechado, sempre abaixo da bexiga, mas nunca no chão; o local ideal do coletor é no estrado do leito
  - observar de hora em hora, ou menos, caso haja muita hematúria, se a sonda está drenando corretamente
  - medir e registrar volume infundido e eliminado
  - registrar o volume e as características da urina, como hematúria, presença de muco, odor e outras
  - desprezar a diurese quando a bolsa coletora estiver com, no máximo, dois terços de sua capacidade, ou antes
  - observar a extensão, para que não esteja tracionando a sonda
  - cuidar para que não haja dobras ou obstruções que impeçam a passagem da urina
  - supervisionar local de fixação quanto a reações alérgicas e realizar rodízio de fixação (Fig. 18.2)
- Realizar trocas de curativos, observando técnicas rigorosamente assépticas.
- Registrar evolução da FO e comunicar:
  - dor
  - vermelhidão
  - edema
  - sangramento
  - secreção purulenta
  - mau cheiro

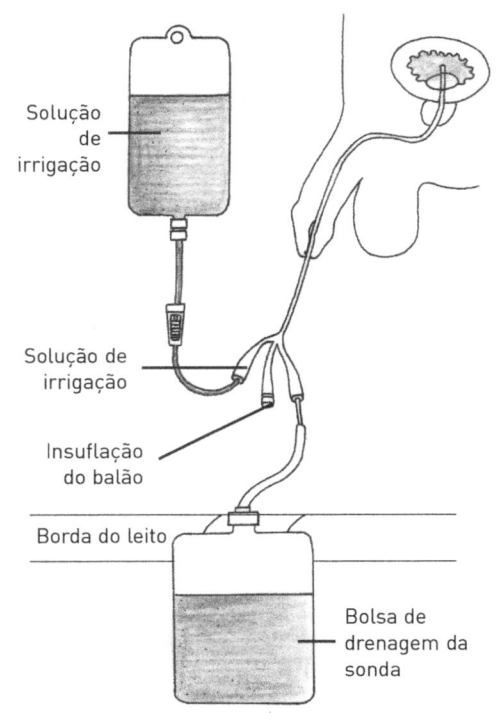

Figura 18.2
Sistema de três vias para a irrigação da bexiga.

CORREÇÃO DE PROLAPSO UTERINO

Devido ao enfraquecimento dos músculos de sustentação, o útero pode descer pelo canal vaginal (prolapso/procidência) e até mesmo aparecer fora deste. O tratamento indicado é a cirurgia (Fig. 18.3).

CUIDADOS DE ENFERMAGEM NO PRÉ-OPERATÓRIO

- Manter cuidados gerais.
- Orientar a paciente sobre a extensão da cirurgia e seus efeitos sobre as futuras relações sexuais.

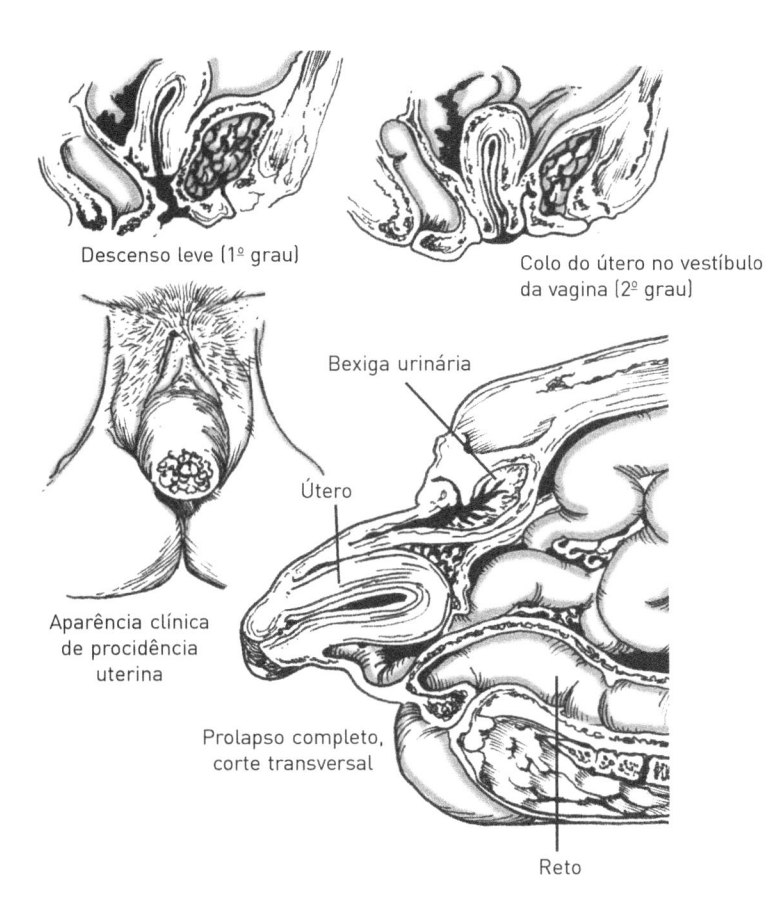

Figura 18.3
Prolapso de útero.

Descenso leve (1º grau)

Colo do útero no vestíbulo da vagina (2º grau)

Bexiga urinária

Útero

Aparência clínica de procidência uterina

Prolapso completo, corte transversal

Reto

- Orientar quanto a frequente necessidade de urocultura prévia.
- Manter a família informada sobre as etapas entre o pré e o pós-operatório.

> Caso a micção não ocorra nas primeiras 6 horas, pode ser necessária sondagem vesical de alívio.

CUIDADOS DE ENFERMAGEM NO PÓS-OPERATÓRIO

- Estimular a presença da família, informando-a sobre os procedimentos.
- Manter assepsia em procedimentos como curativos, a fim de evitar infecções.
- Manter a paciente em posição de Fowler.
- Atentar para o caso de o abdome parecer distendido e comunicar se isso ocorrer.
- Estimular a micção o mais breve possível.

- Lavar o períneo após cada micção e evacuação.
- Manter a área do períneo bem seca.

> Bolsas de gelo aplicadas no local podem aliviar a dor, assim como alguns *sprays* de combinações de analgésicos e anestésicos.

HISTERECTOMIA

É a retirada total ou parcial do útero. A pan-histerectomia trata-se da retirada total do útero, das trompas e dos ovários, também conhecida como cirurgia de Werthein. Pode ser feita por via abdominal ou vaginal, sendo indicada em casos de tumores benignos (miomas) ou malignos (câncer).

CUIDADOS DE ENFERMAGEM NO PRÉ-OPERATÓRIO

- Ver cuidados gerais.
- Manter a família informada sobre as etapas entre o pré e o pós-operatório.

CUIDADOS DE ENFERMAGEM NO PÓS-OPERATÓRIO

- Estimular a presença da família, informando-a sobre os procedimentos.
- Estimular a micção o mais breve possível.

> Caso a micção não ocorra nas primeiras 6 horas, pode ser necessária sondagem vesical de alívio.

- Manter cuidados com sonda vesical, caso a paciente já esteja sondada:
  - registrar volume e características da diurese
  - desprezar a diurese quando a bolsa coletora estiver com, no máximo, dois terços de sua capacidade
  - manter a bolsa coletora em local adequado, nunca no chão
  - observar a extensão, para que não esteja tracionando a sonda
  - cuidar para que não haja dobras ou obstruções que impeçam a passagem da urina
  - supervisionar local de fixação quanto a reações alérgicas e realizar rodízio de fixação
- Realizar trocas de curativos, observando técnicas rigorosamente assépticas.
- Registrar evolução da FO e comunicar a presença de:
  - dor
  - vermelhidão
  - edema
  - sangramento
  - secreção purulenta
  - mau cheiro
  - área de necrose tecidual
- Solicitar que a paciente comunique caso não consiga evacuar.
- Estimular a deambulação logo que liberada.
- Orientar para a necessidade de a paciente manter contato com seu médico periodicamente ou sempre que houver alguma alteração.

VULVECTOMIA

É a remoção cirúrgica da vulva, geralmente acompanhada da remoção de vasos linfáticos locais; é indicada em casos de tumores malignos. O câncer primário na vulva representa 3 a 4% de todas as neoplasias ginecológicas. O maior índice é encontrado em mulheres após a menopausa, de cor branca, hipertensas, obesas e diabéticas.

CUIDADOS DE ENFERMAGEM NO PRÉ-OPERATÓRIO

- Ver cuidados gerais.
- Manter a família informada sobre as etapas entre o pré e o pós-operatório.

CUIDADOS DE ENFERMAGEM NO PÓS-OPERATÓRIO

- Estimular a presença da família, informando-a sobre os procedimentos.
- Manter a individualidade, não só para realizar os procedimentos, como também

para conversar com a paciente sobre a cirurgia.
- Manter cuidados rigorosos com a assepsia durante procedimentos como curativos.
- Realizar curativos conforme solicitação médica: podem ser compressivos para a prevenção do acúmulo de linfa.
- Controlar e registrar volume de drenagem caso sejam colocados drenos (Portovac) nas regiões inguinais.
- Estimular a micção o mais breve possível.

> Caso a micção não ocorra nas primeiras 6 horas, pode ser necessária sondagem vesical de alívio.

- Manter cuidados com sonda vesical caso a paciente esteja sondada:
  - registrar volume e características da diurese
  - desprezar a diurese quando a bolsa coletora estiver com, no máximo, dois terços de sua capacidade, ou antes
  - manter a bolsa coletora em local adequado, nunca no chão
  - observar a extensão, para que não esteja tracionando a sonda
  - cuidar para que não haja dobras ou obstruções que impeçam a passagem da urina
  - supervisionar o local de fixação quanto a reações alérgicas e realizar rodízio de fixação
- Explicar que uma dieta rica em fibras facilita a defecação.
- Orientar quanto à higiene domiciliar.

MASTECTOMIA

Consiste na retirada da mama ou de parte dela. O tipo de procedimento cirúrgico varia de acordo com o estágio, o tipo e a malignidade do câncer, pois é essa a indicação cirúrgica. Quando somente parte da mama é retirada, o procedimento é denominado quadranterectomia, ou seja, a mama é dividida em quatro quadrantes imaginários, e o médico remove somente aquele afetado pelo tumor (Fig. 18.4).

CUIDADOS DE ENFERMAGEM NO PRÉ-OPERATÓRIO

- Ver cuidados gerais.
- Manter a família informada sobre as etapas entre o pré e o pós-operatório.
- Reforçar a importância dos exercícios que deverão ser aprendidos no pré e executados no pós-operatório.

CUIDADOS DE ENFERMAGEM NO PÓS-OPERATÓRIO

- Estimular a presença da família, informando-a sobre os procedimentos.
- Observar e lembrar a equipe para jamais utilizar o braço do lado onde foi realizado o procedimento cirúrgico para:
  - medir sinais vitais
  - aplicar IM, EV ou qualquer infusão venosa
- Medir e registrar drenagem, quando houver dreno (Portovac).
- Manter a paciente em posição semi-Fowler.
- Manter o braço do lado operado levemente elevado e apoiado, para facilitar a drenagem linfática.
- Observar sinais de cianose de extremidade no braço do lado operado.
- Administrar analgésicos sempre que prescrito.
- Realizar trocas de curativos, observando técnicas rigorosamente assépticas.
- Registrar evolução da FO e comunicar a presença de:
  - dor

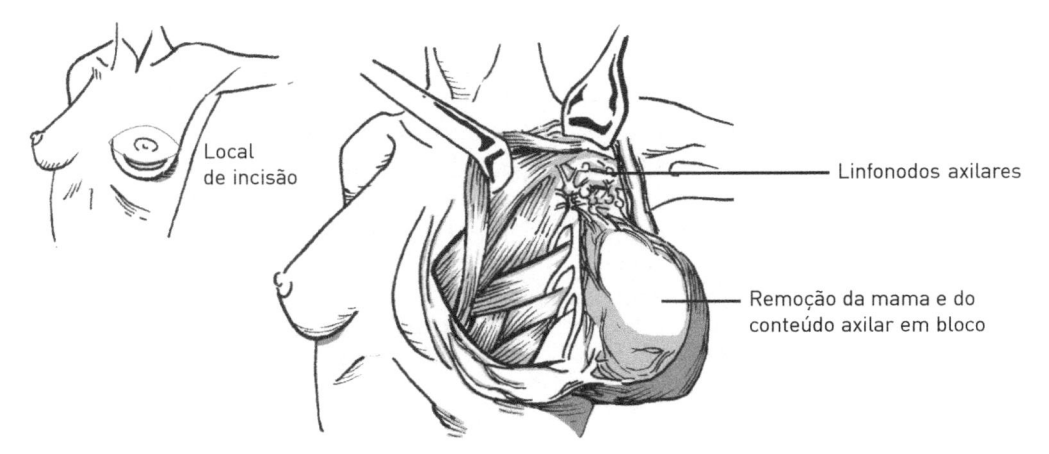

Figura 18.4
Mastectomia.

- vermelhidão
- edema
- sangramento
- secreção purulenta
- mau cheiro
- área de necrose tecidual

- Observar sinais de edema no local após a retirada do dreno.
- Utilizar o termo incisão ao referir-se à cicatriz, pois é menos agressivo.
- Incentivar o autocuidado e o início dos exercícios o mais breve possível.

CAPÍTULO **19**

CUIDADOS DE ENFERMAGEM A INDIVÍDUOS SUBMETIDOS A CIRURGIAS ABDOMINAIS E ANORRETAIS

TERMINOLOGIA ESPECÍFICA
GASTROSTOMIA
GASTRECTOMIA
COLOSTOMIA
ILEOSTOMIA
COLECISTECTOMIA
HEMORROIDECTOMIA
FISTULECTOMIA

TERMINOLOGIA ESPECÍFICA

Aerofagia: deglutição de ar

Colonoscopia: procedimento que permite a visualização do colo por meio de aparelho, sem abertura de parede

Constipação: retenção de material fecal

Diarreia: eliminação de fezes líquidas ou semilíquidas com frequência maior que o normal

Disenteria: síndrome intestinal caracterizada por diarreia, podendo ser acompanhada de tenesmo, muco, sangue ou pus

> **Duodenoscopia:** procedimento que permite a visualização do duodeno por meio de aparelho, sem abertura de parede
>
> **Enterorragia:** eliminação de "sangue vivo" pelo ânus
>
> **Eructação:** eliminação de gases sob forma ruidosa através da boca
>
> **Esteatorreia:** fezes com gordura
>
> **Fecaloma:** massa compacta de matéria fecal de consistência dura que se forma em casos de constipação
>
> **Flatulência:** sensação desagradável de presença de gases em excesso no intestino
>
> **Hemorroidas:** varizes que ocorrem no segmento anorretal por processos que determinam um aumento da pressão venosa da veia hemorroidária
>
> **Melena:** eliminação de sangue quimicamente alterado pelo ânus, proveniente do tubo digestivo
>
> **Tenesmo:** sensação dolorosa no reto ou bexiga acompanhada de desejo imperioso de defecar ou urinar, porém sem resultado satisfatório

GASTROSTOMIA

Técnica cirúrgica que consiste em abrir o estômago, introduzindo uma sonda que é utilizada como via de alimentação. Essa sonda pode ser temporária ou definitiva.

CUIDADOS DE ENFERMAGEM NO PRÉ-OPERATÓRIO
- Ver cuidados gerais.
- Esclarecer as dúvidas, que em geral são relacionadas à dieta.

> O principal objetivo das orientações é facilitar a capacidade de adaptação, tanto do paciente quanto da família.

- Manter a família informada sobre as etapas entre o pré e o pós-operatório.

CUIDADOS DE ENFERMAGEM NO PÓS-OPERATÓRIO
- Manter jejum para drenagem da secreção gástrica por aproximadamente 24 horas.
- Iniciar a administração de dieta líquida paulatinamente, ± 50 mL a partir do primeiro dia de PO, aumentando de forma gradativa para 250 mL, conforme a aceitação do paciente.
- Anotar a quantidade de alimento aceito.
- Colocar o paciente em posição de Fowler para administrar a dieta.
- Caso use seringa, retirar o êmbolo, deixando que o alimento entre sob pressão gravitacional, colocando a seringa um pouco acima do estoma.
- Administrar água após a introdução da dieta para evitar obstrução da sonda.
- Manter o alimento em temperatura ambiente, pois este entrará em contato direto com a mucosa gástrica.

- Lavar a região ao redor do estoma com água e sabão e fazer curativo, protegendo com gaze e fixando a sonda com adesivo.
- Comunicar sinais de lesão ao redor do estoma, que poderá ocorrer por extravasamento do suco gástrico, que é corrosivo.
- Dar apoio psicológico ao paciente, principalmente durante os procedimentos relacionados ao estoma.
- Estimular, auxiliar ou realizar higiene oral com regularidade.

GASTRECTOMIA

É a remoção cirúrgica total ou parcial do estômago. É indicada em casos de tumores, obstrução pilórica ou úlcera péptica perfurada que não responde ao tratamento.

Atualmente, a remoção parcial do estômago está sendo indicada também como tratamento para os casos de obesidade mórbida, podendo ser realizada por vídeo ou de forma convencional (ver Cirurgia bariátrica, no Cap. 24).

CUIDADOS DE ENFERMAGEM NO PRÉ-OPERATÓRIO

- Ver cuidados gerais.
- Esclarecer as dúvidas, que em geral são relacionadas à dieta.

> O principal objetivo das orientações é facilitar a capacidade de adaptação, tanto do paciente quanto da família.

- Manter a família informada sobre as etapas entre o pré e o pós-operatório.

CUIDADOS DE ENFERMAGEM NO PÓS-OPERATÓRIO

- Manter a sonda nasogastrintestinal (SNG) aberta em frasco, aspirar e medir secreções eliminadas. Devido à presença de sangue na cavidade nas primeiras horas, a secreção terá aspecto de "borra de café".
- Observar atentamente a presença de sangue vivo ou a persistência de secreção escura; registrar e comunicar ao médico, pois se trata de um sinal de hemorragia.
- Estimular, auxiliar ou realizar higiene oral com frequência.
- Observar rigorosamente a administração parenteral: local da punção, queixa de dor no local, edema e gotejo da solução (ver cuidados com sangue e hemoderivados ou com NPT, no Anexo 1).
- Manter rigorosamente NPO e/ou dieta conforme prescrição.
- Estimular a movimentação no leito e a deambulação precoce.
- Observar e registrar o número de evacuações e o aspecto das fezes.
- Registrar e comunicar queixas de náuseas, vômitos, distensão gástrica e icterícia.
- Estimular e auxiliar o paciente nos exercícios de tosse e respiração profunda, para a prevenção de complicações respiratórias.
- Realizar trocas de curativos, observando técnicas rigorosamente assépticas.
- Registrar evolução da FO e comunicar a presença de:
  - dor
  - vermelhidão
  - edema
  - sangramento
  - secreção purulenta
  - mau cheiro
  - área de necrose tecidual

COLOSTOMIA

É a exteriorização de uma porção do colo na parede abdominal, criando uma abertura para saída de fezes e gases. A abertura pode ser temporária ou permanente.

CUIDADOS DE ENFERMAGEM NO PRÉ-OPERATÓRIO

- Ver cuidados gerais.
- Esclarecer as dúvidas, que em geral são relacionadas à dieta e aos cuidados com a bolsa.

> O principal objetivo das orientações é facilitar a capacidade de adaptação, tanto do paciente quanto da família.

- Manter a família informada sobre as etapas entre o pré e o pós-operatório.

CUIDADOS DE ENFERMAGEM NO PÓS-OPERATÓRIO

- Trocar a bolsa de colostomia fechada sempre que necessário, ou seja, antes de encher de fezes, para evitar deslocamento.
- Esvaziar as bolsas de colostomia drenáveis, retirando o *clamps*, limpando-o e recolocando-o.
- Limpar o local com líquido de Dakin ou com outro prescrito, ao trocar a bolsa e após a higiene local. A partir do sétimo dia, lavar apenas com água e sabão, sem esfregar.
- Deixar o paciente tomar sol no local ao redor do estoma após a limpeza.
- Colocar pedaços de carvão vegetal e tabletes de clorofila no interior da bolsa para diminuir o odor.
- Orientar o paciente para que evite alimentos que aumentem o odor e a produção de gases. Por exemplo, repolho, couve-flor, feijão, ovos, cebola, peixe, cerveja.
- Estimular a ingesta de alimentos que diminuam o odor. Por exemplo, espinafre, salsa, iogurte.
- Estimular a ingestão de líquidos.
- Anotar a frequência e as características das fezes.
- Prestar apoio psicológico ao paciente, mantendo sua individualidade na hora dos procedimentos.
- Demonstrar ao familiar ou à pessoa que for prestar os cuidados domiciliares, e orientá-los quanto aos procedimentos de troca e limpeza da bolsa e da colostomia, alguns dias antes da alta, para que possam ter tempo de esclarecer dúvidas. Caso o paciente queira e possa fazer o seu autocuidado, deve ser igualmente orientado e estimulado a realizar as trocas e a limpeza já durante a internação.

ILEOSTOMIA

É a exteriorização de uma porção do íleo na parede abdominal. Cirurgia realizada após a colectomia total (retirada de todo colo) ou por outros motivos que necessitem o desvio intestinal.

> Os cuidados com o paciente com ileostomia, tanto no pré como no pós-operatório, serão os mesmos da colostomia. Entretanto, deve-se:
> - Atentar para as irritações cutâneas, que são mais frequentes pelo fato de as fezes serem mais ricas em enzimas.
> - Atentar aos sinais de desidratação (pele seca, sede), pois as fezes são mais líquidas do que nas colostomias.

COLECISTECTOMIA

Consiste na remoção cirúrgica da vesícula biliar, realizada de forma convencional ou por videolaparoscopia, em casos de doença vesicular ou cálculos. A cirurgia é realizada para alívio das cólicas e como tratamento da colecistite aguda. Existem dois tipos principais de cálculos vesiculares: os constituídos predominantemente por pigmentos e os constituídos por colesterol.

> Os cálculos formados por colesterol são mais comuns em mulheres. Essa incidência aumenta com a idade, o uso de anticoncepcionais orais e a obesidade, bem como por outros fatores.

CUIDADOS DE ENFERMAGEM NO PRÉ-OPERATÓRIO
- Ver cuidados gerais.
- Esclarecer as dúvidas, que em geral são relacionadas à dieta.
- Manter a família informada sobre as etapas entre o pré e o pós-operatório.

CUIDADOS DE ENFERMAGEM NO PÓS-OPERATÓRIO
- Observar e registrar volume e aspecto das secreções drenadas por SNG, que, em geral, fica aberta em frasco.
- Manter cuidados em relação à fixação da SNG, evitando lesão de narina.
- Manter o paciente em posição de Fowler.
- Observar e registrar rigorosamente o aspecto e os volumes drenados através do dreno de Kehr, se houver.
- Orientar para que o paciente não tracione o dreno ao movimentar-se no leito.
- Observar e registrar volume e aspecto da drenagem.
- Realizar higiene oral sempre que for preciso.
- Realizar trocas de curativos, observando técnicas rigorosamente assépticas.
- Registrar evolução da FO e comunicar a presença de:
  - dor
  - vermelhidão
  - edema
  - sangramento
  - secreção purulenta
  - mau cheiro
  - área de necrose tecidual
- Proteger a pele ao redor do dreno para evitar irritação, conforme rotina ou indicação médica.

HEMORROIDECTOMIA

Consiste na ligadura e ressecção dos mamilos hemorroidários ou cauterização da hemorroida. A hemorroida acontece em decorrência de um aumento de pressão venosa na veia hemorroidária. São fatores predisponentes a disposição das veias hemorroidárias, hereditariedade, hipertensão portal, estase venosa secundária a esforços físicos, permanência prolongada na posição sentada, gravidez e constipação intestinal crônica.

CUIDADOS DE ENFERMAGEM COM PACIENTES NO PRÉ-OPERATÓRIO
- Ver cuidados gerais.

Caso o paciente venha de casa diretamente para a realização do procedimento, cabe ao profissional de enfermagem:

- Certificar-se de que o paciente encontra-se em NPO, realizou higiene e cuidados indicados e de que trouxe os resultados dos exames solicitados e realizados previamente.
- Manter a família informada sobre as etapas entre o pré e o pós-operatório.

CUIDADOS DE ENFERMAGEM NO PÓS-OPERATÓRIO
- Estimular a presença da família, informando-a sobre os procedimentos.

- Medicar para dor, conforme prescrição, pois esta é bastante intensa no PO imediato.
- Observar e comunicar retenção urinária.
- Observar e comunicar sangramento.
- Manter a privacidade durante procedimentos como curativos.
- Manter a higiene da área perineal.
- Retirar o tampão anal de acordo com a orientação médica (geralmente no primeiro dia de pós-operatório).
- Controlar e anotar a frequência das evacuações.
- Auxiliar nos banhos de assento, principalmente antes e/ou após as evacuações (o calor relaxa o espasmo do esfincter anal).
- Estimular a deambulação precoce.
- Orientar o paciente a manter-se em decúbito lateral, com um travesseiro entre os joelhos (evita a dor no local operado).
- Comunicar e orientar para que o paciente comunique a saída de secreção na área operada.

FISTULECTOMIA

Uma fístula é um trajeto fibroso e tubular que se estende para dentro do canal anal, a partir de uma abertura localizada junto ao ânus resultante de um processo infeccioso ou de traumatismos. A cirurgia consiste na excisão do trajeto fistuloso.

CUIDADOS DE ENFERMAGEM NO PRÉ-OPERATÓRIO

- Manter cuidados gerais.
- Realizar tricotomia, conforme prescrição.
- Realizar enema de limpeza, conforme prescrição.

CUIDADOS DE ENFERMAGEM NO PÓS-OPERATÓRIO

- Estimular a presença da família, informando-a sobre os procedimentos.
- Medicar o paciente para dor, conforme prescrição.
- Observar e comunicar retenção urinária.
- Observar e comunicar sangramento.
- Manter a privacidade durante procedimentos como curativos.
- Manter a higiene da área perineal.
- Controlar e anotar a frequência das evacuações.
- Auxiliar nos banhos de assento, principalmente antes e/ou após as evacuações (o calor relaxa o espasmo dos esfincteres).
- Estimular a deambulação precoce.
- Orientar o paciente a manter-se em decúbito lateral, com um travesseiro entre os joelhos (evita a dor no local operado).
- Comunicar e orientar para que o paciente comunique a saída de secreção na área operada.

CAPÍTULO 20

CUIDADOS DE ENFERMAGEM A INDIVÍDUOS SUBMETIDOS A CIRURGIAS NEUROLÓGICAS

TERMINOLOGIA ESPECÍFICA
CIRURGIAS CRANIANAS
CIRURGIAS PARA CORREÇÃO DE HERNIAÇÃO
 OU DE RUPTURA DE DISCO INTERVERTEBRAL

TERMINOLOGIA ESPECÍFICA

Amaurose: cegueira

Analgesia: perda da sensibilidade dolorosa

Anestesia: perda completa da sensibilidade térmica, tátil e dolorosa

Anisocoria: desigualdade dos diâmetros pupilares

Anosmia: perda do olfato

Ataxia: perda da coordenação motora

Atonia: perda do tônus muscular

Coma: estado de inconsciência no qual não se consegue despertar o paciente

Craniotomia: abertura cirúrgica do crânio para retirada de tumor ou de aneurismas, alívio da pressão intracraniana e retirada de coágulos ou vermes

Diplopia: visão dupla

Disartria: dificuldade para articular as palavras

Dissectomia: remoção dos fragmentos herniados ou expulsos do disco intervertebral

Dissectomia com fusão: é colocado um enxerto ósseo, com o objetivo de estabelecer uma ponte sobre o disco defeituoso e reduzir o risco de recorrência

Dissectomia percutânea: tratamento alternativo para hérnias de LIV e LV. Por meio de uma incisão de 2,5 cm, logo acima da crista ilíaca, é inserido um tubo, um trocarte ou uma cânula, que, com o auxílio do raio X, chega ao disco envolvido; instrumentos especiais são utilizados para remover o disco

Hemiparesia: diminuição de força em um lado do corpo

Hemiplegia: paralisia de um lado do corpo

Isocoria: igualdade do diâmetro pupilar

Laminectomia: excisão da lâmina vertebral para exposição dos componentes neurais do canal espinal, removendo o tecido danificado

LCS: líquido cerebrospinal, anteriormente denominado líquido cefalorraquidiano (LCR)

Microdissectomia: com o auxílio do microscópio cirúrgico, permite que sejam visualizados o disco lesado e as raízes nervosas comprimidas

Midríase: aumento do diâmetro pupilar

Miose: diminuição do diâmetro pupilar

Nistagmo: movimentos oscilatórios dos globos oculares, que podem ser horizontais, verticais ou rotatórios; ocorrem de forma involuntária

Paraplegia: paralisia de dois membros paralelos (inferiores ou superiores)

Paresia: diminuição da força muscular, de causa neurológica, sem chegar à paralisia

Parestesia: qualquer sensação desagradável espontânea (agulhada ou formigamento) que não seja dor

PIC: pressão intracraniana, resultante do volume de tecido encefálico, volume de sangue e de LCS dentro do crânio em um determinado momento; seu valor pode alterar-se de acordo com a posição do indivíduo, mas normalmente é igual ou inferior a 15 mmHg

Tetraplegia: paralisia dos quatro membros

Trocarte: instrumento cirúrgico pontiagudo, provido de uma cânula oca, utilizado para puncionar uma cavidade do organismo para retirada de líquido

As cirurgias neurológicas têm evoluído muito nos últimos anos, obtendo-se resultados inimagináveis até pouco tempo atrás. Entretanto, os cuidados de enfermagem no pós-operatório ainda requerem vigilância rigorosa de todas as manifestações do paciente.

Como qualquer outra cirurgia, as que invadem o encéfalo podem provocar processos inflamatórios e, consequentemente, edema. Um edema, mesmo localizado, pode provocar hipertensão intracraniana e todas as suas repercussões. As manifestações de que células do cérebro estão entrando em sofrimento podem não ocorrer nas primeiras 12 ou 24 horas, fazendo com que o controle rigoroso seja realizado por no mínimo 96 horas na maioria dos casos. Geralmente, o indivíduo é mantido na UTI no pós-operatório imediato (ver cuidados de UTI, Parte VIII).

Entretanto, a neurologia intervencionista tem propiciado diagnósticos e tratamentos de patologias neurológicas de forma minimamente invasiva, diminuindo os riscos e melhorando os prognósticos (ver radiologia intervencionista, Parte IV).

CIRURGIAS CRANIANAS

Denomina-se craniotomia a abertura cirúrgica do crânio, realizada para que se tenha acesso às estruturas internas, objetivando a remoção de tumores, o controle de hemorragias provocadas por aneurismas, acidentes vasculares ou traumatismos externos, a remoção de hematomas ou redução da pressão intracraniana (PIC).

Os cuidados de enfermagem no pré-operatório diferenciam-se conforme o estado clínico em que se encontra o paciente e o motivo da cirurgia, ou seja, pacientes com traumatismos craniencefálicos (TCE) recebem os primeiros cuidados na emergência e podem, muitas vezes, seguir direto para o centro cirúrgico. Os pacientes com aneurismas podem também ser recebidos na emergência, devido aos sintomas desencadeados no caso de rompimento (ver Parte I); entretanto, dependendo da evolução, muitos pacientes podem ser internados e aguardar o momento adequado para a intervenção cirúrgica, assim como aqueles com tumores ou outras disfunções neurológicas.

CUIDADOS DE ENFERMAGEM NO PRÉ-OPERATÓRIO

- Esclarecer as dúvidas, que em geral são relacionadas ao prognóstico.

> Os pacientes com aneurisma podem precisar de repouso absoluto no leito, dessa forma, devem receber cuidados de higiene adequados à situação. Esses pacientes podem ficar bastante ansiosos, pois muitas vezes, após a primeira hemorragia, voltam a ficar bem e não entendem a necessidade de repouso. Por esse motivo, deve-se proporcionar e estimular terapias ocupacionais para que possam se distrair, diminuindo, assim, a ansiedade.

- Manter posição de Fowler ou semi-Fowler.
- Observar e registrar evacuações, comunicando constipação.
- Orientar o paciente para que não faça manobra de Valsalva.
- Observar e comunicar sinais de infecção, principalmente respiratória, como:
  - tosse
  - espirros
  - elevação de temperatura
- Manter a família informada sobre as etapas entre o pré e o pós-operatório.
- Restringir a quantidade de visitas caso perceba que a presença de muitos visitantes deixa o paciente agitado.
- Conversar com os familiares caso haja restrição de visitas, fazendo com que entendam a importância disso para o paciente.

- Certificar-se da área correta onde será realizada a incisão cirúrgica.
- Fazer tricotomia de couro cabeludo, conforme prescrição, o mais próximo do horário marcado para a cirurgia, evitando o estresse pela perda do cabelo, principalmente para as mulheres.
- Fazer a higiene no local.
- Comunicar lesões no couro cabeludo.
- Registrar o nível de consciência.

CUIDADOS DE ENFERMAGEM NO PÓS-OPERATÓRIO

> A maioria dos pacientes necessita de cuidados intensivos no pós-operatório de cirurgias cranianas.

Após a alta da UTI, muitos pacientes ainda permanecem na unidade de internação cirúrgica ou neurológica, necessitando de cuidados como:

- Manter vigilância constante dos níveis de consciência, bem como registros para que se obtenham padrões comparativos.
- Observar, registrar e comunicar alterações no nível de consciência, como:
  - agitação psicomotora
  - confusão mental
  - resposta a estímulos verbais
  - crises convulsivas
- Controle rigoroso dos sinais vitais, obedecendo à rotina e sempre que for necessário.

> As alterações, tanto no nível de consciência como nos sinais vitais, podem ocorrer rapidamente, e intervenções imediatas são fundamentais.

- Manter ações de acordo com o nível de consciência e a capacidade motora, como:
  - fazer perguntas simples, quando houver resposta verbal
  - estimular o autocuidado em todas as ações para as quais o paciente se mostre competente
  - explicar todas as ações que serão realizadas, mesmo quando o paciente estiver em coma
- Obedecer rigorosamente o horário das medicações analgésicas, pois, em geral, essas drogas são depressoras do sistema respiratório.
- Manter controle rigoroso nas infusões venosas.
- Manter as grades do leito elevadas.
- Realizar trocas de curativos observando técnicas rigorosamente assépticas.
- Registrar evolução da FO e comunicar a presença de:
  - dor
  - vermelhidão
  - edema
  - sangramento
  - secreção purulenta
  - mau cheiro
  - área de necrose tecidual
- Realizar controle hídrico (CH) rigoroso.
- Observar e registrar evacuações, comunicando constipação.
- Orientar o paciente para que não faça manobra de Valsalva.

CIRURGIAS PARA CORREÇÃO DE HERNIAÇÃO OU DE RUPTURA DE DISCO INTERVERTEBRAL

O disco intervertebral é uma placa de cartilagem que diminui o atrito entre os corpos vertebrais. Na herniação do disco, o núcleo se encontra em protrusão para o interior do anel que o rodeia, causando compressão nervosa. A herniação ocorre em 95% dos casos na LV

(5ª lombar) ou imediatamente acima; entretanto, pode ocorrer herniação cervical ou torácica (rara). Com o objetivo de diminuir a dor e reverter os déficits neurológicos, podem ser realizadas intervenções cirúrgicas determinadas pelo tipo de herniação, dos riscos operatórios e dos resultados esperados. Os procedimentos podem ser *dissectomia, laminectomia, dissectomia com fusão percutânea ou microdissectomia*. Os cuidados de enfermagem, tanto no pré quanto no pós-operatório dessas cirurgias, não se diferem muito.

CUIDADOS DE ENFERMAGEM NO PRÉ-OPERATÓRIO

- Manter cuidados gerais.
- Esclarecer as dúvidas, que em geral são relacionadas ao tempo de recuperação.
- Reforçar as orientações quanto ao alinhamento do corpo a ser mantido, caso necessário, no pós-operatório:
  – rolar para a beira do leito, mantendo a coluna reta
  – levantar a cabeça simultaneamente, ao deslocar os membros inferiores dobrados nos joelhos para a parte lateral do leito
  – usar o braço mais próximo da lateral de saída para apoiar os músculos abdominais, e o outro braço para ajudar a afastar-se do colchão.

CUIDADOS DE ENFERMAGEM NO PÓS-OPERATÓRIO

- Manter cuidados gerais.
- Monitorar e comunicar alterações na simetria das funções sensoriais e motoras nas extremidades:
  – comparar os achados de tato, força, paresias e parestesias entre os lados direito e esquerdo
- Avaliar a capacidade de esvaziar totalmente a bexiga:
  – palpar e comunicar presença de globo vesical
- Registrar e comunicar alterações na função intestinal:
  – constipação
  – distensão abdominal por excesso de gases
- Realizar curativo em FO, conforme prescrição.
- Registrar a evolução da FO, e comunicar alterações como:
  – dor no local
  – vermelhidão
  – edema
- Medir e registrar drenagem, caso haja drenos.
- Encorajar e auxiliar a saída do leito, logo que autorizada.
- Supervisionar e auxiliar no uso correto de técnicas para sair do leito, sentar, deitar e caminhar.
- Orientar o paciente para que evite:
  – permanecer sentado por tempo prolongado
  – torcer a coluna
  – dobrar-se na cintura
  – subir escadas
- Orientar quanto à importância do uso de colete, caso seja necessário.

CAPÍTULO 21

CUIDADOS DE ENFERMAGEM A INDIVÍDUOS SUBMETIDOS A CIRURGIAS DE CABEÇA OU PESCOÇO

TERMINOLOGIA ESPECÍFICA
CIRURGIAS OFTALMOLÓGICAS
CIRURGIAS DE PESCOÇO

TERMINOLOGIA ESPECÍFICA

AO: ambos os olhos

Criocirurgia: cirurgia realizada com auxílio de instrumentos especiais para a congelação local de tecidos alterados

Edema de glote: acúmulo excessivo de líquido intersticial na região das cordas vocais e entre estas, podendo causar obstrução da passagem de ar para a traqueia

Epistaxe: hemorragia nasal

Hipertropia (HT): estrabismo vertical, no qual o eixo visual desvia-se para cima

> **LIO:** lente intraocular
>
> **OD:** olho direito
>
> **OE:** olho esquerdo
>
> **Pressão intraocular (PIO):** é mantida pelo fluxo do humor aquoso; seu valor normal está entre 12 e 21 mmHg
>
> **Traqueostomia:** introdução de uma cânula na traqueia por meio da traqueotomia

CIRURGIAS OFTALMOLÓGICAS

Os olhos são órgãos que permitem a visão. Esta torna-se possível pela conversão de raios luminosos em impulsos nervosos que serão identificados pelo cérebro.

> Várias doenças ou traumas podem prejudicar a visão ou resultar em cegueira. Felizmente existem tratamentos farmacológicos, clínicos e cirúrgicos que podem preservar ou restaurar a visão.

Atualmente, o uso de *laser* tem trazido avanços e ótimos resultados nas cirurgias oftalmológicas, diminuindo o tempo de recuperação e os riscos de complicações no pós-operatório.

Os pacientes submetidos a cirurgias oftalmológicas necessitam de cuidados que são quase sempre comuns aos diferentes tipos de cirurgia. A maioria submete-se a uma cirurgia ambulatorial.

Algumas das cirurgias realizadas no olho são: correção de lente, extração de catarata, correção do deslocamento de retina e enucleação (remoção do globo ocular).

CATARATA

A formação da catarata é parte do processo de envelhecimento do indivíduo, embora possa ocorrer em jovens ou mesmo em crianças. Seja qual for a causa, o cristalino se torna opaco, impossibilitando a passagem da luz e, consequentemente, diminuindo a visão, podendo provocar cegueira.

Na maioria dos casos, a cirurgia remove o cristalino opaco e introduz uma LIO, que fará o papel do cristalino, restaurando a visão em mais de 90% dos casos.

ENUCLEAÇÃO

Consiste na remoção cirúrgica do globo ocular, devido a traumatismos, infecções graves ou tumores malignos. Após a retirada, geralmente é introduzido um molde temporário, a fim de preservar o formato natural do olho, permitindo que seja feita um prótese, mantendo, assim, uma aparência mais natural.

A enucleação, assim como todas as cirurgias que modificam a imagem corporal, acarreta uma série de distúrbios emocionais, cabendo à enfermagem perceber sinais de depressão ou de autorrejeição para providenciar encaminhamento a profissionais e grupos de apoio.

CUIDADOS DE ENFERMAGEM NO PRÉ-OPERATÓRIO

Caso o paciente venha de casa diretamente para a realização do procedimento, cabe ao profissional de enfermagem:

- Certificar-se de que o paciente encontra-se em NPO, realizou higiene e cuidados indicados e trouxe os resultados dos exames solicitados e realizados previamente.
- Iniciar pelos cuidados gerais adequados ao tipo de cirurgia.
- Cobrir os cabelos do paciente com uma touca, de modo que a região dos olhos fique totalmente exposta.
- Lavar bem a face com água e sabão ou com medicação prescrita.
- Administrar medicação prescrita.
- Manter o paciente calmo, esclarecendo dúvidas quanto a dor, cuidados no pós-operatório, tipo de anestesia e outros.

> Caso o paciente volte para casa logo após o procedimento, é preciso certificar-se de que ele tem acompanhante.

CUIDADOS DE ENFERMAGEM NO PÓS-OPERATÓRIO

- Estimular a presença da família, informando-a sobre os procedimentos.
- Colocar o paciente em um travesseiro pequeno, com outros dois travesseiros, um a cada lado da cabeça, mantendo-a imóvel, caso ele esteja com ambos os olhos vedados.
- Manter grades de proteção no leito, promovendo segurança.
- Manter a campainha ao alcance das mãos do paciente para o caso dele necessitar de auxílio.
- Estimular e auxiliar na deambulação, logo que possível.
- Fixar os curativos, tendo cuidado para não causar mais desconforto do que comumente eles causam.
- Fixar os curativos de forma que não se prendam sobre as sobrancelhas.
- Solicitar que o paciente comunique caso os curativos se desloquem.
- Solicitar que o paciente comunique dor excessiva.
- Estimular e auxiliar na alimentação, lembrando que o apetite está intimamente relacionado à visão.
- Orientar para o autocuidado, tão logo seja possível.

CIRURGIAS DE PESCOÇO

Algumas cirurgias são realizadas na região do pescoço e correspondem a diferentes especialidades, sendo assim, existirão cuidados de enfermagem específicos para cada situação.

TRAQUEOTOMIA

Trata-se de uma abertura feita cirurgicamente entre dois anéis da traqueia, no nível da linha média do pescoço e abaixo da cartilagem cricoide.

> A traqueostomia, por sua vez, é a introdução de uma cânula na traqueia por meio da traqueotomia, a fim de manter as vias aéreas livres para que o paciente possa respirar. Esse procedimento pode ser um tratamento de emergência ou não.
> **Indicações:**
> - Obstrução de laringe por aspiração de corpo estranho, difteria, edema de glote, tumores ou outros.
> - Coma ou outras situações em que o paciente não possa respirar de maneira adequada.
> - Tempo prolongado de intubação.

CUIDADOS DE ENFERMAGEM NO PRÉ-OPERATÓRIO

Quando a traqueotomia não for de emergência:

- Ver cuidados gerais.
- Esclarecer as dúvidas, que em geral são relacionadas ao manuseio e à limpeza. Essas dúvidas devem ser esclarecidas, de preferência mostrando o aparelho de traqueostomia, para que o paciente e o(s) familiar(es) que prestará(ão) cuidados possa(m) manuseá-lo para perder o "medo" e aprender a limpá-lo de forma correta.
- Manter a família informada sobre as etapas entre o pré e o pós-operatório.
- Fazer tricotomia do pescoço conforme prescrição médica.

> Caso seja necessário realizar uma traqueostomia de emergência, deve-se procurar fazer, pelo menos, a antissepsia no local.

CUIDADOS DE ENFERMAGEM NO PÓS-OPERATÓRIO

- Manter próximo ao leito do paciente: oxigênio umidificador, aspirador, cateteres de aspiração, frasco com soro fisiológico, luvas e gazes esterilizadas e pinças.
- Medir sinais vitais com atenção para a intensidade dos movimentos respiratórios.
- Comunicar sinais de angústia respiratória e cianose.
- Aspirar sempre que houver necessidade, com a técnica asséptica e usando uma sonda estéril para cada aspiração.
- Observar sangramento no local ou sinais de hemorragia.
- Trocar a cânula interna por outra estéril a cada 6 a 8 horas e/ou conforme rotina.
- Retirar a cânula interna para lavá-la sempre que necessário.
- Manter cadarço limpo e com pressão adequada.
- Estimular a ingesta hídrica.
- Orientar para que o paciente não fique ansioso por não poder falar, explicando que, com o passar do tempo, ele poderá voltar a fazê-lo, aprendendo a tampar a traqueostomia por um momento.
- Ter paciência de aguardar que o paciente se comunique da forma que puder e oferecer-lhe maneiras diferentes de fazê-lo (bloco, alfabeto desenhado, figuras, gestos e outros).
- Estimular que um familiar permaneça junto ao paciente o máximo de tempo possível e que participe dos cuidados.
- Orientar para o autocuidado.

AMIGDALECTOMIA/ TONSILECTOMIA

É a remoção cirúrgica das amígdalas ou tonsilas palatinas.

ADENOIDECTOMIA

É a remoção cirúrgica das adenoides.

ADENOAMIGDALECTOMIA

É a remoção das adenoides e das amígdalas.

CUIDADOS DE ENFERMAGEM NO PRÉ-OPERATÓRIO

As amigdalectomias, adenoidectomias e adenoamigdalectomias são consideradas cirurgias de pequeno porte e, em geral, não há necessidade de internação hospitalar prévia. São as chamadas *cirurgias ambulatoriais*.

- Cabe ao profissional de enfermagem receber o paciente, certificar-se de que as orientações médicas foram cumpridas, de que os exames foram realizados e os resultados foram trazidos, conduzindo-o ao centro cirúrgico.

Se o paciente for uma criança, lembrar que a presença dos pais é permitida pelo Estatuto da Criança e do Adolescente e deve ser estimulada para a promoção de seu bem-estar. Para isso, os pais devem ser orientados e esclarecidos em suas dúvidas, a fim de que se sintam tão seguros quanto a própria criança. Para maiores esclarecimentos, ver cuidados de pediatria.

- Implementar os cuidados gerais adequados, conforme a idade, já que são cirurgias comuns em crianças.

CUIDADOS DE ENFERMAGEM NO PÓS-OPERATÓRIO
- Colocar o paciente em decúbito, de modo que fique confortável, e com a cabeça lateralizada para facilitar a saída de secreções da cavidade bucal, evitando a aspiração.
- Controlar sinais vitais e atentar para sinais de choque.

> Lembrar que crianças podem demorar mais para ter os sinais vitais alterados, mesmo já estando com sinais de choque.

- Orientar para que o paciente evite falar ou tossir logo após a cirurgia.
- Observar e comunicar epistaxe.
- Fazer a higiene oral com cuidado, para evitar náuseas e vômitos e manter a boca livre de resíduos.
- Realizar aspiração oral, se necessário, tendo o cuidado de não traumatizar a área operada.
- Manter a dieta de acordo com a prescrição médica, orientando para que, nos primeiros dias após a alta, o paciente dê preferência a alimentos líquidos e frios.

TIREOIDECTOMIA

Consiste na remoção parcial ou total da glândula tireoide. A extensão da cirurgia depende do diagnóstico, do objetivo e do prognóstico. O tratamento cirúrgico pode ser indicado em alguns casos de hipertireoidismo ou de tumores, tanto malignos quanto benignos.

CUIDADOS DE ENFERMAGEM NO PRÉ-OPERATÓRIO
- Manter cuidados gerais.

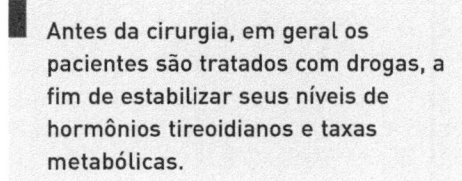

> Antes da cirurgia, em geral os pacientes são tratados com drogas, a fim de estabilizar seus níveis de hormônios tireoidianos e taxas metabólicas.

- Manter a família informada sobre as etapas entre o pré e o pós-operatório.
- Fazer tricotomia do pescoço, conforme prescrição médica.

> Pacientes com hipertireoidismo tornam-se muito nervosos e irritados, portanto, cabe à enfermagem reconhecer a situação e manter o ambiente o mais calmo e tranquilo possível.

- Estar atento para o caso de algum visitante deixar o paciente mais estressado e/ou irritado.
- Estimular e promover um ambiente adequado ao repouso.
- Estimular a ingesta nutricional prescrita.

- Orientar quanto à importância de que sejam evitados alimentos estimulantes, como chás, café, refrigerantes à base de cola e chocolate.
- Orientar quanto à posição adequada do pescoço no pós-operatório.

CUIDADOS DE ENFERMAGEM NO PÓS-OPERATÓRIO

- Movimentar o paciente com cuidado, protegendo a incisão cirúrgica e evitando tensão das suturas.
- Manter posição de semi-Fowler, com a cabeça elevada e apoiada em travesseiros, que geralmente é a mais confortável.
- Manter os objetos ao alcance do paciente a fim de que ele não tenha de movimentar o pescoço para alcançar o que precisar.
- Manter cuidados com oxigenoterpia, caso prescrita. O oxigênio pode ser indicado com o objetivo de facilitar a respiração.
- Iniciar a dieta por via oral logo que liberada, dando preferência a líquidos frios.
- Realizar trocas de curativos, quando houver, observando técnicas rigorosamente assépticas.
- Registrar a evolução da FO e comunicar a presença de:
  - dor
  - vermelhidão
  - edema
  - sangramento
  - secreção purulenta
  - mau cheiro
  - área de necrose tecidual
- Orientar para que o paciente fale pouco nas primeiras horas.
- Comunicar rapidamente sinais de:
  - espasmos nas mão e nos pés, que podem ser descritos como cãibras
  - dispneia
- Auxiliar na saída do leito assim que o paciente se sentir bem.

> Muitos pacientes recebem alta hospitalar no mesmo dia da cirurgia ou no primeiro dia de PO.

CAPÍTULO 22

CUIDADOS DE ENFERMAGEM A INDIVÍDUOS SUBMETIDOS A CIRURGIAS ORTOPÉDICAS E TRAUMATOLÓGICAS

TERMINOLOGIA ESPECÍFICA
AMPUTAÇÃO
FIXAÇÃO EXTERNA COM FIXADOR DE ILIZAROV
ARTROPLASTIA TOTAL DE QUADRIL

TERMINOLOGIA ESPECÍFICA

Acetábulo: cavidade em forma de taça no osso do quadril na qual se encaixa a cabeça do fêmur

Artroplastia: cirurgia reparadora de uma articulação

Contusão: lesão dos tecidos moles por força contundente

Diáfise: corpo de um osso longo

Distensão: tração muscular, estiramento ou estresse excessivo

Dor fantasma: descrição de dor ou sensação incomum em uma extremidade amputada; pode ocorrer até 2 ou 3 meses após a amputação; é mais comum em amputações acima do joelho

> **Entorse:** também conhecida por torção; lesão dos ligamentos que circundam uma articulação, podendo ser causada por tração ou rotação violenta
>
> **Epífise:** extremidade de um osso longo
>
> **Escanografia:** mensuração radiológica do comprimento dos membros
>
> **Fratura:** uma ferida, uma solução de continuidade óssea, definida de acordo com o tipo e a extensão
>
> **Hálux:** primeiro dedo do pé
>
> **Luxação:** deslocamento de uma articulação, fazendo com que as superfícies articulares não mais mantenham contato
>
> **Osteossíntese:** união cirúrgica dos fragmentos de um osso fraturado
>
> **Osteotomia:** secção de um osso para correção de uma deformidade
>
> **Redução:** correção de uma fratura ou luxação
>
> **Tração cutânea:** colocação de um peso, em torno de 2 a 3 kg, quando em extremidade, podendo chegar a 9 kg quando na região pélvica, pendurado a um adesivo e fixado na pele; a tração exercida na pele é transmitida para as estruturas musculoesqueléticas
>
> **Tração esquelética:** utilização de pinos e/ou fios metálicos que, após introduzidos através do osso, são presos ao arco ou estribo da tração por um sistema de corda-roldana que irá exercer a quantidade de tração eficaz; os pesos têm, em média, de 7 a 12 kg

AMPUTAÇÃO

Consiste na remoção de uma extremidade, em geral devido a doença vascular periférica ou progressiva, traumatismo, queimadura, congelamento ou tumores malignos.

A perda de uma extremidade corporal determina mudança na autoimagem e alteração na mobilidade física, exigindo um ajustamento físico e emocional por parte do paciente e dos familiares para uma melhor adaptação à nova condição. Atualmente, as próteses têm evoluído muito em qualidade, mas continuam financeiramente inacessíveis a um grande contingente da população.

CUIDADOS DE ENFERMAGEM NO PRÉ-OPERATÓRIO

- Manter cuidados gerais.
- Entender as reações de hostilidade por parte do paciente, tratando-o com respeito e transmitindo segurança e otimismo.
- Estimular a presença dos familiares como parte do apoio emocional ao paciente.
- Esclarecer as dúvidas que estejam ao seu alcance.

CUIDADOS DE ENFERMAGEM NO PÓS-OPERATÓRIO

- Manter controle de sinais vitais, comunicando alterações.
- Manter o curativo limpo e seco, comunicando sinais de infecção:
  - dor forte no local da amputação
  - calor local
  - vermelhidão
  - secreção purulenta
- Manter técnicas assépticas para a realização dos curativos (Fig. 22.1).
- Reconhecer as principais complicações relacionadas ao coto, como:
  - deiscência de sutura
  - edema
  - ulceração
  - retração da cicatriz
  - neuromas
  - espículas ósseas
- Reconhecer as inquietações provocadas pela "dor fantasma" e esclarecer que esta sensação irá passar e que pode ser aliviada por mecanismos de distração.
- Entender as reações de hostilidade e depressão por parte do paciente, tratando-o com respeito e transmitindo segurança e otimismo.

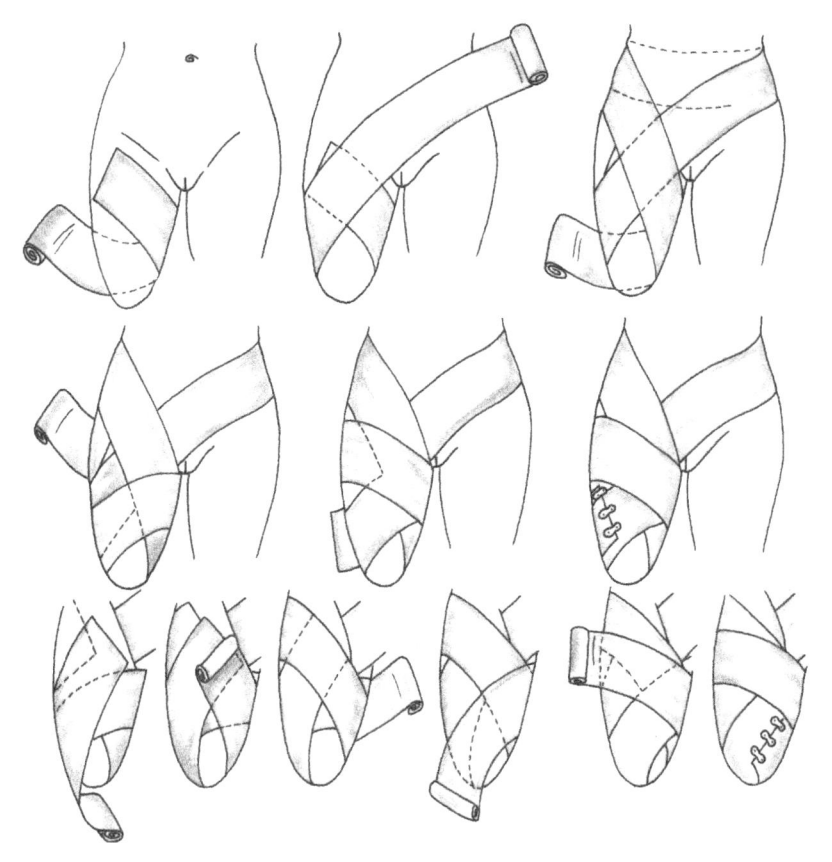

Figura 22.1
Enfaixamento de um coto do membro inferior (MI).

- Estimular a presença dos familiares como parte do apoio emocional ao paciente.
- Estimular a procura de instituições especializadas em reabilitação.

FIXAÇÃO EXTERNA COM FIXADOR DE ILIZAROV

É um método de fixação externa por meio da transfixação óssea em várias alturas com fios de Kirschner tensionados em que ocorre intercepção de dois ou mais fios no eixo axial do osso. Tem como finalidade proporcionar estabilidade e elasticidade ósseas sem rigidez.

É indicada nos casos de pseudoartrose, deformidades congênitas, sequelas de paralisia infantil, casos graves de osteomielite, fraturas fechadas e expostas, alongamento de membro, entre outras.

CUIDADOS DE ENFERMAGEM NO PRÉ-OPERATÓRIO

- Manter cuidados gerais.

> Os cuidados serão realizados conforme as condições do paciente antes do procedimento, variando de acordo com a etiologia.

CUIDADOS DE ENFERMAGEM NO PÓS-OPERATÓRIO

- Estimular a ingesta de líquidos para manter a hidratação adequada.
- Manter vigilância constante em relação a pele, principalmente em locais de risco, como:
  - cotovelos
  - quadril
  - região coccígea
  - calcanhar
  - outros locais que possam estar sendo usados como apoio para o paciente movimentar-se
- Oferecer condições adequadas (leito com trapézio) para que o paciente se movimente, evitando as complicações com a pele, vasculares e respiratórias.
- Monitorar, comunicar e registrar sinais e sintomas de comprometimento neurovascular, comparando os achados do membro afetado com os do outro membro, como:
  - dormência ou formigamento
  - pulsos podálicos diminuídos ou ausentes
  - tempo de enchimento capilar excedendo três segundos
  - palidez, cianose, pele fria
  - incapacidade de flexionar ou estender a extremidade
- Reduzir o edema e seus riscos:
  - elevar o membro afetado, evitando colocar travesseiro sob o coto; caso não haja contraindicação, dar preferência a colocar o paciente em Trendelemburg, para evitar deformidade em flexão da articulação próxima ao coto
- Realizar curativo compressivo no coto, logo que indicado, visando o preparo deste para receber a prótese.
- Monitorar e comunicar sinais e sintomas de embolia, como:
  - taquipneia e dispneia
  - relato de dor repentina no peito
  - taquisfigmia
  - hipertermia
  - agitação ou confusão mental
- Realizar curativos com rigorosa assepsia, observando e comunicando presença de exsudato e sangramento externo.
- Estimular exercícios ativos e passivos.
- Auxiliar e estimular a deambulação, logo que permitida.
- Supervisionar o banho de chuveiro, logo que permitido, orientando para a lavagem

dos locais de inserção dos fios e a necessidade de secá-los logo em seguida.

ARTROPLASTIA TOTAL DO QUADRIL

Consiste na substituição total do quadril, em geral por um componente femoral metálico coberto por uma bolsa esférica encaixada dentro de uma cavidade acetabular plástica. As próteses podem ser usadas para os casos de doenças degenerativas na cabeça do fêmur ou do acetábulo, osteoartrites, artrite reumatoide e fraturas do colo femoral (Fig. 22.2).

CUIDADOS DE ENFERMAGEM NO PRÉ-OPERATÓRIO

- Manter cuidados gerais.
- Manter cuidados com a pele, devido aos riscos da mobilidade prejudicada.
- Comunicar qualquer sinal ou sintoma de infecção, como:
  - alteração da temperatura corporal
  - sinais de resfriado
- Estimular terapias ocupacionais adequadas à situação.

CUIDADOS DE ENFERMAGEM NO PÓS-OPERATÓRIO

- Monitorar sinais vitais, conforme a rotina, e comunicar sinais de choque, como:
  - pulso acelerado
  - hipotensão
  - pele fria
  - palidez
- Medicar para dor, conforme prescrição, e comunicar em caso de dor muito forte.
- Realizar mudanças de decúbito dentro dos limites prescritos.
- Observar e comunicar sinais de comprometimento neurovascular no membro afetado, comparando com o outro membro sempre que necessário:
  - palidez
  - pele fria
  - cianose
  - edema
  - dor profunda
  - parestesia

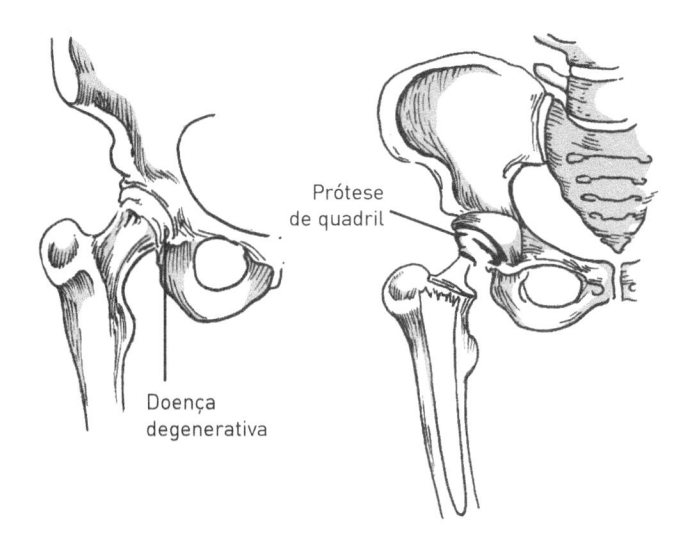

Figura 22.2
Prótese do acetábulo ou colo do fêmur.

- incapacidade de movimentar o pé e os artelhos
- ausência de pulso
• Manter cuidados para evitar a luxação da prótese:
  - manter posição prescrita
  - utilizar tala abdutora ou travesseiros para manter a posição correta
  - evitar flexão aguda do quadril (cabeceira do leito com mais de 45°)
  - não cruzar as pernas do paciente e orientar para que ele não o faça
• Observar e comunicar imediatamente sinais de luxação, como:
  - extremidade mais curta
  - rotação interna ou externa
  - dor intensa no quadril
  - incapacidade de movimentar a extremidade afetada
• Monitorar e comunicar sinais de infecção da FO.
• Encorajar e auxiliar nos exercícios logo que liberados.
• Orientar para que o paciente não saia do leito sozinho, logo após ser liberado.

CAPÍTULO **23**

CUIDADOS DE ENFERMAGEM A INDIVÍDUOS QUE NECESSITAM DE TRANSPLANTE DE ÓRGÃOS

TERMINOLOGIA ESPECÍFICA
TRANSPLANTE DE CÓRNEAS
TRANSPLANTE DE MEDULA ÓSSEA
TRANSPLANTE CARDÍACO
TRANSPLANTE PULMONAR
TRANSPLANTE RENAL
TRANSPLANTE DE PÂNCREAS
TRANSPLANTE HEPÁTICO

TERMINOLOGIA ESPECÍFICA

Doador cadáver: pessoa com morte encefálica comprovada, com condições de ter seus órgãos retirados para doação, após consentimento da família e/ou do próprio doador em vida

Doador cadáver não relacionado: doador histocompatível sem grau de parentesco, na condição de doador cadáver, testado e encaminhado pelas centrais de transplantes ou bancos de órgãos

Doador vivo não relacionado: pessoa como cônjuge, cunhado ou amigo, que consente ter seus órgãos retirados em vida para doação, com HLA compatível com o receptor

> **Doador vivo relacionado:** pessoa como pai, mãe, irmã, irmão ou filho que consente ter seus órgãos retirados em vida para doação, com antígeno leucocitário humano (HLA) compatível com o receptor
>
> **DPOC:** doença pulmonar obstrutiva crônica
>
> **HLA:** antígeno leucocitário humano
>
> **Imunossupressão:** diminuição da imunidade controlada por medicamentos
>
> **Manobra de Valsalva:** expiração forçada contra a glote fechada, aumentando a pressão intratorácica e impedindo o retorno venoso ao coração; pode acontecer durante o esforço para evacuar, espirrar ou tossir
>
> **PIO:** pressão intraocular
>
> **Transplante alogênico:** medula óssea retirada de doador vivo, normalmente um familiar próximo, devido à necessidade de compatibilidade do HLA
>
> **Transplante autólogo:** utilização da medula óssea do próprio paciente; é utilizado em doenças onco-hematológicas e oncológicas
>
> **Transplante singênico:** células obtidas de um irmão gêmeo idêntico e perfeitamente compatíveis com o receptor
>
> **Tx:** abreviatura para transplante

Ao evidenciar-se a disfunção orgânica, o candidato a transplante é submetido a uma extensa avaliação diagnóstica, sendo acompanhado por uma equipe multidisciplinar. O paciente e a família são informados da necessidade de imunossupressão a longo prazo e da existência de uma lista de espera para receber órgãos, o que dependerá da doação proveniente de cadáver. Existem, atualmente, técnicas cirúrgicas que permitem a doação entre indivíduos vivos para transplante pulmonar, hepático e renal.

CUIDADOS DE ENFERMAGEM NO PRÉ-OPERATÓRIO

Uma das condições a que o paciente em lista de espera para o Tx se submete é estar acessível o tempo todo para contato da central de transplantes, que coordena e agiliza o processo quando ocorre a doação. É um período de muita ansiedade; após a compatibilidade ser confirmada pela avaliação dos exames laboratoriais do doador, solicita-se que o paciente vá ao hospital.

Dependendo do órgão, o paciente é orientado a:
- Manter-se em jejum a partir da comunicação de que existe a possibilidade de transplante.
- Manter-se em condições de ser submetido à cirurgia, evitando resfriados ou processos infecciosos.

Quando o paciente chega ao hospital, cabe ao profissional de enfermagem:

- Manter cuidados gerais.
- Observar os requisitos já mencionados.
- Comunicar caso observe alguma intercorrência:
    - processos infecciosos na pele ou outros
    - elevação de temperatura
- Encaminhar o paciente para exames de rotina.

TRANSPLANTE DE CÓRNEAS

A substituição da córnea opacificada foi uma das primeiras tentativas de transplante, com registros de 1771. O aprimoramento tecnológico associado ao conhecimento dos mecanismos de rejeição e à melhora da preservação da córnea doadora resultou na popularização desse transplante. Com a criação dos bancos de olhos, houve a sistematização dos serviços, promovendo a doação e conservando e distribuindo o tecido doador para as instituições que realizam transplantes.

A córnea não apresenta vascularização, o que lhe confere condições especiais com relação aos transplantes. É composta por 75% de água, e os outros 25% são compostos de proteínas, lipídeos, riboflavina e sais. O epitélio e o endotélio corneano são membranas semipermeáveis à passagem de substâncias hidrossolúveis e necessitam manter-se transparentes (Quadro 23.1).

> **QUADRO 23.1**
> **CRITÉRIOS PARA DOAÇÃO DE CÓRNEAS**
>
> Idade: entre 2 e 70 anos
>
> Tempo: as córneas do doador devem ser retiradas até seis horas após o óbito
>
> Transmissão de enfermidades: a morte deve ter causa conhecida, pois existindo doenças, como hepatite e AIDS, há contraindicação absoluta à doação
>
> Hospitalização do paciente: é opcional, sendo atualmente um procedimento ambulatorial

CUIDADOS DE ENFERMAGEM NO PÓS-OPERATÓRIO

- Monitorar as atividades do paciente, evitando provocar elevação da pressão intraocular (PIO), bem como:
    - evitar espirros
    - evitar tosse
    - evitar manobra de Valsalva
    - não levantar objetos pesados
- Observar e comunicar a presença de sinais de reação inflamatória ou infecção, como:
    - irritação
    - dor
    - desconforto local
- Manter curativo oclusivo.
- Realizar a troca do curativo com rigorosa técnica asséptica, conforme prescrito.
- Instilar colírios, conforme prescrito.
- Evitar atividades que exigem esforço ocular:
    - ler
    - ver televisão
- Observar e comunicar a perda de humor aquoso na linha da sutura.

TRANSPLANTE DE MEDULA ÓSSEA

O transplante de medula é indicado na presença de leucemias, linfoma e mieloma, anemias, aplasias, acidentes com radiação e tumores específicos, entre outras condições. O transplante de medula pode ser alogênico, autólogo ou singênico.

A medula óssea (tecido líquido que ocupa o interior de alguns ossos) é retirada das cristas ilíacas posteriores por meio de múltiplas punções com agulhas especiais, em um total de 10 a 15 mL por quilo de peso do paciente. Após cuidados com o condicionamento, a medula é transferida para bolsas secas de transfusão e injetada no receptor por via intravenosa. As células injetadas vão circular na corrente sanguínea e se implantar na medula óssea previamente destruída. Começa, então, um processo de recuperação hematológica e imunológica do paciente.

O processo de seleção e preparo do paciente depende de vários critérios, como tipo de doença, estadiamento, idade do paciente, condições clínicas e econômicas, com indicações individualizadas.

CUIDADOS DE ENFERMAGEM NO PÓS-TRANSPLANTE IMEDIATO

- Familiarizar o paciente com o novo ambiente e com as rotinas do transplante de medula óssea.
- Manter ambiente protegido, com medidas como quarto individual e rotina de paramentação para entrada de pessoas na unidade de transplante.
- Manter cuidados rigorosos com a higiene das mãos antes de realizar qualquer procedimento com o paciente.
- Os cuidados com a higiene oral são muito importantes no período de tratamento, devido à estomatoxicidade dos agentes antineoplásicos que causam a estomatite. A frequência desses cuidados depende do grau de comprometimento da mucosa:
  - oferecer material para bochechos com solução salina (solução fisiológica)
  - aplicar bolsa de gelo para o controle do edema
  - aplicar anestésico oral
  - administrar analgésico, conforme prescrito
  - escovar e enxaguar a cavidade oral 30 minutos após as refeições e antes de deitar; se possível, usar fio dental
  - utilizar espátula com gazes para higiene oral sempre que a mucosa não permitir escovação; na presença de sangramento, utilizar compressão com gelo no local, ou irrigação com água gelada e tamponamento com gaze
  - observar os reflexos de deglutição do paciente, se estiverem comprometidos, pode ocorrer aspiração durante as manobras de higiene oral
- Observar e comunicar qualquer situação no ambiente que possa provocar risco de infecção.
- Observar aspecto, frequência e volume dos vômitos.
- Observar e comunicar a presença de diarreia, controlar a frequência e o volume das evacuações.
- Observar e comunicar a presença de hematúria ou sangramento.
- Observar e comunicar a aceitação alimentar.
- Estimular a ingesta hídrica.
- Oferecer pequena quantidade de líquidos em intervalos pequenos.
- Dar preferência a alimentos mais hidratados e de alto valor proteico e calórico, em pequenas porções e em intervalos frequentes.
- Administrar os antieméticos prescritos uma hora antes das refeições.
- Pesar o paciente em jejum.
- Verificar e comunicar presença de hipertermia, realizando os seguintes cuidados:

- administrar antitérmico, conforme prescrição.
- realizar medidas gerais, como retirar o excesso de agasalhos, colocar compressas frias nas axilas e região inguinal ou dar um banho com água tépida
- Controlar e registrar os sinais vitais, comunicando alterações:
  - observar perfusão periférica, padrão respiratório, condições da pele e das mucosas e eliminações
  - observar a região do cateter central, comunicar presença de hiperemia
  - observar e comunicar queixas de dor ao urinar, náuseas e vômitos

> Também é utilizada a aplicação de *laser* pelo odontólogo, na cavidade oral, para a profilaxia da mucosite.

TRANSPLANTE CARDÍACO

Os pacientes com insuficiência cardíaca que deixam de responder a uma combinação de medidas terapêuticas enquadram-se na classe IV da New York Hear Association (NYHA) e estão condenados a uma sobrevida de menos de um ano. Por isso, tais indivíduos são considerados candidatos ao transplante cardíaco. Esse transplante é um procedimento terapêutico universalmente aceito como tratamento de eleição para a insuficiência cardíaca terminal, devido aos resultados satisfatórios imediatos e tardios que apresenta.

As contraindicações para o transplante, em geral, são idade avançada, resistência vascular pulmonar elevada, infecção aguda ou crônica, embolia pulmonar não resolvida, doenças sistêmicas, lesão renal ou hepática irreversível, condição psicossocial desfavorável.

A recuperação ocorre na unidade de tratamento intensivo.

CUIDADOS DE ENFERMAGEM NO PÓS-OPERATÓRIO IMEDIATO

- Verificar e registrar os sinais vitais de 15 em 15 minutos nas primeiras duas horas, de 30 em 30 minutos nas duas horas seguintes, de hora em hora nas próximas duas horas e de 2 em 2 horas após a sexta hora, conforme rotina de recuperação anestésica.
- Avaliar nível de consciência e comunicar:
  - confusão mental
  - agitação psicomotora
  - sonolência
  - letargia
- Manter cuidados com ventilação mecânica.
- Manter oximetria contínua e comunicar alterações.
- Manter o paciente aquecido:
  - usar cobertor, lençol ou colchão térmico
  - manter extremidades aquecidas
- Verificar o pulso pedioso e comunicar ausência e sinais de má perfusão como:
  - cianose
  - pele fria
  - ausência de pulso
- Manter cuidados com monitoração cardíaca.
- Comunicar presença de taquicardia, bradicardia e arritmias.
- Manter gerador de marca-passo próximo ou conectado ao paciente.
- Medir PVC.
- Realizar controle de diurese de hora em hora nas primeiras 24 horas.
- Manter cuidados com drenagem de tórax.
- Aspirar secreção do tubo endotraqueal e da orofaringe sempre que necessário.
- Manter cuidados com a PAM.
- Medir drenagem da sonda orogástrica.
- Controlar gotejo das infusões venosas.
- Manter permeabilidade das vias de acesso venoso.
- Atentar para o funcionamento e o gotejo das bombas de infusão.

- Observar sinais de rejeição ou complicações, como:
  - hipertermia
  - dor
  - sangramento
  - distensão abdominal
- Manter cuidados com o cateter de Swan-Ganz:
  - evitar a entrada de ar no sistema
  - manter vias permeáveis com soro fisiológico
- Estimular movimentação ativa e realizar movimentos passivos no leito:
  - realizar a mudança de decúbito após a oitava hora de PO
  - massagear as panturrilhas após a sexta hora de PO

> A deambulação e os exercícios respiratórios e motores precoces são fundamentais para reduzir o risco de complicações tromboembólicas.

CUIDADOS DE ENFERMAGEM NA UNIDADE DE INTERNAÇÃO
- Estimular deambulação.
- Estimular exercícios respiratórios.
- Verificar os sinais vitais, comunicando qualquer alteração.
- Observar a aceitação e a tolerância à alimentação e aos medicamentos.
- Controlar o peso.
- Identificar sinais de risco para infecção, como:
  - lesões de pele
  - dispneia
  - febre
  - mal-estar

TRANSPLANTE PULMONAR

O transplante pulmonar é realizado para tratar doenças pulmonares crônicas degenerativas como fibrose pulmonar idiopática ou secundária, enfisema, hipertensão pulmonar primária, DPOC infectada, bronquiectasias e fibrose cística.

Os critérios para realização do transplante são idade inferior a 60 anos, expectativa de vida inferior a 18 meses, ausência de dependência a corticoides, função cardíaca preservada, inexistência de outras doenças associadas, bom estado nutricional e psíquico. O transplante pode ser unilateral ou bilateral, dependendo da patologia.

CUIDADOS DE ENFERMAGEM NO PÓS-OPERATÓRIO IMEDIATO
- Verificar e registrar os sinais vitais de 15 em 15 minutos nas primeiras 2 horas, de 30 em 30 minutos nas 2 horas seguintes, de hora em hora nas próximas duas horas e de 2 em 2 horas após a sexta hora, conforme rotina de recuperação anestésica.
- Manter oximetria contínua e comunicar alterações.
- Avaliar o nível de consciência e comunicar em caso de:
  - confusão mental
  - agitação psicomotora
  - sonolência
  - letargia
- Manter cuidados com a ventilação mecânica.
- Manter cuidados com o óxido nítrico quando adaptado à ventilação mecânica, como:
  - assegurar-se de que não haja escape do gás
  - comunicar o acionamento de alarmes previamente programados
- Manter o paciente aquecido:
  - usar cobertor, lençol ou colchão térmico
  - manter extremidades aquecidas
- Manter cuidados com monitoração cardíaca.
- Medir PVC.

- Realizar controle de diurese de hora em hora nas primeiras seis horas, ou conforme rotina.
- Manter cuidados com drenagem de tórax.
- Observar e comunicar a presença de escape aéreo na drenagem de tórax.
- Observar a presença de enfisema subcutâneo:
  - comunicar presença de ar no tecido subcutâneo.
- Trocar fixação do TET.
- Aspirar a secreção do tubo endotraqueal com restrições, mantendo o sistema de aspiração fechado (*traque-care*), e aspirar a orofaringe sempre que necessário.
- Manter cuidados com a PAM.
- Medir drenagem da sonda orogástrica.
- Controlar o gotejo das infusões venosas.
- Manter permeabilidade das vias de acesso venoso.
- Atentar para o funcionamento e o gotejo das bombas de infusão.
- Observar sinais de rejeição ou complicações, como:
  - hipertermia
  - dor
  - sangramento
  - distensão abdominal
- Estimular a movimentação ativa e realizar movimentação passiva no leito:
  - massagear panturrilhas após a sexta hora de PO
  - realizar a mudança de decúbito após a oitava hora de PO

> A deambulação e os exercícios respiratórios e motores precoces são fundamentais para reduzir o risco de complicações tromboembólicas.

➔ TRANSPLANTE RENAL

O rim é retirado de um doador fisiologicamente compatível (vivo ou cadáver) e implantado no paciente com insuficiência renal crônica terminal.

O transplante renal é o tratamento de escolha para pacientes com insuficiência renal crônica. Consiste na colocação de um rim saudável de um doador no receptor. Existem três tipos de doadores: doador vivo relacionado e não relacionado e doador cadáver (o mais utilizado). O receptor requer cuidados de terapia intensiva nas primeiras 24 a 48 horas.

CUIDADOS DE ENFERMAGEM NO PÓS-OPERATÓRIO IMEDIATO

- Verificar e registrar os sinais vitais de 15 em 15 minutos nas primeiras duas horas, de 30 em 30 minutos nas duas horas seguintes, de hora em hora nas próximas 2 horas e de 2 em 2 horas após a sexta hora, conforme rotina de recuperação anestésica.
- Observar e comunicar alterações do padrão respiratório, como a presença de:
  - tiragem
  - taquipneia
  - cianose
- Avaliar o nível de consciência e comunicar em caso de:
  - confusão mental
  - agitação psicomotora
  - sonolência
  - letargia
- Manter o paciente aquecido:
  - usar cobertor, lençol ou colchão térmico
  - manter extremidades aquecidas
- Manter oximetria contínua e comunicar alterações.
- Manter cuidados com monitoração cardíaca.
- Manter o aparelho de PA não invasivo e alternar posição do manguito.
- Massagear a sonda vesical de demora se houver hematúria e/ou coágulos e comunicar.
- Controlar diurese e fazer a reposição hídrica, conforme prescrição ou rotina.

- Observar e comunicar a redução do débito urinário.
- Controlar o gotejo das infusões venosas.
- Manter permeabilidade das vias de acesso venoso.
- Controlar o funcionamento e o gotejo das bombas de infusão.
- Observar a presença de frêmito em fístula arteriovenosa (FAV).
- Não puncionar ou medir PA no membro com fístula.
- Observar e comunicar a presença de sangramento na ferida operatória.
- Medir circunferência abdominal.
- Observar sinais de rejeição ou complicações e comunicar em caso de:
  – hipertermia
  – presença de dor
  – sangramento
  – distensão abdominal
- Estimular e realizar movimentação ativa e passiva no leito:
  – massagear as panturrilhas após a sexta hora de PO
  – realizar a mudança de decúbito após a oitava hora de PO
- Realizar higiene do meato uretral com antisséptico de rotina.
- Realizar higiene oral com antisséptico de rotina.
- Realizar higiene ocular com solução de rotina.
- Realizar banho no leito.

- Controlar o peso.
- Realizar controle rigoroso do balanço hídrico.
- Proporcionar conforto, estimulando o autocuidado.
- Monitorar e orientar sobre sinais de rejeição, como:
  – febre matinal
  – ganho de peso
  – edema
  – hipertensão arterial
  – redução do volume urinário
  – aumento do volume e da consistência do enxerto

TRANSPLANTE DE PÂNCREAS

Os portadores de diabete insulino-dependente com doença renal crônica são indicados ao transplante. O transplante tem como objetivo retardar ou prevenir as complicações secundárias do diabete.

Há dois métodos de transplante de pâncreas, um com o órgão vascularizado e outro implantando seletivamente ilhotas de células pancreáticas isoladas. Os resultados com o primeiro são melhores do que os obtidos com o segundo. O transplante conjugado de rim e pâncreas também tem apresentado melhores resultados em comparação ao transplante apenas de pâncreas.

CUIDADOS DE ENFERMAGEM NA UNIDADE DE INTERNAÇÃO

- Medir e registrar os sinais vitais, comunicando qualquer alteração.
- Observar rigorosamente volume, aspecto, cor e cheiro da urina.
- Observar a qualidade da aceitação e a tolerância aos alimentos e medicamentos.
- Observar o funcionamento da fístula arteriovenosa.

CUIDADOS DE ENFERMAGEM NO PÓS-OPERATÓRIO IMEDIATO

Os cuidados necessários ao paciente submetido a transplante de pâncreas são os mesmos estabelecidos ao paciente submetido a transplante renal; porém, com maior atenção ao controle de glicose sanguínea, cabendo ao profissional de enfermagem:

- Verificar o HGT®, de acordo com a prescrição, e comunicar alterações.

→ TRANSPLANTE HEPÁTICO

O transplante hepático consiste na remoção total do fígado enfermo e em sua substituição pelo fígado sadio, o qual é mantido no receptor com o uso diário de medicamentos imunossupressores que reduzem as defesas naturais do organismo.

Em crianças, a indicação mais comum é a atresia biliar. A indicação cirúrgica precoce tem proporcionado melhores taxas de sobrevida dos pacientes e dos enxertos, bem como redução do custo do tratamento (Quadro 23.2).

CUIDADOS DE ENFERMAGEM NO PÓS-OPERATÓRIO IMEDIATO

- Verificar e registrar os sinais vitais de 15 em 15 minutos nas primeiras 2 horas, de 30 em 30 minutos nas 2 horas seguintes, de hora em hora nas próximas 2 horas e de 2 em 2 horas após a sexta hora, conforme rotina de recuperação anestésica.
- Avaliar o nível de consciência e comunicar em caso de:
  - confusão mental
  - agitação psicomotora
  - sonolência
  - letargia
- Manter o paciente aquecido:
  - usar cobertor, lençol ou colchão térmico
  - manter extremidades aquecidas
- Manter oximetria contínua e comunicar alterações.
- Manter cuidados com a monitoração cardíaca.
- Observar e comunicar alterações do padrão respiratório, como a presença de:
  - tiragem
  - taquipneia
  - cianose
- Medir diurese de hora em hora nas primeiras 48 horas.
- Observar e comunicar redução do débito urinário.
- Aspirar secreção do tubo endotraqueal e da orofaringe sempre que necessário.
- Manter cuidados com a PAM.
- Medir drenagem da sonda nasogástrica.
- Controlar o gotejo das infusões venosas.
- Manter permeabilidade das vias de acesso venoso.
- Atentar para o funcionamento e o gotejo das bombas de infusão.
- Observar e comunicar a presença de sangramento na ferida operatória.
- Medir circunferência abdominal.
- Observar sinais de rejeição ou complicações, comunicando em caso de:
  - hipertermia
  - dor
  - sangramento
  - distensão abdominal
- Manter cuidados com cateter de Swan-Ganz:

QUADRO 23.2
INDICAÇÕES MAIS COMUNS PARA O TRANSPLANTE HEPÁTICO EM ADULTOS

Cirrose por vírus B e C

Tumores hepáticos

Atresia biliar

Hepatite crônica ativa

Insuficiência hepática fulminante causada por hepatite viral, tóxica e doença de Wilson

Colangite esclerosante primária

Cirrose biliar primária

Cirrose alcoólica

- evitar entrada de ar no sistema
- manter vias permeáveis com soro fisiológico
- Realizar higiene do meato uretral com antisséptico de rotina.
- Realizar higiene oral com antisséptico de rotina.
- Realizar higiene ocular com solução de rotina.
- Realizar banho no leito.
- Estimular movimentação ativa e realizar movimentação passiva no leito:
  - massagear as panturrilhas após a sexta hora de PO
  - realizar mudança de decúbito após a oitava hora de PO

CUIDADOS DE ENFERMAGEM NA UNIDADE DE INTERNAÇÃO

- Observar a evolução da cicatrização da ferida cirúrgica.
- Verificar os sinais vitais, comunicando qualquer alteração.
- Observar a aceitação e a tolerância a alimentação e medicamentos.
- Medir a circunferência abdominal.
- Controlar o peso.
- Realizar controle rigoroso do balanço hídrico.
- Proporcionar conforto, estimulando o autocuidado.
- Estimular a deambulação.

> Como o fígado tem relação direta com a coagulação sanguínea, quando enfermo, sua fragilidade em relação a possíveis sangramentos acentua-se, portanto, a utilização de anticoagulantes é contraindicada para manter a permeabilidade dos acessos venosos ou arteriais.

CAPÍTULO 24

CUIDADOS DE ENFERMAGEM A INDIVÍDUOS QUE NECESSITAM SUBMETER-SE A VIDEOCIRURGIA

TERMINOLOGIA ESPECÍFICA
VIDEOCIRURGIA/VIDEOLAPAROSCOPIA/LAPAROSCOPIA
VIDEOCIRURGIA PARA OBESIDADE MÓRBIDA/CIRURGIA BARIÁTRICA

TERMINOLOGIA ESPECÍFICA

Acalasia: um dos vários tipos de distúrbio motor do esôfago; caracteriza-se pela ausência de contrações musculares na porção inferior do esôfago e por falha na abertura do esfincter esofagiano inferior, impedindo o retorno do ácido do estômago para o esôfago

Cirurgia bariátrica: o mesmo que cirurgia do peso ou cirurgia da obesidade

Idiopático: primário, espontâneo; não resultante de outra doença, que existe por si próprio, de origem desconhecida ou obscura

Obesidade mórbida: obesidade muito grave, com o índice de massa corporal acima de 40 kg/m², o que corresponde, aproximadamente, a 45 kg acima do peso ideal

> **Ressecção:** corte de um fragmento de tecido ou órgão
>
> **Ressectoscópio:** instrumento tubular por meio do qual é possível dividir pequenas estruturas dentro de cavidade do organismo sem outro orifício além do feito pelo próprio instrumento
>
> **Videolaparoscopia:** procedimento realizado na cavidade abdominal por meio de mini-incisões (0,5 a 1 cm), utilizando material cirúrgico especial e um sistema de vídeo endoscópico constituído de microcâmera, processador de imagem, monitor, videocassete e insuflador eletrônico de gás; também conhecido como videocirurgia e laparoscopia

VIDEOCIRURGIA/ VIDEOLAPAROSCOPIA/ LAPAROSCOPIA

Método cirúrgico minimamente invasivo, introduzido a partir de 1980, que permite o tratamento de inúmeras doenças em diversas áreas da medicina. Após a insuflação da cavidade abdominal com CO_2, são introduzidas uma videocâmera e pinças especiais que permitem a realização de diferentes tipos de cirurgia.

De modo geral, tem como vantagens sobre o método tradicional:

- Pequenas incisões.
- Melhores resultados estéticos.
- Menos dor no pós-operatório.
- Cuidados pré e pós-operatório menos complexos.
- Menor chance de complicações como pneumonia e hérnias incisionais.
- Menor chance de sangramento.
- Menor tempo de internação hospitalar.
- Retorno mais precoce ao trabalho.

INDICAÇÕES

Conforme avaliação médica individual e de acordo com o consentimento do paciente, as videocirurgias podem ser realizadas em múltiplas situações, como:

- Anastomoses bileodigestivas.
- Correção de hérnias inguinais.
- Derivações pancreáticas (pancreatojejunostomia).
- Ressecção de tumores de peritônio.
- Ressecções colônicas, esplênicas e hepáticas.
- Tratamento da pancreatite aguda complicada.
- Apendicite aguda.
- Diagnóstico e tratamento de tumores.
- Redução de estômago, nos casos de obesidade mórbida.

CUIDADOS DE ENFERMAGEM NO PRÉ-OPERATÓRIO

Manter cuidados gerais semelhantes aos cuidados das cirurgias pelo método tradicional, diferenciando-os de acordo com o procedimento e a situação de saúde do paciente.

CUIDADOS DE ENFERMAGEM NO PÓS-OPERATÓRIO IMEDIATO

A recuperação ocorre em sala de recuperação anestésica convencional com cuidados de enfermagem de rotina como:

- Controlar os sinais vitais.
- Comunicar: hipotensão, sudorese e mal-estar; pode tratar-se de hemorragia interna.
- Trocar curativos quando necessário.
- Observar e comunicar a presença de sangue nas incisões.
- Manter NPO ou dieta prescrita.
- Manter-se atento às queixas de dor e medicar conforme prescrição.
- Comunicar e registrar a presença de vômitos ou distensão gástrica.
- Registrar e observar o aspecto das eliminações.
- Estimular a deambulação precoce como forma de prevenção do tromboembolismo.
- Comunicar possíveis complicações, como:
  - calafrios
  - febre
  - distensão abdominal (estufamento)
  - dor intensa na região cirúrgica que não melhora com os medicamentos orientados
  - drenagem abundante de líquidos pela(s) incisão(ões).
  - feridas cirúrgicas vermelhas, com calor local ou com vazamento de secreção purulenta (pus)
  - icterícia (amarelão)
  - intestino que não volta a funcionar
  - mal-estar intenso
  - náuseas e vômitos incoercíveis
  - taquicardia

Outros cuidados poderão ser necessários de acordo com o tipo de procedimento e a situação de saúde do paciente

CUIDADOS DE ENFERMAGEM NO PÓS-OPERATÓRIO TARDIO

Os cuidados diferenciam-se de acordo com o procedimento e a situação de saúde do paciente. De maneira geral, alguns cuidados são indicados, como:

- Evitar dirigir durante uma semana.
- Evitar esforços físicos durante 30 dias.
- Alimentar-se normalmente, desde que esteja sem desconforto abdominal ou náuseas.
- Comparecer à consulta de reavaliação pós-operatória.

VIDEOCIRURGIA PARA OBESIDADE MÓRBIDA/ CIRURGIA BARIÁTRICA

Define-se por obesidade mórbida, ou classe III, a obesidade com índice de massa corporal acima de 40 kg/m^2, o que corresponde aproximadamente a 45 kg acima do peso ideal.

A obesidade torna-se mórbida por aumentar significativamente o risco para uma ou mais doenças graves, também conhecidas como comorbidades, que resultam em deficiência física significativa ou morte. Uma perda de 10% do peso já representa melhoras à saúde.

O procedimento, realizado desde a década de 1950, é hoje o único tratamento efetivo para a obesidade mórbida, reduzindo as comorbidades de longo prazo e aumentando, assim, a expectativa de vida. Embora seja utilizado em grande escala, exige uma avaliação criteriosa para que não ocorram equívocos quanto à indicação.

Em sociedades que valorizam ao extremo a magreza e o aspecto físico, o obeso se sente discriminado, com baixa autoestima e suscetível a desajustes psicossociais. Esses, entre outros fatores, contribuem para o aumento do número de pacientes submetidos a esse procedimento. Os meios de comunicação estimulam essa conduta, e a cirurgia tornou-se uma solução aparentemente mágica, fácil e infalível. Entretanto, existem riscos durante a readaptação do organismo, podendo ocorrer deficiências de microelementos e vitaminas, anemia, redução da absorção do cálcio e desnutrição.

Dessa forma, o preparo clínico e psicológico é fundamental, assim como o acompanhamento pós-operatório feito por equipe multiprofissional.

CUIDADOS DE ENFERMAGEM NO PRÉ-OPERATÓRIO

- Ver cuidados gerais.
- Confirmar o acompanhamento prévio feito com equipe multidisciplinar e esclarecer dúvidas ou encaminhar ao profissional adequado para esclarecê-las.
- Reforçar a necessidade de acompanhamento pós-operatório tardio.

> É importante não esquecer que os pacientes obesos, em sua maioria, apresentam outras comorbidades, por isso devem ser avaliadas com muito critério e momentos antes do encaminhamento ao centro cirúrgico, por exemplo:
>
> Pacientes hipertensos e cardiopatas:
> – medir e anotar PA e FC
>
> Pacientes diabéticos:
> – medir e anotar HGT

CUIDADOS DE ENFERMAGEM NO PÓS-OPERATÓRIO IMEDIATO

Os pacientes obesos, em sua maioria, apresentam outras comorbidades, por isso devem ser avaliadas com muito critério e logo que chegam à sala de recuperação, por exemplo:

- Pacientes hipertensos e cardiopatas:
  - medir e anotar PA e FC
- Pacientes diabéticos:
  - medir e anotar HGT®
- Pacientes com muita dificuldade de mobilização:
  - colocar colchão piramidal e arrumar o leito de forma a facilitar a mudança de decúbito

Os demais cuidados seguem os critérios de cuidados de rotina da sala de recuperação, como:

- Medir todos os sinais vitais, conforme protocolo, e comunicar alterações.
- Trocar curativos quando necessário.
- Observar e comunicar a presença de sangue pela incisão.
- Observar e comunicar a presença e o tipo de secreções por drenos, se houver.
- Manter NPO, conforme prescrição.
- Manter-se atento às queixas de dor e medicar conforme prescrição.
- Comunicar e registrar presença de vômitos.
- Registrar e observar aspecto das eliminações.
- Realizar e/ou estimular a mudança de decúbito, lembrando que pacientes obesos podem ter maiores dificuldades para mobilização.
- Estimular a deambulação precoce para prevenir tromboembolismo.

QUESTÕES PARA ESTUDO | PARTE III*

1) A Sra. Carla G. é colega de quarto da Sra. Marta e ouve você perguntar se a paciente está em NPO. A Sra. Carla quer saber o que significa estar em NPO. Explique.

2) O Sr. Mário ficou assustado ao ouvir o médico dizer a um colega que ele havia apresentado hemoptise. Esperou os médicos saírem e perguntou a você o que isso significa. Esclareça a dúvida do paciente.

3) A terminologia utilizada para denominar os diversos tipos de intervenções cirúrgicas, em geral, tem um prefixo que designa o órgão, o aparelho ou a parte do corpo que sofrerá a intervenção. Considerando essa afirmativa, relacione a coluna da direita com a coluna da esquerda:

   1. Hister   ( ) Músculo
   2. Orqui   ( ) Glândula
   3. Cist   ( ) Vias biliares
   4. Adeno   ( ) Ovários
   5. Colpo   ( ) Útero
   6. Enter   ( ) Vagina
   7. Osteo   ( ) Bexiga
   8. Cole   ( ) Testículo
   9. Mio   ( ) Ossos
   10. Oofer   ( ) Intestino delgado

4) Marque com X a(s) afirmativa(s) correta(s):

   4.1) É correto afirmar que:
      a. ( ) Uma cirurgia de urgência é aquela que deve ser realizada imediatamente, pois a demora de algumas horas ameaça a vida do paciente.
      b. ( ) A cirurgia paliativa é realizada na época determinada pela conveniência do paciente e do cirurgião.
      c. ( ) As hemorragias cerebrais servem como exemplo da necessidade de cirurgia eletiva.
      d. ( ) Pode-se considerar que a colecistite aguda necessita de uma cirurgia de urgência.

   4.2) São cuidados de enfermagem gerais no pré-operatório:
      a. ( ) Explicar ao paciente sobre os procedimentos a serem realizados utilizando linguagem adequada e totalmente científica; proporcionar ambiente calmo e tranquilo, providenciar e facilitar apoio religioso.
      b. ( ) Receber informações sobre o transoperatório e montar cama de operado.
      c. ( ) Proporcionar ambiente calmo e tranquilo, providenciar e facilitar apoio religioso, realizar tricotomia prescrita, observar e comunicar sinais de infecção, iniciar NPO no horário determinado.

* Respostas disponíveis no *site* da Artmed (www.artmed.com.br).

d. ( ) Proporcionar ambiente calmo e tranquilo, providenciar e facilitar apoio religioso, realizar tricotomia prescrita, observar e comunicar sinais de infecção, iniciar NPO no horário determinado, medir sinais vitais de 15 em 15 minutos na última hora antes de o paciente ser encaminhado ao CC.

4.3 São cuidados de enfermagem gerais no pós-operatório imediato:

a. ( ) Logo que receber o paciente, contar-lhe sobre os detalhes da cirurgia para que se sinta calmo, medir sinais vitais e trocar o curativo da FO.
b. ( ) Ao receber o paciente, observar e comunicar sinais de insuficiência respiratória, como dispneia, cianose, batimento de asa de nariz, tiragens, agitação ou confusão mental; medir sinais vitais; verificar a situação do curativo; verificar a permeabilidade dos drenos.
c. ( ) Montar cama de operado; observar e comunicar sinais de insuficiência respiratória, como dispneia, cianose, batimento de asa de nariz, tiragens, agitação ou confusão mental; medir sinais vitais; estimular o paciente a permanecer sentado ou caminhar logo após a cirurgia para evitar pressão pulmonar.
d. ( ) Montar cama de operado, medir sinais vitais de 15 em 15 minutos durante a permanência do paciente na sala de recuperação, verificar a situação do curativo, trocar todos os equipos de infusões venosas e cateteres.

5) Marque com **V** se a sentença for verdadeira e **F** caso seja falsa.

a. ( ) Circulação extracorpórea é um procedimento que faz com que o sangue seja desviado do coração e pulmões para um equipamento que oxigena, filtra, esfria e aquece o sangue.
b. ( ) No PO de cirurgias cardíacas, o cuidado fundamental é elevar os MsIs, logo após a cirurgia, para evitar trombose venosa.
c. ( ) O paciente com diagnóstico de aneurisma deve ser estimulado a deambular para evitar trombose.
d. ( ) Para os casos de aneurisma abdominais ou femorais o paciente deve manter os joelhos e os quadris fletidos no PO.
e. ( ) Toracocentese é a punção da cavidade torácica.
f. ( ) Anoxia significa parada respiratória.
g. ( ) Massagear o dreno de tórax para impedir formação de coágulos faz parte dos cuidados de enfermagem.
h. ( ) Deve-se pinçar o dreno de tórax sempre que o paciente for movimentar-se no leito, a fim de evitar refluxo das secreções.
i. ( ) A cirurgia bariátrica é sempre indicada para pessoas obesas, pois não há riscos nesse procedimento.
j. ( ) São vantagens das videocirurgias: menos tempo de internação, menos dor no pós-operatório, menor risco de sangramento, melhores resultados estéticos.

PARTE IV

CUIDADOS DE ENFERMAGEM A INDIVÍDUOS SUBMETIDOS A PROCEDIMENTOS DE RADIOLOGIA INTERVENCIONISTA

OBJETIVOS DE APRENDIZAGEM

Ao final desta parte, o leitor deverá ser capaz de:
- Citar e descrever alguns dos principais procedimentos realizados com a técnica de radiologia intervencionista.
- Utilizar a terminologia adequada e específica ao descrever os procedimentos de radiologia intervencionista.
- Identificar as manifestações clínicas do paciente que devam ser comunicadas e registradas antes e após cada procedimento.
- Identificar e aplicar os cuidados de enfermagem adequados em cada situação estudada.

A radiologia intervencionista baseia-se em procedimentos minimamente invasivos, guiados por métodos de imagem, com finalidade diagnóstica e/ou terapêutica. Vem sendo amplamente utilizada em várias especialidades médicas, como neurologia, neurocirurgia, neuropediatria, oftalmologia, otorrinolaringologia, bem como em cirurgia plástica, maxilofacial e cardiovascular, entre outras.

Os exames e procedimentos terapêuticos realizados pela radiologia intervencionista ocorrem dentro de uma sala especialmente preparada para sua realização, chamada de laboratório de hemodinâmica. Nessa sala, encontra-se um aparelho de raio X, chamado de fluoroscópio, entre outros equipamentos. A sala também deve estar equipada com aparelhos que permitam anestesias locais, sedação com suporte respiratório e anestesia geral, de forma semelhante a uma sala de cirurgia tradicional.

A maioria das intervenções realizadas utiliza como base as técnicas de cateterismo, ou seja, a partir da punção de um vaso (artéria ou veia), é obtido acesso ao espaço intravascular e, por meio de cateteres e guias, sob orientação radiológica, pode ser atingido praticamente qualquer segmento do corpo. Ao ser atingido o local desejado, diferentes procedimentos, como a angioplastia ou a embolização, oferecem inúmeras opções terapêuticas selecionadas para cada caso, como desobstruir vasos com o uso de medicações, balões ou *stents* (peças metálicas), ou ocluir vasos temporária ou permanentemente para estancar hemorragias ou eliminar a alimentação de tumores vascularizados.

Em determinados casos, pode-se fazer necessário o uso de um meio de contraste para melhor visualização dos vasos, seus caminhos, desvios e/ou obstruções.

CAPÍTULO **25**

CUIDADOS DE ENFERMAGEM A INDIVÍDUOS SUBMETIDOS A PROCEDIMENTOS DE CARDIOLOGIA INTERVENCIONISTA

TERMINOLOGIA ESPECÍFICA
CATETERISMO CARDÍACO
ANGIOPLASTIA CORONARIANA TRANSLUMINAL PERCUTÂNEA (ACTP)
ESTUDO/MAPEAMENTO ELETROFISIOLÓGICO
ABLAÇÃO COM CATETER POR RADIOFREQUÊNCIA
VALVULOPLASTIA MITRAL/PULMONAR/AÓRTICA
SEPTOPLASTIA PERCUTÂNEA
STENT INTRAÓRTICO PERCUTÂNEO

TERMINOLOGIA ESPECÍFICA

Aorta bivalvar: malformação congênita da válvula aórtica, que, nesse caso, possui em sua estrutura dois folhetos, em vez de três; trata-se de uma cardiopatia congênita que atinge entre 1 e 2% da população

Aterectomia: retirada de forma invasiva dos depósitos de gordura (ateromas) formados na parede interna das artérias

Cardiologia intervencionista: especialidade médica oriunda da cardiologia especializada no estudo do coração e do fluxo sanguíneo; realiza os procedimentos cirúrgicos minimamente invasivos em uma sala de hemodinâmica

Cateter Swan-Ganz: cateter com fluxo direto que fica posicionado na artéria pulmonar e possui um balão em sua extremidade; é inserido por via percutânea, passa pela circulação venosa central (pela veia jugular ou subclávia), atravessando o átrio direito até a artéria pulmonar, ficando posicionado nesta última (o cateter pode avaliar a função cardíaca dos lados direito e esquerdo do coração)

Cateterismo: introdução de um cateter em um canal ou conduto natural do organismo (uretra, esôfago, vasos) com fins diagnósticos ou terapêuticos

Cineangiocardiografia (cine+angio+cardio+grafia): visualização radiológica das artérias que irrigam o coração mediante injeção de contraste e registro das imagens obtidas em filme

Cinecoronariografia (cine+coronário+grafia): forma reduzida de cineangiocoronariografia

Débito cardíaco: quantidade de sangue ejetado para cada um dos ventrículos durante um minuto; no adulto, essa quantidade é de aproximadamente 5 L, ou seja, 5 L/min

Delaminações: a artéria aorta é formada por três camadas de tecido que são denominadas íntima, média e adventícia; a delaminação ocorre com a presença de um orifício de entrada de sangue arterial entre duas camadas (com a ruptura da íntima, o sangue penetra na camada média e separa a íntima da adventícia, ocorrendo a dissecção)

Dissecção: ato de dissecar, de separar as partes de um corpo ou de um órgão; emprega-se tanto em anatomia quanto em cirurgia

Ecocardiografia transesofágica: também conhecida como ETE, é uma técnica que permite ao cardiologista obter imagens de ultrassons refletidos pelo coração e pelos vasos sanguíneos adjacentes por meio da colocação de um transdutor posicionado no esôfago, atrás do coração (o transdutor é colocado na ponta de uma sonda introduzida através da garganta do paciente)

Fibrinólise: processo pelo qual um coágulo de fibrina (produto da coagulação do sangue) é destruído

Fluoroscópio: aparelho com filtro fluorescente revestido de cristais, empregado em radiologia, no qual o raio X é contínuo; um meio de contraste radiopaco que "desenha" o interior dos vasos, permitindo que sejam vistos por meio da fluoroscopia, assim como no raio X

Fotomecânico: consiste na quebra estrutural do tecido pela luz *laser*

Fototérmico: a fotoablação é uma manifestação do efeito fototérmico promovido pelo *laser*; o processo caracteriza-se pela remoção de tecido por vaporização e por superaquecimento dos fluidos tissulares, promovendo também coagulação e hemostasia

Hemangiomas: malformações do tecido vascular, que representam um aumento na rede de capilares da derme; nas regiões comprometidas, ocorre o aparecimento de granulomas e nodulações na superfície

Hemodinâmica: relativo aos mecanismos da circulação sanguínea, como pressão, débito, velocidade e vasomotricidade

Meio de contraste: substância que permite a demonstração radiográfica de um espaço ou órgão devido a um diferencial de absorção dos raios X

Miocardiopatia: distúrbio progressivo que altera a estrutura ou compromete a função das paredes do músculo cardíaco; pode ser causada por muitas doenças conhecidas ou não ter uma causa identificável

Percutânea: que ocorre através da pele

Radiofrequência: forma de energia produzida pelo bisturi elétrico e que é aplicada por meio de cateteres especiais

Reação vagal (reação do nervo vago): exacerbação do sistema nervoso autônomo parassimpático que leva o corpo a uma reação exagerada depois de uma situação de estresse, caracterizada por ansiedade, medo e sudorese; pode ser associada à dor ou à possibilidade de sensação dolorosa, ante a administração de quaisquer medicamentos parenterais ou a outros procedimentos médicos

Resistência vascular pulmonar (RVP): variação da pressão intrapulmonar determinada pela resistência que os vasos pulmonares impõem à circulação do sangue

Stent: dispositivo com a forma de pequeno tubo de malha metálica, colocado sobre um cateter-balão e liberado em uma porção estreitada de uma artéria; pressiona a parede do vaso, mantendo-o aberto, passando a fazer parte permanente da artéria

Tromboembolismo: oclusão de um vaso sanguíneo que pode ser tanto venoso quanto arterial

CATETERISMO CARDÍACO

O cateterismo cardíaco permite o diagnóstico de algumas doenças que afetam o coração e os grandes vasos, podendo confirmar uma condição clinicamente suspeita, bem como identificar e definir a gravidade de lesões coronarianas, de doenças valvares, da aorta e miocardiopatias.

Um acesso ao espaço intravascular é obtido por meio da punção de um vaso (artéria ou veia), sendo as artérias radial ou femoral as escolhas preferenciais no caso de cateterismo cardíaco. A partir daí, por meio de cateteres e guias e sob orientação radiológica, pode ser atingido praticamente qualquer segmento cardíaco.

Por meio desse procedimento, podem ser realizados exames como cineangiocardiografia, cinecoronariografia, estudos eletrofisiológicos, biópsia do miocárdio, medidas de resistência vascular pulmonar (RVP) e estudos hemodinâmico e angiográfico de cardiopatias congênitas e adquiridas.

CATETERISMO CARDÍACO DIREITO E ESQUERDO

A *cateterização do coração direito* requer a introdução do cateter Swan-Ganz pelas veias femoral ou braquial direita, com o objetivo de verificar as pressões das câmaras cardíacas do átrio e ventrículo direitos (AD e VD), a configuração de suas curvas e a oximetria. É possível também verificar o débito cardíaco, analisar a função das válvulas mitral e pulmonar (pressões e amostras sanguíneas) e analisar a anatomia de estruturas como os vasos pulmonares.

O *cateterismo cardíaco esquerdo* tem o objetivo de verificar a função do músculo ventricular esquerdo, a função e a anatomia da válvula aórtica, a anatomia e o fluxo das coronárias, a anatomia da artéria aorta, bem como estudar as pontes depois da cirurgia de revascularização miocárdica (CRM).

No cateterismo cardíaco esquerdo, são utilizadas três vias de acesso. Essas vias de acesso são: artéria femoral, braquial e radial (Fig. 25.1).

O cateterismo é um exame relativamente seguro, entretanto, durante o procedimento podem ocorrer complicações consideradas graves, como perfuração cardíaca, parada cardíaca (raramente), infarto do miocárdio, perfuração coronariana, perfuração de grandes vasos, embolização sistêmica, tromboses no local da punção, embolias distais de trombos, acidente vascular cerebral hemorrágico, perfurações arteriais e dissecção da íntima.

São consideradas complicações leves: arritmias cardíacas, espasmo venoso e infecção no local da punção.

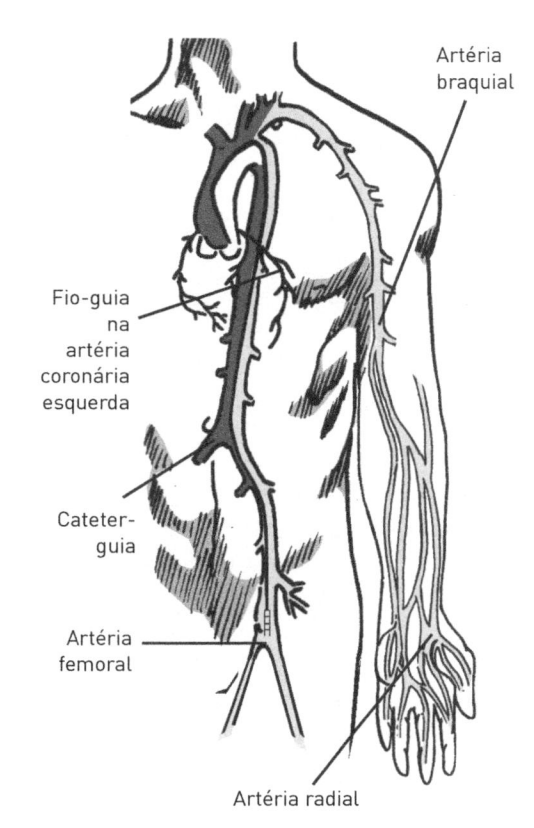

Figura 25.1
Inserção do cateter na artéria femoral.

CUIDADOS DE ENFERMAGEM NO PRÉ-PROCEDIMENTO

- Recepcionar o paciente, apresentando-se e chamando-o pelo nome completo.
- Confirmar se o paciente está em jejum de, no mínimo, 4 horas.
- Colocar vestimenta hospitalar, conforme rotina.
- Confirmar a suspensão prévia (em geral, cinco dias antes) do uso de anticoagulantes, como femprocumona (marcoumar), contraindicados para a realização do procedimento.
- Verificar sinais vitais e comunicar hipertensão ou outra alteração.
- Explicar o procedimento e esclarecer dúvidas.
- Investigar possibilidade de reação alérgica ao contraste:
  - perguntar se o paciente tem alergia a peixe, crustáceos e/ou iodo.
- Questionar sobre outras alergias, como metoclopramida (plasil), dipirona (Novalgina, Buscopan).

- Realizar teste de Allen para avaliar a patência da artéria ulnar, conforme protocolo da instituição (Quadro 25.1).
- Entregar e orientar sobre termo de responsabilidade/consentimento informado ao paciente ou familiar, conforme protocolo da instituição.
- Realizar tricotomia em membro superior direito (MSD) e/ou inguinal bilateral, conforme rotina.
- Puncionar acesso venoso, preferencialmente em membro superior esquerdo (MSE).
- Observar e comunicar reação vagal, que pode ser desencadeada por dor ou medo.
- Acompanhar o paciente até a sala de procedimento.

CUIDADOS DE ENFERMAGEM NO PÓS-PROCEDIMENTO

- Manter o MI (se for este o local cateterizado) sem fletir por aproximadamente 4 horas até a retirada da bainha, mantendo repouso por mais 6 horas.

> Ainda em fase de experiência no Brasil, alguns serviços têm utilizado um dispositivo de encerramento vascular. Nesse procedimento, o local de punção da artéria femoral é clipado após a cateterização do MI. O dispositivo é colocado pelo médico, entretanto, seu uso altera os cuidados de enfermagem pós-exame. Nesse caso, não haverá necessidade de manter pressão sobre o local da punção e o repouso do membro não ultrapassa 2 horas.

- Manter o repouso do MS (se for este o local cateterizado) e o curativo compressivo por 4 horas após procedimento.
- Evitar levantar a cabeça do paciente.
- Estimular a ingesta hídrica e liberar a dieta.
- Observar presença de pulso e aquecimento do membro cateterizado.
- Observar rigorosamente sítio de punção, sangramentos e hematomas.
- Observar presença de eliminações vesicais.

QUADRO 25.1
TESTE DE ALLEN

O examinador deve comprimir digitalmente as artérias ulnar e radial do membro em que será realizado o procedimento

Solicitar que o paciente abra e feche a mão, forçando a saída de sangue; em seguida, a mão deve ser mantida aberta e relaxada

O examinador deve descomprimir a artéria ulnar e manter a radial comprimida, contando por aproximadamente 10 segundos, avaliando o enchimento arterial, ou seja, o retorno da coloração normal da palma da mão (Fig. 25.2)

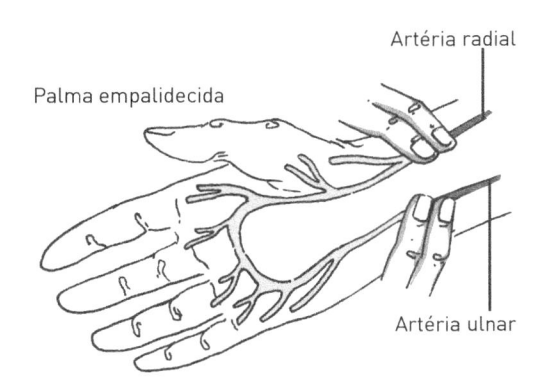

Figura 25.2
Teste de Allen.

- Observar sinais de reação alérgica ao contraste, como:
  - prurido
  - náuseas e mal-estar
  - hipotensão
  - edema de lábios e pálpebras
  - rouquidão, estridor laríngeo, sibilos
- Observar e comunicar reação vagal, que pode ser desencadeada por dor ou medo.

ANGIOPLASTIA CORONARIANA TRANSLUMINAL PERCUTÂNEA (ACTP)

A ACTP pode ser um procedimento eletivo ou de emergência. Quando de emergência, é conhecido como angioplastia primária.

A angioplastia pode ser indicada para pacientes com angina instável ou choque cardiogênico, em casos de contraindicação do uso de agente trombolítico por via endovenosa em infartos com evolução entre 12 e 24 horas; é indicada também como angioplastia de salvamento. Angioplastia de salvamento é considerada aquela realizada na presumida falha da trombólise química. Nessas condições, após 90 minutos do início da infusão do fibrinolítico, pode ser indicada quando há persistência da dor associada à alteração eletrocardiográfica, ante a arritmias ventriculares graves ou instabilidade hemodinâmica, levando em consideração sempre os critérios clínicos.

Existem diferentes métodos para realização de uma angioplastia, como:

- **ACTP com balão:** é considerada a forma tradicional de produzir a recanalização do vaso. Medicamentos como Abciximab ou Cloridrato de Tirofiban® podem ser utilizados por via endovenosa durante o procedimento, com a função de bloquear os processos fisiológicos ligados à reestenose.
- **ACTP com colocação de *stent*:** uma prótese de aço é inserida e fixada no interior da artéria obstruída. É o método mais utilizado pelos hemodinamicistas. Além do *stent* convencional, pode ser utilizado o *stent* revestido com rapamicina, um antibiótico que, por suas características citostáticas, impede o crescimento celular, evitando a reestenose das coronárias, já que inibe o crescimento das células responsáveis pelo espessamento das paredes da artéria.
- **ACTP realizada com o método da aterectomia rotacional:** consiste no uso de um cateter que apresenta um dispositivo incrustado com partículas de diamante que, quando rotacionado em alta velocidade (aproximadamente 180 mil rotações por minuto), tem efeito abrasivo sobre a placa de ateroma, promovendo sua pulverização e, com isso, ampliando a luz vascular. Tem sido empregada preferencialmente nas lesões fibróticas e calcificadas.
- **ACTP realizada com o método da aterectomia coronariana:** técnica que promove a ampliação da luz coronária e o consequente alívio sintomático pela fratura e remoção de parte da placa de ateroma. Apresenta pouca vantagem sobre a angioplastia transluminal coronariana convencional no que diz respeito à diminuição das taxas de reestenose.
- **ACTP realizada com o método a laser – *"Excimer Laser"*:** é realizada por meio da aplicação de energia eletromagnética na faixa de comprimento da luz ultravioleta, diretamente sobre a placa de ateroma, tendo efeito fotoquímico, fototérmico e fotomecânico, o que leva à vaporização da placa. Devido a seu elevado custo e à ausência de superioridade sobre os demais métodos de revascularização percutânea, essa técnica tem sido pouco empregada.

Seja qual for o tipo de ACTP realizada, o paciente pode acompanhar o procedimento acordado, obedecendo às instruções e informando como está se sentindo, ou receber uma sedação leve, de acordo com os critérios médicos.

A recuperação irá ocorrer em Unidade Coronariana ou em Unidade de Terapia Intensiva (UTI), de acordo com as condições clínicas e funcionais e com a necessidade ou não de outros procedimentos conforme os protocolos institucionais (Figs. 25.3 e 25.4).

CUIDADOS DE ENFERMAGEM NO PRÉ-PROCEDIMENTO

- Recepcionar o paciente, apresentando-se e chamando-o pelo nome completo.
- Colocar vestimenta hospitalar, conforme rotina.
- Entregar e orientar sobre o termo de responsabilidade/consentimento informado ao paciente ou familiar, conforme protocolo da instituição.
- Confirmar se as orientações prévias foram cumpridas, como cessação do uso de anticoagulantes, NPO de, no mínimo, 4 horas e uso de medicações indicadas.
- Explicar o procedimento e esclarecer dúvidas.
- Realizar tricotomia no membro superior direito (MSD) e/ou inguinal bilateral, conforme rotina.
- Puncionar acesso venoso, preferencialmente no membro superior esquerdo (MSE).

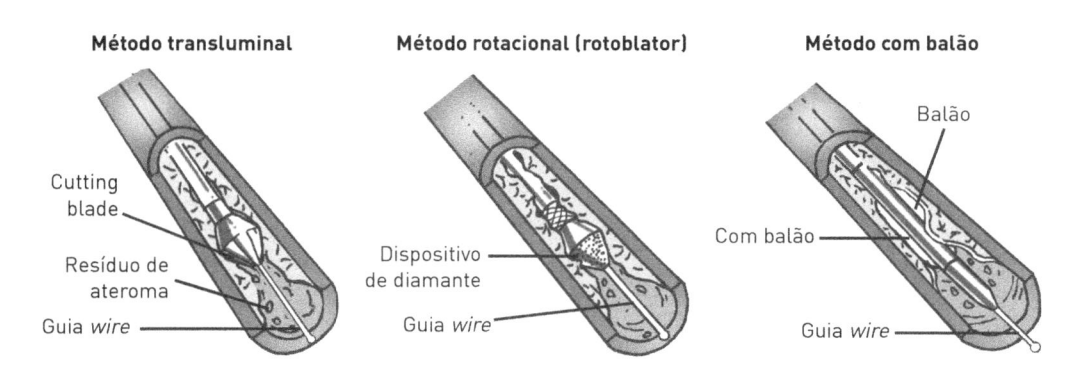

Figura 25.3
Métodos de ACTP.

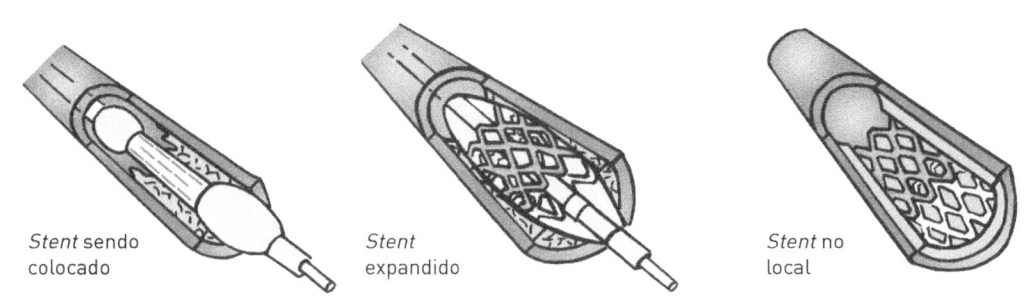

Figura 25.4
ACTP com colocação de *stent*.

- Verificar sinais vitais e comunicar hipertensão ou outra alteração.
- Verificar a existência de pulso radial e comunicar ausência.
- Acompanhar o paciente até a sala de procedimento.
- Manter o paciente cooperativo e imóvel durante o exame.
- Observar e comunicar reação vagal, que pode ser desencadeada por dor ou medo.

CUIDADOS DE ENFERMAGEM NO PÓS-PROCEDIMENTO

- Verificar sinais vitais, conforme rotina, e comunicar alterações.
- Instalar e programar medicamentos em bomba de infusão contínua, se necessário.
- Instalar monitoração de múltiplos parâmetros, mantendo alarmes ligados.
- Instalar oxigênio por óculos ou cateter nasal, conforme protocolo.
- Orientar repouso do membro cateterizado.
- Manter o MI (se for o local cateterizado) sem fletir por aproximadamente 4 horas até a retirada da bainha, fazendo pressão no local de punção durante 15 a 30 minutos depois da retirada, mantendo repouso por mais 6 horas.
- Ver cuidados, caso uso de dispositivo de encerramento vascular.
- Manter o repouso do MS (se for o local cateterizado) e o curativo compressivo por 4 horas após o procedimento.
- Observar, comunicar e registrar condições circulatórias do membro puncionado, como:
  - ausência de pulso
  - cianose
  - extremidade fria
- Atentar para o desenvolvimento de hematomas no local da punção.
- Observar e comunicar queixas de:
  - cefaleia
  - dor precordial
  - dispneia
  - náuseas
  - palpitações
  - sudorese
- Observar e comunicar alterações do nível de consciência:
  - agitação psicomotora
  - confusão mental
- Auxiliar na mudança de decúbito ou nos movimentos, caso seja necessário.
- Controlar a permeabilidade da via de administração parenteral e o local da venopunção.
- Estimular a ingesta de líquidos.
- Registrar diurese.
- Auxiliar ou realizar a higiene no leito conforme as condições apresentadas pelo paciente.
- Observar e comunicar reação vagal, que pode ser desencadeada por dor ou medo.

ESTUDO/MAPEAMENTO ELETROFISIOLÓGICO

O estudo eletrofisiológico é um estudo intracardíaco especialmente desenvolvido para descobrir e estudar os defeitos no sistema elétrico do coração. Por meio de punções de veias e, eventualmente, de artérias nas regiões inguinais e infraclaviculares são introduzidos os eletrodos que chegam às cavidades cardíacas guiados por radioscopia (raios X).

Esse exame possibilita a descoberta do local de origem e os mecanismos de uma arritmia cardíaca, as causas de síncopes, pré-síncopes e palpitações. Também permite avaliar a eficácia de medicamentos antiarrítmicos, bem como o funcionamento do cardioversor-desfibrilador implantável, aparelho semelhante ao marca-passo que tem a capacidade de detectar e controlar as arritmias automaticamente.

O estudo eletrofisiológico é um exame que pode fazer parte da ablação com cateter quando a preceder.

Pelo mapeamento, pode-se determinar se a arritmia é passível de tratamento definitivo por ablação por radiofrequência ou se o foco está em uma região de risco, devendo-se optar por outro tipo de tratamento.

CUIDADOS DE ENFERMAGEM NO PRÉ-PROCEDIMENTO

- Recepcionar o paciente, apresentando-se e chamando-o pelo nome completo.
- Confirmar se o paciente está em NPO.
- Colocar vestimenta hospitalar, conforme rotina.
- Verificar sinais vitais.
- Explicar o procedimento e esclarecer dúvidas.
- Entregar e orientar sobre o termo de responsabilidade/consentimento informado ao paciente ou familiar, conforme protocolo da instituição.
- Realizar tricotomia na região, conforme rotina.
- Puncionar acesso venoso em membro superior.
- Observar e comunicar reação vagal, que pode ser desencadeada por dor ou medo.
- Acompanhar o paciente até a sala de procedimento.

CUIDADOS DE ENFERMAGEM NO PÓS-PROCEDIMENTO

- Orientar o paciente a manter repouso absoluto com o membro imobilizado por 4 a 6 horas.
- Observar presença de pulso e aquecimento do membro puncionado, caso a punção seja arterial.
- Ver cuidados, caso seja utilizado dispositivo de encerramento vascular.
- Realizar compressão da região inguinal 1 cm acima do orifício de punção, com força suficiente para interromper o sangramento sem interromper o fluxo arterial.
- Manter pressão suficiente para que não haja sangramento ao transferir o paciente de uma maca a outra.
- Observar rigorosamente o sítio de punção e comunicar imediatamente caso haja sangramentos e hematomas.
- Delimitar com risco a caneta a área de formação de hematoma, caso isso aconteça, permitindo o controle de sua evolução.
- Atentar para queixas do paciente e comunicar rapidamente:
  - mal-estar de qualquer tipo
  - sudorese
  - dor torácica e/ou lombar
  - dificuldade para respirar
  - náuseas e/ou vômitos
  - prurido corporal
  - dor no local da punção
  - paresia e/ou parestesia
- Observar e comunicar reação vagal, que pode ser desencadeada por dor ou medo.

ABLAÇÃO COM CATETER POR RADIOFREQUÊNCIA

A ablação por radiofrequência é um procedimento terapêutico, realizado por meio da introdução de cateteres (tubos flexíveis especiais) em locais específicos do coração, que permite tratar a arritmia cardíaca. É realizada uma espécie de cauterização no foco da arritmia para suprimir sua formação.

A ablação com cateter por radiofrequência é indicada a pacientes que apresentam taquicardia acompanhada de muitos sintomas ou de difícil tratamento medicamentoso. Muitas vezes, realiza-se a ablação por cateter com radiofrequência porque o paciente prefere não usar drogas antiarrítmicas por longo prazo.

CUIDADOS DE ENFERMAGEM NO PRÉ-PROCEDIMENTO

- Recepcionar o paciente, apresentando-se e chamando-o pelo nome completo.
- Confirmar se o paciente está em NPO.

- Colocar vestimenta hospitalar, conforme rotina.
- Observar presença de pulso e aquecimento do membro puncionado, caso a punção seja arterial.
- Verificar, registrar e comunicar sinais vitais.
- Explicar o procedimento e esclarecer dúvidas.
- Entregar e orientar sobre o termo de responsabilidade/consentimento informado ao paciente ou familiar, conforme protocolo da instituição.
- Realizar tricotomia na região, conforme rotina.
- Puncionar acesso venoso em membro superior.
- Observar e comunicar reação vagal, que pode ser desencadeada por dor ou medo.
- Acompanhar o paciente até a sala de procedimento.

CUIDADOS DE ENFERMAGEM NO PÓS-PROCEDIMENTO

- Verificar sinais vitais, conforme rotina, e comunicar alterações.
- Instalar monitoração de múltiplos parâmetros, mantendo alarmes ligados.
- Instalar oxigênio por óculos ou cateter nasal, conforme protocolo.
- Observar, comunicar e registrar condições circulatórias do membro cateterizado, como:
  - ausência de pulso
  - cianose
  - extremidade fria
- Atentar para o desenvolvimento de hematomas no local da punção.
- Observar e comunicar queixas de:
  - cefaleia
  - dor precordial
  - dispneia
  - náuseas
  - palpitações
  - sudorese
- Observar e comunicar alterações do nível de consciência:
  - agitação psicomotora
  - confusão mental
- Controlar a permeabilidade da via de administração e o local da venopunção.
- Estimular a ingesta ou observar necessidade de NPO, conforme rotina.
- Observar e comunicar reação vagal, que pode ser desencadeada por dor ou medo.

VALVULOPLASTIA MITRAL/ PULMONAR/AÓRTICA

É realizada a introdução por via percutânea, através de uma veia ou artéria, de um cateter com balão para fazer a dilatação da válvula com estenose, como na estenose pulmonar e na mitral ou na coarctação da aorta bicúspide (Figs. 25.5 e 25.6).

CUIDADOS DE ENFERMAGEM NO PRÉ-PROCEDIMENTO

- Recepcionar o paciente, apresentando-se e chamando-o pelo nome completo.
- Confirmar se o paciente está em NPO.
- Colocar vestimenta hospitalar, conforme rotina.
- Verificar sinais vitais.
- Explicar o procedimento e esclarecer dúvidas.
- Entregar e orientar sobre o termo de responsabilidade/consentimento informado ao paciente ou familiar, conforme protocolo da instituição.
- Realizar tricotomia na região, conforme rotina.
- Puncionar acesso venoso em membro superior.
- Observar e comunicar reação vagal, que pode ser desencadeada por dor ou medo.
- Acompanhar o paciente até a sala de procedimento.

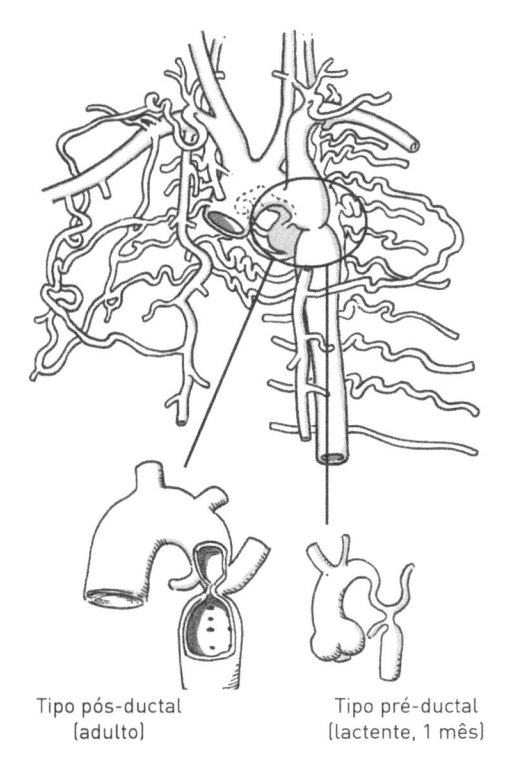

Figura 25.5
Coarctação de aorta.

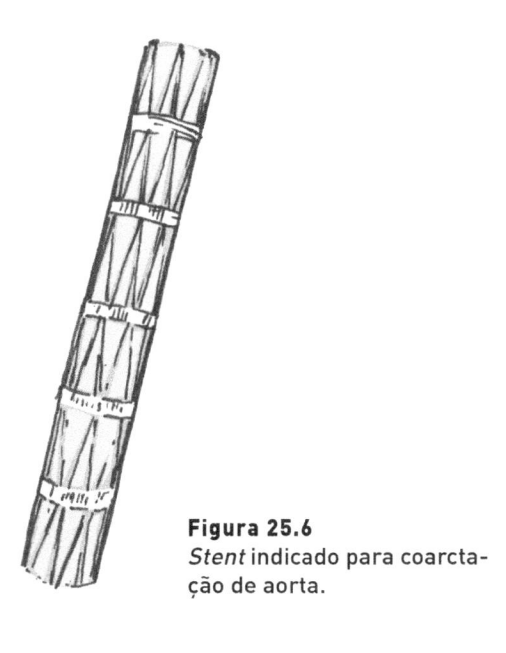

Tipo pós-ductal (adulto)

Tipo pré-ductal (lactente, 1 mês)

Figura 25.6
Stent indicado para coarctação de aorta.

CUIDADOS DE ENFERMAGEM NO PÓS-PROCEDIMENTO

- Verificar sinais vitais, conforme rotina, e comunicar alterações.
- Instalar monitoração de múltiplos parâmetros, mantendo alarmes ligados.
- Instalar oxigênio por óculos ou cateter nasal, conforme protocolo.
- Orientar repouso do membro cateterizado.
- Orientar o paciente para manter repouso no leito.
- Observar, comunicar e registrar condições circulatórias do membro cateterizado, como:
  – ausência de pulso
  – cianose
  – extremidade fria
- Atentar para o desenvolvimento de hematomas no local da punção.
- Observar e comunicar queixas de:
  – cefaleia
  – dor precordial
  – dispneia
  – náuseas
  – palpitações
  – sudorese
- Observar e comunicar alterações do nível de consciência:
  – agitação psicomotora
  – confusão mental
- Controlar a permeabilidade da via de administração e o local da venopunção.
- Estimular a ingesta ou observar a necessidade de NPO, conforme rotina.
- Observar e comunicar reação vagal, que pode ser desencadeada por dor ou medo.

➲ SEPTOPLASTIA PERCUTÂNEA

Um grande número de comunicações congênitas fecha espontaneamente na infância; porém, a persistência destas pode desencadear sinais e sintomas, necessitando do tratamento por septoplastia percutânea ou, no caso de lesões maiores, correção cirúrgica.

As comunicações podem ser: do septo interatrial (CIA), entre os dois átrios, ou do septo interventricular (CIV), entre dois ventrículos, ou da persistência do canal arterial (PCA).

A correção ou o fechamento é realizado sob monitoração, utilizando-se a fluoroscopia com ecocardiografia transesofágica. Essa técnica permite a avaliação precisa da anatomia septal e dos tipos de defeitos, tendo papel fundamental para o posicionamento adequado e a liberação das próteses de oclusão. Entretanto, devido ao desconforto causado ao paciente durante a passagem e a manipulação da sonda esofágica, é utilizada anestesia geral com intubação endotraqueal (Figs. 25.7 e 25.8).

CUIDADOS DE ENFERMAGEM NO PRÉ-PROCEDIMENTO

- Recepcionar o paciente, apresentando-se e chamando-o pelo nome completo.
- Confirmar se o paciente está em NPO.
- Colocar vestimenta hospitalar, conforme rotina.
- Verificar sinais vitais.
- Explicar o procedimento e esclarecer dúvidas.
- Entregar e orientar sobre o termo de responsabilidade/consentimento informado ao paciente ou familiar, conforme protocolo da instituição.
- Realizar tricotomia na região inguinal bilateral, conforme rotina.
- Puncionar acesso venoso em membro superior.
- Acompanhar o paciente até a sala de procedimento.

CUIDADOS DE ENFERMAGEM NO PÓS-PROCEDIMENTO

- Verificar sinais vitais, conforme rotina, e comunicar alterações.
- Instalar monitoração de múltiplos parâmetros, mantendo alarmes ligados.
- Instalar oxigênio por óculos ou cateter nasal, conforme protocolo.
- Observar, comunicar e registrar condições circulatórias do membro cateterizado, como:
  - ausência de pulso
  - cianose
  - extremidade fria
- Atentar para o desenvolvimento de hematomas no local da venopunção.
- Observar e comunicar alterações do nível de consciência:
  - agitação psicomotora
  - confusão mental

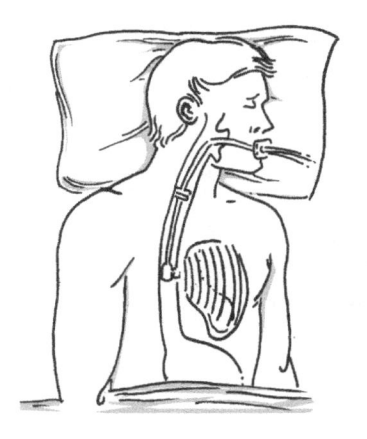

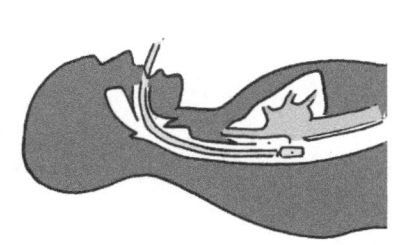

Figura 25.7
Sonda esofágica.

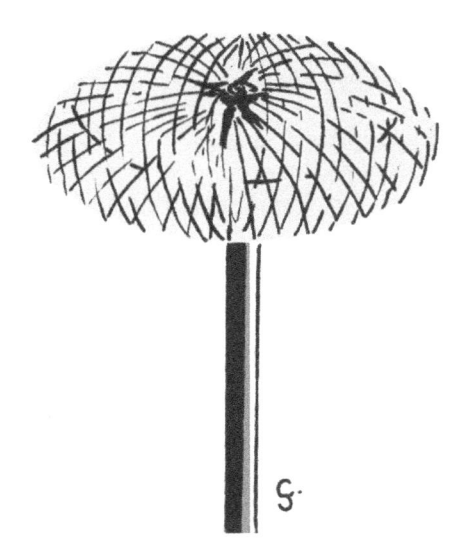

Figura 25.8
Exemplo de prótese para oclusão de comunicação intra-atrial (CIA).

- Controlar a permeabilidade da via de administração e o local da venopunção.
- Observar necessidade de NPO, conforme rotina.
- Investigar as queixas do paciente:
  - mal-estar de qualquer tipo
  - dor no local da punção do exame
  - paresia
  - parestesia
  - dor torácica ou lombar
  - náuseas
  - vômitos
  - prurido corporal
  - cefaleia
  - dor precordial
  - dispneia
  - náuseas
  - palpitações
  - sudorese
- A compressão da região inguinal deve ser feita 1 cm acima do orifício de punção, com força suficiente para interromper o sangramento sem interromper o fluxo arterial.

STENT INTRAÓRTICO PERCUTÂNEO

A dissecção aórtica apresenta-se como um quadro clínico dramático, com altas taxas de mortalidade, muitas vezes de difícil diagnóstico, podendo ser confundida com IAM, patologias abdominais agudas e síndromes neurológicas.

A dissecção da aorta é uma patologia da camada média dessa artéria, em que ocorre a ruptura da íntima e o sangue penetra e separa esta da adventícia. É chamada de delaminações da camada média, com formação de falsa luz no sentido longitudinal de extensão variável, tendo como fatores predisponentes: os distúrbios no tecido conjuntivo, síndrome de Marfan, síndrome de Turner, HAS, aterosclerose, sífilis, patologia congênita/aorta bivalvar.

A colocação do *stent* intraórtico por via percutânea é realizada de forma eletiva e se a condição clínica do paciente favorecê-la. Antes do procedimento de colocação de *stent*, a pessoa pode necessitar de cuidados em uma UTI até sua estabilização hemodinâmica.

> Pode não haver condições do tratamento por via percutânea, sendo necessária uma cirurgia cardíaca convencional, na qual é colocado um enxerto tubular. A troca da válvula aórtica é feita por um tubo valvado ou uma aortoplastia.

CUIDADOS DE ENFERMAGEM NO PRÉ-PROCEDIMENTO

Esse paciente, em geral, vem da UTI. Na sala de hemodinâmica, cabe à enfermagem:

- Recepcionar o paciente, apresentando-se e chamando-o pelo nome completo.
- Confirmar se as orientações prévias foram cumpridas, como:

- cessação do uso de anticoagulante
- NPO de 12 horas
- uso de medicações indicadas
- Explicar o procedimento e esclarecer dúvidas.
- Entregar e orientar sobre o termo de responsabilidade/consentimento informado ao paciente ou familiar, conforme protocolo da instituição.
- Realizar ou confirmar tricotomia na região, conforme rotina.
- Puncionar ou confirmar a permeabilidade do acesso venoso.
- Acompanhar o paciente até a sala de procedimento.

CUIDADOS DE ENFERMAGEM NO PÓS-PROCEDIMENTO

A recuperação do paciente ocorre em unidade de terapia intensiva. É dever da enfermagem:

- Controlar sinais vitais de 15 em 15 minutos nas 2 primeiras horas, de 30 em 30 minutos nas próximas 2 horas, de hora em hora por mais 2 horas e, após a sexta hora, de 2 em 2 horas.
- Observar padrão ventilatório e comunicar alterações como:
  - tosse
  - dispneia/taquipneia
  - cianose
- Medir e anotar a saturação de O_2, por meio de oximetria contínua.
- Medir e anotar circunferência abdominal e comunicar se houver distensão.
- Observar queixas de dor, comunicar e medicar, conforme prescrito.
- Monitorar as condições circulatórias:
  - presença de pulso nos membros inferiores (femoral, poplíteo e pedioso dorsal)
  - presença de dor, palidez, parestesia ou paralisia nas extremidades
  - manter membros inferiores aquecidos
- Medir diurese de hora em hora e comunicar se houver redução de volume urinário.
- Observar a presença de sangramento no local da punção.
- Orientar o paciente a manter repouso absoluto no leito nas primeiras 12 horas e auxiliar na mudança de decúbito sempre que solicitado.

CAPÍTULO **26**

CUIDADOS DE ENFERMAGEM A INDIVÍDUOS SUBMETIDOS À COLOCAÇÃO DE ENDOPRÓTESES VASCULARES POR MEIO DE RADIOLOGIA INTERVENCIONISTA

TERMINOLOGIA ESPECÍFICA
ANEURISMAS DA AORTA ABDOMINAL
IMPLANTE DE *STENT* CAROTÍDEO ENDOLUMINAL
CORREÇÃO ENDOLUMINAL DE ANEURISMA ARTERIAL PERIFÉRICO

TERMINOLOGIA ESPECÍFICA

Ateroma: depósito lipídico amarelado e grumoso que se forma sobre a parede interna das artérias; a placa ateromatosa pode se calcificar ou se ulcerar, causando diversas patologias

Endovascular: por dentro dos vasos sanguíneos

Estenose: constrição ou estreitamento da luz de um vaso ou de um orifício

Reestenose: estenose recorrente, como, por exemplo, uma artéria que volta a se estreitar após a dilatação por cateter-balão

ANEURISMAS DA AORTA ABDOMINAL (AAA)

São os aneurismas localizados no segmento da aorta que passa pelo abdome. Um indivíduo com AAA frequentemente começa a perceber uma espécie de pulsação no abdome, entretanto, caso o aneurisma rompa (aneurisma abdominal roto), a dor é intensa e constante, embora possa, em alguns casos, ser aliviada com a mudança de posição.

Após o diagnóstico, normalmente feito por tomografia ou angiografia, o tratamento consiste na introdução, por cateter, de um *stent*, em geral por meio de dissecção da artéria femoral, para fazer a contenção e proteção do vaso dilatado (Fig. 26.1).

CUIDADOS DE ENFERMAGEM NO PRÉ-PROCEDIMENTO

Este paciente, em geral, vem da UTI. Na sala de hemodinâmica, cabe à enfermagem:

- Verificar sinais vitais e comunicar hipertensão, hipotensão ou outra alteração.
- Confirmar se as orientações prévias foram cumpridas, como:
  - cessação do uso de anticoagulante
  - NPO, em geral, de 12 horas
  - uso de medicações indicadas
- Explicar o procedimento e esclarecer dúvidas.
- Entregar e orientar sobre o termo de responsabilidade/consentimento informado ao paciente ou familiar, conforme protocolo da instituição.
- Inspecionar a região inguinal para confirmar tricotomia ou realizá-la, caso necessário.
- Puncionar ou confirmar a permeabilidade do acesso venoso, preferencialmente no membro superior esquerdo (MSE), ou providenciar material para a punção de acesso central.
- Acompanhar o paciente até a sala de procedimento.

CUIDADOS DE ENFERMAGEM NO PÓS-PROCEDIMENTO

A recuperação do paciente ocorre em unidade de terapia intensiva (UTI).

- Controlar sinais vitais de 15 em 15 minutos nas 2 primeiras horas, de 30 em 30 minutos nas próximas 2 horas, de hora em hora por mais 2 horas e, após a sexta hora, verificar de 2 em 2 horas.
- Observar padrão ventilatório e comunicar alterações como:
  - tosse
  - dispneia/taquipneia
  - cianose
- Medir e registrar oximetria contínua.
- Medir e registrar circunferência abdominal e comunicar se houver distensão.
- Observar queixas de dor, comunicar e medicar conforme prescrito.
- Monitorar as condições circulatórias:
  - presença de pulso nos membros inferiores (femoral, poplíteo e pedioso dorsal)
  - presença de dor, palidez, parestesia ou paralisia nas extremidades
  - manter membros inferiores aquecidos
- Medir diurese de hora em hora e comunicar se houver redução de volume urinário.

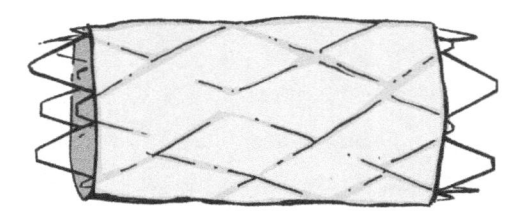

Figura 26.1
Exemplo de *stent* forrado indicado para aneurisma de aorta.

- Observar presença de sangramento no local da punção.
- Manter o paciente em repouso absoluto no leito nas primeiras 12 horas, auxiliando na mudança de decúbito sempre que solicitado.

IMPLANTE DE *STENT* CAROTÍDEO ENDOLUMINAL

O cérebro requer cerca de 20% da circulação sanguínea do organismo. O suprimento primário de sangue para o cérebro é feito por meio de duas artérias situadas no pescoço (as carótidas), que se ramificam dentro do cérebro em múltiplas artérias. Uma pequena interrupção nesse fluxo sanguíneo pode causar uma diminuição na função cerebral.

A incidência de doenças cerebrovasculares aumenta com a idade, sendo o acidente cerebrovascular o distúrbio mais frequente entre os idosos. Os sintomas variam de acordo com a área do cérebro afetada.

A angioplastia transluminal de carótida com implante de *stent* com proteção é um procedimento terapêutico seguro. As enfermidades oclusivas da carótida são abordadas com a técnica endovascular de dilatação do vaso com balão e implante de um *stent* com proteção (Fig. 26.2).

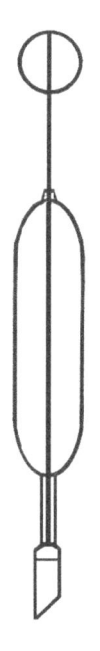

Figura 26.2
Twin one (*stent* de carótida com proteção).

- Explicar o procedimento e esclarecer dúvidas.
- Entregar e orientar sobre o termo de responsabilidade/consentimento informado ao paciente ou familiar, conforme protocolo da instituição.
- Acompanhar o paciente até a sala de procedimento.

CUIDADOS DE ENFERMAGEM NO PÓS-PROCEDIMENTO

A recuperação do paciente ocorre em unidade de terapia intensiva (UTI).

- Controlar sinais vitais de 15 em 15 minutos nas 2 primeiras horas, de 30 em 30 minutos nas próximas 2 horas, de hora em hora por mais 2 horas e, após a sexta hora, verificar de 2 em 2 horas.
- Observar padrão ventilatório e comunicar alterações, como:
  – tosse
  – dispneia/taquipneia
  – cianose

CUIDADOS DE ENFERMAGEM NO PRÉ-PROCEDIMENTO

- Recepcionar o paciente, apresentando-se e chamando-o pelo nome completo.
- Colocar vestimenta hospitalar, conforme rotina.
- Confirmar se as orientações prévias foram cumpridas, como:
  – cessação do uso de anticoagulante
  – NPO de, no mínimo, 4 horas
  – uso de medicações indicadas

- Medir e registrar oximetria contínua.
- Avaliar a reação pupilar e a função motora e sensorial e comunicar:
  - anisocoria
  - midríase
  - perda de força
- Reconhecer e comunicar alteração do nível de consciência:
  - confusão mental
  - agitação psicomotora
  - sonolência excessiva (levar em consideração tempo de pós-anestesia)
- Observar queixas de dor, comunicar e medicar conforme prescrito.
- Observar presença de sangramento no local da punção.
- Manter o membro inferior (MI) (se for o local cateterizado) sem fletir por aproximadamente 4 horas até a retirada da bainha, fazendo pressão no local de punção durante 15 a 30 minutos depois da retirada desta, mantendo o MI em repouso por mais 6 horas.
- Manter o repouso do membro superior (MS) (se for o local cateterizado) e o curativo compressivo por 4 horas após o procedimento.

Além da cirurgia convencional para a desobstrução (ver Cap. 15), outro tratamento que pode ser utilizado é a desobstrução e correção do aneurisma por via endoluminal, que utiliza cateter com balão e colocação de *stent* (angioplastia) (Fig. 26.3).

CUIDADOS DE ENFERMAGEM NO PRÉ-PROCEDIMENTO

- Recepcionar o paciente, apresentando-se e chamando-o pelo nome completo.
- Colocar vestimenta hospitalar, conforme rotina.
- Entregar e orientar sobre o termo de responsabilidade/consentimento informado ao paciente ou familiar, conforme protocolo da instituição.
- Confirmar se as orientações prévias foram cumpridas, como:

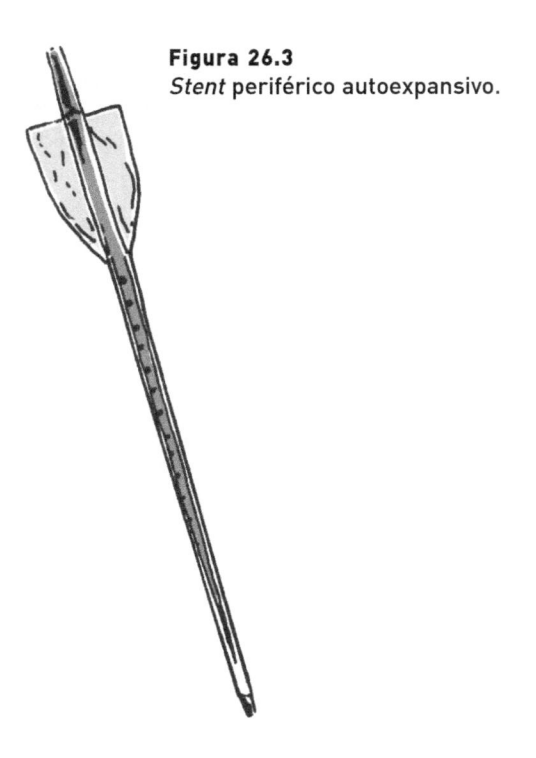

Figura 26.3
Stent periférico autoexpansivo.

CORREÇÃO ENDOLUMINAL DE ANEURISMA ARTERIAL PERIFÉRICO

As artérias periféricas se ramificam a partir da artéria aorta e têm a função de transportar o sangue com oxigênio para todo o corpo. Com o aumento da taxa de colesterol (LDL) no sangue, substâncias gordurosas podem se depositar nas artérias. Esse depósito é conhecido como placa ou lesão e causa o estreitamento do vaso, dificultando a passagem sanguínea e impedindo o fornecimento de oxigênio e nutrientes aos tecidos. Outros fatores de risco são HAS, diabete melito e uso de tabaco.

- cessação do uso de anticoagulantes
- NPO de, no mínimo, 4 horas
- uso de medicações indicadas
- Explicar o procedimento e esclarecer dúvidas.
- Realizar tricotomia, conforme rotina.
- Puncionar acesso venoso, conforme rotina.
- Verificar sinais vitais e comunicar hipertensão, hipotensão ou outra alteração.
- Observar e comunicar reação vagal, que pode ser desencadeada por dor ou medo.
- Acompanhar o paciente até a sala de procedimento.

CUIDADOS DE ENFERMAGEM NO PÓS-PROCEDIMENTO

- Verificar sinais vitais, conforme rotina, e comunicar alterações.
- Instalar e programar medicamentos em bomba de infusão contínua, se necessário.
- Manter repouso de acordo com o local da cateterização (ver repouso para MI ou MS).
- Observar, comunicar e registrar condições circulatórias do membro puncionado, como:
  - ausência de pulso
  - cianose
  - extremidade fria
  - hematomas no local da punção
- Observar e comunicar queixas de:
  - cefaleia
  - dor precordial
  - dispneia
  - náuseas
  - palpitações
  - sudorese
- Observar e comunicar alterações do nível de consciência:
  - agitação psicomotora
  - confusão mental
- Auxiliar na mudança de decúbito ou nos movimentos, caso seja necessário.
- Controlar a permeabilidade da via de administração e o local da venopunção.
- Auxiliar ou realizar a higiene no leito conforme as condições apresentadas pelo paciente.

CAPÍTULO **27**

CUIDADOS DE ENFERMAGEM A INDIVÍDUOS SUBMETIDOS A PROCEDIMENTOS DE NEURORRADIOLOGIA INTERVENCIONISTA

TERMINOLOGIA ESPECÍFICA
EXAMES DIAGNÓSTICOS EM NEURORRADIOLOGIA
EMBOLIZAÇÃO
ANGIOPLASTIA E USO DE *STENT*

TERMINOLOGIA ESPECÍFICA

Alcoolização percutânea: processo de esclerose desencadeado por álcool etílico absoluto (100%) injetado via transcutânea, com auxílio do ultrassom no posicionamento da agulha dentro do nódulo; são realizadas infiltrações semanais até a redução eficaz do tamanho do nódulo (o método também é utilizado pela cardiologia para portadores de cardiomiopatia hipertrófica obstrutiva)

Arteriosclerose: endurecimento da artéria; a perda de elasticidade conturba as respostas vasomotoras da artéria e provoca aumento da pressão arterial sistêmica

Aterosclerose: doença que provoca o estreitamento lento e progressivo das artérias, causando isquemia

> **Claustrofobia:** fobia que se caracteriza pela aversão ao confinamento ou a lugares fechados
>
> **Círculo de Willis:** artérias responsáveis pelo fornecimento do fluxo sanguíneo para a circulação cerebral
>
> **Embolizações:** termo que se refere ao uso de materiais para bloquear ou diminuir a passagem de sangue para determinado órgão ou tumor; é possível, a partir da embolização, salvar pacientes com hemorragias graves e/ou tratar tumores locais
>
> **Gelfoam:** esponja hemostática que pode ser usada das mais diversas formas, de acordo com o tamanho e a quantidade necessária, cortando-se com lâmina de bisturi e colocando-se em meio de contraste, tornando-a radiopaca
>
> **Hemangioma:** alterações vasculares na pele, principalmente no rosto e no pescoço, mas que podem ocorrer em qualquer parte do corpo, desde o nascimento; inicialmente são apenas pequenas lesões avermelhadas que, com o passar do tempo, podem se tornar maiores e adquirir aspecto elevado e de coloração vermelho-escura; podem tanto desaparecer com o tempo como tornarem-se definitivas e provocar grandes deformidades
>
> **Pseudoaneurisma:** também chamado de falso aneurisma, é a ruptura da parede arterial com extravasamento de sangue que é contido pelos tecidos vizinhos, ou também conceituado como o resultado da organização do hematoma comunicando-se com a luz da artéria
>
> **Quimioembolização:** consiste no bloqueio da circulação que irriga o tumor, associado à injeção de drogas quimioterápicas diretamente nas artérias que o nutrem; é utilizado principalmente em tumores maiores ou múltiplos, quando não há a possibilidade de tratamento curativo; é possível por meio de quimioembolização a redução do tamanho do tumor e dos sintomas, bem como o aumento da sobrevida

EXAMES DIAGNÓSTICOS EM NEURORRADIOLOGIA

Um complexo sistema de artérias pelo qual passam cerca de 18% do volume total de sangue do corpo. É utilizado para nutrir o encéfalo, sendo que somente para o cérebro são gastos aproximadamente 20% do O_2 absorvido pelos pulmões. Há perda de consciência em poucos segundos após a interrupção do fluxo sanguíneo para o cérebro, podendo ocorrer uma lesão irreparável do tecido cerebral a partir de quatro minutos sem oxigenação.

Diversos fatores podem afetar o fluxo sanguíneo nas artérias e veias do encéfalo com sequelas que podem ser leves, moderadas ou graves, transitórias ou definitivas.

Dentre as patologias encontradas nesse sistema, há as tromboses que levam a infarto do cérebro, isquemias transitórias ou não, rotura de um vaso por trauma ou aneurisma e doenças degenerativas das artérias – aterosclerose em geral associada ao processo de envelhecimento. Existem também as embolias que podem ocorrer devido a um coágulo sanguíneo, um fragmento de gordura, uma metástase, grumos de bactérias ou uma bolha de ar, bem como devido a hemorragias subaracnóidea, subdural, epidural ou extradural, cuja causa mais frequente é traumatismo.

Entretanto, com a evolução da neurorradiologia, muitos são os diagnósticos e procedimentos que podem ser realizados com maior precisão e menor risco, tornando cada vez melhor o prognóstico para o paciente. A seguir, são citados alguns dos exames mais comumente utilizados. Os cuidados de enfermagem citados serão relacionados aos procedimentos, no entanto, as condições clínicas do paciente podem exigir cuidados diferenciados e mais complexos (ver cuidados de UTI).

ANGIOGRAFIA CEREBRAL

Estudo radiológico da circulação cerebral no qual é administrado um meio de contraste em uma artéria selecionada por meio de punção.

VENTRICULOGRAFIA CEREBRAL

Estudo radiológico dos ventrículos cerebrais no qual é administrado um meio de contraste em uma artéria selecionada por meio de punção.

MIELOGRAFIA

Estudo radiológico da medula espinal após uma injeção de um meio de contraste na zona que se pretende examinar. A mielografia permitirá analisar as anomalias do interior da coluna vertebral, como uma hérnia discal ou um tumor.

CUIDADOS DE ENFERMAGEM PRÉ-EXAMES
- Recepcionar o paciente, apresentando-se e chamando-o pelo nome completo.
- Confirmar se as orientações prévias foram cumpridas, como:
  – cessação do uso de anticoagulante, se solicitada pelo médico
  – NPO de, no mínimo, 4 horas
  – uso de medicações indicadas
- Colocar vestimenta hospitalar, se rotina.
- Explicar o procedimento e esclarecer dúvidas.
- Entregar e orientar sobre o termo de responsabilidade/consentimento informado ao paciente ou familiar, conforme protocolo da instituição.
- Realizar tricotomia na região a ser cateterizada, conforme rotina.

CUIDADOS DE ENFERMAGEM PÓS-EXAMES
- Evitar fletir o membro inferior direito (MID) por até 6 horas após o término da compressão.
- Observar nível de consciência e comunicar alterações.
- Manter decúbito dorsal, sem elevar a cabeceira até o término do repouso.
- Observar por 24 horas a possibilidade de sangramento, hematoma e edema no local da punção e comunicar.
- Observar a presença de pulso pedioso e cianose no membro puncionado.
- Observar queixas de dor no sítio de punção e medicar conforme prescrito.

TOMOGRAFIA COMPUTADORIZADA (TC)

Método de avaliação por imagem no qual raios X são passados em seções, ou fatias, possibilitando um tipo de visualização do crânio, do encéfalo ou de qualquer outra parte do corpo, como tórax, abdome ou coluna vertebral.

Cada exposição leva alguns segundos. A mesa se move ligeiramente (0,5 a 1 cm) entre cada varredura para alinhar a próxima imagem transversal. Dentro da máquina existe um sistema de som que permite a comunicação entre o profissional e o paciente durante o exame.

Na neurologia, a TC tem se mostrado um método de escolha eficiente para diagnóstico de traumatismo craniano, hemorragia encefálica e tumores, entre outras patologias.

Para auxiliar na definição de certos tecidos e confirmar alguns diagnósticos, um meio de contraste radiopaco pode ser injetado por punção venosa.

CUIDADOS DE ENFERMAGEM PRÉ-EXAME

No caso da TC sem contraste, os cuidados são:

- Remover ou solicitar que o paciente remova joias, bijuterias, óculos, próteses dentárias ou outros acessórios metálicos que estejam na cabeça ou no pescoço.
- Orientar quanto à importância de o paciente permanecer imóvel, em decúbito dorsal, durante todo o exame.
- Esclarecer sobre a existência de um sistema de som que permite a comunicação entre o paciente e o profissional durante a execução do exame.
- Questionar sobre asma e alergias a medicamentos ou a alimentos como peixe, crustáceos e semelhantes.

No caso da TC com contraste, os cuidados são os mesmos, além de:

- Entregar e orientar sobre o termo de responsabilidade/consentimento informado ao paciente ou familiar, conforme protocolo da instituição.
- Obter acesso venoso periférico, preferencialmente com cateter calibroso.
- Revisar a permeabilidade e a localização do cateter durante a injeção do contraste.
- Parar imediatamente a injeção em caso de sinais de extravasamento do contraste ou flebite:
  - dor no local da punção
  - vermelhidão na linha da veia
  - edema no local ou próximo à punção

- Observar e comunicar reações ao contraste, como:
  - prurido
  - edema de pálpebras e/ou de lábios
  - manchas vermelhas no corpo
  - disfunção respiratória

RESSONÂNCIA MAGNÉTICA (RM)

Exame capaz de reproduzir imagens de grande resolução e clareza de qualquer parte do interior do corpo humano, podendo demonstrar com precisão lesões muito pequenas, com qualidade e em alguns minutos.

O paciente é posicionado no interior de um tubo aberto em ambas extremidades, devendo permanecer deitado e imóvel por volta de 30 a 40 minutos, tempo de duração do exame.

O aparelho emite sinais que serão captados e transformados em imagens. Ele produz um ruído desagradável, entretanto, existe a possibilidade de que, por meio de um sistema de som, o paciente ouça música, bem como se comunique com o profissional durante toda a realização do exame.

O procedimento é indolor, podendo ser necessário, em alguns casos, que o paciente receba uma injeção, por via endovenosa, de um meio de contraste, utilizado para aumentar a capacidade diagnóstica do exame.

A realização desse exame é contraindicada para pacientes que possuem marca-passo, implantes eletrônicos, fragmentos ou próteses metálicas no corpo. Pacientes claustrofóbicos podem não conseguir realizá-lo, precisando de anestesia ou fazê-lo em campo aberto, ou seja, em máquina não totalmente fechada (Fig. 27.1).

CUIDADOS DE ENFERMAGEM PRÉ-EXAME

No caso da RM sem contraste, os cuidados são:

- Remover ou solicitar que o paciente remova joias, bijuterias, óculos, próteses

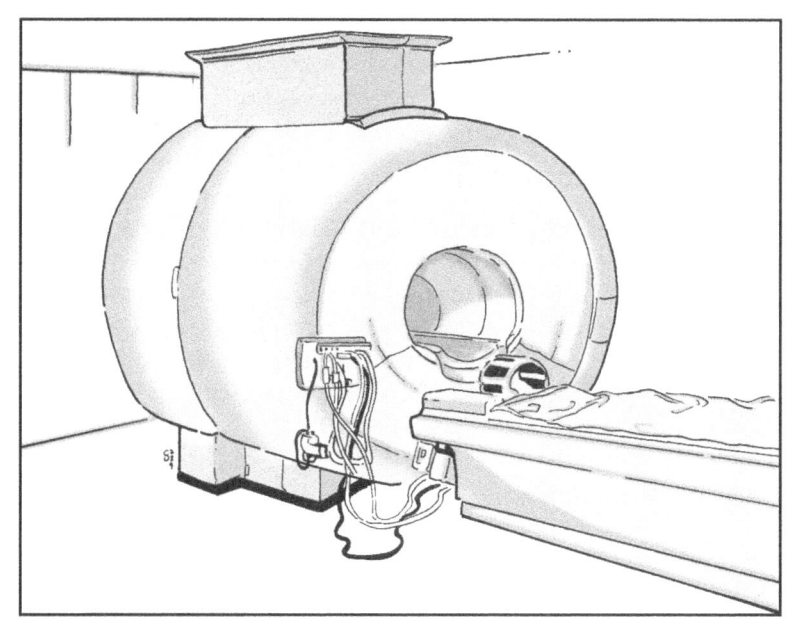

Figura 27.1
Exemplo de aparelho de RM.

dentárias ou outros acessórios metálicos que estejam na cabeça ou no pescoço.
- Confirmar, antes do exame, se o paciente não tem marca-passo, implante eletrônico, algum fragmento ou prótese metálica.
- Orientar quanto à importância de o paciente permanecer imóvel, em decúbito dorsal, durante todo o exame.
- Questionar se o paciente sofre de claustrofobia e sente-se em condições de manter-se calmo durante o exame.
- Esclarecer sobre a existência de um sistema de som que permite a comunicação entre o paciente e o profissional durante a execução do exame.
- Reconhecer alguns sinais de claustrofobia antes ou durante o exame, como:
  – taquicardia
  – sudorese
  – tremores

No caso da RM com contraste, os cuidados são os mesmos, além de:

- Entregar e orientar sobre o termo de responsabilidade/consentimento informado ao paciente ou familiar, conforme protocolo da instituição.
- Obter acesso venoso periférico calibroso.
- Revisar a permeabilidade e a localização do cateter durante a injeção do contraste.
- Parar imediatamente a injeção em caso de sinais de extravasamento do contraste ou flebite:
  – dor no local da punção
  – vermelhidão na linha da veia
  – edema no local ou próximo à punção
- Observar e comunicar reações ao contraste, como:
  – prurido
  – edema de pálpebras e/ou de lábios

- manchas vermelhas no corpo
- disfunção respiratória

➡ EMBOLIZAÇÃO

Intervenção terapêutica realizada mediante cateterismo, na qual um ou mais vasos ou trechos de vasos são ocluídos por meio do uso de substâncias como colas, resinas ou partículas. Dentre as embolizações mais utilizadas em neurorradiologia está a embolização de aneurismas cerebrais. No caso de tumores, há a possibilidade de realizar o tratamento quimioterápico com menores efeitos colaterais, injetando a substância diretamente no local acometido pelo tumor, ou produzindo uma trombose natural nos vasos que o irrigam, diminuindo sua vascularização.

EMBOLIZAÇÃO DE ANEURISMA CEREBRAL

O tratamento de aneurisma por embolização consiste na introdução de um cateter, por punção ou dissecção, na artéria femoral. Esse cateter é levado até o aneurisma, promovendo o seu bloqueio com o uso de micromolas de platina. As molas são colocadas dentro da dilatação até preencher todo o seu espaço. Com isso, o sangue não circulará no interior do aneurisma e não haverá mais pressão sobre as paredes do vaso. O material não causa reação nem rejeição e é definitivo. O procedimento dura em torno de duas horas, e o tempo de internação do paciente é de 2 a 3 dias.

EMBOLIZAÇÃO DE TUMOR CEREBRAL OU MALFORMAÇÕES VASCULARES

Na embolização por arteriografia, um cateter é introduzido, por punção ou dissecção, pela artéria femoral e dirigido até o local do tumor. Injeta-se o Gelfoam cortado em tiras por meio de um cateter, cuja ponta é colocada na posição da artéria que alimenta o tumor, sob monitoração de imagem. O objetivo da embolização é produzir trombose natural por meio do Gelfoam. Essa leva à oclusão das artérias de maneira permanente e, em alguns casos, propaga-se suficientemente para obstruir o tumor.

No caso de alguns tumores muito vascularizados, a embolização poderá ser usada como tratamento prévio a uma cirurgia convencional, a fim de diminuir a vascularização local, reduzindo o risco de uma grande hemorragia (Fig. 27.2).

CUIDADOS DE ENFERMAGEM NO PRÉ-PROCEDIMENTO

- Recepcionar o paciente, apresentando-se e chamando-o pelo nome completo.
- Confirmar se as orientações prévias, quando indicadas, foram cumpridas, como:
  - cessação do uso de anticoagulante
  - NPO, conforme rotina
  - uso de medicações indicadas
- Explicar o procedimento e esclarecer dúvidas.
- Entregar e orientar sobre o termo de responsabilidade/consentimento informado ao paciente ou familiar, conforme protocolo da instituição.
- Acompanhar o paciente até a sala de procedimento.
- Manter acesso venoso calibroso.

CUIDADOS DE ENFERMAGEM NO PÓS-PROCEDIMENTO

A recuperação do paciente, em geral, ocorre em unidade de terapia intensiva (ver cuidados em UTI).

- Controlar sinais vitais de 15 em 15 minutos nas 2 primeiras horas, de 30 em 30 minutos nas próximas 2 horas, de hora em hora por mais 2 horas e, após a sexta hora, verificar de 2 em 2 horas.

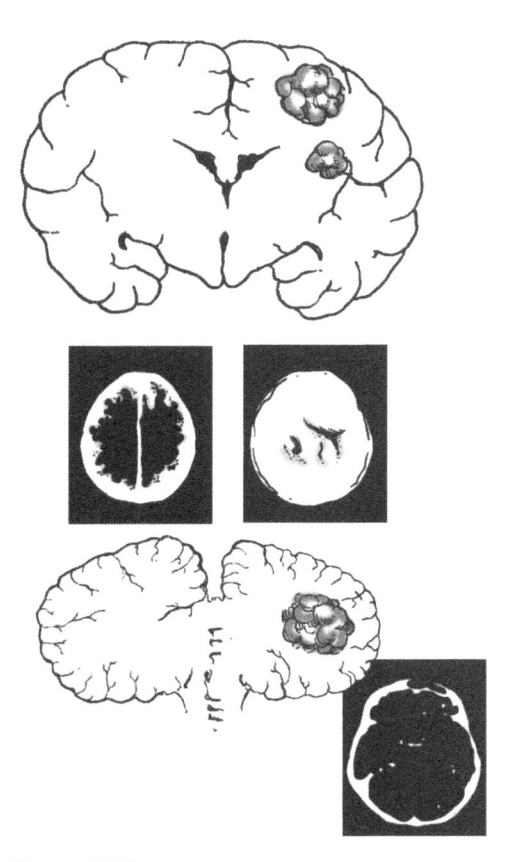

Figura 27.2
Tumores cerebrais.

- Observar padrão ventilatório e comunicar alterações, como:
  - tosse
  - dispneia/taquipneia
  - cianose
- Medir e registrar saturação de O_2, por meio de oximetria contínua.
- Avaliar a reação pupilar, a função motora e sensorial e comunicar:
  - anisocoria
  - midríase
  - perda de força
- Reconhecer e comunicar alteração do nível de consciência/hemorragia intracerebral:
  - confusão mental
  - agitação psicomotora
  - sonolência excessiva (levar em consideração tempo de pós-anestesia)
- Observar presença de sangramento no local da cateterização/dissecção.
- Manter o MI (se for o local cateterizado) sem fletir por aproximadamente 4 horas até a retirada da bainha, fazendo pressão no local de punção durante 15 a 30 minutos depois da sua retirada, mantendo em repouso por mais 6 horas.
- Manter o repouso do MS (se for o local cateterizado) e o curativo compressivo por 4 horas após o procedimento.
- Observar queixas de dor, comunicar e medicar conforme prescrito.

ANGIOPLASTIA E USO DE *STENT*

A aterosclerose intracraniana é uma doença vascular caracterizada por engrossamento, endurecimento e remodelação das paredes das artérias intracranianas. Há três subtipos:

- *Aterosclerose* – É marcada por deposição de gordura na camada mais interna das paredes arteriais.
- *Esclerose de Monckeberg* – Se caracteriza por deposição de cálcio no meio.
- *Arteriosclerose* – Se refere à esclerose de artérias de pequeno calibre. Clinicamente, esse processo pode estar associado com ataque isquêmico transitório, infarto encefálico, trombose e embolia intracraniana ou aneurisma intracraniano.

A revascularização endovascular pode beneficiar pacientes com comprometimento hemodinâmico. A indicação da angioplastia com ou sem *stent* é feita diante do insucesso do tratamento clínico e tem sido empregada em combinação com trombólise intra-arterial, propiciando a restauração do diâmetro vascular e reduzindo as complicações locais com resultados variados, conforme a complexidade das lesões.

As complicações para a angioplastia intracraniana, com ou sem colocação de *stent*, são infarto cerebral, hemorragia intracraniana, dissecção arterial, ruptura vascular, oclusão vascular aguda ou mesmo a morte (Fig. 27.3).

CUIDADOS DE ENFERMAGEM NO PRÉ-PROCEDIMENTO

- Recepcionar o paciente, apresentando-se e chamando-o pelo nome completo.
- Colocar vestimenta hospitalar, conforme rotina.
- Entregar e orientar sobre o termo de responsabilidade/consentimento informado ao paciente ou familiar, conforme protocolo da instituição.
- Confirmar se as orientações prévias, quando indicadas, foram cumpridas, como:
  - cessação do uso de anticoagulantes
  - NPO, conforme rotina
  - uso de medicações profiláticas
- Explicar o procedimento e esclarecer dúvidas.
- Realizar tricotomia em região inguinal (bilateral), conforme rotina.
- Puncionar acesso venoso de médio ou grosso calibre.
- Verificar sinais vitais e comunicar alteração.
- Acompanhar o paciente até a sala de procedimento.

CUIDADOS DE ENFERMAGEM NO PÓS-PROCEDIMENTO

- Verificar sinais vitais, conforme rotina, e comunicar alterações.
- Instalar e programar medicamentos em bomba de infusão contínua, se necessário.
- Instalar monitoração de múltiplos parâmetros, mantendo alarmes ligados.
- Instalar oxigênio por óculos ou cateter nasal, conforme protocolo.
- Manter o MI sem fletir por aproximadamente 4 horas até a retirada da bainha, fazendo pressão no local de punção durante 15 a 30 minutos depois da sua retirada, mantendo em repouso por mais seis horas.
- Observar, comunicar e registrar condições circulatórias do membro cateterizado, como:
  - ausência de pulso
  - cianose
  - extremidade fria

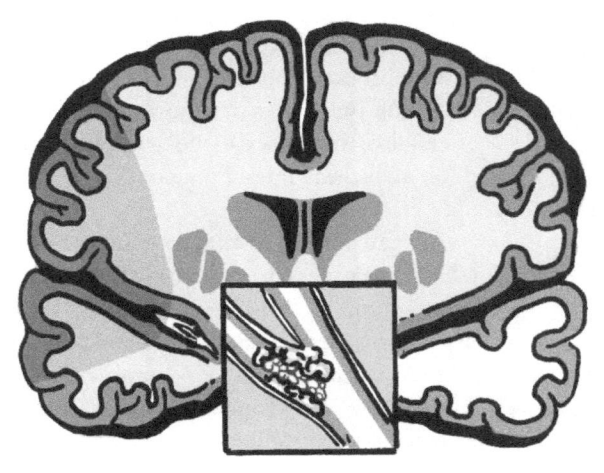

Figura 27.3
Trombo na artéria carótida, comprometendo também a artéria cerebral média.

- Atentar para o desenvolvimento de hematomas no local da punção/dissecção.
- Observar e comunicar queixas de:
    - cefaleia
    - dor precordial
    - náuseas
    - palpitações
    - sudorese
- Medir e anotar saturação de O_2, por meio de oximetria contínua.
- Observar padrão ventilatório e comunicar alterações como:
    - tosse
    - dispneia/taquipneia
    - cianose
- Avaliar a reação pupilar, a função motora e sensorial e comunicar:
    - anisocoria
    - midríase
    - perda ou diminuição de força
- Reconhecer e comunicar alteração do nível de consciência/hemorragia intracerebral:
    - confusão mental
    - agitação psicomotora
    - sonolência excessiva (levar em consideração tempo de pós-anestesia)
- Auxiliar na mudança de decúbito ou nos movimentos, caso seja necessário.
- Controlar a permeabilidade da via de administração parenteral e o local da venopunção.
- Auxiliar ou realizar a higiene no leito conforme as condições apresentadas pelo paciente.

QUESTÕES PARA ESTUDO | PARTE IV*

1) Antes de realizar um cateterismo cardíaco por punção da artéria radial, pode ser necessário fazer o teste de Allen. Qual seria o objetivo do teste?

2) Descreva como se realiza o teste de Allen.

3) Descreva quais os cuidados com membro inferior após uma ACTP por punção da artéria femoral.

4) Descreva quais os cuidados com membro superior após uma ACTP por punção da artéria radial.

5) Marque V se a sentença for verdadeira e F se for falsa:
   a. ( ) Fluoroscopia é o nome dado ao meio de contraste usado em estudos hemodinâmicos.
   b. ( ) Cateterismo pode ser considerado um exame diagnóstico para algumas patologias, enquanto angioplastia é um procedimento terapêutico.
   c. ( ) Com a colocação de um *stent* em um vaso, uma placa de ateroma pode ser quebrada e removida.
   d. ( ) O estudo eletrofisiológico pode preceder uma ablação com cateter por radiofrequência.
   e. ( ) A embolização pode ser usada como tratamento ou auxiliar no tratamento de alguns tumores cerebrais.
   f. ( ) No caso de aneurismas cerebrais, a embolização consiste no corte e na remoção das placas de ateroma.
   g. ( ) A tomografia computadorizada diferencia-se da ressonância magnética por sempre precisar de contraste.

* Respostas disponíveis no *site* da Artmed (www.artmed.com.br).

PARTE V

CUIDADOS DE ENFERMAGEM A MULHERES COM DISTÚRBIOS GINECOLÓGICOS E OBSTÉTRICOS

OBJETIVOS DE APRENDIZAGEM

Ao final desta parte, o leitor deverá ser capaz de:

- Formular conceitos simples para descrever as patologias estudadas.
- Utilizar terminologia adequada e específica ao descrever patologias, sinais, sintomas e cuidados de enfermagem.
- Prestar cuidados de enfermagem adequados a mulheres que apresentam disfunções ginecológicas e/ou obstétricas.
- Identificar manifestações clínicas que devam ser registradas e comunicadas em momento adequado, considerando a doença.
- Mencionar algumas medicações mais comuns, utilizadas no tratamento das doenças estudadas.
- Orientar as pacientes quanto à importância dos exames ginecológicos e pré-natais na prevenção de doenças.

O aumento do interesse de diferentes entidades acerca da saúde feminina deve-se, entre outros motivos, à maneira como a mulher vem reagindo em relação a seu próprio corpo, bem como à diminuição dos preconceitos antes arraigados nas sociedades.

Atualmente, o autocuidado e a prevenção são prioritários em relação às doenças. O maior acesso a consultas e exames ginecológicos preventivos, os programas de saúde com veiculação em massa e o acompanhamento da gestação por profissionais capacitados têm resultado em aumento da expectativa de vida das mulheres e das crianças brasileiras.

CAPÍTULO 28

CUIDADOS DE ENFERMAGEM A MULHERES COM DISTÚRBIOS GINECOLÓGICOS

TERMINOLOGIA ESPECÍFICA
PATOLOGIAS DA MAMA
METRORRAGIA
DOENÇA INFLAMATÓRIA PÉLVICA (DIP)
SÍNDROME PRÉ-MENSTRUAL
SÍNDROME DO CHOQUE TÓXICO

TERMINOLOGIA ESPECÍFICA

Amenorreia: ausência de menstruação

Diafragma: dispositivo contraceptivo de barreira

DIP: doença inflamatória pélvica

Dismenorreia: menstruação dolorosa

Displasia: termo relacionado com alterações celulares anormais

DIU: dispositivo intrauterino

DST: doença sexualmente transmitida

Endometriose: tecido endometrial em localizações anormais, causa dor com a menstruação

Eritrodermia: doença dermatológica caracterizada por rubor anormal da pele

EVA: escala visual analógica

Galactocele: cisto de retenção causado por obstrução de um ou mais ductos mamários

Hematoma: coleção de sangue, parcial ou totalmente coagulada

Hemólise: alteração, dissolução ou destruição dos eritrócitos

Leucorreia: corrimento vaginal brancacento

Mastalgia: dor na glândula mamária

Mastite: inflamação da mama

Oligomenorreia: diminuição do número de menstruações

Petéquias: diminutas manchas hemorrágicas, puntiformes, do tamanho de uma cabeça de alfinete, espalhadas na pele

Polimenorreia: menstruações com frequência anormal

Prolactina: hormônio secretado pelo lobo anterior da hipófise que estimula a secreção de leite e, possivelmente, durante a gestação, o crescimento mamário

Salpingite: processo inflamatório nas tubas uterinas (trompas de Falópio)

Serotonina: substância vasoconstritora liberada pelas plaquetas sanguíneas capaz de estimular músculos lisos; está presente em vários tecidos, mas encontra-se em grande quantidade no cérebro; apresenta um efeito neurotransmissor

Vasoespasmo: contração espasmódica da musculatura lisa da parede do vaso, causando diminuição de seu calibre e, portanto, aumentando a pressão sanguínea

Tipagem sanguínea: coleta de sangue (aproximadamente 10 mL) para determinação do grupo sanguíneo de um indivíduo por meio de reações laboratoriais

Ginecologia é a especialidade médica que estuda os distúrbios do sistema reprodutor feminino. As pacientes com disfunções ginecológicas raramente necessitam de internação hospitalar para tratamento, pois, na maioria das vezes, os diagnósticos são ambulatoriais e os tratamentos podem ocorrer no âmbito domiciliar. Além disso, existem os aspectos de prevenção e autocuidado difundidos em programas nacionais de saúde pública.

A enfermagem tem importante participação nesses eventos. Conhecer as patologias mais comuns, a etiologia e os cuidados faz parte das atribuições dos profissionais que trabalham com esse público.

Nos casos mais graves, quando as manifestações clínicas ou a resposta da paciente ao tratamento não estão adequadas, pode ser necessária a internação hospitalar. Os cuidados no ambiente hospitalar são muito semelhantes aos domiciliares, o que difere são as morbidades associadas e a observação mais direta e constante da evolução clínica da paciente.

Neste capítulo, serão enfatizados os distúrbios infecciosos que requerem uma resposta rápida dos serviços de saúde e as doenças de maior prevalência na ginecologia, além disso serão considerados a magnitude e o impacto social que elas proporcionam.

Os aspectos emocionais e éticos devem ser seriamente considerados, pois os tabus e preconceitos ainda existentes nessa área são, muitas vezes, maiores que o profissionalismo da equipe na busca de um atendimento de excelência.

PATOLOGIAS DA MAMA

A mama é um órgão com diferentes funções fisiológicas e significados socioemocionais. As disfunções mamárias devem ser tratadas no contexto físico e psicológico, pois, além de sua função hormonal e de seu envolvimento na maternidade, sua função estética e sua participação na sexualidade feminina devem ser consideradas.

As patologias mamárias podem ser divididas em dois grupos distintos: as patologias benignas e o câncer de mama.

PATOLOGIAS BENIGNAS

Qualquer alteração morfológica funcional que acarrete consequências clínicas de maior ou menor intensidade, sem repercussão histológica em outros órgãos ou sistemas.

Pode-se classificá-las grosseiramente em:

- Nódulo mamário
- Alterações inflamatórias: mastite, abcesso, ectasia ductal, necrose gordurosa, doença de Mondor, galactocele
- Alterações fibrocísticas ou displasia mamária: mastalgia, macrocistos
- Tumores benignos: fibroadenoma, papiloma intraductal, lipoma

PATOLOGIA MALIGNA (CÂNCER DE MAMA)

É o câncer de maior incidência na mulher, atingindo jovens em sua plena vitalidade física, isto é, na faixa dos 40 anos ou menos.

Trata-se de uma doença grave, devido ao elevado risco de metástase. As metástases do câncer de mama têm afinidade com órgãos nobres como ossos, pulmões, fígado, cérebro e ovários. A invasão se dá por proximidade, percorrendo os ductos mamários e atingindo a circulação ou os vasos linfáticos da mama.

A doença pode ser assintomática enquanto se instala, dificultando o diagnóstico precoce e, consequentemente, diminuindo as chances de cura por retardar o início do tratamento.

MANIFESTAÇÕES CLÍNICAS

Em geral, aparecimento de nódulo na mama, perda de sangue ou secreção pelo mamilo, dor, edema, intumescimento dos gânglios axilares (Fig. 28.1).

CUIDADOS DE ENFERMAGEM

- Orientar a paciente quanto à importância do acompanhamento médico.
- Oferecer apoio emocional e facilitar o acesso a equipes multiprofissionais.
- Administrar medicações (ver citostáticos).
- Orientar quanto a medicações usadas no domicílio:

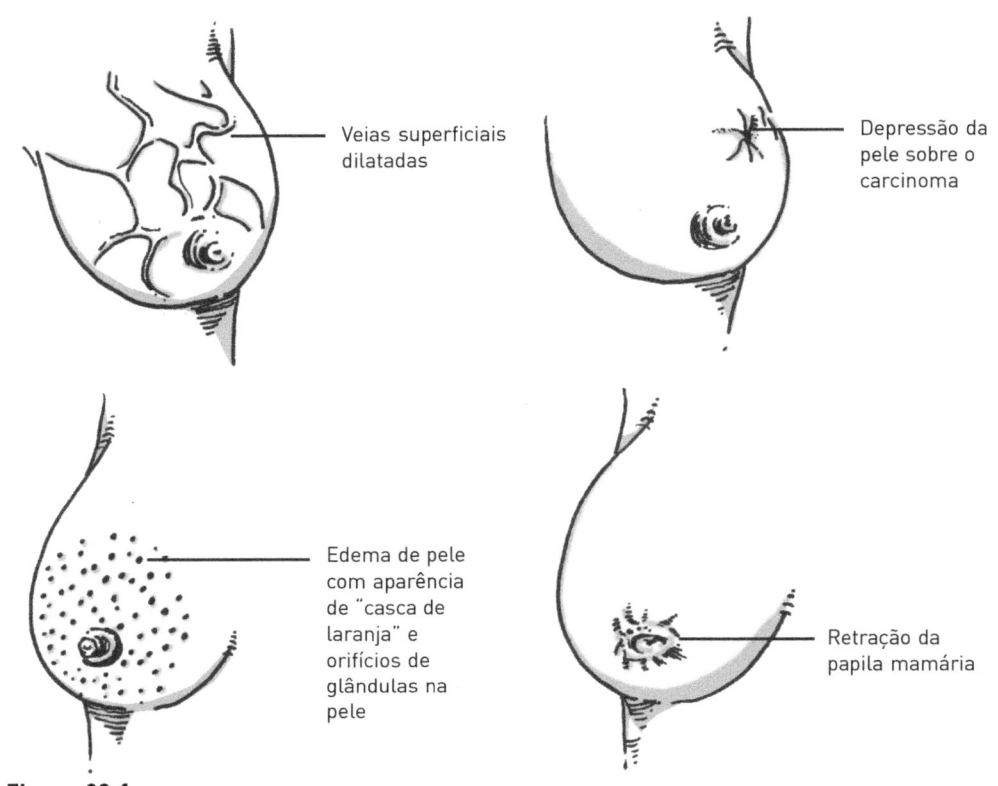

Figura 28.1
Alguns sinais de câncer de mama.

- dosagens
- vias de administração
- armazenamento
- efeitos esperados e colaterais
• Realizar cuidados conforme o tratamento:
  - cirúrgico (ver mastectomia)
  - clínico
  - quimioterápico (ver citostáticos)
  - radioterápico

METRORRAGIA

É o sangramento uterino anormal que ocorre em função de uma disfunção nas dosagens séricas de hormônios por diversas causas. Esse sangramento pode ser de pequena, média ou grande intensidade. Em geral, as causas estão relacionadas a distúrbios ginecológicos, sendo o DIU a mais comum; porém, causas sistêmicas também podem ser apontadas, como discrasias sanguíneas, doença hepática ou renal.

É importante observar que, para corrigir a metrorragia, é necessário encontrar a sua causa.

MANIFESTAÇÕES CLÍNICAS

Sangramento vaginal anormal fora do ciclo menstrual.

CUIDADOS DE ENFERMAGEM

Caso ocorra a necessidade de internação hospitalar, os cuidados serão referentes ao tipo de tratamento implementado, bem como à situação geral da paciente.

TRATAMENTO CLÍNICO

- Orientar quanto à importância da observação e comunicação do volume de sangue perdido.
- Registrar o volume de sangue perdido por via vaginal.

> Um parâmetro seguro para avaliar o risco é mensurar o volume pela saturação dos absorventes, registrando o número de trocas (estima-se que um absorvente saturado retenha 100 mL).

- Observar e comunicar sintomas e sinais de repercussão hemodinâmica:
  - sensação de fraqueza
  - mal-estar, cansaço em demasia
  - taquicardia com pequenos esforços
- Observar e comunicar sinais de choque hipovolêmico:
  - hipotensão
  - taquicardia
  - sudorese
  - taquipneia
- Auxiliar ou orientar quanto à higiene perineal.
- Nos casos de tratamento cirúrgico, ver histerectomia.

DOENÇA INFLAMATÓRIA PÉLVICA (DIP)

É um distúrbio inflamatório disseminado em qualquer local da pelve feminina, no qual a contaminação se dá por ascensão de microrganismos da vagina para órgãos mais internos. Existem várias etiologias da DIP; aqui, porém, será classificada em dois grandes grupos:

- DIP por DST
- DIP por bactérias em geral

DIP POR DST

Na DIP por DST, ocorre uma contaminação da cérvice por um agente que se propaga até órgãos mais internos.

É uma doença frequente na população feminina sexualmente ativa. Mulheres expostas a fatores como múltiplos parceiros e não uso ou uso inadequado do preservativo constituem grupo de risco para a doença.

Apesar de o tratamento ser eficaz, a reincidência da doença é grande quando não há mudança dos hábitos anteriores; dessa forma, as orientações quanto à prevenção são de extrema importância.

DIP POR OUTROS AGENTES ETIOLÓGICOS

Em geral, o que ocorre nesse caso é uma contaminação por bactérias residentes na flora vaginal, ou por manipulação do trato genital em exames ginecológicos de rotina, instalação de DIU, exames radiológicos invasivos, cirurgias de apendicite, gestação ectópica, aborto, rotura de cisto ovariano ou complicações de cirurgias femininas prévias.

MANIFESTAÇÕES CLÍNICAS

Dor pélvica, febre e tremores, dor à palpação, secreção vaginal purulenta, sangramento vaginal irregular e em pequenos volumes, presença de sintomas urinários, como disúria, poliúria e polaciúria.

É importante o conhecimento do estágio em que está a DIP, pois o tratamento será baseado nas fases da doença:

- Estágio 0: Infecção ginecológica baixa
- Estágio 1: Salpingite sem peritonite
- Estágio 2: Salpingite com peritonite
- Estágio 3: Salpingite com ooforite
- Estágio 4: Rotura de órgãos anexos

CUIDADOS DE ENFERMAGEM

Caso a paciente tenha indicação de internação hospitalar, realizar os seguintes cuidados:

- Orientar a paciente sobre cada procedimento que será realizado.
- Administrar as medicações, conforme a prescrição médica.
- Verificar sinais vitais, conforme a rotina do serviço.
- Realizar controle da curva térmica.
- Estimular e orientar quanto ao autocuidado.
- Realizar cuidados pré e pós-operatório de laparoscopia diagnóstica (ver videocirurgias).
- Realizar cuidados de drenagem de abscesso, se for o caso.
- Observar sinais clínicos de complicações hemodinâmicas:
  - aumento de dor abdominal, abdome em tábua, defesa à palpação
  - calafrios e tremores associados à dor
  - ocorrência de náuseas e vômitos
  - alteração da pressão arterial
- Realizar cuidados pré e pós-operatório para laparotomia ou histerectomia (ver Parte III).

SÍNDROME PRÉ-MENSTRUAL

A síndrome pré-menstrual é uma combinação de sinais e sintomas que ocorre antes das menstruações, relacionados aos ciclos hormonais. As causas podem ser excesso de estrogênio ou déficit de progesterona, deficiência de serotonina, abstinência de progesterona, retenção hídrica, níveis elevados de prolactina, metabolismo anormal da prostraglandina, entre muitas outras que ainda estão em estudo.

MANIFESTAÇÕES CLÍNICAS

As manifestações são as mais diversas, podendo variar de uma mulher para outra, bem como de um mês para outro. Dentre as manifestações e queixas mais comuns estão retenção de líquidos, distensão abdominal, mamas doloridas, ganho de peso, distúrbios do sono, enxaquecas, dor nas costas, vertigem, náuseas, vômitos e diarreia, além de irritabilidade, labilidade emocional, hostilidade, depressão, ansiedade e letargia.

CUIDADOS DE ENFERMAGEM

- Orientar a paciente quanto a uma alimentação adequada:
  - reduzir o uso de cafeína, doces, álcool e sal
- Incentivar um programa de exercícios físicos.
- Orientar sobre uso de medicações prescritas, como antidepressivos, diuréticos e agentes ansiolíticos, e sobre os efeitos esperados e colaterais.

SÍNDROME DO CHOQUE TÓXICO

Esta síndrome está associada a mulheres em período menstrual, porém pode acometê-las fora desse período. Trata-se de uma doença potencialmente grave, por ser súbita e com início silencioso, de difícil diagnóstico, causada pela liberação de uma toxina produzida por cepas da bactéria *Staphylococcus aureus*.

Os fatores de risco mais comuns são infecção vaginal crônica, infecção pélvica, abscesso pulmonar, infecção em incisão cirúrgica ou em tecidos moles, infecções pós-parto, uso de substâncias por via parenteral e uso de tampões superabsorventes. Os métodos contraceptivos de barreira (diafragmas) também podem provocar a síndrome, bem como qualquer porta de entrada para a bactéria penetrar e se instalar.

MANIFESTAÇÕES CLÍNICAS
Febre súbita com temperatura em torno de 39°, calafrios, indisposição e dor muscular, vômitos, diarreia, hipotensão, cefaleia, sinais de choque séptico. Pode surgir um *rash* macular, semelhante a uma queimadura solar (eritrodermia macular difusa) no dorso, nas mãos e nos pés.

CUIDADOS DE ENFERMAGEM
- Oferecer apoio emocional.
- Manter o paciente em repouso no leito.
- Avaliar a dor e registrar seu escore na folha de registros de enfermagem. Para adultos, utiliza-se a EVA.
- Auxiliar na coleta de exames laboratoriais ou coletar exames se essa for a diretriz da instituição.
- Realizar exame de tipagem sanguínea.
- Puncionar acesso venoso calibroso.
- Instalar solução parenteral, conforme prescrição, em geral SF 0,9%, para assegurar a hidratação e ou reposição volumétrica.
- Medicar, conforme a prescrição, com antieméticos e sintomáticos em geral.
- Oferecer água para umedecer os lábios.
- Realizar higiene oral se o NPO da paciente se prolongar.
- Auxiliar ou realizar banho no leito, se necessário.
- Verificar sinais vitais frequentemente, a cada 2 horas ou de hora em hora, dependendo da gravidade instalada.
- Monitorar e registrar o peso em jejum e diariamente.
- Observar e registrar alterações cutâneas.
- Observar e comunicar sinais de sangramento, como hematomas, petéquias e extravasamento de sangue a partir de punções ou injeções.
- Realizar monitoração hemodinâmica, por meio de monitores de múltiplos parâmetros, sempre que possível.

DROGAS MAIS UTILIZADAS PARA PACIENTES COM DISTÚRBIOS GINECOLÓGICOS

Anti-infeccioso vaginal
- Metronidazol + nistatina + cloreto benzalcônio (Colpist MT)
- Metronidazol + nistatina + ureia + cloreto benzalcônio (Colpatrin)

Antifúngico/antimicótico
- Nistatina (Nistatina)

Antidismenorreico
- Dietilestilbestrol + papaverina + gluconato de cálcio + extrato de *viburnum* + hidrastina (Calmovarin)

Hormônios
- Estradiol (Ginedisc)
- Progesterona e estradiol (Ginecoside)

CAPÍTULO **29**

CUIDADOS DE ENFERMAGEM A MULHERES COM DISTÚRBIOS OBSTÉTRICOS

TERMINOLOGIA ESPECÍFICA
GRAVIDEZ ECTÓPICA
HIPEREMÊSE GRAVÍDICA
TOXEMIA GRAVÍDICA
SÍNDROME DE HELLP
ABORTAMENTO
MOLA HIDATIFORME
PLACENTA PRÉVIA
DESCOLAMENTO PREMATURO DE PLACENTA
DESPROPORÇÃO CEFALOPÉLVICA
DROGAS MAIS UTILIZADAS PARA PACIENTES
    COM DISTÚRBIOS GINECOLÓGICOS

TERMINOLOGIA ESPECÍFICA

Abortamento: expulsão do feto antes de sua viabilidade

Amniotomia: rotura das membranas fetais

Anestesia: insensibilidade geral ou local à dor produzida por substâncias químicas

Apgar: índices de atividade fetal nos primeiros minutos de vida

BAN: batimento de asa de nariz

BCF: batimento cardiofetal

Beta-HCG: exame para identificar a presença de uma glicoproteína, gonadotrofina coriônica, produzida e secretada em níveis elevados no primeiro trimestre de gestação ou na presença de tumores trofoblásticos

Cãibras: contração dolorosa e involuntária de um músculo

Constipação: retenção de matéria fecal

Curva térmica: variações de temperatura em determinado espaço de tempo

DCP: desproporção cefalopélvica

Dilatação: aumento de um órgão ou de parte dele

DPP: descolamento prematuro da placenta;

Ectopia: anomalia da posição de um órgão ou de uma parte do corpo

Edema: acúmulo excessivo de líquido nos espaços dos tecidos

Eructação: descolamento de ar livre no trato gástrico superior; "arroto"

ET: endotraqueal

Flatulência: presença excessiva de gás no estômago ou no trato gastrintestinal

FM: feto morto

Fontanela: espaço membranoso que separa os ossos do crânio do feto até o lactente

Hemorragia: extravasamento de sangue dos vasos, sangramento

Hiperêmese: vômitos excessivos

Icterícia: cor amarelada originada por hiperbilirrubinemia

ILA: índice de líquido amniótico

IO: intraóssea

ITU: infecção do trato urinário

MAP: monitoração das contrações uterinas

Metrotexato: medicação usada como antineoplásico que é também antagonista do ácido fólico

Mola hidatiforme: transformação da placenta em cistos com forma de cachos de uva caracterizada por tecido trofoblástico

Natimorto: feto nascido morto

Oligodrâmnio: pequeno volume de líquido amniótico

Períneo: região entre o ânus e a comissura posterior da vulva

Pirose: sensação de ardência subesternal acompanhada de eructação de líquido irritante

Placenta prévia: posição anterior da placenta

Plaquetopenia: diminuição do número de plaquetas

Polidrâmnio: excesso de líquido amniótico

Progesterona: hormônio secretado pelo ovário, considerado princípio ativo do corpo lúteo

Prolactina: hormônio secretado pelo lobo anterior da hipófise que estimula a secreção de leite e, possivelmente, durante a gestação, o crescimento mamário

Prostaglandina: substâncias fisiologicamente ativas presentes em vários tecidos com efeitos, entre outros, sobre a musculatura lisa intestinal e brônquica e a estimulação uterina

Proteinúria: presença de proteína na urina

Pudendo: nervo localizado na região pudenda, próximo ao períneo

Salpingectomia: retirada de uma ou de ambas as tubas uterinas (trompas de Falópio)

Salpingostomia: abertura das tubas uterinas (trompas de Falópio)

Serotonina: substância vasoconstritora liberada pelas plaquetas sanguíneas capaz de estimular músculos lisos; está presente em vários tecidos, mas encontra-se em grande quantidade no cérebro, admitindo-se sua ação como neurotransmissor

Tipagem sanguínea: coleta de sangue (aproximadamente 10 mL) para determinação do grupo sanguíneo de um indivíduo por meio de reações laboratoriais

Tocolítico: agente farmacológico utilizado como inibidor da contratilidade uterina

Vaginite: inflamação na vagina

GRAVIDEZ ECTÓPICA

Ocorre quando um ovo fertilizado implanta-se em qualquer lugar com revestimento tecidual diferente do uterino. A maior incidência de implantação é a tubária (Fig. 29.1).

MANIFESTAÇÕES CLÍNICAS

Atraso menstrual de 1 a 2 semanas, sangramento discreto do tipo borra de café. Dor no lado afetado, podendo ocorrer cólicas, vertigem, desmaios, náuseas e vômitos.

Nos casos mais graves de ruptura tubária, os sinais e sintomas são mais agressivos e agu-

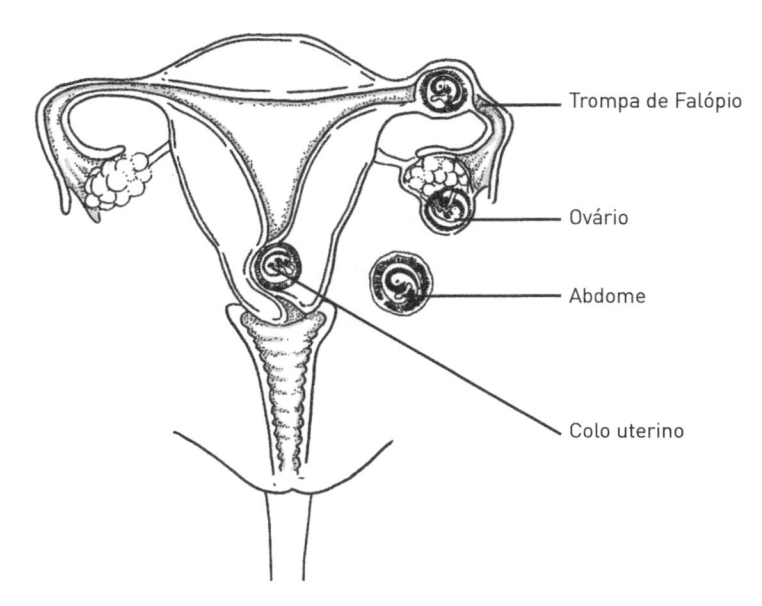

Figura 29.1
Localizações da gravidez ectópica.

- Trompa de Falópio
- Ovário
- Abdome
- Colo uterino

dos, como dor lancinante no abdome inferior que pode irradiar-se para os ombros e/ou pescoço, sinais de irritação peritoneal, hemorragia ou sinais de choque hipovolêmico.

CUIDADOS DE ENFERMAGEM

> O tratamento cirúrgico é o mais comum. A técnica empregada depende da evolução da gestação e do nível da lesão causada. A ideia é sempre preservar as trompas, realizando uma salpingostomia. A intervenção mais extensa é a que remove toda a tuba afetada, ou seja, uma salpingectomia.

- Instituir cuidados gerais de pré e pós-cirurgia (ver Parte III).
- Manter a paciente em repouso no leito.
- Orientar sobre NPO.
- Puncionar acesso venoso calibroso.
- Atentar para sinais de choque hipovolêmico:
  - palidez
  - pele fria e úmida
  - sede
  - hipotensão
  - taquicardia
  - dispneia
- Atentar para sinais de irritação peritoneal/peritonite:
  - dor súbita e severa que se agrava com a movimentação, podendo ser difusa ou localizada na área afetada
  - "defesa" abdominal involuntária
  - distensão e rigidez abdominal, "abdome em tábua"
  - dor à descompressão
  - febre e calafrios (em alguns casos)
  - náusea e vômitos
- Avaliar e registrar o escore da dor (aplicar a escala conforme protocolo da instituição; recomenda-se utilizar EVA para adultos) na folha de registros.

- Medicar a paciente com sintomáticos, conforme prescrição.
- Auxiliar na coleta de exames laboratoriais ou coletar exames se essa for a diretriz da instituição.
- Realizar tipagem sanguínea.
- Anotar o fator Rh na folha de registros, ou a evolução, antes da transferência para o centro cirúrgico.
- Instalar SF 0,9% ou outra solução parenteral, em gotejo rápido ou conforme prescrição, para assegurar a hidratação.
- Preparar a paciente para infusão de hemoterapia, se necessário.
- Observar sangramento vaginal e registrar característica da eliminação.
- Verificar sinais vitais momentos antes de encaminhar a paciente ao centro cirúrgico.

CUIDADOS PARA PACIENTES SUBMETIDAS AO TRATAMENTO FARMACOLÓGICO

O tratamento clínico utiliza um fármaco chamado metrotexato.

> Esse medicamento é uma substância que inviabiliza a gestação por interferir na síntese de DNA e a multiplicação das células. Por essa razão, interrompe a gestação inicial sem repercussão hemodinâmica.

- Identificar a paciente, confirmando nome e sobrenome.
- Oferecer apoio emocional.
- Manter a paciente em repouso no leito.
- Avaliar e registrar o escore da dor (aplicar a escala conforme protocolo da instituição) na folha de registros.
- Pesquisar as medicações em uso, pois a paciente não deve usar substâncias que contenham ácido fólico.
- Investigar a presença de doença renal, hepática e leucopenia, as quais contraindicam o uso da medicação.
- Auxiliar na coleta ou coletar exames laboratoriais, conforme protocolo.
- Realizar tipagem sanguínea.
- Aplicar a medicação (metrotexato) por via EV ou IM, conforme prescrição.
- Monitorar os efeitos colaterais da medicação:
  - estomatite
  - diarreia
  - dermatite
  - prurido
  - supressão da medula
  - alteração da função hepática
- Auxiliar na realização de exame de imagem.

HIPERÊMESE GRAVÍDICA

São estados de vômitos intensos, frequentes e persistentes que, em maior grau, podem ocasionar perda de peso, prostração, desidratação, distúrbios hidroeletrolíticos e até mesmo desnutrição.

A maior relevância para estudo são os vômitos incoercíveis ou perniciosos, que iniciam pela manhã como enjoo matinal e persistem por horas ou até dias, debilitando muito a paciente.

A etiologia da hiperêmese é desconhecida, mas pode estar associada com a quantidade de gonadotrofina coriônica existente na placenta, sendo que, quando esses níveis diminuem, entre a décima e a décima segunda semana, os sintomas desaparecem. Outra causa descrita como possível é uma reação alérgica ou distúrbio metabólico mais exacerbado na gravidez.

MANIFESTAÇÕES CLÍNICAS

Sensação de náusea ao acordar ou levantar, manifestação de expulsão do conteúdo gástrico ao menor estímulo, aumento gradativo da frequência dos vômitos, sede intensa, prostração, mal-estar geral. Podem ocorrer pirose e refluxo gastroesofágico.

CUIDADOS DE ENFERMAGEM
- Auxiliar a paciente nas recorrências de vômitos.
- Oferecer gelo para sugar.
- Restringir visitas, se necessário.
- Evitar ruídos excessivos e exposição a alimentos e cheiros desagradáveis.
- Administrar antieméticos, conforme prescrição médica.
- Observar e registrar a frequência e a característica dos vômitos.
- Observar e registrar a aceitação dos alimentos.
- Instalar soroterapia, conforme prescrição.
- Manter monitoração dos sinais vitais.

TOXEMIA GRAVÍDICA

É uma doença multissistêmica, porém, sua característica mais frequente é a elevação da pressão arterial. Quando os níveis elevados da PA passam a ser comuns e progressivos, causando edema e proteinúria, após a vigésima semana, é chamada de pré-eclâmpsia. Já a eclâmpsia é um distúrbio grave que culmina em convulsão; o ápice da doença, demonstrando nível máximo de malignidade, pode causar morte materna e fetal.

MANIFESTAÇÕES CLÍNICAS
Edema facial e das mãos, proteinúria, elevação da pressão arterial após a vigésima semana, redução da função renal, ganho de peso superior a 900 g semanais.

CUIDADOS DE ENFERMAGEM
- Orientar quanto a manter repouso no leito.
- Manter ambiente calmo e silencioso para reduzir a irritabilidade neuromuscular e o risco de convulsão.
- Evitar situações de estresse e ansiedade.
- Pesar a paciente pela manhã, antes do café da manhã.
- Verificar a pressão sempre no mesmo membro e com a paciente sentada.
- Administrar medicamentos, conforme prescrição médica.

SÍNDROME DE HELLP

A síndrome de Hellp caracteriza-se pela associação de plaquetopenia, aumento de enzimas hepáticas e presença de hemólise em paciente gestante. O acrônimo representa as iniciais das alterações laboratoriais em inglês: *hemolysis elevated liver enzimes; low platelets*.

A síndrome geralmente está associada à pré-eclâmpsia, mas pode ocorrer isoladamente. Tem início lento, com um quadro de isquemia placentária e liberação de fator circulante tóxico endotelial (FCTE), substância que provoca vasoespasmo, agravando o dano endotelial e promovendo maior consumo de plaquetas. A hemólise é decorrente da ruptura das hemácias ao passar pelos vasos estreitados. No nível hepático, a constrição vascular provoca necrose celular e micro-hemorragia elevando as transaminases.

MANIFESTAÇÕES CLÍNICAS
Mal-estar, dor epigástrica, cefaleia, náuseas e vômitos. Dor à palpação do hipocôndrio direito. Exames laboratoriais demonstram elevação das transaminases, mas esse fato, isoladamente, não caracteriza a doença. O achado laboratorial de maior relevância é a contagem de plaquetas. Por essa razão, a classificação para a síndrome está associada aos valores de plaquetas.

- Classe I: < 50.000 (grave)

- Classe II: 50.000 – 100.000 (moderada)
- Classe III: 100.000 – 150.000 (leve)

CUIDADOS DE ENFERMAGEM
- Monitorar a paciente
- Realizar cuidados de admissão à paciente com urgência no CO.
- Puncionar acesso venoso calibroso.
- Caso a mãe esteja estável, administrar corticoide para indução do amadurecimento pulmonar.
- Administrar medicações prescritas.
- Comunicar banco de sangue.
- Realizar tipagem para identificar o tipo sanguíneo e o fator Rh.
- Instalar plaquetas, se prescrito.
- Verificar sinais vitais frequentemente.
- Transferir a paciente para unidade de tratamento intensivo.
- Promover os cuidados de UTI, com monitoração, assistência ventilatória, vigilância contínua.

ABORTAMENTO

É o ato de expulsar o embrião ou concepto pesando menos de 500 g, ou com menos de vinte semanas de gestação. O abortamento pode ser espontâneo ou provocado. Embora alguns cuidados possam ser os mesmos para as duas situações, o texto a seguir refere-se ao aborto espontâneo.

Dentre as classificações dos abortamentos espontâneos temos: ameaça de aborto, abortamento iminente, abortamento completo, abortamento habitual, abortamento retido.

MANIFESTAÇÕES CLÍNICAS
Hemorragia, dor tipo cólica (pela contração uterina), perda sanguínea discreta via vaginal cor de borra de café, perda sanguínea moderada ou abundante do tipo "sangue vivo".

CUIDADOS DE ENFERMAGEM
- Manter a paciente em repouso no leito nos casos de ameaça de aborto.
- Orientar a paciente quanto à importância do cumprimento das prescrições, como evitar:
  – exercícios físicos
  – relações sexuais
  – toque vaginal
  – ultrassonografia
- Usar absorventes para controle de sangramento ou perdas de secreções vaginais.
- Administrar medicações conforme prescrição médica.
- Medir e comunicar frequência das contrações.
- Auxiliar ou realizar a monitoração fetal, em geral uma vez ao turno ou conforme prescrito.
- Verificar e registrar sinais vitais, conforme a rotina.
- Atentar para a curva térmica.
- Estimular a aceitação alimentar; indicar alimentos ricos em fibras.
- Estimular o autocuidado e, quando necessário, realizar higiene perineal.
- Atentar para o estado emocional da paciente, comunicando sinais de depressão ou euforia.

MOLA HIDATIFORME

É uma anormalidade específica da gestação, em que ocorre uma malformação das células placentárias (trofloblásticas). Essa malformação produz uma série de vilosidades similares a vesículas ou cachos de uva. Essas células anômalas são ricamente irrigadas e consomem a maior parte dos nutrientes placentários, portanto, não existe feto. O que existe é um ovo degenerado retido.

Essa patologia raramente requer internação hospitalar, exceto nos casos de remoção cirúrgica da mola por meio de curetagens e dilatação intrauterina ou nos casos de tratamentos mais radicais e definitivos, como a histerectomia (Fig. 29.2).

MANIFESTAÇÕES CLÍNICAS
Náuseas severas, vômitos nos primeiros três meses de gestação, sangramento vaginal persistente, muitas vezes com eliminação de coágulos, sinais de pré-eclâmpsia anteriores à vigésima semana, ausência de partes do feto e de batimentos cardíacos fetais.

CUIDADOS DE ENFERMAGEM
- Oferecer apoio emocional à mulher, esclarecendo dúvidas.
- Puncionar acesso venoso calibroso para a hidratação parenteral, se prescrita.
- Realizar controle de rotina dos sinais vitais.
- Realizar cuidados pré e pós-operatório, para o caso de histerectomia (ver Parte III).

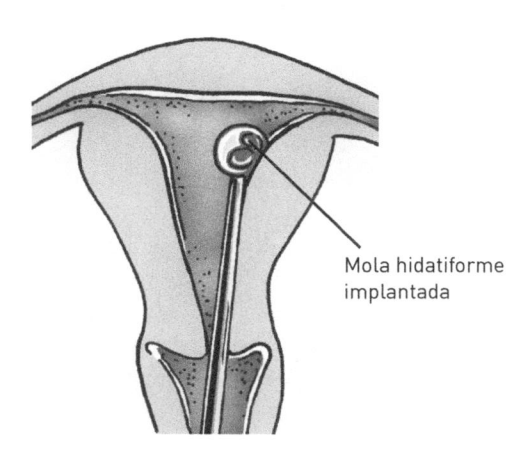

Figura 29.2
Útero contendo mola hidatiforme.

- Encaminhar para avaliação obstétrica.
- Obter acesso venoso e instalar infusão prescrita.

➡ PLACENTA PRÉVIA

A placenta prévia é muitas vezes relacionada à área do útero onde a placenta está implantada, e a sua dequitação prematura resulta em sangramento. Esse sangramento pode ser volumoso e causar repercussão hemodinâmica, com danos para a mãe e o feto (Fig. 29.3).

MANIFESTAÇÕES CLÍNICAS
Sangramento uterino, de intensidade variável, geralmente no terceiro trimestre da gestação.

CUIDADOS DE ENFERMAGEM
- Oferecer apoio emocional à mulher e aos familiares, esclarecendo dúvidas.
- Acompanhar o sangramento e registrar quantidade e frequência.
- Manter a paciente em repouso no leito.
- Monitorar os sinais vitais.

➡ DESCOLAMENTO PREMATURO DE PLACENTA

Como o nome já define, é quando, por alguma razão, a placenta se desprende do útero, provocando laceração de pequenas estruturas e rompimento de capilares e veias, ocasionando sangramento intrauterino com ou sem repercussão hemodinâmica, porém, sempre com danos ao feto. Caso o atendimento não ocorra com eficiência e rapidez, coloca-se em risco a vida tanto da mãe quanto do feto (Fig. 29.4).

MANIFESTAÇÕES CLÍNICAS
Sangramento uterino em qualquer estágio da gestação. Sangue vivo oriundo do colo uterino.

CUIDADOS DE ENFERMAGEM
- Oferecer apoio emocional à mulher e aos familiares, esclarecendo dúvidas.

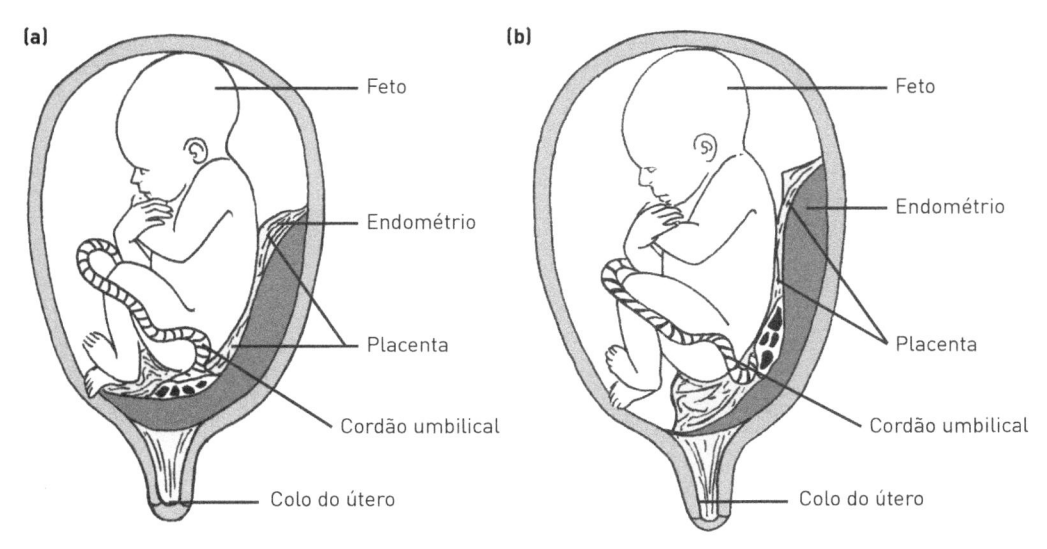

Figura 29.3
Tipos de placenta prévia. (a) Placenta prévia total. (b) Placenta prévia parcial.

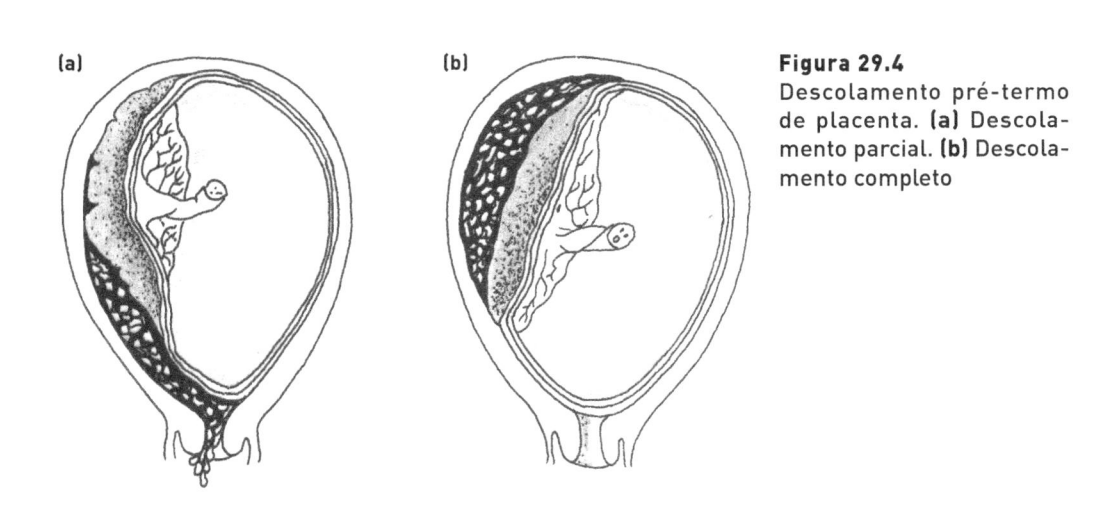

Figura 29.4
Descolamento pré-termo de placenta. (a) Descolamento parcial. (b) Descolamento completo

- Encaminhar a paciente o mais depressa possível ao atendimento médico, por tratar-se de uma emergência obstétrica.
- Realizar controle, registrar e comunicar os sinais vitais, atentando para PA e FC.
- Obter acesso venoso e instalar infusão prescrita.

DESPROPORÇÃO CEFALOPÉLVICA (DCP)

É a desproporção entre a cabeça do bebê e a estrutura pélvica da mãe. Se o trabalho de parto não progredir mesmo com a presença de contrações uterinas eficazes e por tempo sufi-

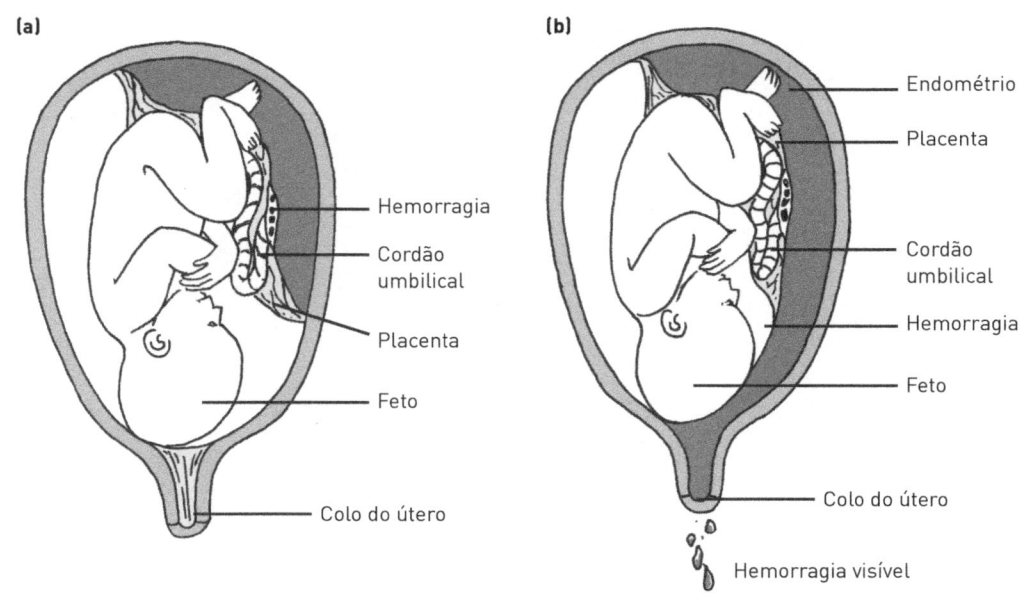

Figura 29.5
Tipos de placenta prévia. (a) Descolamento de placenta sem hemorragia. (b) Descolamento de placenta com hemorragia.

ciente, o diagnóstico de DCP pode ser estabelecido. Entretanto, a DCP dificilmente é diagnosticada antes do trabalho de parto, pois mesmo quando a cabeça do bebê é muito grande para uma estrutura pélvica pequena, há a possibilidade de a cabeça se moldar e as junções do osso pélvico se alargarem.

MANIFESTAÇÕES CLÍNICAS
Na iminência de contração forte, nota-se que a cabeça "tranca", ou seja, não continua a descida, e o trabalho de parto não progride.

CUIDADOS DE ENFERMAGEM
- Oferecer apoio emocional à mulher e aos familiares, esclarecendo dúvidas e explicando os procedimentos que se seguirão.
- Preparar a paciente para cesárea logo que solicitado (ver Cuidados gerais no pré-operatório, Parte III).

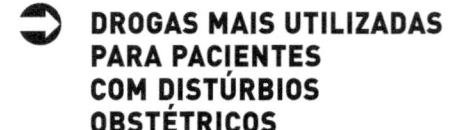

DROGAS MAIS UTILIZADAS PARA PACIENTES COM DISTÚRBIOS OBSTÉTRICOS

Hormônios
- Estradiol (Ginedisc)
- Progesterona e estradiol (Ginecoside)

Tocolíticos
- Ritodrina (Miodrina)
- Terbutalina (Bricanyl)
- Salbutamol (Aerolin)
- Nifedipina (Adalat)

Citostático
- Metotrexato (Methotrexate)

Concentrado eletrolítico
- Sulfato de Magnésio 20 e 50%

Antieméticos
- Metoclopramida (Plasil)
- Dimenidrinato + piridoxina (Dramin B6)
- Ondasetrona (Zofran)

Estimulante uterino
- Oxitocina (Oxiton)

QUESTÕES PARA ESTUDO | PARTE V*

1) Ana Luiza, 23 anos, sente mal-estar generalizado e dor abdominal localizada à esquerda e no abdome inferior, referindo também náuseas acompanhadas de vertigem. Tem história de atraso menstrual de 1 a 2 semanas e sangramento discreto tipo borra de café. Como os sintomas persistiram, com um pequeno agravamento da dor, procurou atendimento médico. Diante dos sintomas mencionados:
   a. Qual o possível diagnóstico?
   b. Quais as possibilidades de tratamento para esse distúrbio?
   c. Quais os cuidados de enfermagem mais indicados para esse distúrbio?

2) Virgínia tem 34 anos, é uma gestante com 27 semanas, secundigesta, que teve um abortamento espontâneo na primeira gestação. Nos últimos dias, notou edema nos pés, mas a pressão arterial se mantém normal. No final de um dia de trabalho, referiu mal-estar súbito, com vômitos. Foi levada ao serviço de urgência obstétrica e, ao exame clínico, encontrava-se com PA 150/95 mmHg e cefaleia, apresentando contrações leves.

   A partir dessas informações, construa um plano de cuidados, pensando em preservar o feto por mais algumas semanas.

3) Marque com **V** se a sentença for verdadeira e **F** se for falsa.
   a. ( ) São patologias malignas da mama quaisquer alterações morfológicas funcionais que acarretem consequências clínicas de maior ou menor intensidade.
   b. ( ) São exemplos de patologias benignas da mama: nódulo mamário, mastite, abscesso, ectasia ductal, necrose gordurosa, doença de Mondor, galactocele, mastalgia, macrocistos, fibroadenoma, papiloma intraductal, lipoma.
   c. ( ) A metrorragia consiste em sangramento uterino anormal que ocorre em decorrência de uma disfunção nas dosagens séricas de hormônios, por causas diversas.
   d. ( ) Edema facial e nas mãos, proteinúria e elevação da pressão arterial são sinais clínicos de complicações hemodinâmicas da síndrome do choque tóxico.
   e. ( ) Sensação de náusea ao acordar ou levantar, manifestação de expulsão do conteúdo gástrico ao menor estímulo, aumento gradativo da frequência dos vômitos, sede intensa, prostração e mal-estar geral são manifestações clínicas da hiperêmese gravídica.

* Respostas disponíveis no *site* da Artmed (www.artmed.com.br).

4) Correlacione a segunda coluna com a primeira. Considere as doenças, os cuidados de enfermagem e as manifestações clínicas para uma gestante de alto risco.

   1. Síndrome de Hellp   ( ) Oferecer gelo para sugar
   2. Gravidez ectópica   ( ) Sangramento escasso e borráceo
   3. Toxemia gravídica   ( ) Edema e proteinúria
   4. DPP   ( ) Hemólise, plaquetopenia
   5. Aborto   ( ) Sangramento intenso
   6. Placenta prévia   ( ) Falsa gestação
   7. Hiperêmese gravídica   ( ) Pode-se utilizar tratamento farmacológico
   8. Mola hidatiforme   ( ) Ocorre até o terceiro trimestre de gestação

5) Dor pélvica, febre e tremores, dor à palpação, secreção vaginal purulenta, sangramento vaginal irregular e em pequenos volumes, presença de sintomas urinários tais como disúria, poliúria e polaciúria são manifestações clínicas comuns a mais de uma patologia.

   a. Qual patologia pode ser associada a esses sintomas?

   b. Qual a manifestação mais importante para o diagnóstico diferencial?

   c. Cite quais são os cuidados de enfermagem mais importantes, considerando a evolução clínica mais severa.

PARTE VI

CUIDADOS DE ENFERMAGEM EM NEONATOLOGIA

OBJETIVOS DE APRENDIZAGEM

Ao final desta parte, o leitor deverá ser capaz de:
- Formular conceitos que identifiquem as principais características do recém-nascido.
- Utilizar a terminologia adequada no que se refere aos conceitos e distúrbios da neonatologia.
- Identificar os cuidados de enfermagem para cada situação estudada.
- Relacionar algumas manifestações clínicas com possíveis diagnósticos, a fim de intervir de forma rápida e adequada diante de situações que exijam cuidados específicos.

Neonatologia é o ramo da pediatria que estuda o período compreendido entre o nascimento e os 28 dias de vida.

Altas taxas de morbimortalidade são características marcantes do período neonatal, confirmando-o como um momento de grande fragilidade do ser humano, com alta propensão à ocorrência de distúrbios que podem resultar em sequelas, muitas vezes de longa duração ou mesmo incapacitantes. Para que essas taxas diminuam e as ações da equipe de enfermagem sejam mais eficazes no atendimento aos recém-nascidos (RNs), serão abordadas algumas características normais do RN a termo e do RN pré-termo, bem como as condições necessárias para o cuidado do indivíduo logo após o nascimento. Na continuidade, serão descritas patologias mais frequentes na neonatologia e os cuidados de enfermagem afins.

CAPÍTULO **30**

CUIDADOS DE ENFERMAGEM PERINATAIS

TERMINOLOGIA ESPECÍFICA
CENTRO OBSTÉTRICO
SALA DE PARTO
SALA DE ADMISSÃO
ALOJAMENTO CONJUNTO

TERMINOLOGIA ESPECÍFICA

Apgar: escore para verificar a vitalidade fetal e determinar algumas das ações a seguir; o nome Apgar é uma homenagem à anestesista inglesa Dra. Virginia Apgar, que desenvolveu esse sistema de avaliação na década de 1950

Extrauterina: fora do útero

Gestação: tempo de desenvolvimento do embrião, desde a concepção até o nascimento

Hipertonia: tônus muscular aumentado

Hipotonia: tônus muscular diminuído

Intrauterina: dentro do útero

> **MAP:** monitoração anteparto
>
> **Propés:** vestimenta de proteção usada sobre os sapatos para circular em determinadas áreas do hospital
>
> **Puerpério:** período logo após o parto
>
> **Trabalho de parto:** período que compreende o início das contrações uterinas até o nascimento

CENTRO OBSTÉTRICO

O centro obstétrico (CO) é uma unidade complexa, preparada para atender gestantes no início da gravidez, em trabalho de parto, durante o parto e no puerpério imediato. Em todos os momentos do atendimento e para preservar o bem-estar materno-fetal, o processo legal, educativo e afetivo deve estar presente, com o objetivo de estabelecer o apego e o vínculo ao novo ser ainda no útero e nas primeiras horas de vida.

RECEPÇÃO DA PACIENTE

Normalmente ocorre em um consultório ou na sala de exames. Nesse momento, deve ser coletada a história da gestação, identificando o motivo da procura, verificando os sinais vitais da gestante e avaliando o bem-estar fetal com monitoração cardiofetal, se necessário (Fig. 30.1).

PREPARO DA PACIENTE PARA O PARTO

O preparo pode diferenciar-se conforme o motivo da internação e/ou situação clínica da gestante; de modo geral, inicia-se pelo registro ou cadastro duplo, ou seja, identificação da gestante e do RN, posteriormente, colocação de pulseiras de identificação, tricotomia e enema, se prescrito ou conforme protocolo da instituição, banho e colocação de camisola, propés e gorro ou touca. Em alguns serviços a identificação é realizada posteriormente.

ACOMPANHAMENTO DO TRABALHO DE PARTO

A sala de pré-parto deve ser equipada para que a paciente possa permanecer nesta durante a evolução do trabalho de parto. A permanência do companheiro durante esse período

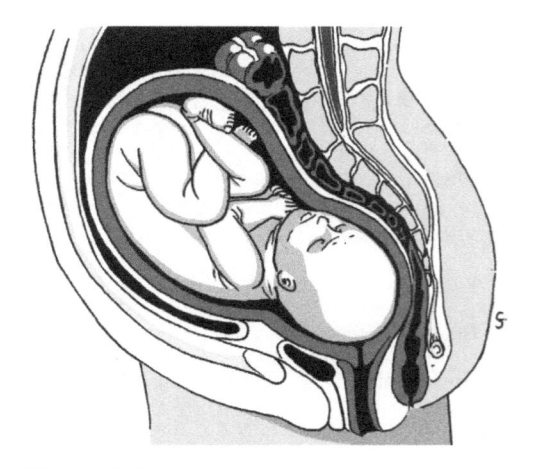

Figura 30.1
Gestação.

deve ser estimulada; na ausência do parceiro, sugerir a entrada de outro membro da família.

A Lei RDC nº 36 de 03/07/2008 obriga o estabelecimento de saúde a permitir a permanência do companheiro ou familiar durante todo o pré e pós-parto.

RECUPERAÇÃO OBSTÉTRICA

Na sala utilizada para recuperação pós-anestésica, deve ser mantida e estimulada a presença do companheiro ou de um familiar. Nesse local, os profissionais devem estar preparados para atender urgências ou quaisquer intercorrências obstétricas, assim como intercorrências hemodinâmicas decorrentes da anestesia.

SALA DE PARTO

Local no centro obstétrico destinado ao parto. Nascimento é a transição da vida intra para a extrauterina; nem sempre essa transição se dá de forma "normal"; pode-se afirmar que em nenhuma outra fase da vida o ser humano está sujeito a tantas intercorrências, com riscos de lesões neurológicas permanentes. Ao assumir esse pressuposto como verdadeiro, a enfermagem entende a necessidade do seu preparo profissional para prestar cuidados ao RN.

Os objetivos da assistência de enfermagem estão focados em três alicerces: a respiração, o aquecimento e a prevenção da perda de calor. A reanimação neonatal, por exemplo, ocorre atualmente nos centros obstétricos. Além de profissionais qualificados, uma sala de parto deve dispor de diversos recursos (Quadro 30.1) e ter protocolos e rotinas bem estabelecidos.

EQUIPE DE PROFISSIONAIS

Além da equipe de profissionais que prestará cuidados à mãe, é recomendado pela Sociedade Brasileira de Pediatria que o atendimento a todo RN seja realizado pelo pediatra/neonatologista, pelo enfermeiro e por um técnico de enfermagem responsável por preparar os materiais e equipamentos.

Cada profissional tem suas atribuições específicas, entretanto, todo RN deverá ser atendido conforme normas e protocolos. Dessa forma, já nos primeiros instantes de vida, o bebê recebe uma nota (escore de Apgar), tem

---

QUADRO 30.1
EXEMPLOS DE MATERIAIS E EQUIPAMENTOS QUE DEVEM CONSTAR EM UMA SALA DE PARTO

- Berço de calor radiante
- Campos aquecidos
- Pera de borracha
- Aspirador a vácuo contínuo
- Laringoscópio com lâminas retas e curvas (0 e 1)
- Estetoscópio
- Fonte de O_2 umidificado com fluxômetro
- Máscara facial de borracha ou silicone
- Balão autoinflável para RN (de 250 mL)
- Tubos endotraqueais (números 2 a 3,5)

- Material para cateterização umbilical
- Sondas gástricas (4 a 8)
- Sondas de aspiração (4 a 8)
- Incubadora de transporte com fonte de O_2 (Fig. 30.2)
- Material adesivo para fixação
- Balança pesa bebê
- Relógio de parede com segundeiro
- Fita de cordão ou dispositivo plástico para garroteamento ou anéis de borracha
- Medicamentos de urgência

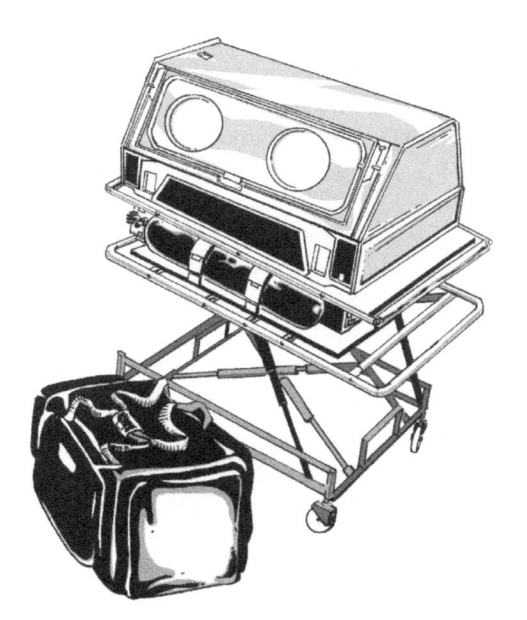

Fig. 30.2
Exemplo de incubadora.

liberada a via aérea, é examinado, colocado sob calor radiante, identificado e classificado de acordo com idade gestacional, peso, altura e outras medidas.

MATERIAIS E EQUIPAMENTOS

Todos os materiais e equipamentos devem ser adequados ao atendimento de um RN, estar preparados e testados para o uso e dispostos em local de fácil acesso.

ESCORE DE APGAR

Para avaliar as condições gerais do RN, o pediatra utiliza o índice ou escore de Apgar. O bebê é avaliado no primeiro e no quinto minuto de vida. Se a avaliação for inferior a 6, deve ser avaliado a cada cinco minutos até a estabilização.

A avaliação é baseada nos dados da Tabela 30.1.

SALA DE ADMISSÃO

A sala de admissão é o local onde são realizados os primeiros cuidados aos RNs normais. Os objetivos são atender às necessidades básicas, proteger de riscos ambientais, realizar os cuidados imediatos ao neonato, observar e avaliar suas condições e identificar precocemente quaisquer anormalidades.

TABELA 30.1
ESCORE DE APGAR

	0	1	2
Frequência cardíaca	Ausente	< 100	> 100
Esforço respiratório	Ausente	Fraco e irregular	Forte choro
Tônus muscular	Flácido	Alguma flexão das extremidades	Hipertonia flexora
Irritabilidade reflexa	Ausente	Careta	Choro
Cor	Pálido ou cianótico	Cianose em extremidades	Todo rosado

CUIDADOS DE ENFERMAGEM NA ADMISSÃO

- Aquecer um berço de reanimação a uma temperatura de 36°C e instalar o bebê sob essa fonte de calor.
- Manter fonte de aspiração ligada, com sonda de aspiração número 6 ou 8.
- Registrar as informações recebidas.
- Manter a temperatura do ambiente na sala de admissão em torno de 26°C.
- Realizar a higiene do RN, quando a temperatura corporal atingir 37,8°C.
- Remover sujidade grosseira e não retirar toda a vernix, pois ela é reabsorvida em alguns dias.
- Realizar medidas antropométricas:
  - perímetro cefálico (PC): passar a fita métrica sobre a maior saliência óssea posterior e sobre a linha das sobrancelhas. O PC tem como normalidade uma medida de 2 a 3 cm maior que o perímetro torácico (PT).
  - perímetro torácico (PT): passar a fita métrica sobre a linha dos mamilos
  - perímetro abdominal (PA): é avaliado passando-se a fita sobre a linha da cicatriz umbilical
  - peso
  - altura
- Cuidar do coto umbilical conforme rotina, em geral, é recomendado o uso de álcool a 70%.
- Administração de vitamina K, 1 mg, via IM, para prevenir a doença hemorrágica do RN.
- Realizar sondagem gástrica com sonda n. 6 e aspirado e lavado gástrico com SF 0,9% para livrar a criança dos mucos e líquidos da vida intrauterina.
- Administrar nitrato de prata a 1%, uma gota em cada olho, caso o bebê tenha nascido por parto vaginal; isso previne a conjuntivite infecciosa
- Vestir o bebê e levá-lo ao encontro da mãe.
- Aguardar o término da recuperação pós-anestésica, se houver, e encaminhar a mãe e o bebê ao alojamento conjunto.

ALOJAMENTO CONJUNTO

Sistema hospitalar que permite a permanência do bebê junto a seus pais, desde o nascimento até a alta hospitalar. O estabelecimento do vínculo mãe-pai-bebê e a garantia do aleitamento materno precoce são as principais vantagens do alojamento conjunto.

CAPÍTULO **31**

CUIDADOS DE ENFERMAGEM A RECÉM-NASCIDOS (RNs)

TERMINOLOGIA ESPECÍFICA
RECÉM-NASCIDO A TERMO
RECÉM-NASCIDO PREMATURO

TERMINOLOGIA ESPECÍFICA

Distócia: luxação de uma ou mais partes do corpo

DPP: descolamento prematuro da placenta

Eclâmpsia: síndrome clínica que se caracteriza por elevação aguda da pressão arterial, proteinúria, edema e retenção de sódio

Eritrodermia neonatal: dermatite secundária à vascularização intensa no período perinatal

Hepatoesplenomegalia: aumento do fígado e do baço

Hipoxemia: queda de oxigênio no sangue

> **Isoimunização:** imunização de uma espécie animal com antígenos da mesma espécie
> **Macrossomia fetal:** gigantismo fetal
> **Mioclonia:** espasmo muscular de um ou mais músculos
> **Perinatal:** período que compreende os momentos antes, durante e logo após o parto
> **Prolapso de cordão:** queda do cordão umbilical pelo canal vaginal
> **Tocotraumatismo:** trauma de qualquer parte do corpo no momento do parto
> **Vernix caseosa:** substância que recobre a pele do feto, derivada da secreção sebácea

RECÉM-NASCIDO A TERMO

Consideram-se 40 semanas, ou 280 dias, como o tempo médio de uma gestação humana normal, com possível variação de 15 dias antes e após esse período; portanto, nascimentos entre 38 e 42 semanas são considerados a termo.

As características principais nessa fase do desenvolvimento humano podem ser subdivididas em biológicas, fisiológicas e psicossociais. As características biológicas se referem às características anatômicas e morfológicas.

Algumas características mais comuns e que identificam o indivíduo exclusivamente nesse período de sua vida são:

- Incoordenação, movimentos sem comando espontâneo.
- Choro normalmente ativo tem relação direta com a saúde e a vitalidade do feto.
- Crânio com volume e diâmetro maiores que outras partes do corpo, o perímetro cefálico é, em geral, dois centímetros maior que o torácico, com presença de fontanelas e forma ovoide.
- Face com presença de simetria, olhos fechados e pálpebras edemaciadas, sendo comum o estrabismo.
- Orelhas móveis e moldáveis, com inserção simétrica.
- Nariz com pontas arredondadas e base achatada.
- A pele tem características bem definidas, com presença de vernix caseosa e a cor frequentemente avermelhada pela eritrodermia neonatal.
- O abdome é globoso e saliente e a porção epigástrica é maior que o hipocôndrio devido à hepatoesplenomegalia fisiológica nessa fase.
- É comum edema escrotal e dos grandes lábios.
- Os membros são curtos em relação ao corpo.
- O peso, em geral, está entre 3.000 g e 3.500 g, devendo ser verificado na primeira hora de vida.

Características fisiológicas se referem ao funcionamento normal dos sistemas do corpo, por exemplo:

- Em relação ao sistema circulatório, observa-se muita diferença entre um período e outro. Na circulação fetal, há a presença da circulação placentária e pouco fluxo

pulmonar; já na circulação neonatal há interrupção da circulação placentária e obliteração do canal venoso quando ocorre o início da circulação pulmonar.
- Em relação ao sistema respiratório, as diferenças estão associadas às modificações circulatórias. Para oxigenar seu próprio sangue, o feto se beneficia de alguns mecanismos fisiológicos. A respiração pulmonar, que é imperfeita e irregular durante os primeiros minutos, deve ser suficiente para suprir as necessidades. Os mecanismos que garantem essa transição são: concentração elevada de monóxido de carbono no sangue pela interrupção da oxigenação placentária, estímulo dos centros bulbares e queda de oxigênio sanguíneo, que desencadeiam o movimento da caixa torácica. Por fim, o contato da superfície externa do feto com o meio ambiente completa os mecanismos necessários para a ventilação.

Características psicossociais se referem à interação do bebê com o meio, seus períodos de inatividade e reatividade e à capacidade de formar vínculos.

RECÉM-NASCIDO PREMATURO

A prematuridade é uma condição de subdesenvolvimento que afeta os lactentes que passaram menos de 37 semanas no interior do útero materno (Quadro 31.1). A complexidade e a morbidade do prematuro estão intimamente relacionadas com as características de seu desenvolvimento e a idade gestacional, bem como com o desempenho da equipe de saúde no atendimento. Os cuidados da equipe de enfermagem, ao longo da internação hospitalar, são fundamentais para a garantia da sobrevida desses bebês.

> A prematuridade, especialmente quando é extrema, é a principal causa de problemas e de morte após o parto. Alguns ou todos os órgãos internos do lactente podem não ter atingido o desenvolvimento normal, o que o expõe a um maior risco para determinados distúrbios.

Além do hipodesenvolvimento pulmonar, um recém-nascido prematuro possui um cérebro não totalmente desenvolvido, o que pode contribuir para a apneia (parada respiratória), considerando que o centro respiratório, localizado no cérebro, também pode estar imaturo. Algumas drogas, quando utilizadas, reduzem a frequência dos episódios de apneia, e o lactente se recupera à medida que o cérebro amadurece. Um cérebro muito imaturo é vulnerável a hemorragias ou outras lesões se houver interrupção do suprimento de sangue e oxigênio. Entretanto, mesmo quando ocorre uma hemorragia cerebral, a maioria das crianças prematuras se desenvolve normalmente, exceto diante de uma lesão cerebral grave. Inicialmente, a imaturidade cerebral pode impedir que o bebê sugue e degluta de forma adequada, por isso, muitos são alimentados inicialmente por via intravenosa e, a seguir, com leite, por meio de sonda nasogástrica.

Aproximadamente na 34ª semana de vida, os bebês devem ser capazes de ser amamentados por via oral ou por mamadeira. Inicialmente, o pequeno tamanho do estômago pode limitar a quantidade a ser dada em cada refeição. O excesso de leite provoca vômito.

Os lactentes prematuros apresentam uma tendência especial a oscilações na concentração de glicose (açúcar) no sangue, tanto aumentos quanto reduções. Seu sistema imune também não está totalmente desenvolvido, pois não recebeu a quantidade total de anticorpos maternos por meio da placenta, dessa forma, o risco de infecções graves, sobretudo a sepse (infecção da corrente sanguínea), é consideravelmente maior quando comparados aos lactentes a termo. Outra patologia que acomete mais os prematuros é a enterocolite necrotizante (uma doença inflamatória intestinal grave).

Antes do nascimento, os produtos da degradação metabólica produzida pelo feto atravessam a placenta e são excretados pela mãe. Após o parto, os rins e os intestinos do RN devem assumir essa função, o lactente necessita que as funções renal e intestinal sejam normais para excretar a bilirrubina (um pigmento amarelo resultante da destruição normal dos eritrócitos) nas fezes.

A maioria dos recém-nascidos, especialmente os prematuros, apresenta uma elevação temporária da concentração sérica (no sangue) de bilirrubina, a qual pode acarretar icterícia. Isso ocorre devido à imaturidade da função hepática e porque os lactentes prematuros são menos capazes de se alimentar e de evacuar que os lactentes com mais idade. A concentração muito elevada de bilirrubina pode causar o kernicterus, um tipo de lesão cerebral; no entanto, a maioria dos lactentes apresenta icterícia leve, não grave, e que desaparece à medida que a alimentação e a evacuação melhoram.

Como os lactentes prematuros perdem calor rapidamente e têm dificuldade para manter a temperatura corpórea normal, em geral necessitam de uma incubadora neurológica, favorecendo agravos que podem complicar ainda mais seu prognóstico.

Em função de toda a complexidade e fragilidade, os RNs prematuros devem ser rigorosamente monitorados, na maioria das vezes levando-se em consideração o peso na determinação dos parâmetros de normalidade. Por exemplo, a pressão arterial média recomendável deve ser mantida nos seguintes níveis:

- Peso < 1.000 g: 30 a 35 mmHg
- Peso 1.000 a 2.000 g: 35 a 40 mmHg
- Peso > 2.000 g: 45 a 50 mmHg

QUADRO 31.1
CARACTERÍSTICAS FÍSICAS DE UM RECÉM-NASCIDO PREMATURO

- Tamanho pequeno
- Baixo peso ao nascimento
- Pele fina, brilhante e rosada
- Veias visíveis sob a pele
- Pouca gordura sob a pele
- Cabelo escasso
- Orelhas finas e moles
- Cabeça relativamente grande
- Hipodesenvolvimento do tecido mamário
- Músculos fracos e atividade física reduzida (ao contrário de um lactente a termo, um lactente prematuro tende a não elevar os membros superiores e inferiores)
- Reflexos de sucção e de deglutição fracos
- Respiração irregular
- Escroto pequeno, com poucas pregas (meninos)
- Grandes lábios que ainda não recobrem os pequenos lábios (meninas)

CAPÍTULO **32**

CUIDADOS DE ENFERMAGEM A RECÉM-NASCIDOS COM DISTÚRBIOS PERINATAIS

TERMINOLOGIA ESPECÍFICA
ASFIXIA NEONATAL
TOCOTRAUMATISMO

TERMINOLOGIA ESPECÍFICA

Distócia: luxação de uma ou mais partes do corpo

DPP: descolamento prematuro da placenta

Eclâmpsia: síndrome clínica que se caracteriza por elevação aguda da pressão arterial, proteinúria, edema e retenção de sódio

Eritrodermia neonatal: dermatite secundária à vascularização intensa no período perinatal

Gestação múltipla: gestação com mais de um feto

Hepatoesplenomegalia: aumento do fígado e do baço

> **Hipotensão:** queda da pressão arterial
>
> **Hipoxemia:** queda de oxigênio no sangue
>
> **Isoimunização:** imunização de uma espécie com antígenos da mesma espécie
>
> **Líquido amniótico:** fluido que preenche a bolsa amniótica onde se encontra o embrião, envolvendo-o de forma a protegê-lo de choques mecânicos e térmicos
>
> **Macrossomia fetal:** gigantismo fetal
>
> **Mecônio:** substância escura e viscosa que constitui as primeiras fezes eliminadas pelo recém-nascido
>
> **Mioclonia:** espasmo muscular de um ou mais músculos
>
> **Perinatal:** período que compreende os momentos antes, durante e logo após o parto
>
> **Pós-maturidade:** nascimento após 42 semanas
>
> **Prolapso de cordão:** queda do cordão umbilical pelo canal vaginal
>
> **Vernix caseosa:** substância que recobre a pele do feto, derivada da secreção sebácea
>
> **RCP:** ressuscitação cardiopulmonar

ASFIXIA NEONATAL

É conceituada como uma síndrome clínico-neurológica resultante da interrupção temporária do aporte de oxigênio para o cérebro e da hipotensão. A asfixia pode ser leve, moderada ou grave. Nas duas primeiras, são utilizadas manobras simples e, após a resposta adequada, o RN é levado para a mãe. No caso da asfixia grave, é realizada a RCP neonatal ainda na sala de parto.

As causas de asfixia neonatal podem ser diferenciadas em:

- **Causas maternas:** não realização do pré-natal, diabete melito, hipertensão arterial crônica, pré-eclâmpsia, hipotensão, pneumopatia e cardiopatia.
- **Causas do parto:** prolapso de cordão, compressão de cordão, trabalho de parto prolongado, DPP, inserção baixa da placenta, gestação múltipla; anestesia ou analgesia também podem acarretar depressão respiratória e asfixia.
- **Causas fetais:** anomalias como macrossomia, prematuridade, pós-maturidade, presença de infecção fetal, gestação múltipla, presença de líquido amniótico meconial, isoimunização-fator Rh.

CUIDADOS DE ENFERMAGEM

No Centro Obstétrico (CO):

- Lavar as mãos antes e após cada procedimento.

- Lavar as mãos antes e depois de manusear o bebê.
- Realizar a RCP logo que possível.
- Manter os familiares informados sobre os procedimentos e a evolução da situação.
- Comunicar a equipe da unidade neonatal.
- Certificar-se de que a quantidade de oxigênio no cilindro seja suficiente para transportar o RN, logo que necessário.
- Preparar a incubadora de transporte para a transferência do bebê:
  - ligar a incubadora de transporte
  - monitorar a temperatura da incubadora antes de colocar o RN dentro; em alguns modelos de incubadora a temperatura deve ser mantida entre 28 e 32°C.

Na Unidade de Tratamento Intensivo Neonatal (UTIN)

- Lavar as mãos antes e depois de manusear o bebê.
- Lavar as mãos antes e após cada procedimento.
- Prestar assistência ventilatória; asfixiados normalmente são mantidos em ventilação mecânica por 24 horas ou conforme a evolução.
- Preparar material e equipamento para intubação, se necessário:
  - bandeja com laringoscópio montado, com pilha e lâmina reta número 2 ou 3
  - respirador conectado à rede de O_2 para ser programado
  - fonte de aspiração ligada e com sonda número 6 conectada
- Verificar e registrar o espaço morto do tubo orotraqueal.
- Verificar e registrar fixação do tubo orotraqueal.
- Identificar o RN conforme rotina do serviço ou conforme legislação vigente.
- Realizar os testes de admissão e anamnese:
  - testes neurológicos
  - exame físico inicial

- Manipular minimamente, pois procedimentos como coletas laboratoriais, punções venosas e aspirações traqueais podem causar dor no RN e consequente desestabilização e hipoxemia, agravando o caso.
- Controlar a temperatura do RN; manter ambiente de neutralidade térmica para não aumentar o consumo de oxigênio, ou seja, em incubadora com autocontrole de temperatura.
- Providenciar ou realizar lavado gástrico.
- Providenciar ou realizar aspiração traqueal.
- Manter os familiares informados sobre os procedimentos e a evolução da situação.

TOCOTRAUMATISMO

Tocotraumatismo é qualquer lesão decorrente do parto.

Os ossos pélvicos da mãe constituem o canal do parto; em geral, o feto tem espaço suficiente para passar por esse canal, entretanto, uma desproporção entre seu tamanho e o tamanho do feto pode tornar difícil a passagem e resultar em tocotraumatismo. A cesariana, nesses casos, pode ser indicada para evitar lesões.

Praticamente qualquer parte do recém-nascido pode ser lesada durante o parto, mas, felizmente, a maioria das lesões não tem consequências graves ou causa danos permanentes. Lesão grave na cabeça, por exemplo, não é comum, e o traumatismo cerebral é extremamente raro, pois os ossos do crânio do feto não estão fundidos, o que possibilita que sua cabeça se molde e se encaixe no canal do parto. Pode acontecer, assim, uma alteração anatômica na cabeça, mas esta retorna ao normal em poucos dias. Em algumas ocasiões, ocorrem fraturas, especialmente da clavícula, mas, em geral, consolidam-se rapidamente e sem qualquer problema residual.

Os nervos também podem ser distendidos durante um parto problemático, sobretudo os dos membros superiores, acarretando fraqueza temporária ou permanente do membro superior (paralisia de Erb).

MANIFESTAÇÕES CLÍNICAS
- Irritabilidade, inquietação, choro forte e incessante.

CUIDADOS DE ENFERMAGEM
- Lavar as mãos antes e após cada procedimento.
- Lavar as mãos antes e depois de manusear o bebê.
- Observar lesões logo após o nascimento e identificar o atendimento adequado a ser realizado conforme a gravidade do trauma.

Danos na região cefálica:

- Monitorar sensório até que o exame físico e outros exames mais complexos sejam realizados.
- Providenciar a execução dos exames solicitados, como, por exemplo: raio X de crânio, ecocerebral, tomografia de crânio e ressonância magnética do cérebro.
- Verificar diâmetro das fontanelas e anotar a cada hora, registrando a tensão destas no momento do exame.
- Comunicar o médico responsável caso a tensão nas fontanelas aumente.
- Observar saturação de O_2 e sonolência, apatia, torpor e coma.
- Observar sinais de irritabilidade e inquietação.
- Comunicar o médico responsável caso qualquer um dos sinais tornem-se mais exacerbados.
- Observar flutuação de sensório entre apatia e irritabilidade.
- Observar sinais de mioclonia.
- Observar tremores, espasmos musculares, desvio de olhar e apneia prolongada com repercussão hemodinâmica.

Danos nos membros:

- Orientar familiares e explicar procedimentos como mobilização do membro afetado, para evitar a mobilização espontânea e minimizar a dor.
- Preparar a criança para a realização de exames, como raio X da área afetada.
- Medicar para dor conforme a prescrição médica.

CAPÍTULO 33

CUIDADOS DE ENFERMAGEM A RECÉM-NASCIDOS COM DISTÚRBIOS RESPIRATÓRIOS

TERMINOLOGIA ESPECÍFICA
TAQUIPNEIA TRANSITÓRIA
SÍNDROME DA ANGÚSTIA RESPIRATÓRIA/DOENÇA
    DA MEMBRANA HIALINA (DMH)
SÍNDROME DA ASPIRAÇÃO DE MECÔNIO
HIPERTENSÃO PULMONAR
APNEIA DA PREMATURIDADE
DOENÇA PULMONAR CRÔNICA OU DISPLASIA BRONCOPULMONAR

TERMINOLOGIA ESPECÍFICA

Alvéolos: células aéreas dos pulmões

Anoxia: ausência de aporte de oxigênio nos tecidos

Apneia: ausência de movimento respiratório

Barotrauma: lesão de determinados órgãos por alteração na pressão atmosférica ou hidrostática

Comorbidades: outras doenças além de uma já existente

CPAP: *continuous pressure airway positive* (pressão positiva contínua nas vias aéreas)

> **Densidade urinária:** medida de compostos de substâncias urinárias
>
> **Dispneia:** dificuldade respiratória
>
> **Hidrocoloide:** material de origem biológica utilizado para curativos e películas protetoras da pele
>
> **Hipotermia:** temperatura corporal abaixo de 36°C
>
> **Hipoxia:** redução do aporte de oxigênio para satisfazer as necessidades teciduais
>
> **Pronga:** dispositivo para introduzir oxigênio por pressão positiva
>
> **Surfactante:** substância de ação superficial presente nos alvéolos a partir da trigésima semana da vida intrauterina
>
> **Taquipneia:** movimentos respiratórios acelerados, no caso de RN, acima de 60 mrpm
>
> **Tiragem:** movimento respiratório que caracteriza esforço e recrutamento de mais músculos respiratórios

TAQUIPNEIA TRANSITÓRIA

Evento que ocorre com certa frequência, independentemente da idade gestacional do RN, devido à retenção do fluido pulmonar fetal. Quando o recém-nascido realiza os primeiros movimentos respiratórios, ocorre a entrada de ar nos pulmões e, ao mesmo tempo, a saída do fluido pulmonar que estava circulando dentro dos pulmões na vida fetal. O retardo da absorção desse fluido causa desconforto respiratório, tendo intensidade de leve a moderada e uma evolução benigna.

MANIFESTAÇÕES CLÍNICAS

Os RNs acometidos por taquipneia transitória apresentam, logo após o nascimento, gemidos respiratórios e cianose, taquipneia persistente sem dispneia, retrações intercostais mínimas ou ausentes, ruídos respiratórios e BAN. Em geral, o processo se resolve em até 72 horas após o nascimento. A saturação de oxigênio se mantém em níveis normais.

CUIDADOS DE ENFERMAGEM

- Lavar as mãos antes e depois de manusear o RN.
- Manter o RN aquecido em ambiente térmico neutro; pode-se colocar uma touca para evitar perda de calor pela fontanela.
- Observar a prescrição da dieta; porém, em geral, é indicado o NPO em consequência da taquipneia e pelo risco de aspiração pulmonar.
- Realizar punção venosa e manter um acesso para hidratação parenteral.
- Instalar oxigênio conforme a prescrição.
- Monitorar a saturação de O_2 por meio de oximetria de pulso e comunicar imediatamente saturação inferior a 90%.

- Auxiliar ou realizar coletas de laboratório de acordo com as rotinas da instituição.
- Posicionar o RN para oferecer conforto e evitar manuseio desnecessário; tais medidas auxiliam a terapêutica, pois reduzem a agitação e, por sua vez, o estresse, diminuindo o consumo de oxigênio.

SÍNDROME DA ANGÚSTIA RESPIRATÓRIA DO RN/DOENÇA DA MEMBRANA HIALINA (DMH)

Distúrbio caracterizado pela deficiência de surfactante nos alvéolos, levando ao colapso dos mesmos, por conseguinte, impedindo a entrada de ar nos pulmões. A incidência maior da doença é em prematuros com menos de 32 semanas e peso inferior a 1.500 g. A imaturidade morfofisiológica dos pulmões causa uma ventilação deficiente, diminuindo a oxigenação, resultando em hipoxemia e acidose metabólica, culminando em uma falência respiratória progressiva. Há uma incidência de DMH em RNs a termo nos casos de anoxia, hipotermia, diabete gestacional e gestação gemelar, além de outros fatores que podem levar à hipoxia durante o nascimento.

MANIFESTAÇÕES CLÍNICAS

Dispneia ou respiração superficial e aumento progressivo da frequência respiratória alcançando níveis maiores que 60 mrpm. Podem ocorrer taquicardia pelos mecanismos de compensação e outras comorbidades; retrações esternais e intercostais marcadas que, no exame clínico, sugerem diminuição da complacência pulmonar; batimentos de asas de nariz e cianose central; gemência expiratória; aumento das necessidades de oxigênio; diminuição dos ruídos respiratórios; apneia; palidez; edema intersticial e palpebral.

CUIDADOS DE ENFERMAGEM

- Lavar as mãos antes e após cada procedimento.
- Lavar as mãos antes e depois de manusear o bebê.
- Promover ambiente tranquilo para reduzir o estresse.
- Manter o RN sob calor radiante ou em incubadora, com o sensor de temperatura contínua junto à pele, para a manutenção da temperatura corporal adequada.
- Controlar e registrar a temperatura do equipamento e do RN a cada hora.
- Providenciar material para a punção venosa.
- Puncionar ou auxiliar na venopunção.
- Instalar soroterapia prescrita.
- Preparar o surfactante conforme a prescrição médica.

Orientações sobre administração e preparo do surfactante:

- Pesar o RN é fundamental para o cálculo da dose.
- Posicionar o RN para a realização do raio X. O profissional deve utilizar avental de chumbo e protetor cervical.
- Instalar monitoração completa para acompanhar, prevenir e tratar possíveis intercorrências.
- Aspirar tubo endotraqueal.
- Preparar a solução:
  - lavar as mãos
  - utilizar técnica asséptica
  - aquecer a solução de forma natural: retirar o frasco da geladeira 20 minutos antes da administração e aquecê-lo nas mãos, fazendo movimentos lentos por 5 minutos; não agitar o frasco
- Utilizar sonda gástrica n. 5, cortá-la do tamanho exato da cânula e conectá-la a seringa com o surfactante.
- Colocar o paciente em quatro posições diferentes durante a administração da medicação (prono, decúbito dorsal, decúbito

lateral direito e esquerdo), esperar aproximadamente 30 segundos entre cada troca de posição e aplicar as doses prescritas. Esse cuidado melhora a absorção da droga e promove eficiência ao tratamento.
- Monitorar FC, cor da pele e saturação durante a administração da medicação.
- Observar expansão torácica, ruídos respiratórios, saturação de oxigênio, sinais vitais e cor do paciente após o procedimento.
- Realizar controle de diurese e densidade urinária e registrar o peso novamente.
- Auxiliar na coleta de exames laboratoriais ou realizá-la conforme as diretrizes da instituição.
- Providenciar material para cateterismo umbilical e auxiliar o médico neonatologista no procedimento.
- Providenciar adesivo para fixar os cateteres, observando para que abranja a menor área possível com segurança e não solte, evitando manuseio posterior.
- Providenciar material e instalar oxigenoterapia conforme a indicação e a prescrição médica.

OXIGENOTERAPIA PARA TRATAMENTO DA DMH

O oxigênio deve ser administrado de forma a oferecer o suporte necessário para a ventilação espontânea, no caso, ofertar maiores concentrações de oxigênio além das disponíveis no ar ambiente. Portanto, faz parte da terapêutica monitorar a saturação de oxigênio periférica, para que a oferta não seja demasiada e não ocorram lesões secundárias. O recém-nascido não deve receber o O_2 sem que este seja aquecido. Esse cuidado se faz necessário para melhorar a eficácia do tratamento e reduzir efeitos maléficos pelo uso prolongado.

OXIGÊNIO POR CAMPÂNULA

Nesse sistema, a mistura de gases, O_2 e ar comprimido, é ofertada aquecida e umidificada, sendo indicada para pacientes com ventilação espontânea que necessitem de concentrações inferiores a 60%. O fluxo da mistura não deve exceder 5 L/min, de forma a evitar a concentração de CO_2 no interior da campânula (Fig. 33.1).

OXIGÊNIO POR CPAP

Esse sistema de oferta de oxigênio garante uma melhor resposta da criança, pois mantém uma pressão positiva nas vias aéreas de forma contínua e exige menos esforço para a realização das trocas alveolares durante a respiração espontânea. Foi demonstrado que seu uso melhora a oxigenação e a sobrevida dos prematuros.

Os métodos descritos no Quadro 33.1 são os mais utilizados, embora o CPAP possa ser administrado, com menor frequência, por meio de tubo endotraqueal, câmara de cabeça e câmara facial (Fig. 33.2).

CUIDADOS DE ENFERMAGEM NA OXIGENOTERAPIA POR CPAP

- A montagem do sistema deve ser realizada pelo enfermeiro.
- Elevar a cabeceira do berço.
- Posicionar o RN com leve extensão do pescoço.

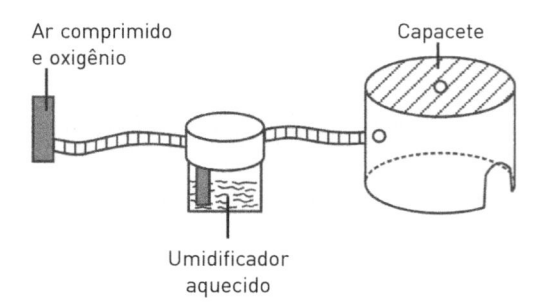

Figura 33.1
Campânula.

QUADRO 33.1
MÉTODOS DE APLICAÇÃO DE CPAP

Máscara facial: método barato e eficaz, porém com grande espaço morto, o qual pode causar retenção de oxigênio. Outros riscos são lesão ocular e distensão gástrica.

Prongas nasofaríngeas: cânulas longas que são posicionadas na região nasofaríngea. São eficazes e baratas, porém podem oferecer resistência ao sistema.

Prongas nasais: é o melhor método disponível, simples, barato e com complicações mínimas.

- Aspirar suavemente a boca e as narinas.
- Umidificar as prongas com água ou solução salina e posicioná-las com a curvatura para baixo, para drenar a água em excesso.
- Proteger a pele com adesivos ou hidrocoloide para evitar o atrito direto da órtese.
- Observar se o local de escape de ar não está atingindo os olhos; o oxigênio diretamente em contato com o cristalino pode causar retinopatia da prematuridade.
- Posicionar adequadamente o sistema, de modo a não tracionar o nariz e o septo nasal, fixar as traqueias no gorro.
- Verificar constantemente se o sistema está funcionando de modo adequado.

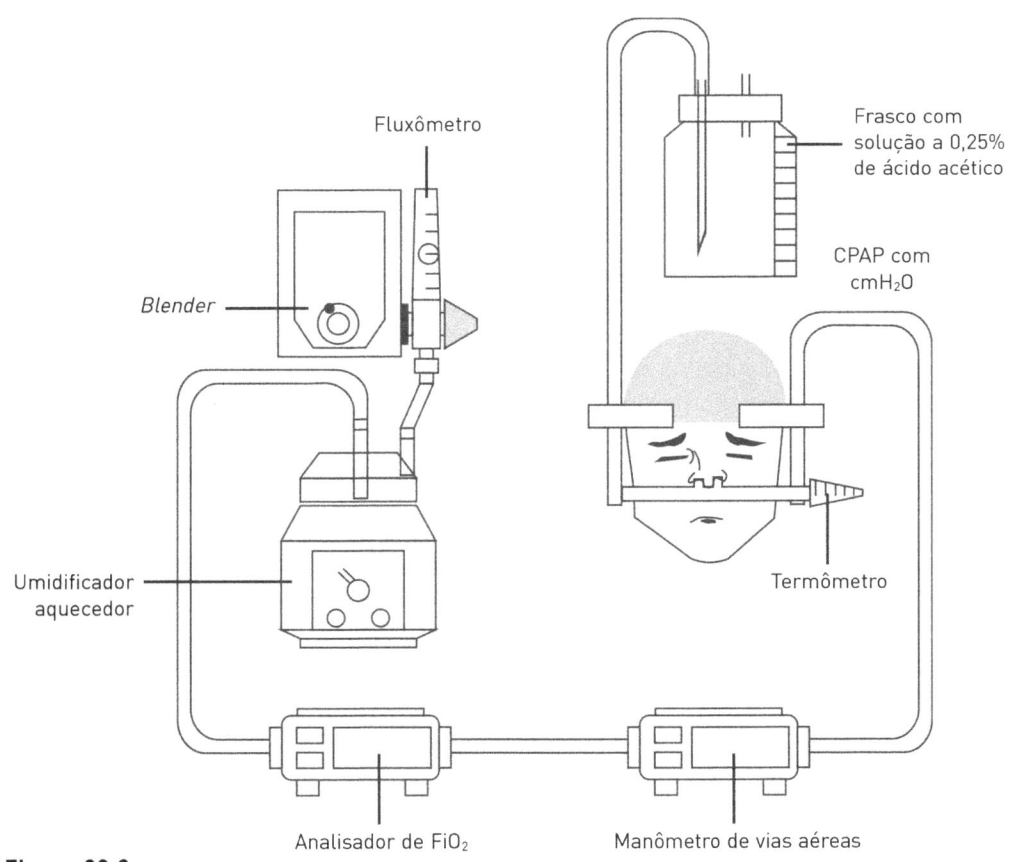

Figura 33.2
Esquema para utilização de CPAP nasal.

- Passar ou auxiliar na passagem da sonda orogástrica aberta para evitar distensão gástrica aérea.
- Oferecer a chupeta para acalmar a criança e favorecer a adaptação.
- Aspirar as vias aéreas superiores suavemente para evitar lesões.
- Vigiar padrão respiratório.
- Manter posição do gorro e das prongas confortável para aumentar a eficiência.
- Proteger nariz e septo com placas de hidrocoloide ou outras películas para evitar lesões de pele.
- Controlar e manter os níveis de água do sistema.
- Trocar o sistema a cada 72 horas, ou conforme a rotina estabelecida pelo serviço.

OXIGÊNIO POR VENTILAÇÃO MECÂNICA

Este sistema é utilizado como escolha dependendo da morbidade do RN, em caso de o sofrimento respiratório não poder ser controlado com os métodos anteriores.

Independentemente do modelo de ventilador utilizado, o princípio básico de funcionamento é o mesmo. De maneira geral, os objetivos dessa assistência ventilatória são reduzir as alterações da relação ventilação/perfusão, melhorar a ventilação alveolar, diminuir o trabalho respiratório e reexpandir áreas de atelectasia.

OXIGÊNIO POR VENTILAÇÃO MECÂNICA COM ALTA FREQUÊNCIA

É um modelo ventilatório em que o processo de troca de gases se dá de forma oscilatória, com uma frequência acima de 60 ciclos/min. Essas frequências altas possibilitam a transmissão dos gases na via aérea, permitindo que haja troca alveolocapilar de oxigênio e dióxido de carbono.

O maior objetivo da alta frequência é reduzir o barotrauma causado com a ventilação convencional. Isso acontece porque, utilizando o volume menor de ar corrente, as trocas gasosas e a ventilação ocorrem sem aumentar a pressão interna alveolar, promovendo menos danos à anatomia da via aérea e reduzindo o esforço respiratório.

OXIGÊNIO POR VENTILAÇÃO MECÂNICA COM ÓXIDO NÍTRICO (NO)

O óxido nítrico utilizado de forma inalatória tem um efeito vasodilatador potente, pela própria característica dessa substância. Além dessa ação, outro elemento benéfico do NO é a queda da pressão na circulação pulmonar pelo efeito vasodilatador. Ele funciona muito bem nos casos de hipertensão pulmonar (reduz a resistência vascular pulmonar).

O mecanismo de administração do gás é muito simples: o gás é liberado de um reservatório para o paciente por meio de um circuito misturado com os gases oriundos da ventilação mecânica prescrita.

Inicialmente, são utilizadas doses mínimas de NO (20 ppm). O uso prolongado do NO pode causar toxicidade neurológica e sangramento capilar; portanto, a terapêutica deve ser sempre acompanhada com resultados de gasometria e ecocardiografia para medir a pressão da artéria pulmonar.

CUIDADOS DE ENFERMAGEM NA OXIGENOTERAPIA POR VENTILAÇÃO MECÂNICA

- Lavar as mãos antes e após cada procedimento.
- Lavar as mãos antes e depois de manusear o bebê.
- Instalar o circuito no ventilador de forma asséptica.
- Realizar a troca do circuito a cada 72 horas.

- Colocar água estéril no umidificador, aquecendo até a temperatura de 32 a 36ºC e trocá-la a cada 24 horas.
- Observar e registrar os parâmetros do ventilador a cada hora.
- Avaliar os ruídos respiratórios.
- Manter alarmes do ventilador ligados.
- Checar a fixação do tubo a cada hora e sempre que houver desconfiança de tração.
- Aspirar o tubo endotraqueal quando necessário.
- Administrar sedativos, conforme prescrição.
- Realizar mudança de decúbito a cada 4 ou 6 horas; concentrar os procedimentos.
- Seguir cuidados gerais para distúrbios respiratórios.

Cuidados relativos à ventilação mecânica por óxido nítrico:

- Realizar registros em formulários sobre o monitor de óxido nítrico.
- Comunicar a equipe de manutenção quando o fluxômetro marcar 100 mm H_2O, para troca.

SÍNDROME DA ASPIRAÇÃO DE MECÔNIO

Distúrbio geralmente grave, com elevada morbidade, sendo observado mais frequentemente em RN a termo, pós-termo ou ainda com retardo do crescimento intrauterino. A presença de mecônio intratraqueal define o diagnóstico de aspiração meconial, mas o que irá determinar a gravidade do distúrbio é o volume aspirado e a viscosidade da matéria orgânica presente na via aérea.

Essa síndrome caracteriza-se por uma disfunção respiratória desde o nascimento, com características obstrutivas. Tem relação com os antecedentes perinatais e com o quadro clínico e pode ser de maior ou menor intensidade conforme a brevidade do tratamento.

MANIFESTAÇÕES CLÍNICAS

Disfunção respiratória que se apresenta logo após o nascimento, podendo passar despercebida nas primeiras horas de vida, vindo a se manifestar mais intensamente após seis horas de vida. Há evolução do desconforto respiratório para taquipneia e tiragem intercostal, hiperinsuflação torácica com projeção esternal e presença de cianose. Em alguns casos, pode ocorrer hipoglicemia, hipocalcemia e hipomagnesemia com hipoxemia e acidose metabólica. Nos casos mais graves, pode haver hipertensão pulmonar.

CUIDADOS DE ENFERMAGEM

- Lavar as mãos antes e após manusear o bebê.
- Aspirar vias aéreas superiores precocemente para diminuir o volume de mecônio; procedimento realizado pelo médico ou enfermeiro logo após a saída do polo cefálico.
- Receber o RN em campos aquecidos.
- Manter drenagem postural e decúbito da cabeça inferior ao corpo.
- Manter fonte de aspiração ligada com sonda conectada.
- Realizar aspiração das vias aéreas com sonda de aspiração calibrosa.
- A laringoscopia direta é realizada pelo pediatra ou neonatologista.
- Manter fluxo de oxigênio conectado e em posição para uso.
- Manter material para intubação disponível e auxiliar nas manobras de reanimação.
- Providenciar material e equipamento para transportar o RN para unidade de terapia intensiva neonatal.

→ HIPERTENSÃO PULMONAR

Também chamada de resistência vascular pulmonar, desenvolve persistência da circulação fetal, a qual produz pressão elevada na artéria pulmonar. Ocorre um desvio de sangue da direita para a esquerda, de sangue não oxigenado através do canal arterial ou forame oval e ductos arteriosos, com hipoxemia sistêmica grave por redução do fluxo sanguíneo pulmonar.

MANIFESTAÇÕES CLÍNICAS
Cianose, desconforto respiratório sem lesões pulmonares, sopro cardíaco persistente, insuficiência cardíaca congestiva secundária a uma sobrecarga no ventrículo esquerdo.

CUIDADOS DE ENFERMAGEM
- Lavar as mãos antes e após o manuseio do bebê.
- Manter o ambiente silencioso para reduzir o estresse e, consequentemente, o consumo de oxigênio, pois a hipoxia leva a vasoconstrição pulmonar, gerando mais hipoxia e acentuando a hipertensão pulmonar.
- Diminuir a agitação do RN e melhorar a resposta ao tratamento.
- Preparar a medicação conforme a prescrição médica, mantendo o bebê sempre monitorado, principalmente em caso de sedação.
- Manter o ambiente neutro e registrar as variações térmicas para auxiliar na prevenção da acidose.
- Realizar controle hídrico.
- Instalar drogas vasodilatadoras e monitorar FC e PAM, comunicando qualquer alteração.
- Revisar, datar e rotular o circuito do respirador e o sistema de umidificação para monitorar as trocas.
- Realizar registros em formulários sobre a ventilação FR e FiO_2.
- Controlar o fluxo e as conexões do circuito para que não haja perdas (fugas de gás).
- Concentrar os cuidados em um mesmo horário para evitar estresse respiratório.
- Estar atento a condições adversas ao restabelecimento do bebê e intervir de forma eficaz.
- Orientar a família, explicando os procedimentos e estimulando a participação, mesmo que distante.

→ APNEIA DA PREMATURIDADE

A apneia é geralmente definida como parada respiratória de cerca de 20 segundos acompanhada de outras manifestações clínicas (Quadro 33.2). Os RNs prematuros possuem padrões variados de respiração, as alterações da frequência respiratória, muitas vezes, estão relacionadas à imaturidade do centro de controle da respiração. Podem, também, ser secundárias a outras morbidades, como hipoglicemia, anemia, infecções e hemorragias peri e intraventricular.

QUADRO 33.2
CLASSIFICAÇÃO DA APNEIA DA PREMATURIDADE

Apneia central: o movimento respiratório cessa totalmente sem relação com causas obstrutivas do fluxo aéreo.

Apneia obstrutiva: caracteriza-se pela presença de esforço respiratório sem entrada de ar, devido ao posicionamento da cabeça (flexão do pescoço), à queda da língua ou à obstrução das coanas com sondas.

Apneia mista: pausa do centro respiratório precedida ou seguida de obstrução do fluxo de ar.

MANIFESTAÇÕES CLÍNICAS

O RN com apneia da prematuridade apresenta cianose central, palidez e hipotonia, com ou sem bradicardia. Outras manifestações descritas são movimentos de deglutição durante a apneia, ocasionando elevação da secreção salivar, prolongando o período de parada respiratória.

CUIDADOS DE ENFERMAGEM

- Lavar as mãos antes e depois de manusear o bebê.
- Manter o RN em decúbito elevado.
- Posicionar o bebê de forma a impedir a flexão do pescoço.
- Utilizar suspensórios ou elevadores de decúbito.
- Manter sensor de oximetria contínuo e trocar a posição deste a cada 3 horas para evitar lesões de pele por abrasão.
- Colocar o sensor em local de maior vascularização periférica, como leito ungueal do hálux, face externa dos pés e das mãos.
- Vigiar continuamente para estimular rapidamente o bebê caso ele tenha dificuldade em retornar à respiração periódica.
- Manter alarmes dos monitores sempre ligados e ajustados aos parâmetros do RN.
- Alimentar o RN com cuidado e lentamente, para que a relação respiração-alimentação se estabeleça de forma adequada e a sobrecarga da ventilação pela distensão abdominal não aumente.

DOENÇA PULMONAR CRÔNICA OU DISPLASIA BRONCOPULMONAR

É um processo crônico que ocorre nos RNs por exposição à ventilação prolongada, na qual são usadas altas concentrações de oxigênio, o que causa lesão ao tecido pulmonar. Ocorre hipertrofia da musculatura lisa dos bronquíolos e fibrose perimembranosa, tornando o bebê um pneumopata crônico.

MANIFESTAÇÕES CLÍNICAS

Desconforto respiratório crônico com retrações intercostais moderadas a acentuadas; estertores pulmonares crepitantes contínuos e cianose durante o esforço; e doença pulmonar crônica.

CUIDADOS DE ENFERMAGEM

Os cuidados de enfermagem nesse distúrbio estão relacionados aos tratamentos, por se tratar de uma doença crônica. De modo geral, deve-se:

- Ao usar diurético:
  - administrar a dose prescrita
  - realizar controle de diurese, com controle da ingestão hídrica e da aceitação alimentar
- Ao usar broncodilatadores:
  - monitorar os efeitos das medicações, como taquicardia e agitação
  - manter os cuidados relativos à via de administração da medicação, que pode ser inalatória, oral ou endovenosa
- Ao usar oxigênio:
  - dispor de fluxômetro em coluna para oferecer doses muito pequenas de oxigênio, inferiores a 1 L/min, e que possam ser aumentadas em pequenos volumes nos momentos de agitação, banho e pós-alimentação
- Na alimentação:
  - confirmar a prescrição nutricional; o importante é oferecer um aporte calórico adequado e não grandes volumes na dieta, isso auxilia no controle do edema pulmonar

CAPÍTULO 34

CUIDADOS DE ENFERMAGEM A RECÉM-NASCIDOS COM DISTÚRBIOS CARDÍACOS

TERMINOLOGIA ESPECÍFICA
INSUFICIÊNCIA CARDÍACA CONGESTIVA
CARDIOPATIAS CONGÊNITAS
PERSISTÊNCIA DO CANAL ARTERIAL (PCA)
ARRITMIAS NEONATAIS

TERMINOLOGIA ESPECÍFICA

Cardiomegalia: aumento do coração

Edema: acúmulo de líquido intersticial

Estertores: sons oriundos da ventilação com esforço

Hepatoesplenomegalia: aumento do fígado e do baço

Irritabilidade: estado psíquico de sensibilidade e reação aos estímulos externos

Letargia: sonolência patológica

> **Retração torácica:** movimento que caracteriza sofrimento respiratório; utilização de músculos intercostais, comprimindo o local entre as costelas na inspiração do ar
>
> **Sibilos:** sons oriundos da inspiração obstrutiva devido ao estreitamento da luz do alvéolo
>
> **Sudorese:** suor intenso
>
> **Taquicardia:** batimentos cardíacos acelerados, acima de 120 bpm
>
> **Taquipneia:** respiração acelerada, acima de 60 mrpm em pacientes neonatal e prematuro

INSUFICIÊNCIA CARDÍACA CONGESTIVA

É uma anormalidade na função cardíaca responsável pela falha do coração em bombear o sangue de forma satisfatória para atender às necessidades do corpo.

A insuficiência cardíaca congestiva ocorre quando há uma sobrecarga no funcionamento cardíaco. O sistema circulatório aciona os diversos mecanismos para facilitar a compensação e a manutenção do débito cardíaco por meio de elevação da pressão arterial; redistribuição do fluxo sanguíneo periférico e renal para órgãos vitais e ativos, como cérebro, coração e musculatura esquelética; retenção de eletrólitos e água; e aumento da frequência e da dilatação cardíaca. Com o prolongamento do processo, o sistema se torna insuficiente, levando à congestão e à falência.

MANIFESTAÇÕES CLÍNICAS

Taquipneia persistente com retrações torácicas, taquicardia, pulsos periféricos diminuídos e assimétricos, hepatoesplenomegalia, diminuição do tônus muscular e letargia. Irritabilidade, sudorese e perfusão capilar lenta, débito urinário diminuído, edema periférico, palidez, extremidades frias, dificuldade de sucção, cardiomegalia, estertores e sibilos na ausculta pulmonar.

CUIDADOS DE ENFERMAGEM

- Lavar as mãos antes e após cada procedimento.
- Lavar as mãos antes e depois de manusear o bebê.
- Explicar aos familiares os procedimentos que serão realizados.
- Realizar controle rigoroso de diurese e comunicar verbalmente sempre que for inferior a 1 mL/kg/h.
- Manter o bebê em posição semi-Fowler para melhorar a expansão pulmonar.
- Vigiar a saturação de oxigênio e comunicar verbalmente sempre que estiver inferior a 80% ou superior a 90%; nesses casos, devido ao efeito vasodilatador do oxigênio, não é indicado oferecer altas doses de O_2, o que pode aumentar o fluxo sanguíneo ao coração, levando à sobrecarga cardíaca.
- Realizar cuidados ao alimentar o RN congesto:
  - manter decúbito elevado
  - oferecer o alimento lentamente, com intervalos para repouso ventilatório

- Manter o paciente calmo.
- Manter ambiente térmico neutro.

⊃ CARDIOPATIAS CONGÊNITAS

Para que se possa entender os distúrbios cardíacos congênitos, é preciso relembrar a anatomia normal do coração. O desenvolvimento embrionário cardíaco se dá no 18º dia após a concepção. Aos 40 dias, encerram-se as atividades embrionárias. Por essa embriogênese ser precoce, observa-se uma maior suscetibilidade ao desenvolvimento de anomalias congênitas.

Atualmente, com o avanço da tecnologia e exames pré-natais mais confiáveis, realiza-se diagnóstico de cardiopatia congênita ainda no período intrauterino, melhorando muito a sobrevida desses RNs.

Quando não há diagnóstico prévio, é importante para a equipe que o pediatra realize um diagnóstico grosseiro até uma melhor apuração. A diferenciação das doenças também pode melhorar a sobrevida dos RNs.

Uma das formas de diferenciar as cardiopatias é dividindo-as em dois grandes grupos, como cardiopatias cianóticas e acianóticas.

CARDIOPATIAS CIANÓTICAS

Nas cardiopatias cianóticas, ocorre uma interferência no fluxo sanguíneo dos pulmões provocando uma alteração na oxigenação por circulação ineficiente.

- *Truncus arteriosus* (Fig. 34.1). Dos ventrículos esquerdo e direito sai um vaso único que posteriormente se ramificará em outros dois, a aorta e a artéria pulmonar, resultando novamente em um vaso único transportando sangue para a pequena e a grande circulação.
- **Atresia de tricúspide (Fig. 34.2).** Consiste na ausência da valva tricúspide, impedindo a passagem de sangue do átrio direito para o ventrículo direito. O fluxo de um átrio a outro passa pelo septo interatrial e daí para o ventrículo esquerdo e para os pulmões, utilizando o ducto patente arterioso.
- **Síndrome de hipoplasia do ventrículo esquerdo (Fig. 34.3).** Esse distúrbio ocorre quando o ventrículo não tem o funcionamento adequado. O fluxo sanguíneo pul-

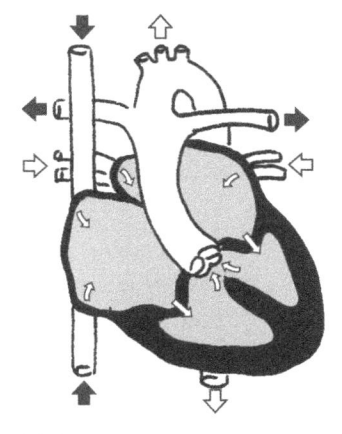

Figura 34.1
Truncus arteriosus.

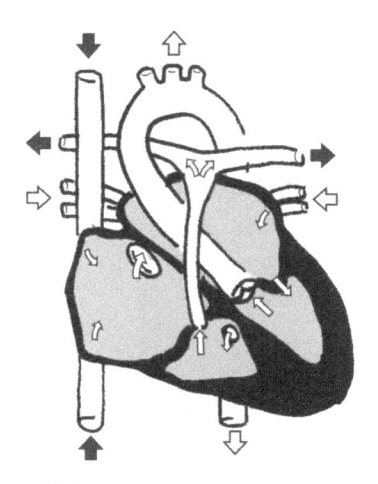

Figura 34.2
Atresia de tricúspide.

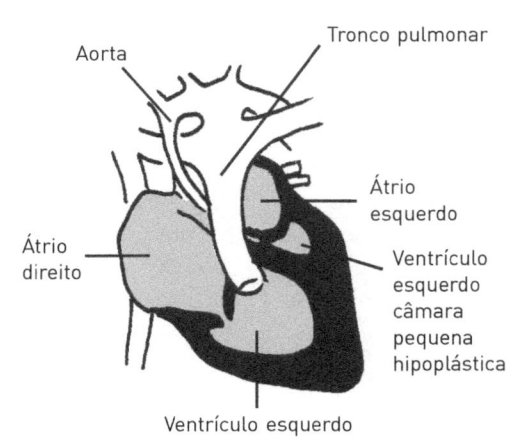

Figura 34.3
Síndrome do ventrículo esquerdo hipoplástico.

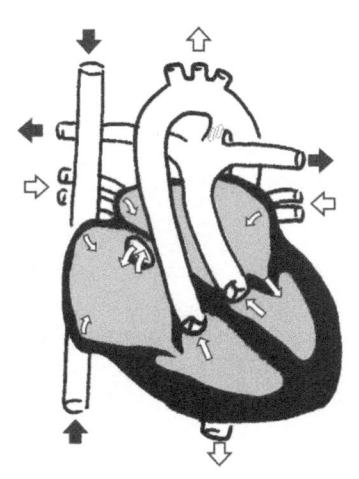

Figura 34.4
Transposição dos grandes vasos da base.

monar retorna para o átrio esquerdo e passa através do septo atrial; o sangue sistêmico é carregado pelo fluxo do sangue da direita para a esquerda.
- **Transposição de grandes vasos da base (Fig. 34.4)**. A aorta sai do ventrículo direito e a artéria pulmonar, do ventrículo esquerdo; dessa forma, o sangue entra na circulação sistêmica, pulmonar ou em ambas para que ocorra a mistura do sangue oxigenado com o sangue não oxigenado.
- **Tetralogia de Fallot (Fig. 34.5)**. Inclui estenose pulmonar, defeito do septo ventricular, hipertrofia do ventrículo direito, transposição da aorta e aumento da pressão do ventrículo direito.
- **Atresia de valva pulmonar com CIV**
- **Atresia pulmonar**
- **Anomalia de Ebstein**

CARDIOPATIAS ACIANÓTICAS
- **Estenose pulmonar valvar**. O fluxo da artéria pulmonar que vem do ventrículo direito é obstruído, sendo o orifício valvar muito diminuído.
- **Estenose aórtica**. Ocorre uma diminuição do diâmetro da aorta acima ou abaixo da valva.
- **Comunicação intraventricular (Fig. 34.6)**. É uma abertura anormal do septo ventricular na qual o sangue oxigenado do ventrículo esquerdo passa para o ventrículo direito.

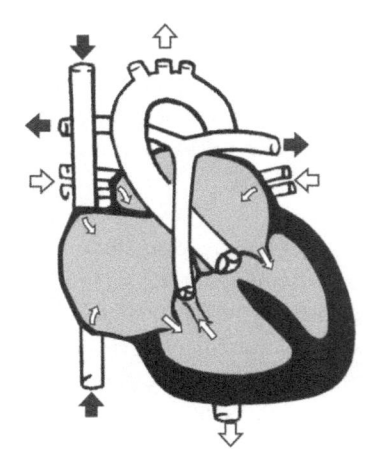

Figura 34.5
Tetralogia de Fallot.

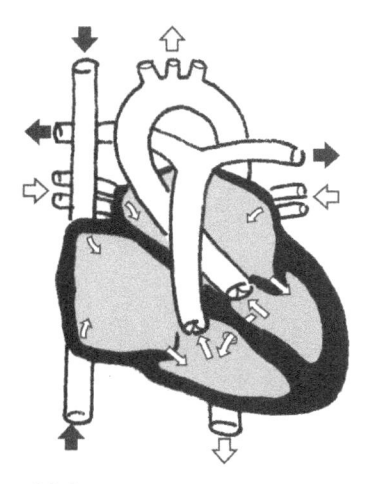

Figura 34.6
Comunicação intraventricular.

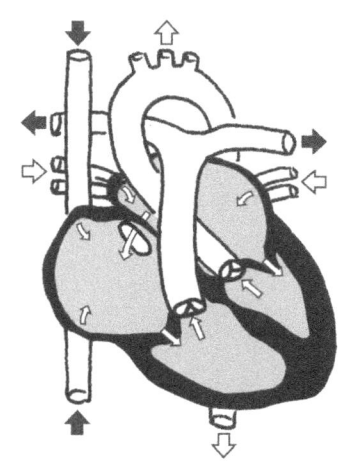

Figura 34.7
Comunicações interatriais.

- **Insuficiência da valva atrioventricular**
- **Comunicação interatrial (Fig. 34.7).** Ocorre uma abertura anormal do septo atrial, misturando a passagem do fluxo sanguíneo do átrio esquerdo para o átrio direito.
- **Coarctação da aorta (Fig. 34.8).** Ocorre um estreitamento da luz da aorta, geralmente na junção do arco da aorta transversal e da aorta descendente. Esse estreitamento pode ocorrer antes e após o surgimento da persistência do canal arterial (PCA).

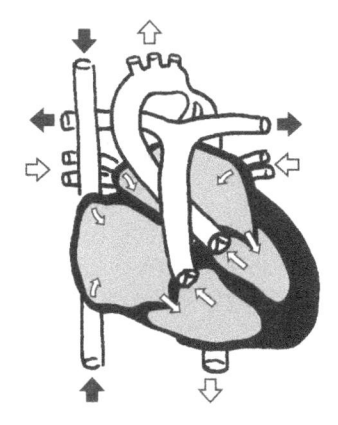

Figura 34.8
Coarctação da aorta.

MANIFESTAÇÕES CLÍNICAS
- **Cardiopatias cianóticas:** Cianose persistente que piora com o esforço, em alguns casos permanecendo mesmo com o uso de oxigênio. Sopro às vezes presente. Dispneia, insuficiência cardíaca congestiva, cansaço a esforços como choro, sucção e agitação. Arritmias cardíacas e queda da saturação de oxigênio.
- **Cardiopatias acianóticas:** Quase não há cianose; em alguns casos, identificam-se sopros se a comunicação intraventricular (CIV) é pequena e o volume e a pressão do sangue ao passar pelo orifício produz um som característico. Tem-se taquipneia, taquicardia, irritabilidade e sinais de insuficiência cardíaca congestiva.

CUIDADOS DE ENFERMAGEM
RNs com cardiopatias congênitas são bebês muito sensíveis e suscetíveis às alterações do

ambiente. Devem ser mantidos sob monitoração contínua e em unidades de tratamento intensivo até que possam ser liberados para casa, sob os cuidados da família.

Cabe à enfermagem:

- Lavar as mãos antes e após cada procedimento.
- Lavar as mãos antes e depois de manusear o bebê.
- Explicar aos familiares os procedimentos que serão realizados.
- Monitorar rigorosamente a frequência cardíaca, atentando ao traçado.
- Monitorar a temperatura continuamente.
- Monitorar resultados laboratoriais e eletrólitos.
- Concentrar os cuidados em um mesmo horário para promover manuseio mínimo.

PERSISTÊNCIA DO CANAL ARTERIAL (PCA)

A presença de um *ductus arteriosus* durante a vida intrauterina, com a circulação fetal, é normal, permitindo ao sangue do ventrículo desembocar na aorta descendente para ser pulsionado para a placenta. Essa conexão é interrompida logo ou algumas horas após o nascimento. Quando o canal não fecha em até 96 horas pós-nascimento, deve ser proposto tratamento clínico ou cirúrgico. Nos prematuros com idade gestacional inferior a 30 semanas, a incidência de PCA é muito grande (Fig. 34.9).

ARRITMIAS NEONATAIS

O coração possui um sistema complexo de feixes para gerar impulsos que, em consequência, causam a contração do músculo. Quando alguma falha ocorre nesse sistema, chamamos de arritmia.

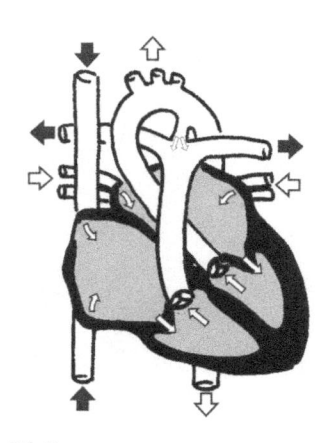

Figura 34.9
Persistência do canal arterial (PCA).

As alterações no período neonatal são, na maioria das vezes, benignas, ou seja, não têm repercussão hemodinâmica. O ritmo cardíaco normal é determinado pelo nó sinusal em qualquer idade.

ARRITMIAS DO NÓ SINUSAL (PELO INTERVALO)

- Taquicardia sinusal: onda P normal e FC > 160 bpm.
- Bradicardia sinusal: onda P normal e FC > 80 bpm.
- Arritmia sinusal: FC irregular que aumenta na inspiração e diminui durante a expiração, sem alterações do complexo P-QRS.
- Pausa sinusal: falha momentânea do nó ao iniciar o impulso, caracteriza-se pela ausência da onda P e do complexo QRS.

EXTRASSÍSTOLE

- Supraventriculares: presença de onda P distinta da onda P sinusal, seguida por complexo QRS normal.
- Ventriculares: complexo QRS diferente do normal.

TAQUICARDIA
- Supraventricular: apresenta FC acima de 200 bpm.

BRADICARDIAS
- Bloqueio atrioventricular (AV) de primeiro grau: os impulsos atriais atingem o ventrículo, mas existe um atraso na condução que é representado pelo intervalo P-R longo.
- Bloqueio AV de segundo grau: impulsos atriais que não alcançam os ventrículos e geralmente não têm repercussão hemodinâmica.
- Bloqueio AV de terceiro grau ou bloqueio AV total: dissociação total entre a estimulação atrial e a estimulação ventricular determinada por escape juncional ou ventricular, com frequência ventricular mais baixa que a atrial.

MANIFESTAÇÕES CLÍNICAS
Frequência cardíaca elevada ou diminuída, conforme a etiologia da arritmia. Alterações no ritmo cardíaco e no traçado do ECG.

CUIDADOS DE ENFERMAGEM
- Lavar as mãos antes e após cada procedimento.
- Lavar as mãos antes e depois de manusear o bebê.
- Explicar aos familiares os procedimentos realizados e a importância das monitorações.
- Monitorar rigorosamente a frequência cardíaca, atentando ao traçado.
- Manter sob controle rigoroso todos os outros sinais vitais.
- Manter alarmes dos monitores ligados, para atender o bebê rapidamente quando ocorrerem alterações.
- Controlar diurese de hora em hora.
- Coletar ou auxiliar na coleta de exames laboratoriais, de acordo com rotina da instituição.
- Ler, reconhecer e comunicar alterações nos resultados laboratoriais.

CAPÍTULO 35

CUIDADOS DE ENFERMAGEM A RECÉM-NASCIDOS COM DISTÚRBIOS METABÓLICOS

TERMINOLOGIA ESPECÍFICA
DISTÚRBIO DO METABOLISMO DA GLICOSE
ERROS INATOS DO METABOLISMO

TERMINOLOGIA ESPECÍFICA

AIG: adequado para idade gestacional

Anemia: deficiência de hemoglobina no sangue

Cetonúria: presença de corpos cetônicos na urina

GIG: grande para idade gestacional

Hepatomegalia: aumento do fígado

Hiperbilirrubinemia: quantidade excessiva de bilirrubina no sangue

Hiperglicemia: glicose plasmática acima de 150 mg/dL

> **Hipoglicemia:** glicemia capilar abaixo de 40 mg/dL
>
> **Icterícia:** cor amarelada da pele por hiperbilirrubinemia
>
> **Leucopenia:** diminuição de leucócitos
>
> **Neutropenia:** diminuição de neutrófilos
>
> **PIG:** pequeno para idade gestacional

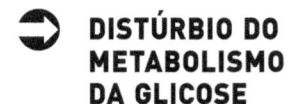

DISTÚRBIO DO METABOLISMO DA GLICOSE

Alterações da glicose, abaixo de 60 mg/dL e acima de 150 mg/dL, são consideradas condições de anormalidade do metabolismo dessa substância. Os hidratos de carbono são a maior fonte de energia do feto, sendo transportados a ele através da placenta. Na vida intrauterina, é a placenta que regula os mecanismos de controle, por gradiente de concentração das reservas maternas e das reservas do feto principalmente depositadas no fígado, no coração e nos músculos. Ao nascer, nas primeiras duas horas de vida, esses níveis tendem a cair e, em seis horas, encontram a normalidade.

O RN a termo tem reservas adequadas, exceto os RNs de risco, que são os grandes, os de mães diabéticas, os RNs cujas mães fizeram uso de beta-simpaticomiméticos, ou uso de hipoglicemiantes orais, os com retardo do crescimento intrauterino. Já o RN prematuro e o PIG acabam sofrendo por falta de tempo para garantir as reservas, por alguma agressão fisiológica como hipoxemia, acidose ou alterações de pressão.

MANIFESTAÇÕES CLÍNICAS

Tremores, sonolência ou irritabilidade, perfusão periférica prejudicada e eventos de apneia.

CUIDADOS DE ENFERMAGEM

- Lavar as mãos antes e após cada procedimento.
- Lavar as mãos antes e depois de manusear o bebê.
- Auxiliar na coleta ou coletar exames laboratoriais.
- Vigiar sensório, tremores ou crises convulsivas.
- Vigiar sinais de indisposição gastrintestinal, como vômitos, diarreia e diminuição da aceitação alimentar.
- Realizar antissepsia do local a ser coletado com álcool 70%.
- Realizar hemoglicoteste, coletando uma gota de sangue periférico e observando os locais de coleta. O calcâneo (face externa do calcanhar) e os dígitos (face lateral interna e externa) são as áreas de maior facilidade para coleta.
- Manter local sob compressão com algodão para evitar sangramento periférico.

- Monitorar padrão respiratório, vigiando crises de apneia.
- Controlar o tempo de cada pausa respiratória, registrando a característica clínica apresentada pelo bebê.
- Orientar os familiares, esclarecendo o motivo das muitas coletas laboratoriais que serão necessárias.

ERROS INATOS DO METABOLISMO

Os erros inatos do metabolismo (Quadro 35.1) são distúrbios decorrentes de um defeito enzimático, resultando em prejuízo metabólico, levando a graves manifestações clínicas. A maior parte dos erros inatos é grave e tem piora progressiva. O quadro clínico, muitas vezes, é inespecífico, sendo compatível com outras doenças comuns no período neonatal.

MANIFESTAÇÕES CLÍNICAS

As manifestações se diferenciam conforme o órgão afetado, portanto, podendo variar em: déficit de crescimento, recusa alimentar, vômitos, diarreia, letargia ou coma, hipo/hipertonicidade, icterícia, hepatomegalia, odor anormal, face grosseira, alterações oculares, aci-

---

QUADRO 35.1
PRINCIPAIS ERROS INATOS DO METABOLISMO

Distúrbios do metabolismo dos carboidratos
Galactosemia
Deficiência de frutose
Intolerância hereditária à frutose
Acidose lática
Deficiência de piruvato carboxilase
Deficiência de piruvato desidrogenase

Distúrbios do metabolismo dos aminoácidos
Hiperglicemia não cetônica
Acidemia piroglutâmica
Tirosinemia
Fenilcetonúrias

Distúrbios do metabolismo dos ácidos orgânicos
Acidemia isovalérica
Acidemia propiônica
Acidemia metilmalônica
Deficiência múltipla de carboxilases
Acidemia glutárica tipo II

Distúrbios da síntese da ureia
Deficiência de carbamilfosfato sintetase
Deficiência de ornitina transcarbamilase
Deficiência de argininossucinato sintetase
Deficiência de argininossucinatoliase
Deficiência de arginase
Deficiência de N-acetilglutamato sintetase
Hiperamonemia transitória do RN

Distúrbios dos peroxissomas
Síndrome de Zellweger
Condrodisplasia
Adrenoleucodistrofia neonatal
Hiperplasia adrenal congênita
Dependência piridoxiana
Distúrbios do metabolismo da bilirrubina
Gangliosidose

dose metabólica, hipoglicemia, substâncias redutoras na urina, cetonúria, anemia, leucopenia, neutropenia e/ou elevação das transaminases até convulsões, sofrimento respiratório e apneia.

CUIDADOS DE ENFERMAGEM
- Lavar as mãos antes e após cada procedimento.
- Lavar as mãos antes e depois de manusear o bebê.
- Auxiliar na coleta ou coletar exames laboratoriais.
- Observar e registrar cor e aspecto da urina.
- Observar e registrar cor e aspecto da pele.
- Realizar verificação para testes instantâneos, como Multistix®, Clinitest®, Cetostix®, Acetest®, Phenistix®.
- Vigiar sensório, observando sinais de letargia, coma, irritabilidade.
- Vigiar sinais de indisposição gastrintestinal, como vômitos, diarreia, diminuição da aceitação alimentar.
- Monitorar padrão respiratório, vigiando crises de apneia.
- Controlar o tempo de cada pausa respiratória, registrando a característica clínica apresentada pelo bebê.
- Orientar os familiares, esclarecendo o motivo das muitas coletas laboratoriais que serão necessárias.

CAPÍTULO 36

CUIDADOS DE ENFERMAGEM A RECÉM-NASCIDOS COM DISTÚRBIOS HEMATOLÓGICOS

TERMINOLOGIA ESPECÍFICA
ANEMIA NEONATAL
POLICITEMIA
SÍNDROMES HEMORRÁGICAS
COAGULAÇÃO INTRAVASCULAR DISSEMINADA (CIVD)

TERMINOLOGIA ESPECÍFICA

Apneia: ausência de movimento respiratório por 15 segundos ou mais

Eritropoetina: substância humoral envolvida na produção de eritrócitos

Hemólise: quebra de hemácia

Hemolítica: lise ou quebra de hemácias

Hipotensão: queda da pressão arterial (PAM inferior a 30 mmHg)

Icterícia: coloração amarelada da pele por hiperbilirrubinemia

Isoimunização: consiste na formação de anticorpos que agem contra antígenos de indivíduos da mesma espécie

> **Letargia:** sonolência patológica
>
> **Oligúria:** diminuição do volume urinário a 10 mL/kg/h
>
> **Ponderal:** relativo a peso
>
> **Taquicardia:** batimentos cardíacos acelerados
>
> **Taquipneia:** movimentos respiratórios acelerados

ANEMIA NEONATAL

Considera-se anemia quando a concentração da hemoglobina está abaixo dos valores normais para a idade. Os valores para RNs a termo variam de 16,5 a 18 g/dL, considerando-se a clínica e outros fatores associados. A anemia pode se instalar por perda sanguínea. No período perinatal, em caso de perda sanguínea, identificar a causa da hemorragia é imprescindível para o tratamento e o prognóstico.

ANEMIA FISIOLÓGICA

Logo após o nascimento, existe um aumento transitório na concentração da hemoglobina e o plasma se move para o espaço extravascular a fim de compensar a transfusão placentária e o aumento das hemácias circulantes que ocorre no momento do parto.

ANEMIA HEMOLÍTICA

É caracterizada pela presença de hemácias com sobrevida curta ou com destruição rápida. Pode ocorrer por:

- Isoimunização: passagem de hemácias fetais para a circulação materna, estimulando a produção de anticorpos:
  - isoimunização Rh
  - isoimunização ABO
  - outros grupos
- Defeitos congênitos nas hemácias
- Defeitos adquiridos nas hemácias
- Deficiência de vitamina E

ANEMIA DA PREMATURIDADE

Nos prematuros, há uma tendência à anemia por fatores característicos do desenvolvimento incompleto. Ocorre uma sobrevida menor das hemácias, há deficiência natural da vitamina E por esta não ter atingido seu ápice e liberação da eritropoetina a partir da trigésima semana, somente quando a hemoglobina atinge a faixa de 7 a 9 g/dL.

MANIFESTAÇÕES CLÍNICAS

Taquicardia, taquipneia, apneia, diminuição de ganho ponderal, letargia, hipotensão, oligúria, necessidade de oxigenoterapia, palidez cutânea e de mucosas. Pode ocorrer icterícia e hemólise, se associada a destruição eritrocitária.

CUIDADOS DE ENFERMAGEM

- Lavar as mãos antes e após cada procedimento.
- Lavar as mãos antes e depois de manusear o bebê.

- Explicar aos familiares os procedimentos que serão realizados.
- Coletar ou auxiliar nas coletas laboratoriais de acordo com rotina institucional.
- Registrar o horário da coleta e o volume coletado.
- Realizar cuidados com RN em oxigenoterapia, caso necessário.
- Verificar saturação periférica com oxímetro de pulso, escolhendo o local com maior exposição capilar, no caso, leito ungueal dos pés, face externa dos pés e das mãos.
- Trocar o local do sensor a cada 3 horas, para evitar lesão por abrasão.
- Verificar sinais vitais conforme rotina do serviço, prescrição médica ou situação clínica.
- Registrar aspectos do RN, como cor da pele e esforço respiratório.
- Puncionar ou auxiliar na venopunção.
- Preparar soroterapia e reposição hidroeletrolítica, se prescrita.
- Realizar controles na infusão de sangue e derivados, papa de glóbulos 10 a 20 mL/kg. Infusão em cateter calibroso.
- Controlar tempo da infusão, que não pode exceder a 4 horas de administração.
- Preparar material e auxiliar no cateterismo umbilical.

> **QUADRO 36.1**
> **CLASSIFICAÇÃO DAS CAUSAS DE POLICITEMIA**
>
> **Causas maternas**
> Mães fumantes, hipoxemia fetal
> Doenças renais e cardiopatias
> Mães diabéticas
> Oligodrâmnios
> Infecções
>
> **Fatores placentários**
> Placenta prévia
> Pós-maturidade
> Disfunção placentária no caso os PIGs
>
> **Síndromes fetais**
> Hiperplasia adrenal congênita
> Trissomias, 21,13 e 18
> Síndrome de Beckwith-Wiedemann
>
> **Transfusão placentária de hemácias**
> Clampeamento tardio do cordão
> Ordenha do cordão umbilical
> Transfusão materno-fetal
> Transfusão entre gêmeos

POLICITEMIA

É definida como hematócrito periférico de 65%, que interfere na circulação pela hiperviscosidade e pela redução do fluxo sanguíneo (Quadro 36.1).

MANIFESTAÇÕES CLÍNICAS
- Sistema nervoso central: letargia, hipotonia, tremores, dificuldade de sucção, choro anormal, vômitos, convulsões e apneia.
- Sistema cardiovascular: pletora, enchimento capilar lento, cardiomegalia.
- Sistema renal: hematúria, proteinúria, oligúria, trombose da veia renal nos casos de maior gravidade.
- Sistema respiratório: cianose, estresse respiratório, congestão pulmonar e edema.
- Sistema digestório: vômitos, sucção débil, aumento de resíduo gástrico e tendência a enterocolite.

CUIDADOS DE ENFERMAGEM
- Lavar as mãos antes e após cada procedimento.
- Lavar as mãos antes e depois de manusear o bebê.

- Explicar aos familiares os procedimentos que serão realizados.
- Coletar ou auxiliar nas coletas laboratoriais, de acordo com a rotina institucional.
- Registrar o horário da coleta e o volume coletado.
- Realizar vigilância contínua ao bebê, comunicando os sinais e sintomas descritos nos itens anteriores.
- Verificar densidade urinária por fita reagente ou por refratômetro.
- Realizar balanço hídrico.
- Verificar sinais vitais a cada hora, ou conforme a rotina do serviço.
- Manter ambiente térmico neutro.
- Observar tolerância alimentar e verificar resíduo gástrico, registrando as características e o volume antes de cada alimentação.
- Verificar glicemia periférica de 4 em 4 horas até a estabilização, ou conforme a prescrição médica.
- Realizar controles mais efetivos durante a administração de sangue e/ou derivados.

CUIDADOS NA ADMINISTRAÇÃO DE SANGUE E DERIVADOS

- Confirmar a prescrição médica, o pedido em formulário adequado, e comunicar o banco de sangue.
- Verificar a compatibilidade entre o doador e o paciente, tarefa realizada pelos técnicos do banco de sangue.
- Receber a bolsa e conferir os dados com a prescrição.
- Conferir se a forma de apresentação está de acordo com a prescrição, por exemplo:
    - sangue total modificado: sangue com todos os seus componentes
    - papa de hemácias: composto contendo apenas as hemácias, extraindo-se o plasma
    - plasma fresco congelado: composto sem as hemácias, rico em fatores de coagulação
    - concentrado de plaquetas: parte do sangue total após ser centrifugado
- Utilizar o produto assim que chegar do banco de sangue.
- Administrar o produto em temperatura ambiente, movimentar a bolsa em pequenos círculos lentamente e não agitar.
- Utilizar equipo com filtro nos casos definidos pela instituição (indicado para RNs prematuros, no intuito de reduzir reações pós-transfusionais).
- Verificar sinais vitais antes de iniciar a infusão, 15 minutos após o início e, depois, a cada hora.
- Comunicar alterações dos sinais, principalmente temperatura elevada.
- Utilizar linha exclusiva para o hemoderivado, com cateter calibroso.
- Conferir o volume da bolsa e confirmar com o volume prescrito.
- Controlar tempo da infusão, que não pode passar de 4 horas de administração.
- Checar na prescrição médica; em alguns serviços é rotina fixar no prontuário do paciente o pedido e checar no formulário.

SÍNDROMES HEMORRÁGICAS

São distúrbios que se constituem de sangramentos no período neonatal. A hemorragia pode estar associada a doenças vasculares, distúrbios plaquetários ou deficiência de fatores de coagulação. Podem também estar ligadas a causas maternas, como uso de drogas ou infecções.

MANIFESTAÇÕES CLÍNICAS

Observa-se petéquias, equimoses, hematomas e hemorragias conforme a causa do sangramento, que podem ser por:

- Deficiência dos fatores de coagulação:
    - fator deficiente: sinonímia

- fator I: fibrinogênio
- fator II: protombina
- fator III: tromblastina tecidual
- fator IV: cálcio
- fator V: proacelerina
- fator VI: não existe
- fator VII: proconvertina
- fator VIII: fator anti-hemolítico A
- fator IX: fator de Christmas
- fator X: fator de Stuart-Prower
- fator XI: antecedente tromboplástico do plasma
- fator XII: fator de Hageman
- fator XIII: fator estabilizante da fibrina

A deficiência de Fator I é rara e interfere na coagulação mesmo com número normal de fibrinogênio. Nas deficiências dos Fatores II, VII, IX e X, a produção é dependente da vitamina K e sua falta produz a doença hemorrágica do RN. No caso de deficiência do Fator V, têm-se lesões hepáticas extensas. Já a deficiência dos Fatores VIII e IX constitui as hemofilias, que não costumam se manifestar precocemente.

COAGULAÇÃO INTRAVASCULAR DISSEMINADA (CIVD)

Trata-se de uma coagulopatia adquirida, caracterizada pelo consumo intravascular de fatores de coagulação, principalmente dos fatores I, II, V, VIII e IX, e ainda de plaquetas. A disseminação do processo de coagulação pode provocar microtrombose e fibrinólise reacional. A hemorragia ocorre quando os níveis de plaquetas e de fatores de coagulação se tornam insuficientes para manter a homeostase.

MANIFESTAÇÕES CLÍNICAS

Petéquias e hemorragias em local de punção, podendo ocorrer hemorragias viscerais graves.

CUIDADOS DE ENFERMAGEM

- Lavar as mãos antes e após cada procedimento.
- Lavar as mãos antes e depois de manusear o bebê.
- Explicar aos familiares os procedimentos que serão realizados.
- Coletar ou auxiliar nas coletas laboratoriais, de acordo com a rotina institucional.
- Registrar o horário da coleta e o volume coletado.
- Verificar sinais vitais a cada hora, ou conforme a rotina do serviço.
- Proporcionar manuseio mínimo.
- Realizar lavado gástrico no caso de sangramento gástrico, com solução fisiológica gelada, até obter resíduo claro.
- Evitar procedimentos invasivos; realizá-los somente quando imprescindível.
- Administrar vitamina K quando prescrita, observando os cuidados de acordo com a via de administração.
- Comprimir locais de punção por 3 minutos, observando o cessar do sangramento.
- Realizar vigilância contínua ao bebê, comunicando os sinais e sintomas descritos nos itens anteriores.
- Realizar controles frequentes durante a administração de sangue e/ou derivados.

CAPÍTULO 37

CUIDADOS DE ENFERMAGEM A RECÉM-NASCIDOS COM DISTÚRBIOS RENAIS

TERMINOLOGIA ESPECÍFICA
INSUFICIÊNCIA RENAL AGUDA (IRA)
NEFROPATIA CONGÊNITA

TERMINOLOGIA ESPECÍFICA

Anúria: ausência de urina, menos que 1 mL/kg/h em 24 horas, para o RN

Disúria: dor ao urinar

Glicosúria: presença de glicose na urina

Hematúria: presença de sangue na urina

Hipovolemia: volume de líquidos corporais diminuído

Neurogênica: formação ou disfunção dos nervos de um tecido específico

> **Oligúria:** diminuição do volume urinário a 10 mL/kg/h
>
> **Poliúria:** aumento do volume urinário superior a 30 mL/kg/h
>
> **Proteinúria:** presença de proteínas livres na urina

INSUFICIÊNCIA RENAL AGUDA (IRA)

Distúrbio da função renal que se caracteriza por oligúria ou anúria. Os sintomas devem estar associados à retenção de complexos nitrogenados como ureia e creatinina. Ocorrem alterações no equilíbrio ácido-básico. O distúrbio é tradicionalmente classificado como insuficiência renal aguda funcional, intrínseca ou pós-renal.

- IRA funcional: relacionada a hipotensão, hipovolemia, insuficiência cardíaca e/ou asfixia neonatal.
- IRA intrínseca: relacionada a causas congênitas como displasia, hipoplasia, agenesia e rins policísticos; causas inflamatórias como sépsis e sífilis; e causas vasculares como trombose arterial renal, trombose da veia renal, necrose cortical e tubular.
- IRA pós-renal: relacionada a causas como obstrução do fluxo urinário, obstrução ureteral, tumores extrínsecos, bexiga neurogênica ou bloqueio de qualquer tipo nos tubos de drenagens.

MANIFESTAÇÕES CLÍNICAS

Oligúria ou anúria, edema intersticial, febre e alterações nos eletrólitos.

CUIDADOS DE ENFERMAGEM

- Lavar as mãos antes e após cada procedimento.
- Lavar as mãos antes e depois de manusear o bebê.
- Explicar aos familiares os procedimentos que serão realizados.
- Verificar sinais vitais a cada hora, ou conforme a rotina do serviço, atentando para a PA.
- Coletar ou auxiliar nas coletas laboratoriais, de acordo com a rotina institucional.
- Realizar controle de diurese horária e balanço hídrico rigoroso.
- Monitorar densidade urinária, pH, hematúria, proteinúria e glicosúria.
- Puncionar e manter acesso venoso permeável.
- Utilizar bomba de infusão para drogas parenterais, para obter gotejo rigoroso.
- Realizar ou auxiliar no cateterismo vesical, se prescrito.
- Verificar e registrar o peso diariamente.

NEFROPATIA CONGÊNITA

Anormalidades funcionais ou estruturais dos rins são malformações geralmente diagnosticadas no período intrauterino, por meio de ultrassom fetal. Essas anomalias comumente estão associadas a outras anomalias congênitas. As nefropatias congênitas podem ser classificadas como:

- Agenesia renal: pode ser unilateral ou bilateral e estar associada a refluxo vesicoureteral.
- Hipoplasia renal: é a diminuição tecidual renal; o tamanho da massa renal funcionante é insuficiente para ocorrer a filtração adequada.
- Doença cística renal: são distúrbios funcionais e/ou alterações displásicas secundárias à obstrução do trato urinário.

MANIFESTAÇÕES CLÍNICAS

As manifestações clínicas podem ser tardias e não ocorrer no período neonatal, mas alguns RNs podem apresentar fácies de Potter, deformidade de compressão, alterações pulmonares e disfunção renal, poliúria e polidipsia e, posteriormente, perda da função renal, como hiperpotassemia e acidose metabólica.

CUIDADOS DE ENFERMAGEM

- Orientar os familiares sobre os procedimentos a serem realizados.
- Auxiliar na coleta ou realizar coleta de urina via sondagem.
- Auxiliar na coleta ou realizar coleta de sangue.
- Verificar, registrar e comunicar alterações dos sinais vitais, principalmente PA.
- Manter monitoração cardíaca.
- Atentar para progressão da doença e evolução para uma insuficiência renal ou hepática.

CAPÍTULO **38**

CUIDADOS DE ENFERMAGEM A RECÉM-NASCIDOS COM DISTÚRBIOS DIGESTÓRIOS

TERMINOLOGIA ESPECÍFICA
REFLUXO GASTROESOFÁGICO
ENTEROCOLITE NECROSANTE

TERMINOLOGIA ESPECÍFICA

Cianose: coloração azulada da pele pela falta de oxigênio circulante nos capilares

Esfíncter: músculo que circunda um ducto, tubo ou orifício de modo que sua contração diminui a luz ou o orifício

Gastroesofágico: referente ao estômago e ao esôfago

Hérnia diafragmática: pequena ou grande projeção do diafragma

Necrosante: que causa necrose

Necrose: morte patológica de uma célula ou grupo de células em contato com células vivas

Refluxo: retorno de volume

Regurgitação: retorno de volume gástrico não digerido

➔ REFLUXO GASTROESOFÁGICO

É um distúrbio causado pelo fluxo retrógrado do conteúdo gastrintestinal para o esôfago. Nos últimos anos, passou a receber um olhar mais atento da ciência pela alta morbidade que representa. O esfíncter esofagiano é a principal barreira anatômica antirrefluxo que impede o retorno do conteúdo gástrico para o esôfago.

- Refluxo gastroesofágico fisiológico: comum em qualquer indivíduo na primeira hora pós-refeição.
- Refluxo gastroesofágico funcional: tem uma frequência maior que o fisiológico, mas não está associado a patologias e não apresenta complicações.
- Refluxo gastroesofágico patológico: refluxo associado a complicações respiratórias.
- Refluxo gastroesofágico secundário: associado a condições mórbidas como problemas neurológicos graves, hérnia diafragmática e pós-correção da atresia de esôfago.

MANIFESTAÇÕES CLÍNICAS
Regurgitações ou vômitos, crises de apneia resistentes à terapêutica tradicional, bradicardia, cianose, irritabilidade. Pode ser também etiologia para distúrbios de apneia, pneumonia aspirativa e bronquiolite.

CUIDADOS DE ENFERMAGEM
- Lavar as mãos antes e após cada procedimento.
- Lavar as mãos antes e depois de manusear o bebê.
- Explicar aos familiares os procedimentos que serão realizados e os cuidados que devem ser observados.
- Manter o bebê em decúbito elevado, posicionar cabeceira em 30°.
- Apoiar o bebê em ninhos de proteção ou suspensórios, ou mecanismos para elevar decúbito.
- Evitar que procedimentos como troca de fraldas e fisioterapia sejam realizados logo após as mamadas.
- Incentivar o aleitamento materno, pois é o alimento ideal para bebês com refluxo.
- Alimentar o RN a cada 2 horas com volumes pequenos.
- Instalar ou auxiliar na colocação de sonda enteral para a alimentação quando os sintomas forem de difícil manejo.
- Administrar medicações, conforme a prescrição.
- Vigiar e registrar episódios de apneia ou qualquer disfunção respiratória.

➔ ENTEROCOLITE NECROSANTE

É uma síndrome clínico-patológica de etiologia multifatorial que pode evoluir da inflamação à necrose do intestino. Normalmente, a enterocolite ocorre em função de fatores isquêmicos e infecciosos e da resposta da criança a essas manifestações, ou seja, resposta circulatória, imunológica e inflamatória.

MANIFESTAÇÕES CLÍNICAS
Sintomas gastrintestinais: distensão abdominal, resíduo gástrico aumentado, vômitos biliosos, enterorragia; além de letargia, apneia, dificuldade respiratória, instabilidade térmica. Quando se observa sensibilidade à palpação, ou seja, irritação peritoneal, esta indica a ruptura do intestino.

CUIDADOS DE ENFERMAGEM
- Lavar as mãos antes e após cada procedimento.

- Lavar as mãos antes e depois de manusear o bebê.
- Explicar aos familiares os procedimentos que serão realizados e os cuidados que devem ser observados.
- Observar para que haja manuseio mínimo do bebê.
- Vigiar apneias e temperatura.
- Observar e comunicar distensão abdominal.
- Verificar e registrar perímetro abdominal.
- Observar e registrar características das eliminações.
- Orientar para que os pais procurem ajuda profissional/psicológica para enfrentar o momento e lidar com as possíveis sequelas.

CAPÍTULO 39

CUIDADOS DE ENFERMAGEM A RECÉM-NASCIDOS COM DISTÚRBIOS NEUROLÓGICOS

TERMINOLOGIA ESPECÍFICA
HEMORRAGIA CEREBRAL
CONVULSÃO NEONATAL
HIDROCEFALIA
ENCEFALOPATIA

TERMINOLOGIA ESPECÍFICA

Apneia: ausência de respiração por 15 segundos ou mais

Bradicardia: movimento cardíaco diminuído

Clonos: série de contrações rítmicas rápidas de um músculo

Disgenesia: desenvolvimento anômalo, geralmente de um órgão ou de um indivíduo

Espasmos: contrações musculares bruscas

Espástico: refere-se a espasmos recorrentes e contínuos

Fontanela: forame ou abertura das suturas cranianas

> **Hematócrito:** porcentagem do volume total de sangue ocupada pelos glóbulos vermelhos após centrifugação
>
> **Hemiparesia:** paresia de um dos lados do corpo
>
> **Hemodinâmica:** refere-se à dinâmica da circulação sanguínea normal
>
> **Hidrocefalia:** presença de líquido no encéfalo
>
> **Hipotonia:** tônus muscular diminuído
>
> **Hipoventilação:** deficiência funcional da ventilação
>
> **Mioclonia:** espasmo clônico de um ou de diversos músculos
>
> **Paresia:** diminuição da força muscular, de causa neurológica, sem chegar à paralisia

HEMORRAGIA CEREBRAL

A hemorragia é o principal distúrbio neurológico no RN, tendo maior incidência no prematuro. Crianças submetidas a ventilação mecânica ou com níveis pressóricos instáveis são as mais suscetíveis a apresentar o distúrbio. O sangramento é, geralmente, peri ou intraventricular. Pode iniciar lentamente, com uma manifestação silenciosa, e progredir de forma intensa para o parênquima pulmonar. As sequelas são, na maioria das vezes, graves, podendo evoluir para hidrocefalia pós-hemorrágica.

MANIFESTAÇÕES CLÍNICAS
- Casos agudos: deterioração clínica em minutos, com hipoventilação e apneia, convulsões tônicas generalizadas, pupilas não reativas, hipotensão, abaulamento fontanelar, bradicardia, descontrole térmico, queda do hematócrito.
- Casos crônicos: as manifestações são mais leves. Alteração no nível de consciência, hipotonia, movimentos oculares. As manifestações tardias estão associadas ao prognóstico do RN, em geral são quadros motores de características assimétricas, hemiparesia espástica ou distúrbios cognitivos.

CUIDADOS DE ENFERMAGEM
- Lavar as mãos antes e após cada procedimento.
- Lavar as mãos antes e depois de manusear o bebê.
- Explicar aos familiares os procedimentos que serão realizados e os cuidados que devem ser observados.
- Manter a criança monitorada, para intervir rapidamente em qualquer instabilidade hemodinâmica.
- Manter ambiente térmico neutro, prevenindo alterações metabólicas.
- Promover assistência ventilatória; em geral, as crianças necessitam de ventilação mecânica para fornecer aporte seguro de O_2.
- Evitar manuseio desnecessário, prevenindo gasto energético e estresse.
- Realizar hemoglicoteste, pois a ocorrência de hipoglicemia eleva a circulação cerebral, aumentando o risco de sangramento.

- Observar e comunicar sinais de desvio ocular, tremores, clonos, mioclonias e crises convulsivas.
- Manter rede venosa permeável.
- Ter cuidados rigorosos com a administração de medicamentos, principalmente anticonvulsivantes, quando prescritos.
- Vigiar permeabilidade do tubo endotraqueal. Realizar aspiração em sistema fechado, se for o caso.
- Manter o ambiente tranquilo e estimular a presença dos pais, na medida do possível.
- Auxiliar no controle dos ruídos externos para propiciar um ambiente calmo.
- Orientar para que os pais procurem ajuda profissional/psicológica para enfrentar o momento e lidar com as possíveis sequelas.

CONVULSÃO NEONATAL

As convulsões são sinais de mau funcionamento no sistema neurológico; trata-se do resultado de uma desorganização elétrica dentro do cérebro (Quadro 39.1). No período neonatal, as crises convulsivas representam sinal de gravidade, com repercussões no sistema nervoso central; caso não sejam tratadas, produzem lesões permanentes.

MANIFESTAÇÕES CLÍNICAS

As características das crises no período neonatal diferenciam-se das características nas outras faixas etárias e na vida adulta, sendo atribuídas à imaturidade neuroanatômica e neurofisiológica do cérebro do recém-nascido. Podemos classificar as crises, segundo a apresentação clínica, em:

- Sutis: mais frequentes em prematuros; apresentam desvio ocular horizontal tônico, fixação ocular, piscamento ou tremores.
- Clônicas: as focais são mais comuns em RNs a termo, apresentam movimentos bem direcionados e ritmados de forma lenta, envolvendo partes limitadas do corpo.
- Tônicas: são mais frequentes em prematuros; observa-se assimetria postural, com flexão tônica dos membros superiores e extensão dos membros inferiores. Os movimentos não regridem pela ação passiva, podendo ocorrer também queda da oxigenação periférica.

CUIDADOS DE ENFERMAGEM
- Lavar as mãos antes e após cada procedimento.
- Lavar as mãos antes e depois de manusear o bebê.

QUADRO 39.1
ETIOLOGIAS DA CONVULSÃO NEONATAL NO RECÉM-NASCIDO

Primeiras 12 a 14 horas de vida
- Encefalopatia hipóxica-isquêmica
- Infecções congênitas, como herpes, toxoplasmose, citomegalovírus e rubéola
- Disgenesia cerebral
- Hemorragia cerebral
- Anomalias congênitas do SNC
- Kernicterus

Entre 1 e 2 dias de vida
- Intoxicação por anestésico
- Hemorragia intracraniana
- Contusão cerebral (tocotraumatismo)
- Alterações metabólicas
- Dependência de drogas (uso materno na gestação)
- Distúrbios de aminoácidos

Acima de 3 dias de vida
- Infecção intracraniana
- Disgenesias corticocerebrais
- Erros inatos do metabolismo

- Explicar aos familiares os procedimentos que serão realizados e os cuidados que devem ser observados.
- Manter a criança monitorada, para intervir rapidamente em qualquer instabilidade hemodinâmica.
- Vigiar sinais de sonolência ou irritabilidade.
- Promover assistência ventilatória nos casos de queda de saturação, mantendo fonte de O_2 próxima ao bebê e instalando-a com funil ou máscara.
- Manter acesso venoso permeável para administrar medicação anticonvulsivante rapidamente quando necessário.
- Administrar diazepam, geralmente o medicamento de primeira escolha, por via endovenosa, em bolus ou retal, injetando ar no mesmo volume para aproveitar toda a dose e não ficar retido no prime da sonda.
- Monitorar glicemia por meio de hemoglicoteste.
- Observar e comunicar sinais como desvio ocular, tremores, clonos, mioclonias, crises convulsivas.
- Estimular a presença dos pais, na medida do possível.
- Auxiliar no controle dos ruídos externos para propiciar um ambiente calmo.
- Orientar para que os pais procurem ajuda profissional/psicológica para enfrentar o momento e lidar com as possíveis sequelas.

HIDROCEFALIA

É definida como o acúmulo anormal de líquido cerebrospinal sob pressão aumentada. Isso ocorre porque há uma discrepância entre o líquido produzido e o absorvido.

Entre as causas e os fatores predisponentes da hidrocefalia, destacamos:

- Congênita: estenose do aqueduto de Sylvius, hereditariedade ligada ao cromossomo X, defeitos do tubo neural, lesões obstrutivas, tumores congênitos.
- Infecções intrauterinas: toxoplasmose, citomegalovírus, estafilococos, sífilis.
- Obstrução pós-hemorrágica: aneurisma da veia de Galeno.

MANIFESTAÇÕES CLÍNICAS

Aumento do perímetro cefálico, distensão das veias da cabeça, estiramento da pele, divergência das suturas cranianas, aumento da tensão fontanelar, "olhar de sol poente" (desvio do olhar conjugado para baixo) e sinais de hipertensão intracraniana como vômitos, irritabilidade, letargia, apneia e bradicardia. Retardo do desenvolvimento neuropsicomotor e crises convulsivas (Fig. 39.1).

CUIDADOS DE ENFERMAGEM

- Lavar as mãos antes e após cada procedimento.
- Lavar as mãos antes e depois de manusear o bebê.
- Explicar aos familiares os procedimentos que serão realizados e os cuidados que devem ser observados.
- Manter a criança monitorada, para intervir rapidamente em qualquer instabilidade hemodinâmica.
- Vigiar sinais de sonolência ou irritabilidade.
- Verificar e registrar perímetro cefálico uma vez ao turno.
- Avaliar a fontanela anterior.
- Atentar para a posição da cabeça e evitar compressão no caso de o RN já utilizar derivação ventricular peritoneal (DVP).
- Atentar para quadro de dor abdominal, distensão, irritação peritoneal, em caso de DVP.
- Evitar manuseio desnecessário.
- Observar e comunicar sinais como desvio ocular, tremores, clonos, mioclonias, crises convulsivas.

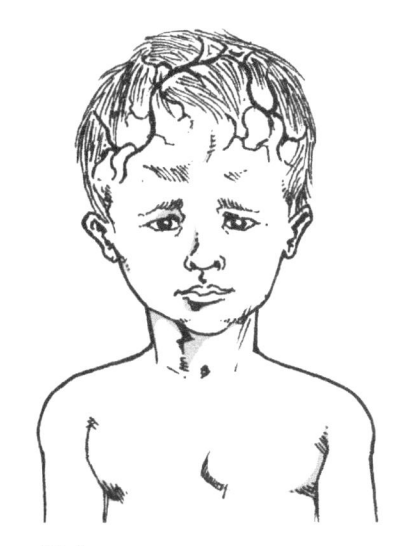

Figura 39.1
Hidrocefalia.

o nível de sequela, o prognóstico e as manifestações. Quanto maior o tempo em que o RN sofrer privação de O_2, pior o prognóstico. No entanto, as manifestações serão menos perceptíveis nas primeiras horas após o nascimento.

- Nas primeiras 12 horas após o nascimento, percebe-se: distúrbio cerebral, torpor, coma e respiração periódica e irregular do tipo "Cheyne Stokes".
- De 12 a 24 horas após o nascimento, percebe-se: paciente alerta, com alguns sinais de função cerebral, como fixação do olhar e seguimento com os olhos.
- De 24 a 72 horas após o nascimento, percebe-se: aprofundamento do coma ou depressão do sensório, pupilas fixas ou dilatadas, aumento da pressão intracraniana e abaulamento das fontanelas.

- Obter um acesso venoso e mantê-lo permeável.
- Manter o ambiente tranquilo e estimular a presença dos pais, na medida do possível.
- Orientar para que os pais procurem ajuda profissional/psicológica para enfrentar o momento e lidar com as possíveis sequelas (Fig. 39.2).

ENCEFALOPATIA

Lesão cerebral causada pela privação de oxigênio que pode ocorrer no período perinatal, tanto em RNs a termo quanto em prematuros. Constitui importante fator de morbidade, com sequelas neurológicas que podem agravar-se ainda mais caso ocorra diminuição do fluxo sanguíneo cerebral.

MANIFESTAÇÕES CLÍNICAS

Pode-se referir que o momento em que ocorre a lesão, ou agravo isquêmico, é que determina

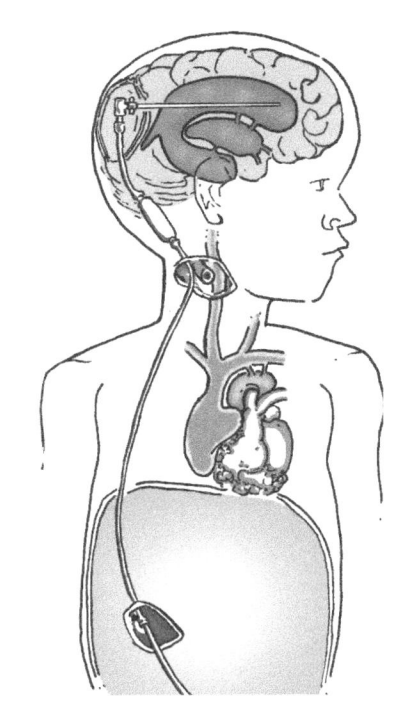

Figura 39.2
Exemplo de uma DVP.

- Após 72 horas do nascimento, percebe-se: melhora do nível de consciência com oscilação de sensório, hipotonia dos membros inferiores e dificuldade de sucção.

CUIDADOS DE ENFERMAGEM
- Lavar as mãos antes e após cada procedimento.
- Lavar as mãos antes e depois de manusear o bebê.
- Explicar aos familiares os procedimentos que serão realizados e os cuidados que devem ser observados.
- Manter a criança monitorada, para intervir rapidamente em qualquer instabilidade hemodinâmica.
- Vigiar sinais de sonolência ou irritabilidade.
- Promover assistência ventilatória nos casos de queda de saturação, mantendo fonte de O_2 próxima ao bebê e instalando-a com funil ou máscara.
- Manter acesso venoso permeável para administrar medicação anticonvulsivante rapidamente quando necessário.
- Administrar benzodiazepínico, geralmente o medicamento de primeira escolha, por via endovenosa, em bolus ou retal, injetando ar no mesmo volume para aproveitar toda a dose da sonda.
- Verificar glicemia por meio de hemoglicoteste.
- Observar e comunicar sinais como desvio ocular, tremores, clonos, mioclonias, crises convulsivas.
- Estimular a presença dos pais, na medida do possível.
- Auxiliar no controle dos ruídos externos para propiciar um ambiente calmo.
- Orientar para que os pais procurem ajuda profissional/psicológica para enfrentar o momento e lidar com as possíveis sequelas.

CAPÍTULO **40**

CUIDADOS DE ENFERMAGEM A RECÉM-NASCIDOS COM DISTÚRBIOS INFECCIOSOS

TERMINOLOGIA ESPECÍFICA
MENINGITE NEONATAL
SÍFILIS CONGÊNITA
TOXOPLASMOSE CONGÊNITA
HERPES
VARICELA
RUBÉOLA

TERMINOLOGIA ESPECÍFICA

Apneia: ausência de respiração por 15 segundos ou mais

Convulsões: paroxismo geral involuntário da contração muscular que pode ser tônico ou clônico

Coriorretinite: inflamação do coroide e da retina

Exantema: erupção cutânea

Hepatoesplenomegalia: aumento do baço e do fígado

Hidrocefalia: acúmulo de líquido cerebrospinal

> **Hiperbilirrubinemia:** quantidade elevada de bilirrubina no sangue
> **Hipertemia:** temperatura elevada, acima de 37,8°C
> **Icterícia:** cor amarelada da pele por hiperbilirrubinemia
> **Linfadenopatia:** aumento de tamanho do gânglio linfático
> **Microcefalia:** diminuição do tamanho da cabeça
> **Mioclonias:** espasmo clônico de um ou de diversos músculos
> **Osteocondrite:** inflamação do osso e da cartilagem
> **Periostite:** inflamação em torno do osso e da cartilagem

MENINGITE NEONATAL

Meningite é a inflamação das meninges. Quando congênita, pode ser causada por agente transmissor intrauterino, por meio de infecções maternas prévias, ou pode se estabelecer secundária a outras morbidades infecciosas adquiridas após o nascimento.

MANIFESTAÇÕES CLÍNICAS

Febre ou hipertemia, rigidez de nuca, irritabilidade, tremores, espasmos musculares, mioclonias, desvio de olhar, apneias centrais, queda de saturação, torpor, coma.

CUIDADOS DE ENFERMAGEM

- Lavar as mãos antes e após cada procedimento.
- Lavar as mãos antes e depois de manusear o bebê.
- Explicar aos familiares os procedimentos que serão realizados e os cuidados que devem ser observados.
- Observar cuidados relacionados ao modo de transmissão. A transmissão da meningite está relacionada com o patógeno:
  – manter o paciente em isolamento na incubadora
  – realizar procedimentos utilizando aventais de manga longa
  – utilizar luvas de procedimentos
- Manter a criança monitorada, para intervir rapidamente em qualquer instabilidade hemodinâmica.
- Vigiar sinais de sonolência ou irritabilidade.
- Promover assistência ventilatória nos casos de queda de saturação, mantendo fonte de O_2 próxima ao bebê e instalando-a com funil ou máscara.
- Observar e comunicar sinais como: desvio ocular, tremores, clonos, mioclonias, crises convulsivas.
- Manter acesso venoso permeável para administrar medicação anticonvulsivante rapidamente quando necessário.
- Administrar benzodiazepínico, geralmente o medicamento de primeira escolha para

casos de convulsões, por via endovenosa, em bolus ou retal, injetando ar no mesmo volume para aproveitar toda a dose da sonda.
- Estimular a presença dos pais, na medida do possível.
- Auxiliar no controle dos ruídos externos para propiciar um ambiente calmo.
- Orientar para que os pais procurem ajuda profissional/psicológica para enfrentar o momento e lidar com as possíveis sequelas.

SÍFILIS CONGÊNITA

A sífilis é transmitida ao feto pela mãe contaminada pelo *Treponema pallidum*. A infecção pode ser transmitida em qualquer estágio, por via placentária, e tem uma maior ocorrência na população de baixa renda. O feto pode apresentar os sintomas de forma precoce, nos dois primeiros anos de vida, ou de forma tardia, após os dois anos de idade.

- Sífilis congênita confirmada: identificação do treponema em lesões do RN, na placenta ou no cordão umbilical.
- Sífilis congênita provável: mãe portadora no momento do parto, não tratada ou com tratamento incompleto.

MANIFESTAÇÕES CLÍNICAS
Palidez, coriza mucossanguinolenta, exantema maculopapular, fissuras, icterícia, hepatoesplenomegalia, osteocondrite, periostite, pseudoparalisia de Parrot.

CUIDADOS DE ENFERMAGEM
- Lavar as mãos antes e após cada procedimento.
- Lavar as mãos antes e depois de manusear o bebê.
- Explicar aos familiares os procedimentos que serão realizados e os cuidados que devem ser observados.
- Observar cuidados relacionados ao modo de transmissão:
  - manter o paciente em isolamento na incubadora
  - realizar procedimentos utilizando aventais de manga longa
  - utilizar luvas de procedimentos
- Realizar cuidados de admissão do RN, cumprindo normas de isolamento de contato para sífilis confirmada e provável.
- Obter um acesso venoso e mantê-lo permeável para antibioticoterapia prescrita.
- Auxiliar na coleta de exames laboratoriais.
- Verificar sinais vitais com ênfase na temperatura. Preferencialmente, monitorar temperatura de forma contínua.
- Manter monitoração contínua da saturação e atentar para apneias.
- Manter fonte de O_2 próxima e funcional, caso seja necessário.
- Manter fonte de aspiração montada com sonda n. 6 conectada.
- Manter o ambiente tranquilo e estimular a presença dos pais, na medida do possível.

TOXOPLASMOSE CONGÊNITA

Trata-se de uma parasitose que ocorre em animais, ou seja, uma zoonose, que ocasionalmente acomete os seres humanos. O contágio humano se dá pela ingestão de vegetais contaminados com cistos do parasita. Já a toxoplasmose congênita é transmitida pela via placentária. Como nem sempre se pode identificar a doença no RN, é recomendável que todos sejam tratados.

MANIFESTAÇÕES CLÍNICAS

- Forma neurológica: hidrocefalia, microcefalia, anemia, coriorretinite, convulsões, alterações do líquido cerebrospinal.
- Forma generalizada: icterícia, hepatoesplenomegalia, linfadenopatia, febre, coriorretinite.

CUIDADOS DE ENFERMAGEM

- Lavar as mãos antes e após cada procedimento.
- Lavar as mãos antes e depois de manusear o bebê.
- Explicar aos familiares os procedimentos que serão realizados e os cuidados que devem ser observados.
- Realizar cuidados com fototerapia, caso a manifestação clínica seja icterícia.
  - manter o paciente sob luz fria a 60 cm
  - verificar radiança a cada 6 horas
  - ocluir os olhos com óculos de proteção enquanto estiver sob a luz
  - manter a temperatura estável (recomenda-se deixar o bebê em incubadora)
- Vigiar sensório.
- Atentar para tremores e clonos.
- Auxiliar na coleta de exames laboratoriais e radiológicos.
- Manter o ambiente tranquilo e estimular a presença dos pais, na medida do possível.
- Orientar para que os pais procurem ajuda profissional/psicológica para enfrentar o momento e lidar com as possíveis sequelas.

HERPES

A doença, quando congênita, pode ser assintomática, e os vírus podem se reativar muitas vezes durante a vida. O recém-nascido é mais frequentemente acometido pelas infecções genitais.

MANIFESTAÇÕES CLÍNICAS

Há três tipos de manifestações:

- Lesões dos olhos e da boca: vesículas agrupadas, catarata, coriorretinite e retinopatia.
- Encefalite com ou sem lesões mucocutâneas: microcefalia, hidranencefalia, espasticidade e cegueira.
- Infecção sistêmica grave: semelhante à sépsis.

CUIDADOS DE ENFERMAGEM

- Lavar as mãos antes e após cada procedimento.
- Lavar as mãos antes e depois de manusear o bebê.
- Explicar aos familiares os procedimentos que serão realizados e os cuidados que devem ser observados.
- Observar cuidados relacionados ao modo de transmissão:
  - manter o paciente em isolamento na incubadora
  - orientar a mãe a utilizar máscara para segurar o bebê caso a herpes materna esteja ativa
  - orientar a mãe para evitar amamentar
  - pasteurizar o leite materno para oferecer ao bebê
  - realizar procedimentos utilizando aventais de manga longa
  - utilizar luvas de procedimentos
- Puncionar acesso para administrar medicação antiviral.
- Observar tremores.
- Atentar para mioclonias ou outras manifestações neurológicas, como irritabilidade e prostração.
- Comunicar alterações.

VARICELA

Doença causada pelo vírus *varicela-zóster*, cuja transmissão ocorre pela via aérea, por instalação de gotículas infectadas ou por seu depósito na conjuntiva e contato com lesões vesiculares. A forma congênita é a mais comum, sendo que, se a criança nasce dentro de cinco dias do início da erupção da mãe, a doença será mais grave.

MANIFESTAÇÕES CLÍNICAS

Se a varicela ocorrer até a vigésima semana de gestação podem ocorrer:

- Defeitos congênitos, lesões cicatriciais de pele, lesões ósseas, anormalidade do SNC, retardo de crescimento intrauterino.

Se a varicela ocorrer no período perinatal, podem ocorrer:

- Acometimento visceral, pneumonia, hepatite, encefalite, hemorragia.

CUIDADOS DE ENFERMAGEM

- Lavar as mãos antes e após cada procedimento.
- Lavar as mãos antes e depois de manusear o bebê.
- Explicar aos familiares os procedimentos e as orientações referentes ao isolamento rigoroso do paciente.
- Observar cuidados relacionados ao modo de transmissão:
  - manter o paciente contaminado em isolamento estrito de 10 a 21 dias após o início da erupção
  - crianças expostas devem receber imunoglobulina hiperimune específica para infecção pelo vírus varicela-zóster (VZIG) e manter isolamento por dois dias
  - realizar procedimentos utilizando aventais de manga longa
  - utilizar luvas de procedimentos
- Manter a criança monitorada, para intervir rapidamente em qualquer instabilidade hemodinâmica.
- Vigiar sinais de sonolência ou irritabilidade.
- Promover assistência ventilatória nos casos de queda de saturação, mantendo fonte de O_2 próxima ao bebê e instalá-la com funil ou máscara.
- Observar e comunicar sinais como: desvio ocular, tremores, clonos, mioclonias, crises convulsivas.
- Manter acesso venoso permeável para administrar medicação anticonvulsivante rapidamente quando necessário.
- Administrar benzodiazepínico, geralmente o medicamento de primeira escolha para casos de convulsões, por via endovenosa, em bolus ou retal, injetando ar no mesmo volume para aproveitar toda a dose da sonda.
- Estimular a presença dos pais, na medida do possível.
- Auxiliar no controle dos ruídos externos para propiciar um ambiente calmo.
- Orientar para que os pais procurem ajuda profissional/psicológica para enfrentar o momento e lidar com as possíveis sequelas.

RUBÉOLA

O agente causador da rubéola é um RNA vírus. Ele se instala no organismo formando uma manta sobre a pele. Os recém-nascidos portadores da doença congênita podem transmiti-la por vários humores. O vírus, durante a viremia materna, infecta a placenta, e esta o transmite ao feto. O agente pode ser isolado na secreção nasofaríngea em até um ano de vida e, portanto, permanece potencialmente infectante.

MANIFESTAÇÕES CLÍNICAS

- Transitórias: hepatomegalia, icterícia, adenopatia, miocardite, anemia hemolítica.
- Permanentes: hipoplasia da artéria pulmonar, coartação da aorta, microcefalia, retinopatia, hidronefrose, glaucoma, hipospádia, surdez, distúrbios de linguagem, diabete, hipertensão.

CUIDADOS DE ENFERMAGEM

- Lavar as mãos antes e depois de manusear o bebê.
- Explicar aos familiares os procedimentos que serão realizados e os cuidados que devem ser observados.
- Observar cuidados relacionados ao modo de transmissão:
    - isolamento respiratório em incubadora
    - uso de máscaras e luvas de procedimentos
    - cuidados com paramentação adequada e avental de manga longa, trocado uma vez ao turno

QUESTÕES PARA ESTUDO | PARTE VI*

1) Quais as características principais que devem ter os centros obstétricos para atender as necessidades da mãe e do bebê no momento do parto?

2) Paciente prematuro, 28 semanas de gestação, com 980 g. Está ventilando espontaneamente, porém necessita de equipamentos para qualificar seus primeiros momentos de vida. Cite quais são os equipamentos necessários para oferecer manutenção à vida dessa criança.

3) Coloque V se a afirmação for verdadeira e F se for falsa. Comente as respostas falsas.
   a. (   ) Asfixia neonatal ocorre apenas com prematuros.
   b. (   ) A glicemia é um dado irrelevante e pode ser verificada caso o RN não tenha diurese nas primeiras horas de vida.
   c. (   ) Tocotraumatismo é uma doença que, como o nome indica, se refere a bebês pequenos.
   d. (   ) Regurgitações ou vômitos, crises de apneia resistentes à terapêutica tradicional, bradicardia, cianose e irritabilidade podem ser associados a sintomas de RGE.
   e. (   ) Algumas manifestações da taquipneia transitória são BAN, gemência e cianose.

4) Descreva a rotina para admissão de RN recomendada pela Sociedade Brasileira de Pediatria (SBP).

5) Nomeie quais doenças são responsáveis pelas características a seguir:
   a) Resistência vascular pulmonar.
   b) Processo crônico que ocorre nos prematuros com exposição prolongada de O_2.
   c) A presença de *ductus arteriosus* durante a vida intrauterina com circulação fetal normal.
   d) São distúrbios que se constituem de sangramento no período neonatal.
   e) Distúrbio de função renal que se caracteriza por oligúria ou anúria.

* Respostas disponíveis no *site* da Artmed (www.artmed.com.br).

PARTE VII

CUIDADOS DE ENFERMAGEM A CRIANÇAS HOSPITALIZADAS

OBJETIVOS DE APRENDIZAGEM

Ao final desta parte, o leitor deverá ser capaz de:

- Formular conceitos simples para descrever as patologias estudadas.
- Utilizar terminologia adequada e específica ao descrever patologias, sinais, sintomas e cuidados de enfermagem.
- Identificar os cuidados de enfermagem adequados a cada situação estudada.
- Identificar manifestações clínicas que devam ser registradas e comunicadas, em momento adequado, considerando a doença.
- Mencionar algumas das medicações mais comuns utilizadas no tratamento das doenças estudadas.
- Relacionar algumas manifestações clínicas com possíveis diagnósticos, a fim de intervir de forma correta diante de situações que exijam ações específicas.

Nesta parte, serão descritas de forma didática e com linguagem técnica as doenças mais comuns que podem determinar a hospitalização de uma criança. Nesses casos, além dos cuidados técnicos de enfermagem, a equipe deve estar preparada para reconhecer as respostas emocionais da criança, com suas especificidades relacionadas a idade e situação familiar.

De acordo com a legislação brasileira atual, toda criança pode e deve ser acompanhada por um responsável durante as 24 horas do dia, todos os dias de sua internação hospitalar. Dessa forma, a equipe de enfermagem que trabalha com a criança hospitalizada deve ter bastante clareza quanto ao fato de que não se tem um paciente, e sim uma família envolvida em uma situação peculiar e que necessita ser cuidada.

CAPÍTULO 41

CUIDADOS DE ENFERMAGEM A CRIANÇAS COM DISTÚRBIOS CARDIOVASCULARES

TERMINOLOGIA ESPECÍFICA
INSUFICIÊNCIA CARDÍACA
ARRITMIAS
CARDIOPATIAS CONGÊNITAS
EDEMA AGUDO DE PULMÃO
CHOQUE
PARADA CARDIORRESPIRATÓRIA

TERMINOLOGIA ESPECÍFICA

Acidose metabólica: estado anormal no qual ocorre um aumento de hidrogênio na circulação sanguínea, promovendo retenção renal de bicarbonato

Acidose respiratória: estado anormal no qual ocorre um aumento de hidrogênio na circulação sanguínea, promovendo retenção pulmonar de bicarbonato

Anorexia: falta de apetite

Assistolia: parada das contrações cardíacas

Baqueteamento digital/dedos em forma de baqueta de tambor: dedos com aumento bulboso da falange terminal e unha recurvada, com ou sem alteração óssea

Capnografia: sistema de monitoração gráfica do dióxido de carbono circulante

Cardiomegalia: aumento do coração

Cianose: coloração azulada relacionada à diminuição de oxigênio no sangue

CIVD: coagulação intravascular disseminada

Débito cardíaco: volume de sangue, em litros por minuto, impelido pelo ventrículo esquerdo

Dispneia: dificuldade respiratória

EAP: edema agudo de pulmão

ECG: eletrocardiograma

Hipovolemia: diminuição do volume de líquidos do corpo

Letargia: sonolência patológica ou torpor mental

Obnubilação: turvação mental, que pode preceder a perda da consciência

Palpitações: batimento ou pulsação cardíaca que causa no paciente uma sensação desagradável

PCR: parada cardiorrespiratória

Perfusão: passagem de líquido através de espaços, em geral veias

Precordial: dor na região do tórax situada sobre o coração (precórdio)

Saturação de oxigênio: a saturação de O_2 é monitorada por equipamento específico e tem seu valor máximo em 100%; os níveis aceitáveis para crianças são acima de 93% em ar ambiente (AA) (deve-se lembrar que cardiopatas crônicos cianóticos toleram níveis de O_2 mais baixos)

Síncope: desmaio ou desfalecimento; abolição temporária da consciência por hipoxia cerebral

Taquicardia: aumento da frequência cardíaca

Taquipneia: aumento da frequência respiratória

INSUFICIÊNCIA CARDÍACA

É a incapacidade do coração de suprir a demanda metabólica do corpo, ou seja, de manter a perfusão adequada dos tecidos e órgãos, seja por falência do músculo cardíaco ou por cardiopatias congênitas, seja por alterações de ritmo.

A etiologia desse distúrbio depende da faixa etária da criança e do momento em que se instalou. No lactente, as causas mais comuns são as cardiopatias congênitas associadas ou não a um fator agravante, distúrbio metabólico, arritmia, distúrbio hidroeletrolítico, insuficiência respiratória e hipertensão arterial. Em crianças maiores, são causas prováveis: febre reumática, glomerulonefrite, miocardite, pericardite e cardiopatia congênita.

MANIFESTAÇÕES CLÍNICAS
Taquipneia, taquicardia, hepatomegalia, cardiomegalia, dispneia, perfusão periférica diminuída, sudorese, cianose, ortopneia, edema, irritabilidade.

CUIDADOS DE ENFERMAGEM
- Lavar as mãos antes e depois de manusear a criança.
- Manter o paciente em repouso no leito.
- Manter a cabeceira elevada.
- Medir e registrar os sinais vitais, comunicando alterações.
- Medir e registrar o controle hídrico.
- Implementar restrição hídrica, conforme prescrição.
- Observar perfusão periférica, comunicando sinais como:
  - cianose
  - extremidades frias
- Observar e comunicar sinais de congestão pulmonar, como:
  - piora do padrão ventilatório
  - esforço respiratório crescente
  - queda da saturação do O_2
- Manter monitoração cardíaca, conforme prescrição, sendo indicada inclusive para casos mais sutis.
- Realizar cuidados com a administração de oxigênio.
- Verificar PVC, se instalado.
- Manter a dieta conforme a prescrição; em geral, nas primeiras horas, é indicado NPO, após, dieta hipossódica.

ARRITMIAS

As arritmias em crianças são conhecidas como distúrbios do ritmo. Elas podem se manifestar desde o período neonatal.

Os mecanismos que envolvem o surgimento de tais anormalidades podem se dar por dificuldade no impulso, na propagação do impulso e na regularidade do batimento cardíaco.

Para determinar a terapêutica, é fundamental conhecer o tipo de arritmia, as condições clínicas, a idade e a presença de defeitos cardíacos congênitos.

Principais arritmias:

- Bradiarritmia: baixa frequência cardíaca mesmo em repouso.
- Taquiarritmia: elevação da frequência cardíaca por causas variadas.

MANIFESTAÇÕES CLÍNICAS
- Leves: letargia, anorexia, desconforto precordial e palpitações.
- Graves: baixo débito; choque ou síncope, com perda da consciência; e, em alguns casos, taquiarritmia, levando à insuficiência cardíaca congestiva.

CUIDADOS DE ENFERMAGEM
- Manter o paciente em repouso no leito.
- Manter a cabeceira elevada.
- Manter a criança com monitoração cardíaca contínua.
- Monitorar sinais vitais e comunicar alterações.
- Realizar controle hídrico a cada 6 horas.
- Realizar controle de diurese horária.
- Realizar cuidados com oxigenoterapia, se instalada.
- Manter via aérea superior permeável.
- Aspirar vias aéreas superiores, se necessário.
- Auxiliar na coleta de materiais para exame.

CARDIOPATIAS CONGÊNITAS

Inúmeras crianças apresentam problemas cardiovasculares ao nascer. A etiologia desses defeitos é, em sua maioria, desconhecida. Entretanto, sabe-se que alguns fatores pré-natais predisponentes são rubéola, diabete, idade materna acima dos 40 anos e fatores genéticos.

As cardiopatias subdividem-se em cianóticas (quando o sangue que não foi oxigenado entra na circulação sistêmica) e acianóticas (quando não há mistura desse sangue).

MANIFESTAÇÕES CLÍNICAS
Retardo do crescimento, menor tolerância ao exercício físico, dispneia, taquicardia, cardiomegalia, cianose, sopro cardíaco, baqueteamento dos dedos, alterações do sensório.

CUIDADOS DE ENFERMAGEM
Os cuidados são relacionados ao tipo de cardiopatia e às consequências clínicas para a criança. Porém, alguns são comuns a todos, como:

- Monitorar a função respiratória, o que inclui oximetria, avaliação da ventilação e perfusão.
- Realizar controle da diurese horária.
- Manter decúbito elevado.
- Realizar cuidados pré e pós-operatório.
- Oferecer apoio à família.

EDEMA AGUDO DE PULMÃO

Caracteriza-se por excesso de líquido nos pulmões, resultante do extravasamento de líquido seroso proveniente dos capilares pulmonares para dentro dos alvéolos e bronquíolos. Pode ser consequência de insuficiência cardíaca, hipervolemia, nefrite aguda ou crônica ou intoxicações medicamentosas.

Dentre as suas manifestações, o EAP é precedido de sintomas de congestão pulmonar.

MANIFESTAÇÕES CLÍNICAS
Taquipneia, taquicardia, hipertensão, pulso rápido e débil, palidez e cianose, sudorese, depressão respiratória e PCR, ansiedade, obnubilação, dispneia intensa e tosse produtiva com secreção espumosa e sanguínea.

CUIDADOS DE ENFERMAGEM
- Orientar a criança e a família sobre a doença e permitir que os familiares participem dos cuidados com a criança.
- Conversar com a criança, se possível, tentando minimizar a ansiedade.
- Manter decúbito dorsal elevado.
- Manter vias aéreas permeáveis.
- Administrar oxigenoterapia, conforme prescrito.
- Verificar sinais vitais com frequência.
- Manter acesso venoso permeável.
- Controlar diurese horária.
- Alternar decúbito com frequência.
- Observar padrão respiratório.
- Prover o material de urgência necessário para a intubação.

CHOQUE

O choque é caracterizado pela insuficiência circulatória aguda, o que ocasiona uma interrupção das funções vitais, pois ocorre falha no fornecimento de nutrientes para suprir as necessidades do corpo. Em geral, é causado por hipovolemia, falência da bomba cardíaca, sépsis, situações neurológicas ou alteração brusca do tônus muscular.

MANIFESTAÇÕES CLÍNICAS

Podem ocorrer com frequência: taquicardia, acidose metabólica, taquipneia, pulsos periféricos filiformes/ausentes, hipotensão (é importante ressaltar que, nas fases iniciais do choque, pode ou não ocorrer alteração de pressão), perfusão diminuída, oligúria/anúria, alteração do estado de consciência, alteração da curva térmica, convulsões, sangramento e CIVD.

CUIDADOS DE ENFERMAGEM

A monitoração contínua é fundamental para a eficácia do tratamento, cabendo a toda a equipe de enfermagem oferecer apoio à criança e à família, além de:

- Manter a criança em decúbito horizontal.
- Manter vias aéreas permeáveis.
- Colocar máscara ou cateter de oxigênio e instalar O_2, conforme rotina.
- Obter e manter acesso venoso.
- Monitorar o volume das infusões.
- Verificar os sinais vitais com frequência (em UTI pediátrica, a rotina é horária).
- Aquecer a criança em caso de hipotermia.
- Auxiliar em procedimentos técnicos especializados e procedimentos invasivos.
- Realizar controle hídrico rigoroso.
- Manter materiais de urgência para intubação sempre próximos.
- Observar e comunicar alterações de sensório.
- Atentar e comunicar convulsões.
- Viabilizar a presença da família logo e sempre que possível.

➲ PARADA CARDIORRESPIRATÓRIA

Entende-se por parada cardiorrespiratória (PCR) a ausência temporária das funções do coração e do pulmão, não havendo esforço respiratório, pulso palpável ou resposta a estímulos. Ocorre a paralisação da distribuição do oxigênio no organismo e, por sua vez, total incompatibilidade à vida.

Raramente a PCR na infância é de causa súbita, em geral sua epidemiologia está associada a falência respiratória ou circulatória, que levam à falência cardiopulmonar com hipoxia e acidose progressivas, sendo os índices de sobrevivência ainda muito baixos.

Em pediatria, é realizada uma prevenção rigorosa da PCR por meio da identificação de sinais que possam culminar em parada, como aumento da FR, aumento do esforço respiratório, diminuição dos ruídos respiratórios, bradi ou taquicardia, diminuição do débito cardíaco, diminuição da perfusão periférica, pulsos diminuídos, enchimento capilar lento, pele fria, diminuição do nível de consciência ou de resposta a dor, modificação do tônus muscular e/ou cianose.

REANIMAÇÃO CARDIORRESPIRATÓRIA

Na reanimação cardiorrespiratória, o posicionamento para a massagem cardíaca deve levar em consideração a faixa etária do indivíduo (Fig. 41.1). A reanimação é subdividida em dois momentos:

- Suporte básico de vida: consiste em uma série de manobras para que o sangue oxigenado possa ser mantido em circulação para a perfusão cerebral e outros órgãos vitais.
- Suporte avançado de vida: consiste no suporte básico, acrescentando a ventilação, a oxigenação e a perfusão, a monitoração do ECG, o acesso venoso ou intraósseo e o uso de drogas.

CUIDADOS DE ENFERMAGEM IMEDIATOS

Cabe ao profissional que perceber os sinais de PCR chamar o médico com a emergência

(a) Criança

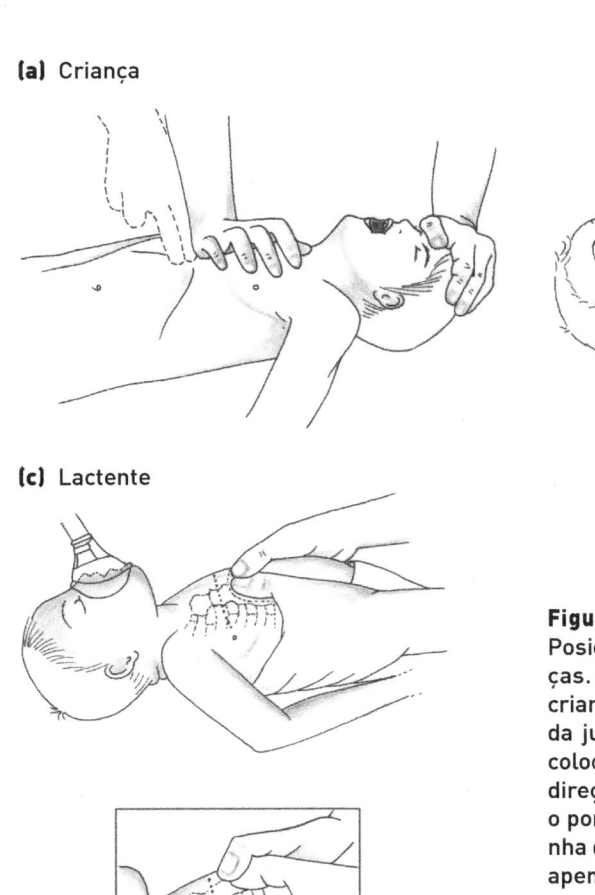

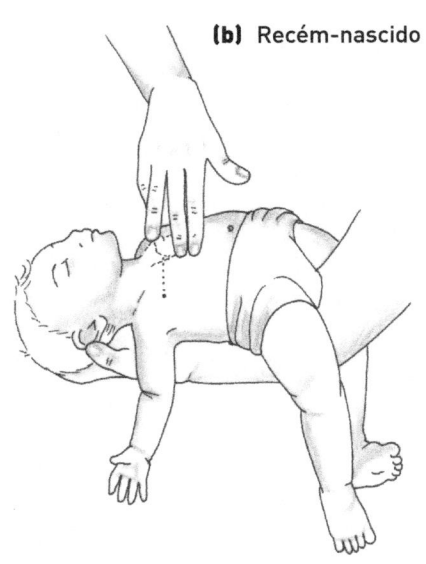

(b) Recém-nascido

(c) Lactente

Figura 41.1
Posicionamento das mãos para RCP em crianças. **(a)** Manter uma das mãos na testa da criança e colocar a outra mão dois dedos acima da junção xifoesternal; fazer as compressas colocando o eixo longo da palma da mão em direção ao eixo longo do esterno. **(b)** Localizar o ponto de compressão com o indicador na linha dos mamilos e fazer as compressões com apenas dois ou três dedos. **(c)** Utilizar apenas os polegares para fazer as compressões.

necessária, caso este não esteja na sala. A primeira pessoa (quem faz o diagnóstico de PCR) assumirá os procedimentos básicos (suporte básico de vida [SBV]) até a chegada dos demais profissionais, que assumirão os procedimentos em ordem de maior complexidade técnica (suporte avançado de vida [SAV]).

Os procedimentos descritos serão realizados quase concomitantemente. A equipe deve ser treinada de forma a saber exatamente qual a função de cada um. Por exemplo, se constatada a falta de pulso, a ressuscitação cardíaca é iniciada, com a massagem cardíaca ou com a desfibrilação, se e logo que possível. Entretanto, a desfibrilação é incomum em crianças, devido ao fato de que, na maioria das vezes, a parada cardíaca acontece já no primeiro instante em assistolia.

```
            ┌─────────────┐
            │  1ª PESSOA  │
            └─────────────┘
                   ↓
      Fazer o diagnóstico da situação = PCR
                   ↓
┌─────────────────────────────────────────────────────────────────────────────┐
│ Posicionar o paciente em decúbito dorsal no leito reto a fim de facilitar a │
│ massagem cardíaca                                                           │
└─────────────────────────────────────────────────────────────────────────────┘
                   ↓
    Iniciar procedimentos em ordem de prioridade com base no ABC
```

A = Vias Aéreas (manutenção de VA)
- No paciente politraumatizado ou com suspeita de lesão de coluna, as manobras de manutenção de VA devem ser acompanhadas pela imobilização da coluna cervical, seguindo estes passos:
- – elevar e tracionar a mandíbula;
- – remover prótese dentária ou qualquer objeto que possa estar obstruindo ou vir a obstruir as vias aéreas;
- – aspirar sangue ou secreções da cavidade oral.

B = Respiração (confirmar apneia)
- A ventilação pode ser iniciada com AMBU adaptado à máscara facial, com oxigênio a 100% (em torno de 10 L/min).
- Logo que possível, o paciente deve ser intubado (esse procedimento deve ser realizado pelo médico).

C = Circulação
- Obter um ou mais acessos venosos em veias calibrosas. A via intraóssea é uma possibilidade no caso de crianças.
- Manter a massagem cardíaca. Comprimir o terço inferior do esterno com 2 ou 3 dedos para lactentes e com a região hipotenar para crianças acima de 1 ano de idade. A indicação é que a compressão seja gentil, porém suficiente para alcançar o músculo cardíaco, intercalando com ventilação na razão de 15:1 para dois socorristas e 30:1 para um socorrista.

A principal mudança da diretriz de atendimento da RCP em pediatria é a ênfase na massagem cardíaca e a não interrupção desta durante todo o procedimento.

MONITORAÇÃO DURANTE A PARADA CARDIORRESPIRATÓRIA

Para melhor avaliar as condições da criança, são necessários uma série de dados e parâmetros a serem monitorados logo que possível.

- Avaliação da expansão torácica.
- Pressão arterial média (PAM) invasiva para obtenção de exames e controle da pressão. Pressão venosa central (PVC) para se ter certeza da volemia.
- Saturação de oxigênio por meio do saturômetro.
- ECG por meio de monitoração contínua da função cardíaca.
- Capnografia para monitoração do CO_2 final.
- Temperatura em monitoração contínua.
- Avaliação laboratorial (bioquímica e hematologia).
- Avaliação radiológica para controle.

CAPÍTULO **42**

CUIDADOS DE ENFERMAGEM A CRIANÇAS COM DISTÚRBIOS RESPIRATÓRIOS

TERMINOLOGIA ESPECÍFICA
INSUFICIÊNCIA RESPIRATÓRIA
ASMA AGUDA
BRONQUIOLITE
PNEUMONIA

TERMINOLOGIA ESPECÍFICA

Arcabouço: porção inferior da caixa torácica

Balonete: reservatório de ar ou líquido

BAN: batimento de asa de nariz

Capnografia: índice utilizado para verificar o CO_2 encontrado no final de um ciclo respiratório, esse valor é o alveolar e assemelha-se muito com o índice de CO_2 arterial

Furcular: movimento ventilatório que denota sofrimento; ao inspirar, a musculatura do espaço entre as clavículas se retrai

Gasometria: análise dos gases arteriais que avalia a função respiratória

> **Oximetria:** a oximetria de pulso é amplamente utilizada, pois é capaz de detectar a quantidade de oxigênio presente nos capilares arteriais
>
> **Oximetria invasiva:** dá-se por meio de um cateter arterial conectado a um sensor com avaliação contínua da quantidade de oxigênio disponível na artéria
>
> **Retração:** movimento ventilatório que demonstra sofrimento; ao inspirar, o diafragma se retrai sob o rebordo costal
>
> **Toracocentese:** punção do tórax

INSUFICIÊNCIA RESPIRATÓRIA

O sistema respiratório é responsável pela troca de gases, oxigênio e gás carbônico. Desempenhando essa função, ele atende às necessidades metabólicas do organismo. Quando, de alguma forma, ocorre uma incapacidade de executar essa função, a chamamos de insuficiência respiratória.

O diagnóstico dessa enfermidade se dá por meio de avaliação clínica e da piora dos sinais e sintomas, juntamente com dados gasométricos. Cabe à enfermagem os cuidados e a observação das possíveis alterações.

As etiologias mais comuns da insuficiência respiratória, em crianças, são as infecções, com destaque para as pneumonias bacterianas com derrame pleural e para as bronquiolites.

MANIFESTAÇÕES CLÍNICAS

A frequência respiratória aumenta e acontece a utilização de músculos respiratórios auxiliares, como intercostais e arcabouço costal, promovendo retração torácica, retração subcostal, tempo inspiratório curto, retração furcular, queda de saturação, fadiga muscular, sudorese, agitação ou letargia.

CUIDADOS DE ENFERMAGEM

- Oferecer apoio emocional à criança e à família.
- Manter a cabeceira da cama elevada.
- Instalar oxigênio, se prescrito.
- Monitorar a saturação por meio da oximetria de pulso:
  - escolher extremidades distais das mãos e dos pés
  - trocar o local de colocação do sensor a cada 3 horas
  - manter o local seco
  - inspecionar o local de colocação do sensor, evitando abrasão
- Auxiliar na coleta de exames.
- Auxiliar em procedimentos invasivos.
- Umidificar as narinas com 0,5 mL de solução fisiológica.
- Auxiliar e posicionar o paciente em caso de exames radiológicos.
- Implementar a prescrição.
- Observar frequência respiratória antes de alimentar a criança.

> Nunca alimentar um lactente com FR maior que 60 mrpm.

- Manter via aérea superior permeável.
- Realizar aspiração de vias aéreas superiores e aspiração traqueal sempre que necessário.

São utilizadas em UTIs outras formas de monitorar a função respiratória do paciente, como a capnografia e a oximetria invasiva.

CUIDADOS DE ENFERMAGEM A CRIANÇAS EM OXIGENOTERAPIA

Pode-se afirmar que a oxigenoterapia é a base do tratamento para um paciente com insuficiência respiratória. O oxigênio deve ser oferecido à criança aquecido e umidificado. Para administrá-lo, é preciso uma fonte de O_2 e os materiais adequados para cada tipo de necessidade.

Sabe-se que, quanto maior a hipoxia, maior a necessidade de oxigênio e melhor deverá ser a oferta, dessa forma, uma boa avaliação deverá ser feita antes da escolha do tipo de sistema a ser utilizado.

- Métodos não invasivos
  - Cânula nasal: oferece de 0,125 a 1 L, o que equivale a 22 a 44%.
  - Máscara simples: oferece de 4 a 8 L, o que equivale a 30 a 60%.
  - Máscara com reservatório (reinalatória): oferece de 5 a 10 L, o que equivale a 40 a 95%.
  - Máscara com reservatório: oferece de 5 a 10 L, o que equivale a 60 a 100%.
  - Campânulas: oferecem de 4 a 8 L, o que equivale a 30 a 70%.
  - Oxitendas: oferecem de 8 a 15 L, o que equivale a 40 a 50%.
  - Máscaras de Venturi: oferecem de 4 a 6 L, o que equivale a 24%; oferecem 15 L, o que equivale a 40%.
- Métodos invasivos
- Ventilação mecânica

É uma forma de oferecer ao paciente oxigenação e ventilação quando ele é incapaz de realizá-las sozinho. Assim, muitos pacientes necessitam desse sistema para a manutenção da vida em determinados estágios críticos de suas enfermidades.

O aparelho tem a finalidade de simular uma respiração normal, ou seja, oxigenar e ventilar. A oxigenação se refere à troca de gases, e a ventilação, à mecânica da respiração. É indicado nos casos em que todas as tentativas anteriores não surtiram o efeito desejado ou mesmo para oferecer descanso à musculatura respiratória.

INDICAÇÕES

- Hipoventilação ou apneia
- Insuficiência respiratória grave
- Redução do trabalho respiratório
- Profilática em caso de recuperação cirúrgica
- Ressuscitação de parada cardiorrespiratória

CUIDADOS DE ENFERMAGEM A CRIANÇAS EM VENTILAÇÃO MECÂNICA

- Preparar a solução de sedação conforme prescrição médica.
- Controlar rigorosamente o tempo de infusão.
- Manter observação rigorosa dos sinais vitais, verificando qualquer alarme.
- Manter tubo endotraqueal permeável (aspiração traqueal).
- Trocar e higienizar traqueias e filtros expiratórios a cada 72 horas, ou conforme orientação do serviço de controle de infecção da instituição hospitalar.
- Manter tubo devidamente fixado, usando fita adesiva para crianças pequenas.
- Realizar mensuração e registro do espaço morto do tubo (parte do tubo que fica exteriorizada).

- Verificar e registrar a pressão do balonete.
- Comunicar sinais de agitação, depressão respiratória ou alteração em qualquer dos sinais medidos.

ASMA AGUDA

É uma enfermidade crônica caracterizada pela instalação de um broncoespasmo que provoca uma série de manifestações clínicas. Entretanto, a asma pode manifestar-se de forma aguda, causando sofrimento respiratório, queda da oxigenação, acompanhada ou não por perda de consciência e fadiga muscular. Podem ocorrer hipersecreção e edema da mucosa, o que contribui para o aumento do desconforto respiratório.

É importante que os sinais de piora sejam reconhecidos o mais rápido possível e que a conduta médica seja rápida e efetiva.

MANIFESTAÇÕES CLÍNICAS

Dificuldade para falar, dificuldade na aceitação alimentar, prostração relacionada com as reservas energéticas, aumento da frequência respiratória e cardíaca, cianose, fadiga, agitação ou redução do sensório e disfunção respiratória.

CUIDADOS DE ENFERMAGEM

- Manter a cabeceira da cama elevada.
- Manter NPO, orientando os familiares para não alimentar a criança.
- Implementar a prescrição médica, ou seja, a instalação de O_2 e nebulização.
- Manter monitoração rigorosa da saturação por meio da oximetria de pulso.
- Auxiliar na coleta de exames e na realização dos exames radiológicos.
- Observar e comunicar alterações.

> A evolução é rápida, tanto para a melhora como para a piora, por isso é fundamental a avaliação rigorosa e contínua, pois implicará na tomada rápida de decisão sobre a conduta a seguir.

- Preparar material para intubação logo que necessário.
- Auxiliar no procedimento.
- Manter aspirador ligado e aspirar sempre que necessário.

BRONQUIOLITE

Trata-se de uma infecção respiratória aguda das vias aéreas inferiores. Compromete as vias aéreas de pequeno calibre e os bronquíolos. É um processo inflamatório obstrutivo de etiologia viral. Em geral, acomete crianças pequenas, menores de um ano. Os principais vírus causadores dessa morbidade são o sincicial, *parainfluenza*, adenovírus, *influenza* e o metamielovírus.

MANIFESTAÇÕES CLÍNICAS

Instalação de um quadro gripal, congestão das vias aéreas superiores, hipersecreção, tosse irritativa, sinais de disfunção respiratória, taquipneia, tiragem, BAN, sibilos, cianose.

CUIDADOS DE ENFERMAGEM

- Manter decúbito elevado.
- Coletar material da nasofaringe para pesquisa de vírus.
- Instalar isolamento respiratório, com uso de máscara e aventais, até o resultado dos exames.

- Manter a hidratação adequada.
- Instalar e realizar cuidados com oxigenoterapia.
- Aspirar vias aéreas com frequência.
- Umidificar as narinas com 0,5 mL de solução fisiológica.
- Auxiliar na realização dos exames:
  - auxiliar no posicionamento da criança para realizar exames radiológicos
  - auxiliar na coleta de materiais para laboratório ou realizá-la, conforme determinação do serviço
  - auxiliar ou realizar coleta de amostras arteriais, conforme determinação do serviço
- Observar e registrar padrão ventilatório e comunicar alterações.

PNEUMONIA

É uma doença infecciosa que acomete o parênquima pulmonar, formando focos de consolidação inflamatória em regiões variáveis dos pulmões. Os agentes mais comuns são bactérias, vírus e micoplasma.

MANIFESTAÇÕES CLÍNICAS

Febre, taquipneia, tosse, prostração, vômitos, recusa alimentar, irritabilidade, queixa de dor torácica e abdominal, gemência, sinais de sofrimento respiratório.

CUIDADOS DE ENFERMAGEM

- Manter o paciente em decúbito elevado.
- Oferecer líquidos se FR < 60 mrpm.
- Realizar medidas gerais para hipertermia.
- Monitorar sinais vitais.
- Monitorar a saturação por meio da oximetria de pulso.
- Administrar antitérmicos e analgésicos, conforme prescrito.

- Realizar cuidados com oxigenoterapia se prescrito.
- Auxiliar na realização dos exames.
- Manter rigorosa higiene nasal e de vias aéreas superiores:
  - umidificar vias aéreas com solução fisiológica, 0,5 mL em cada narina
  - aspirar com frequência, porém não por muito tempo
  - deixar a criança descansar e depois realizar novamente a aspiração, caso ocorra pequeno sangramento traumático
- Certificar-se de que o calibre da sonda de aspiração é adequado para a criança.
- Utilizar sonda de nelaton para crianças hipersensíveis ou com trauma nasal.
- Verificar se a criança não é portadora de alergia a látex.
- Auxiliar nos procedimentos fisioterápicos.

PNEUMONIA COM DERRAME PLEURAL

Trata-se de uma infecção do parênquima pulmonar e se estende até o espaço pleural.

É um estado mais grave, mais invasivo e de prognóstico mais incerto. Pode ocorrer de duas formas: um derrame reacional a uma infecção prévia ou a uma colonização de microrganismo evidenciada por secreção purulenta e empiema.

Nesses casos, além do tratamento clínico com antibióticos, ainda pode ser indicada a coleta de material para análise, procedimento realizado pelo cirurgião pediátrico e chamado de toracocentese, podendo ou não haver colocação de dreno.

MANIFESTAÇÕES CLÍNICAS

Febre de moderada a grave, podendo ser resistente a antipiréticos orais; também pode ocorrer hipotermia, dependendo da extensão da doença; a tosse costuma estar presente e pode ser intensa, seca ou produtiva; dispneia; prostração; cianose; palidez; vômitos e diarreia, bem como queixas de dor abdominal ou choro intenso demonstrando estado álgico.

CUIDADOS DE ENFERMAGEM
- Manter a cabeceira da cama elevada.
- Executar analgesia parenteral, importante nos casos de agitação e irritabilidade.
- Iniciar com a antibioticoterapia o quanto antes, conforme a prescrição.
- Lembrar que, em crianças, a piora pode ser sutil, portanto, a vigilância é fundamental.
- Monitorar saturação por meio da oximetria de pulso.
- Monitorar e registrar a curva térmica.
- Registrar e comunicar qualquer sinal de piora clínica.
- Realizar medidas gerais para hipertermia, como:
  - banho
  - compressas
- Instalar medidas de aquecimento da criança em caso de hipotermia.
- Preparar material para toracocentese logo, e se necessário.
- Enviar material coletado para o laboratório, tendo os cuidados de:
  - identificar o frasco com o nome do paciente, o tipo de material, a data de coleta e outras informações solicitadas pelo serviço
- Manter curativo fechado na punção ou preparar material para drenagem de tórax.

No caso da colocação de dreno de tórax, são necessários cuidados específicos para pacientes com drenagem torácica (ver Cap. 50).

CAPÍTULO **43**

CUIDADOS DE ENFERMAGEM A CRIANÇAS COM DISTÚRBIOS URINÁRIOS

TERMINOLOGIA ESPECÍFICA
INFECÇÕES URINÁRIAS
GLOMERULONEFRITE DIFUSA AGUDA/SÍNDROME NEFRÍTICA
SÍNDROME NEFRÓTICA
SÍNDROME HEMOLÍTICA URÊMICA
INSUFICIÊNCIA RENAL AGUDA (IRA)
INSUFICIÊNCIA RENAL CRÔNICA (IRC)
MÉTODOS DIALÍTICOS

TERMINOLOGIA ESPECÍFICA

Algias: dores

Anasarca: edema generalizado distribuído por todo o corpo devido ao derrame de fluido extracelular

Disúria: dificuldade ou dor na eliminação de urina

Hematúria: presença de sangue na urina

Hídrico: refere-se a líquidos

Hidrocele: aumento de líquido nos testículos

> **Hipertensão:** elevação da pressão arterial
> **IRA:** insuficiência renal aguda
> **IRC:** insuficiência renal crônica
> **ITU:** infecção do trato urinário
> **Nefropatia:** qualquer doença renal
> **Oligúria:** diminuição do volume urinário
> **Polaciúria:** aumento da frequência miccional
> **Poliúria:** aumento no volume urinário
> **PSP:** punção suprapúbica

INFECÇÕES URINÁRIAS

As infecções do trato urinário (ITU) acometem, em sua maioria, crianças em idade escolar. A etiologia, em geral, é bacteriana por contaminação da flora intestinal por *Escherichia coli*.

MANIFESTAÇÕES CLÍNICAS

A febre é um dos primeiros sinais, seguida de retenção urinária, disúria, polaciúria, dor abdominal, hematúria macroscópica, choro sem causa aparente e irritabilidade.

CUIDADOS DE ENFERMAGEM

- Monitorar sinais vitais, especialmente a curva térmica.
- Estimular a ingesta de líquidos.
- Realizar registro do aspecto e volume das eliminações urinárias.
- Observar queixas álgicas.
- Agilizar a coleta de urina, com o cuidado de não iniciar com antibióticos sem a amostra devidamente coletada.
- Observar os cuidados para a coleta de urina:
  - Se lactentes: realizar higiene perineal e colocar saco coletor de urina, trocando a cada 30 minutos, caso a criança não tenha urinado, sempre higienizando a área
  - Se crianças maiores: orientar a urinar em recipiente próprio, desprezando o primeiro jato
  - Se recém-nascidos (RNs): ver Neonatologia

> Não é indicado cateterismo vesical para a coleta em crianças pelo risco de contaminação local.

GLOMERULONEFRITE DIFUSA AGUDA/ SÍNDROME NEFRÍTICA

É um processo inflamatório glomerular de início súbito, geralmente relacionado à resposta imunológica ao estreptococo beta-hemolítico após infecções por esse agente. A maior parte das infecções tem início na orofaringe ou na pele, como o impetigo. Os glomérulos ficam aumentados e impregnados por neutrófilos e linfócitos, ocorrendo uma alteração da função renal.

MANIFESTAÇÕES CLÍNICAS
Hematúria, proteinúria, hipertensão arterial, edema periférico.

CUIDADOS DE ENFERMAGEM
- Observar e registrar aspecto, volume e frequência da urina.
- Monitorar e registrar a pressão arterial.
- Iniciar com tratamento prescrito logo que possível.
- Comunicar alterações.

SÍNDROME NEFRÓTICA

É um conjunto de sinais e sintomas de processos patológicos prévios que causam alteração da permeabilidade glomerular das proteínas plasmáticas, provocando perda maciça de proteínas na urina.

MANIFESTAÇÕES CLÍNICAS
Edema de membros inferiores, sendo comuns anasarca, oligúria, hematúria, urina escura e espumosa, distensão abdominal, ascite por congestão, elevação da pressão arterial, anorexia, irritabilidade ou letargia.

CUIDADOS DE ENFERMAGEM
- Orientar a criança e a família sobre os cuidados.
- Manter a criança em repouso relativo no leito.
- Estimular a criança a realizar atividades recreativas no leito.
- Realizar controle dos sinais vitais de rotina, atentando para variação da PA.
- Realizar controle de peso diário pela manhã.
- Controlar diurese a cada 6 horas, ou diurese horária em UTI.
- Medir proteinúria uma vez ao dia, ou conforme prescrito.

SÍNDROME HEMOLÍTICA URÊMICA

É um distúrbio renal agudo, no qual o rim e o sistema de depuração do sangue ficam prejudicados. Ocorre anemia, nefropatia e trombocitopenia. A incidência é mais relevante em lactentes e em brancos.

MANIFESTAÇÕES CLÍNICAS
Inapetência, irritabilidade ou letargia, palidez acentuada, púrpura, diminuição do débito urinário, edema, hipertensão, cardiomegalia, taquicardia, alterações do sistema nervoso central.

CUIDADOS DE ENFERMAGEM
- Orientar a criança e a família quanto aos procedimentos.
- Verificar sinais vitais conforme a rotina, sendo que a PA deverá ser verificada com maior frequência.
- Realizar controle de diurese a cada 6 horas ou diurese horária em UTI.
- Realizar controle hídrico rigoroso.
- Realizar controle de peso diário pela manhã.
- Manter acesso venoso permeável.
- Vigiar nível de consciência.
- Vigiar sinais de sangramento.
- Verificar hematúria com fita reagente uma vez ao dia, ou conforme prescrito.

⊃ INSUFICIÊNCIA RENAL AGUDA (IRA)

É a súbita redução da função renal que resulta na retenção de metabólitos nitrogenados. A maior característica desse processo patogênico é a diminuição da taxa de filtração glomerular que se apresenta como oligúria.

MANIFESTAÇÕES CLÍNICAS

História de infecções urinárias prévias. O paciente apresenta volume urinário diminuído, sonolência ou letargia, alterações neurológicas, diarreias e vômitos, palidez; pode apresentar também hipertensão, arritmias cardíacas, edema e hiperventilação (sinais de acidose metabólica).

CUIDADOS DE ENFERMAGEM

Na maioria dos casos, essas crianças serão cuidadas na UTI (ver Parte VIII).

- Monitorar os sinais vitais de hora em hora, dando ênfase à pressão arterial.
- Pesar a criança diariamente pela manhã.
- Controlar a diurese a cada hora, o que é fundamental.
- Auxiliar na realização dos exames.
- Auxiliar ou realizar cateterismo vesical e/ou instalação de cateteres para diálise.
- Identificar e comunicar sinais de hiper-hidratação:
  - edema palpebral
  - anasarca
  - hidrocele
- Identificar e comunicar sinais de desidratação:
  - turgor da pele diminuído
  - saliva espessa
  - olhos encovados
  - letargia
- Observar e registrar a instalação e a evolução do edema.
- Realizar medidas de conforto, como:
  - hidratar lábios
  - mudar decúbito
  - manter posicionamento no leito adequado para a criança
- Administrar as medicações, conforme prescritas.

⊃ INSUFICIÊNCIA RENAL CRÔNICA (IRC)

É uma doença decorrente da IRA. A IRC ocorre quando os rins comprometidos não conseguem manter a estrutura química normal dos líquidos orgânicos. A progressiva incapacidade produz situações clínicas que podem ser irreversíveis.

MANIFESTAÇÕES CLÍNICAS

Fadiga aos esforços, palidez, anemia, cefaleia, cãibras musculares, anorexia, mal-estar. Dor óssea ou articular, retardo no crescimento, pele seca, erupções na pele, hipertensão, comprometimento neurológico. A criança passa a ter uma caracterização facial secundária à instalação dos sintomas (Fig. 43.1).

CUIDADOS DE ENFERMAGEM

- Orientar a criança e a família sobre os cuidados.
- Manter a criança em repouso relativo no leito.
- Realizar controle hídrico rigoroso e, em alguns casos, observar a restrição hídrica, caso prescrita.
- Realizar controle das eliminações e registrar cor, aspecto, frequência e volume.
- Agilizar coleta de exames laboratoriais.
- Pesar a criança diariamente pela manhã.
- Atentar para sinais de hiperpotassemia:
  - fraqueza
  - irritabilidade

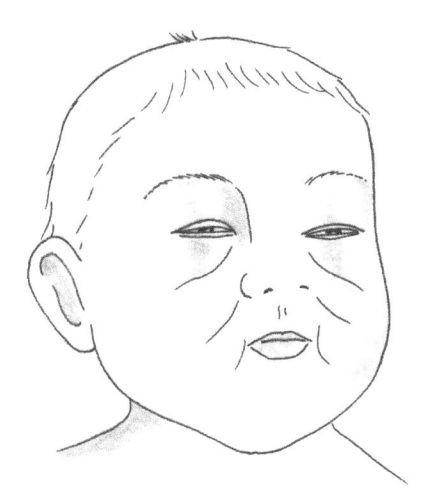

Figura 43.1
Face de uma criança com IRC.

- hiper-reflexia
- parestesia ou anestesia
- oligúria
- anorexia
- náuseas
- diarreia e cólicas abdominais
- taqui ou bradicardia e arritmias
• Vigiar sinais de piora clínica com comprometimento respiratório, como edema pulmonar.
• Observar e comunicar alterações do nível de consciência:
  - agitação
  - letargia
  - confusão mental
  - convulsões
• Oferecer apoio emocional para a família e a criança.

MÉTODOS DIALÍTICOS

Quando necessário, o médico deve indicar que método deve ser utilizado para cada paciente. Pode-se identificar dois tipos de métodos dialisadores: diálise peritoneal (DP) e hemodiálise. A diálise peritoneal subdivide-se em DP por sistema fechado e está relacionada ao tempo de manutenção, que pode ser superior a 48 horas; e DP por sistema aberto, que deve ser utilizada por até 48 horas, pelo risco de contaminação ser maior do que na hemodiálise.

DIÁLISE PERITONEAL

Nesse caso, o peritônio atua como superfície de difusão. Uma solução de glicose com eletrólitos é introduzida, através de cateteres especiais, na cavidade peritoneal, e a ureia e a creatinina são depuradas (removidas). O procedimento substitui a função renal e pode ser utilizado na IRA e na IRC. Em geral, é o método de escolha para crianças.

CUIDADOS DE ENFERMAGEM
• Orientar a criança e a família sobre os procedimentos e cuidados.
• Auxiliar na instalação do cateter de Tenkhoff®.
• Preparar o material para instalação de cateter.
• Promover conforto:
  - mudanças de decúbito
  - massagens nas áreas de pressão
  - cabeceira da cama elevada
  - saída do leito sempre que possível
• Manter infusão e drenagem do líquido da diálise.
• Avaliar e manter a permeabilidade do cateter.

> Se o líquido não estiver drenando apropriadamente, movimentar o paciente de um lado para outro, verificar se há clampeamento, torção ou bolhas de ar no tubo.

- Atentar para sinais de infecção no local de inserção do cateter.
- Realizar curativo do cateter, conforme a rotina da instituição.
- Usar técnicas assépticas na troca de recipientes.
- Verificar pressão arterial e pulso a cada 15 minutos, durante a primeira troca e, a seguir, a intervalos de 1 hora.
- Monitorar ritmo cardíaco.
- Verificar temperatura a cada 4 horas.

> O procedimento é repetido até que haja melhora dos níveis de bioquímica sanguínea. O tempo habitual é de 36 a 48 horas para casos de IRA, podendo ser permanente em caso de IRC.

- Realizar registro rigoroso em folha de registro de diálise peritoneal.

HEMODIÁLISE

É um procedimento que usa os princípios de difusão, osmose e filtração. O sangue é bombeado para uma máquina que fará o trabalho do rim, ou seja, os resíduos e metabólitos serão removidos através de uma membrana semipermeável envolvida por uma solução dialisadora composta de água, glicose, sódio, cloreto de potássio e de cálcio e acetato ou bicarbonato, que estarão em quantidade proporcional ao quantitativo a ser removido.

CUIDADOS DE ENFERMAGEM

- Orientar a criança e a família sobre os procedimentos e cuidados.
- Manter controle rigoroso de sinais vitais.
- Manter controle de peso antes e depois da diálise, ou conforme a rotina.
- Manter antissepsia rigorosa para acesso vascular.
- Atentar para sinais de infecção no local do acesso vascular.
- Solicitar ao paciente que comunique queixas como as seguintes:
  - dor no peito
  - cãibras
  - náuseas e vômitos
  - visão enuviada
- Monitorar e comunicar sinais e sintomas de reação:
  - febre
  - calafrios
  - dispneia
  - dor no peito
  - lombalgia
  - dor no braço
  - erupção cutânea
- Verificar se a máquina está rigorosamente regulada e com suas conexões devidamente encaixadas.
- Ter certeza de que a limpeza do material está correta em caso de reutilização.
- Verificar a osmolaridade da água a cada 72 horas ou uma vez por semana, de acordo com o serviço.

CAPÍTULO 44

CUIDADOS DE ENFERMAGEM A CRIANÇAS COM DISTÚRBIOS GASTRINTESTINAIS E METABÓLICOS

TERMINOLOGIA ESPECÍFICA
VÔMITOS
DIARREIA
REFLUXO GASTROESOFÁGICO
DOENÇA CELÍACA
DOENÇA DE HIRSCHPRUNG
FIBROSE CÍSTICA
DIABETE MELITO
HEPATITE VIRAL

TERMINOLOGIA ESPECÍFICA

Acolia: ausência da secreção biliar para o intestino delgado, tornando as fezes esbranquiçadas

Anorexia: perda do apetite

Colúria: presença de pigmento biliar na urina, tornando-a "cor de coca-cola"

Diarreia: eliminação de fezes amolecidas ou líquidas com frequência superior a cinco vezes ao dia

Distensão: presença de ar ou outro conteúdo dentro de uma cavidade ou órgão, dilatando-o

Esofagite: processo inflamatório na parede do esôfago

> **Esplenomegalia:** aumento do baço
>
> **Esteatorreia:** fezes pálidas, volumosas, oleosas e espumosas
>
> **Hepatomegalia:** aumento do fígado
>
> **Náuseas:** sensação prévia ao vômito
>
> **Pirose:** ardência ou queimação, conhecida por azia
>
> **Polidipsia:** aumento da sede
>
> **Polifagia:** aumento do apetite
>
> **Poliúria:** aumento do volume urinário
>
> **Ponderal:** relativo a peso
>
> **Refluxo:** retorno de conteúdo gástrico, geralmente sem ter sido iniciada a digestão
>
> **Vômito:** exteriorização do conteúdo gástrico, já iniciada a digestão

VÔMITOS

É a expulsão violenta do conteúdo gástrico através da boca, precedida ou seguida de mal-estar e contrações musculares dolorosas. O que vale estudar aqui não é o vômito em si, mas os cuidados que essa disfunção pode exigir.

Na verdade, não nos interessa saber a etiologia do vômito, pois, em geral, os cuidados são os mesmos.

Alguns fatores influenciam o surgimento dos vômitos, como a idade da criança e a doença que se instalou previamente.

MANIFESTAÇÕES CLÍNICAS

Vômito, desidratação, inapetência.

CUIDADOS DE ENFERMAGEM

- Verificar os sinais vitais.
- Observar e registrar as características dos vômitos e a frequência em que ocorrem.
- Avaliar a hidratação.
- Identificar e comunicar sinais de desidratação:
  - turgor da pele diminuído
  - saliva espessa
  - olhos encovados
  - letargia
- Atentar para a posição, mantendo decúbito elevado e lateralizado.
- Oferecer alimentos em pequenas quantidades.
- Oferecer líquidos em pequenos volumes.
- Administrar medicamentos antieméticos, conforme prescrição.
- Realizar medidas de conforto, como:
  - oferecer água para enxaguar a boca
  - disponibilizar local adequado para que a criança possa vomitar (cuba rim)
  - trocar a cuba logo após cada episódio de vômito

- manter sempre alguém junto à criança
- Pesar a criança diariamente pela manhã.
- Registrar qualquer alteração.

⟶ DIARREIA

A diarreia é uma doença muito comum em pediatria, ocorrendo em todas as faixas etárias. É considerada como a evacuação de conteúdo líquido ou semilíquido em uma frequência superior a cinco vezes em um período de 24 horas. Pode ocorrer por quantidade elevada de volume líquido dentro do intestino, dificuldades orgânicas em absorver certos alimentos ou ingesta de alimentos tóxicos à criança.

Podemos dividir a diarreia em três grupos:

- Aguda: processo autolimitado, com período de resolução de até 10 dias, geralmente infeccioso.
- Persistente: período de resolutividade de 10 a 30 dias; seu início é agudo, porém a evolução pode ser crônica.
- Crônica: diarreia mantida por mais de 30 dias, pode ser caracterizada por episódios isolados, de curta duração, que perduram por mais de dois meses.

MANIFESTAÇÕES CLÍNICAS

Fezes amolecidas ou líquidas, frequentes, muitas vezes de odor fétido, presença de sangue ou pus. Podem ser explosivas devido à quantidade de gases presos no intestino. Podem ocorrer febre, tenesmo, vômitos ou náuseas, irritabilidade, cólica abdominal e recusa alimentar. A grande maioria tem relação com o agente etiológico.

CUIDADOS DE ENFERMAGEM

- Realizar isolamento entérico, conforme a rotina do serviço.
- Lavar as mãos antes e após o manuseio com a criança.
- Realizar verificação dos sinais vitais, atentando para frequência cardíaca e temperatura.
- Oferecer líquidos VO em abundância e registrar a aceitação.
- Observar e registrar as características e frequência das fezes.
- Prevenir assaduras, realizando trocas de fraldas frequentes.
- Manter a pele do períneo e das nádegas o mais seca e limpa possível.
- Realizar banho de luz no períneo após a pele estar limpa e seca, três vezes ao dia, por 20 minutos cada vez, ou conforme prescrito.
- Realizar ou auxiliar na coleta de exames, quando solicitados.
- Avaliar a hidratação.
- Identificar e comunicar sinais de desidratação:
  - turgor da pele diminuído
  - saliva espessa
  - olhos encovados
  - letargia
- Pesar a criança diariamente pela manhã.
- Registrar qualquer alteração.

⟶ REFLUXO GASTROESOFÁGICO

Pode ser considerado um evento fisiológico em crianças pequenas, pois a válvula cárdia muitas vezes é imatura e não realiza sua função com eficácia. Se o refluxo ocorrer com frequência ou acarretar distúrbio no desenvolvimento da criança, ou ainda ser evidenciada irritação esofágica, deve ser tratado de acordo com a faixa etária de cada criança.

MANIFESTAÇÕES CLÍNICAS

Vômitos e regurgitação, deficiência no crescimento, esofagite, sangramento, dor epigástrica, palidez, pirose (em crianças maiores), pneumonias de repetição por aspiração, síndrome de Sandifer-Sutcliffe e episódios convulsivos.

CUIDADOS DE ENFERMAGEM

Os cuidados estão relacionados diretamente com a manifestação da doença, além de alguns cuidados gerais, como:

- Observar características das eliminações, atentando para o surgimento de hematêmese ou melena.
- Pesar a criança diariamente pela manhã.
- Realizar cuidados adequados se ocorrer crise convulsiva.

CUIDADOS RELATIVOS ÀS MANIFESTAÇÕES ESOFÁGICAS

- Oferecer alimentos em intervalos pequenos e em pequenos volumes.
- Elevar bem a cabeceira da cama para alimentar a criança e mantê-la dessa forma por mais uma hora após a alimentação.
- Administrar as medicações seguindo criteriosamente a prescrição médica, em especial no que se refere ao horário. Geralmente, usam-se tais medicamentos 30 minutos antes das refeições.
- Prevenir episódios de vômitos; caso a criança esteja nauseada ou demonstre recusa alimentar com asco, ou ainda se tentar comer e nausear, fazer uso do antiemético prescrito e aguardar 30 minutos para oferecer o alimento novamente.
- Lateralizar a criança para evitar aspiração de conteúdo gástrico ao pulmão, caso ocorram vômitos.
- Aspirar vias aéreas superiores.
- Utilizar elevadores de decúbito para manter a posição do lactente.

CUIDADOS RELATIVOS ÀS MANIFESTAÇÕES RESPIRATÓRIAS

- Manter decúbito elevado.
- Aspirar vias aéreas superiores com frequência.
- Atentar para padrão ventilatório.
- Monitorar saturação de O_2 por meio da oximetria de pulso.
- Comunicar sinais de sofrimento respiratório:
  - taquipneia
  - tiragem
  - BAN
  - sibilos
  - cianose
  - queda de saturação
  - sudorese
  - agitação ou letargia
- Administrar medicações, conforme prescrito.

DOENÇA CELÍACA

É a intolerância a alimentos que contenham glúten. Ao ingerir tais alimentos, a criança apresenta uma irritação da mucosa intestinal, provocando distúrbios de absorção do alimento que, por sua vez, acarretam diarreia, desidratação e desnutrição.

MANIFESTAÇÕES CLÍNICAS

Vômitos, distensão abdominal, diarreia e perda ponderal são manifestações agudas, sendo que a cronificação da doença causa diversos problemas para o desenvolvimento da criança a curto e a longo prazo, podendo diminuir a longevidade do adulto, bem como a qualidade de vida.

CUIDADOS DE ENFERMAGEM

Os cuidados se relacionam com a diarreia, pois a internação hospitalar só será necessária caso ocorra desidratação, os demais cuidados podem ser orientados e realizados pela família no domicílio.

Orientações domiciliares:

- Instruir a criança e os familiares a reconhecerem alimentos que contenham glúten.
- Orientar quanto a alimentos permitidos e proibidos na doença celíaca (Quadro 44.1).
- Observar criteriosamente o oferecimento de dietas especiais e a aceitação dessas pela criança.
- Orientar para a procura rápida de um serviço de saúde quando ocorrer diarreia.
- Orientar quanto à gravidade da desidratação e ao reconhecimento dos sinais dessa situação, como:
  – turgor da pele diminuído
  – olhos encovados
  – letargia
- Oferecer líquidos constantemente.
- Prevenir assaduras, realizando trocas de fraldas frequentes.
- Manter a pele do períneo e das nádegas o mais seca e limpa possível.
- Orientar a família quanto aos serviços disponíveis para a obtenção de alimentos especiais.

Cuidados hospitalares:

- Realizar verificação do perímetro abdominal uma vez ao turno, ou conforme a rotina do serviço.
- Oferecer líquidos constantemente.
- Manter permeabilidade da sonda enteral, caso instalada na criança.
- Observar criteriosamente e registrar o oferecimento de dietas especiais e a aceitação pela criança.
- Verificar peso uma vez ao dia.
- Instituir cuidados adequados à diarreia e à desidratação, quando necessário.

QUADRO 44.1
ALIMENTOS PERMITIDOS E PROIBIDOS NA DOENÇA CELÍACA

Alimentos permitidos
- Carnes (aves, bovinos, suínos, peixes)
- Ovos
- Frutas e vegetais (todos)
- Arroz, milho, farinha de trigo sem glúten, cereais sem glúten

Alimentos proibidos
- Leite (sorvete comercial, leite maltado, pudins).
- Grãos com farinha de trigo, centeio, aveia, cevada

DOENÇA DE HIRSCHPRUNG

Também conhecida como megacolon aganglionar congênito. É uma anomalia congênita que resulta em obstrução intestinal devido à ausência ou à ineficiência de movimentos nos segmentos intestinais. Essa adinamia está relacionada com a ausência de células ganglionares nesse segmento, ocorrendo diminuição dos movimentos propulsivos; assim, há um acúmulo de conteúdo, impossibilitando o trânsito intestinal e causando distensão e obstrução no local.

MANIFESTAÇÕES CLÍNICAS
Variam de acordo com a idade no momento do diagnóstico.

- Lactentes: atraso do crescimento, constipação, distensão abdominal, vômitos, diarreia.

- Crianças: constipação crônica, fezes fétidas, distensão abdominal, peristalse intensa e visível, massa fecal palpável, anemia.
- Outras: reto com a ampola contraída e ausência de fezes, podendo apresentar sinais sugestivos de enterocolite, diarreia aquosa e explosiva, febre e prostração intensa.

CUIDADOS DE ENFERMAGEM
- Observar e registrar aspectos e frequência das eliminações.
- Avaliar a hidratação.
- Identificar e comunicar sinais de desidratação:
  - turgor da pele diminuído
  - saliva espessa
  - olhos encovados
  - letargia

FIBROSE CÍSTICA

Doença pulmonar supurativa que acomete as glândulas exócrinas, produzindo secreções pulmonares espessas. É uma doença multissistêmica que acomete o sistema respiratório, o pâncreas, o aparelho digestório, as glândulas salivares e o aparelho reprodutivo.

Pode se manifestar ao nascimento ou levar anos para aparecer; em geral, o diagnóstico é precoce; é feito por meio do teste do pezinho, realizado como rotina em bebês de até 28 dias. Porém, caso não seja detectada nessa ocasião, as manifestações clínicas são as apresentadas a seguir.

MANIFESTAÇÕES CLÍNICAS
- Sintomas respiratórios: sibilância, dispneia, tosse, cianose; com a progressão da doença, surge atelectasia, enfisema obstrutivo e fibrose pulmonar. A secreção espessa que provoca obstrução das pequenas vias aéreas produz o surgimento de tórax em forma de barril e baqueteamento digital. Outras manifestações comuns são sinusite, bronquite e broncopneumonia de repetição, fazendo com que a criança tenha que se submeter a várias internações hospitalares.
- Sintomas gastrintestinais: íleo meconial ao nascimento, prolapso retal, fezes gordurosas e espumosas, aumento do apetite, perda de peso, atraso do crescimento, distensão abdominal, perda de massa muscular e deficiência vitamínica.
- Sintomas reprodutivos: nas mulheres, diminuição da fertilidade por aumento da viscosidade do muco cervical, o que bloqueia a progressão dos espermatozoides. Nos homens, esterilidade causada por bloqueio do ducto deferente com secreções anormais, o que impede a formação de espermatozoides.
- Sintomas cardiovasculares: surgimento de *cor pulmonale*, que é o aumento do lado direito do coração e insuficiência cardíaca congestiva resultante de obstrução do fluxo sanguíneo pulmonar, hiponatremia e colapso circulatório.

CUIDADOS DE ENFERMAGEM
- Explicar à criança e aos familiares os procedimentos.
- Realizar ou implementar isolamento respiratório, se prescrito ou conforme protocolo do serviço.
- Aspirar vias aéreas superiores sempre que necessário.
- Estimular a ingestão de líquidos.
- Realizar periodicamente higiene brônquica, estabelecendo rotina de cuidados como a seguinte:
  - fisioterapia respiratória
  - uso de vaporizadores e nebulizadores, no intuito de fluidificar a secreção e melhorar a permeabilidade das vias aéreas

- Prevenir processos infecciosos evitando expor a criança a situações de risco de contaminação, como mudanças bruscas de temperatura, locais muito úmidos, contato com poeira, fumaça, produtos químicos em demasia e contato com pessoas infectadas.
- Observar a aceitação alimentar, incentivando e estimulando uma nutrição adequada.
- Monitorar o padrão ventilatório e comunicar sinais de sofrimento respiratório, como:
  - taquipneia
  - tiragem
  - BAN
  - sibilos
  - cianose
  - queda de saturação
  - sudorese
  - agitação ou letargia
- Monitorar e registrar a temperatura frequentemente.
- Administrar medicamentos conforme a prescrição, por exemplo:
  - enzimas pancreáticas – as enzimas pancreáticas devem ser oferecidas sempre com alimentos e, após a administração, deve-se limpar os lábios e a boca, pois se trata de uma substância cáustica
  - broncodilatadores, a fim de manter a permeabilidade das vias aéreas – aerossois, em crianças, são aplicados com aerocâmaras (espaçador) para que o medicamento fique suspenso no ar, melhorando a absorção deste nos alvéolos por meio da respiração; é prescrito o número de 2 ou 3 jatos por dia. O jato contendo o medicamento é disparado na aerocâmara, e a criança respira por dez segundos o vapor suspenso dentro da câmara
  - antibióticos, específicos para combater pseudomonas e estafilococos – essas drogas devem ser diluídas em solução fisiológica por causa da depleção natural de sódio nesses pacientes
- Administrar vitaminas solúveis, conforme prescrito.
- Realizar estimulação da criança enquanto estiver hospitalizada para minimizar os efeitos das internações recorrentes.
- Estimular e facilitar a presença da família durante a internação.

DIABETE MELITO

Trata-se de um distúrbio endócrino relativo à produção deficiente de insulina pelo pâncreas. Ocorre elevação do nível sérico de glicose no sangue, resultando em alterações metabólicas dos lipídeos e carboidratos.

O diabete insulino-dependente é o distúrbio endócrino mais incidente em crianças de 10 a 15 anos. Pode-se manifestar em vários estágios do desenvolvimento da criança, e sua etiologia ainda não está bem definida.

A insulina é responsável pelo metabolismo de carboidratos, proteínas e lipídeos, sendo assim, facilita a entrada dessas substâncias no interior das células. As células beta do pâncreas produzem a insulina, porém, quando ocorre destruição de 90% ou mais destas, a taxa de insulina cai e há deficiência da utilização da glicose, levando à elevação da glicemia que, se contínua, promove outros problemas metabólicos.

Em maior ou menor grau, o paciente sofrerá consequências, como a liberação de glicose e corpos cetônicos na urina, podendo levar à cetoacidose diabética, uma síndrome aguda potencialmente fatal de hiperglicemia persistente que pode levar ao coma e posteriormente à morte.

MANIFESTAÇÕES CLÍNICAS

Sintomas clássicos como poliúria, polidipsia, polifagia fazem com que o diabete seja conhecido como a doença dos três "Ps". Também ocorrem perda de peso, pele seca e visão dupla.

Nas manifestações laboratorias, os resultados de glicemia em jejum são superiores a 120 mg/dL, e os de glicemia randômica, superiores a 200 mg/dL, há, ainda, evidência de glicosúria.

CUIDADOS DE ENFERMAGEM

As crianças com diabete não necessitam de internação hospitalar caso a doença seja adequadamente controlada. Entretanto, uma criança diabética poderá ser internada por outras causas, devendo receber também cuidados relativos ao diabete.

- Verificar glicemia com fita, sistema hemoglicoteste (HGT®), conforme prescrição e sempre que houver dúvida quanto à situação:
    - sinais de hiperglicemia
    - sinais de hipoglicemia
- Observar a região adequada para colher a gota de sangue:
    - faces laterais dos dígitos
    - faces laterais dos calcâneos

> Nunca introduzir a agulha ou lanceta na polpa digital ou na região central do calcâneo.

- Realizar controle de diurese e verificar glicosúria conforme rotina.
- Manter acesso venoso, se necessário.
- Instalar solução fisiológica conforme prescrição e observar a infusão de insulina.
- Administrar insulina regular ou NPH (insulina de absorção lenta) por via subcutânea (SC), conforme prescrito, atentando para esquema de rodízios.

▶ HEPATITE VIRAL

A hepatite é uma doença infecciosa viral sistêmica, na qual a inflamação das células hepáticas provoca alterações clínicas e metabólicas relacionadas à absorção.

Hoje se tem conhecimento de pelo menos seis tipos diferentes de hepatite. A hepatite tipo A é a mais comum em crianças, por esse motivo, as manifestações e os cuidados apresentados são indicados para esse tipo da doença. Sua forma de transmissão é principalmente fecal-oral, e, embora exista vacina, como método profilático, a higiene dos alimentos e a das mãos antes de prepará-los ou de ingeri-los, bem como o tratamento da água se mostram bastante eficazes na prevenção da doença.

MANIFESTAÇÕES CLÍNICAS

Febre, anorexia, náuseas e vômitos, icterícia, fadiga, mal-estar geral, cefaleia, artralgia, hepatoesplenomegalia, acolia, colúria. Algumas vezes, pode ser assintomática.

CUIDADOS DE ENFERMAGEM

- Orientar a criança e os familiares quanto aos procedimentos.
- Manter medidas entéricas, para evitar contaminação comunitária.
- Manter repouso no leito durante a fase crítica de instalação da doença.
- Observar e registrar a aceitação oral dos alimentos oferecidos.
- Avaliar constantemente a hidratação.
- Observar as rotinas do serviço em relação à prevenção.
- Orientar a criança e os familiares quanto aos meios de transmissão e aos cuidados de higiene, de modo a evitar que outros membros da família fiquem doentes.

CAPÍTULO **45**

CUIDADOS DE ENFERMAGEM A CRIANÇAS COM DISTÚRBIOS HEMATOLÓGICOS

TERMINOLOGIA ESPECÍFICA
ANEMIA
HEMOFILIAS A E B
COAGULAÇÃO INTRAVASCULAR DISSEMINADA (CIVD)
LEUCEMIA
PÚRPURA TROMBOCITOPÊNICA

TERMINOLOGIA ESPECÍFICA

Citopenia: diminuição ou quebra celular

Coagulação: agregação de células sanguíneas

Eritrócitos/hemácias: glóbulos vermelhos

Glóbulos brancos: leucócitos

Hemartrose: presença de sangue nas articulações

Hematêmese: vômitos com sangue

Hipoplasia: diminuição na formação das células

> **Leucopenia:** redução do número de leucócitos
>
> **Macrocíticas:** forma celular aumentada
>
> **Melena:** fezes com sangue já digerido
>
> **Microcíticas:** forma celular diminuída
>
> **Normocíticas:** forma celular normal
>
> **Nutriz:** mulher que amamenta
>
> **Petéquias:** pequeno extravasamento de sangue do meio intravascular para o tecido
>
> **Plaquetas:** componente sanguíneo importante no papel da coagulação
>
> **Plaquetopenia:** redução do número de plaquetas
>
> **Reação pirogênica:** reação que produz febre; os pirogênios podem ser exógenos, como as endotoxinas bacterianas, por exemplo, ou endógenos, como uma proteína termolábil derivada dos leucócitos e que atua nos centros cerebrais, produzindo o sintoma

Hematologia é o estudo do sangue, referindo-se ao estudo da função das células sanguíneas. Quando, de alguma forma, essa função é errônea ou deficiente, temos um distúrbio. Esse distúrbio, na criança, é comum e assume um caráter crônico de gravidade variável de acordo com a doença; o tratamento geralmente é longo, invasivo e oneroso para a família ou para o Estado.

ANEMIA

Doença caracterizada por uma queda quantitativa ou qualitativa de hemácias na circulação sanguínea, o que acarreta deficiência de transporte do oxigênio, ocasionando vários distúrbios clínicos.

A anemia se classifica, de acordo com a morfologia ou etiologia das células, da seguinte maneira:

- Por perda sanguínea
- Por destruição dos eritrócitos
- Por diminuição da produção de eritrócitos
- Pela forma, que pode ser normal, diminuída ou aumentada

ANEMIA FERROPRIVA

Anemia causada por suprimento inadequado de ferro, resultando em produção de células menores e incapazes de realizar o transporte de oxigênio. Outra causa é a perda desse componente por sangramento ou prematuridade. Muito comum em pessoas em fase de crescimento, como lactentes, crianças, gestantes e nutrizes.

ANEMIA FALCIFORME

Doença crônica hereditária que transforma a hemoglobina em uma célula "falsa", sendo que a forma anômala dificulta o transporte de oxigênio. Esse tipo de anemia tem maior incidência em negros.

Sabe-se que sua forma angulosa, "de foice", impede o "deslizamento" da hemoglobina dentro dos vasos, provocando trombose, obstrução arterial, hemólise e outras complicações clínicas que podem progredir para vários órgãos e estruturas.

ANEMIA APLÁSTICA OU APLÁSICA

Distúrbio grave que envolve a insuficiência de produção de todos os componentes do sangue pela medula óssea; pode ser congênita ou adquirida sendo que o prognóstico é mais favorável para a forma congênita. A anemia aplástica congênita também pode ser subdividida em:

- Anemia de Fanconi, caracterizada por citopenia.
- Anemia de Blackfann-Diamond, caracterizada por hipoplasia.

Para a forma adquirida, o que se conhece é que metade é idiopática e metade é dividida em diferentes causas, como quimioterapia, radioterapia, intoxicação, abuso de drogas ou exposição a agentes conhecidamente metaplásicos, como mercúrio e produtos químicos em geral.

TALASSEMIA

É uma forma de anemia na qual ocorre deficiência na taxa de produção das cadeias de globina, alterando a função da hemoglobina; esse defeito provoca aumentos compensadores na produção de outras cadeias de globinas, tornando-as desequilibradas e culminando em desintegração e destruição das hemácias.

MANIFESTAÇÕES CLÍNICAS

Excluindo-se a gravidade de alguns tipos de anemia, vários fatores influenciam na presença e na intensidade dos sintomas, como a velocidade do desenvolvimento da doença, sua duração, as necessidades metabólicas do paciente, a presença de outras doenças e complicações especiais. Os sinais podem, portanto, envolver eventos diversos, como vertigens, palidez cutânea, fadiga, sonolência, perda da elasticidade da pele, adelgaçamento dos cabelos, cefaleia, tonturas, irritabilidade, apatia, raciocínio lento, diminuição da concentração/dispersão, retardo do crescimento, anorexia, dor articular, nas costas e abdome, hipo/hipertermia, dispneia, taquicardia, cianose, icterícia e alterações em órgãos como fígado e baço, insuficiência cardíaca nos casos graves, maturação sexual atrasada, fertilidade reduzida, cabeça aumentada, ossos frontal e parietal proeminentes, aumento da mandíbula e malares salientes. Também podem tornar-se sistêmicos e crônicos, como no caso da anemia falciforme.

CUIDADOS DE ENFERMAGEM

Os cuidados, assim como os sintomas, dependem do tipo e da intensidade da anemia, entretanto, o repouso e a dieta adequada parecem ser fundamentais. Esses cuidados, na maioria das vezes, podem ser mantidos no domicílio.

As orientações adequadas para que a criança e os familiares se tranquilizem ante os sintomas e consigam reconhecê-los e procurar um serviço de saúde diante de possíveis alterações se tornam aliadas do tratamento.

Entretanto, a gravidade da situação, as condições socioeconômicas da família e a capacidade intelectual das pessoas que cuidam da criança podem, em determinados momentos, tornar necessária a internação hospitalar. Nesses casos, deve-se:

- Orientar a criança e a família quanto aos procedimentos e cuidados.
- Administrar transfusões sanguíneas conforme prescrito, observando e intervindo ante complicações como:

- tremores, hipertermia
- *rash* cutâneo, vermelhão na pele com ou sem presença de prurido
- reação anafilática ao derivado
- Observar sinais de toxicidade ao ferro, como:
  - dor abdominal, diarreia, vômitos
  - alteração do nível de consciência, geralmente ocorre letargia
  - choque
  - acidose metabólica
- Monitorar os sinais vitais, conforme a rotina do serviço. A temperatura deverá ser monitorada com frequência durante a administração de hemoderivados.
- Prevenir infecções, realizando cuidados universais.
- Evitar que a criança entre em contato com pessoas que estejam com infecções ativas.
- Promover repouso relativo no leito.
- Pesar a criança diariamente.
- Estar alerta aos sinais de insuficiência cardíaca.
- Promover hidratação e nutrição adequadas.
- Aplicar medidas sintomáticas para o alívio da dor.
- Estimular atividades lúdicas para evitar depressão pela restrição ao leito.

HEMOFILIAS A E B

Caracteriza-se por uma deficiência no fator de coagulação VIII (hemofilia A) ou IX (hemofilia B), sendo a tipo A cinco vezes mais comum. A deficiência desses fatores de coagulação só pode ser identificada em testes laboratoriais, pois são indistinguíveis clinicamente e estão ligados ao cromossoma X, sendo que, dessa forma, as pessoas afetadas são do sexo masculino. Embora possam existir meninas portadoras, elas são assintomáticas.

Trata-se de uma doença hereditária, na qual o organismo torna-se incapaz de promover hemostasia, acarretando sangramentos de graus e etiologias variáveis.

MANIFESTAÇÕES CLÍNICAS

Hemorragias subcutâneas ou intramusculares, dores articulares por hemartrose, hematúria, epistaxe, petéquias, hemorragias intracranianas e gastrintestinais (hematêmese e melena) e sangramento gengival, podendo ocorrer sangramento prolongado mesmo nos casos de pequenos traumatismos.

CUIDADOS DE ENFERMAGEM

Os cuidados se relacionam com o sangramento, pois a internação hospitalar só será necessária caso ocorra hemorragia, os demais cuidados podem ser orientados e realizados pela família no domicílio. Entretanto, uma criança hemofílica pode necessitar de internação hospitalar. Caso isso aconteça, os cuidados relativos à doença devem ser rigorosamente observados.

Orientações domiciliares:

- Prevenir e orientar a criança e os familiares sobre situações que possam acarretar sangramento.
- Evitar escovação dentária com escova dura.
- Proteger a criança de possíveis traumas no berço.
- Manter joelheira para proteger as articulações dos possíveis traumas.
- Orientar quanto à importância do cuidado rigoroso com os dentes, pois a exodontia pode ser muito perigosa.
- Evitar alimentos quentes durante a fase aguda.
- Reconhecer sinais de depressão, caso a criança esteja sendo impedida de fazer muitas coisas.

Cuidados hospitalares:

- Observar e comunicar sinais de sangramento.
- Verificar sinais vitais com frequência.

- Agilizar a administração de medicamentos e de hemoderivados, se prescrito:
  - derivados de plasmáticos
  - plasma fresco/congelado
  - crioprecipitado de fator VIII
  - concentrado de fator VIII
  - fator IX
- Observar sinais de reação à transfusão (reação pirogênica):
  - tremores, hipertermia
  - *rash* cutâneo, vermelhão na pele com ou sem presença de prurido
  - reação anafilática ao derivado
- Monitorar sinais de hipovolemia:
  - sudorese
  - taquicardia
  - hipotensão
  - palidez
  - sede
- Prevenir e orientar sobre situações que possam acarretar sangramento:
  - evitar escovação dentária nos casos agudos (embora o cuidado com os dentes deva ser rigoroso, pois a exodontia pode ser muito perigosa)
  - proteger a criança de possíveis traumas no berço ou nas grades
- Evitar oferecer alimentos quentes durante a fase aguda.
- Manter a criança em repouso e evitar a exposição a fatores de risco.
- Oferecer apoio emocional à criança e à família.
- Encaminhar ou solicitar terapia ocupacional com menor risco de trauma possível.

COAGULAÇÃO INTRAVASCULAR DISSEMINADA (CIVD)

Trata-se de um distúrbio de coagulação caracterizado pela lesão do endotélio vascular e por uma ativação sistêmica anômala da coagulação. Ocorre uma depleção dos fatores de coagulação que conduz a uma hemorragia disseminada.

A etiologia é diversa, pois inúmeros estados mórbidos podem ocasionar CIVD, dentre os quais podem-se destacar processos neoplásicos, infecções, reação anafilática a agentes farmacológicos, doença cardíaca congênita e transplantes.

MANIFESTAÇÕES CLÍNICAS

Petéquias, púrpuras, sangramento através da pele, hipotensão, palidez, icterícia, hematúria, distensão abdominal, distúrbios respiratórios e alterações do estado de consciência, convulsão e coma.

CUIDADOS DE ENFERMAGEM

- Explicar à criança e à família os procedimentos realizados, oferecendo apoio emocional.
- Verificar sinais vitais com frequência, atentando para a pressão.
- Manter a criança aquecida.
- Manter via de acesso calibrosa e permeável.
- Realizar compressão nas áreas de punção venosa.
- Evitar administrar medicamentos por via IM.
- Realizar controle hídrico, conforme a rotina.
- Agilizar início das infusões hemoterápicas.
- Observar e comunicar possíveis reações durante a transfusão (ver Hemofilia).
- Proteger a criança de situações traumáticas ou de risco.
- Manter a criança em repouso relativo e vigiado no leito.
- Alternar decúbito, aliviando as áreas de maior pressão.
- Promover atividades lúdicas no leito.

LEUCEMIA

Doença maligna dos glóbulos brancos cuja principal característica é o acúmulo de células jovens anômalas na medula que passam a substituir as células sanguíneas normais; sendo assim, pelo número exagerado, elas modificam a função dos elementos produzidos e provocam uma série de distúrbios como anemias, infecções e hemorragias.

Com frequência, as leucemias são classificadas, de acordo com a linhagem celular afetada, em linfocíticas (proliferação maligna de linfoblastos) e mielocíticas (a matriz hematopoiética de todas as células mieloides [monócitos, granulócitos, eritrócitos e plaquetas] é afetada). Segundo a maturidade das células malignas, dividem-se em agudas e crônicas.

Temos, então, leucemia linfocítica aguda (LLA), mais comum em crianças; leucemia linfocítica crônica (LLC), leucemia mielocítica aguda (LMA) e leucemia mielocítica crônica (LMC), mais comuns em adultos.

As causas da doença não são totalmente conhecidas, embora se acredite em alguma influência genética, patogenias virais e exposição à irradiação ou a produtos químicos do tipo benzeno.

É considerado o tipo de câncer mais comum em crianças, sendo responsável por 75% dos casos.

MANIFESTAÇÕES CLÍNICAS

Em geral, as leucemias provocam manifestações clínicas secundárias, associadas com a área ou estrutura acometida. Os sinais e sintomas mais comuns são: fadiga, palidez, taquicardia (relacionadas à anemia); petéquias, púrpura, hematúria, epistaxe, melena (relacionadas à plaquetopenia); febre, infecção, má cicatrização de feridas (relacionada à leucopenia); cefaleia, irritação meníngea, hipertensão intracraniana (relacionada à metástase cerebral); além das manifestações gerais, como anorexia, emagrecimento e vômitos.

CUIDADOS DE ENFERMAGEM

- Preparar a criança e a família para o prolongado e incômodo tratamento.
- Agilizar exames e auxiliar na execução quando necessário.
- Explicar sempre à criança o que vai ser feito, prepará-la para procedimentos dolorosos ou invasivos, respeitando seu nível de compreensão, mas oferecendo as informações de forma objetiva.
- Realizar medidas protetoras contra infecções nos casos de imunossupressão.
- Comunicar sinais como:
  - tremores, hipertermia
  - *rash* cutâneo, vermelhão na pele com ou sem presença de prurido.
- Estimular uma boa nutrição com alimentos nutritivos e de interesse da criança.
- Observar e comunicar possíveis sinais de reação à transfusão (ver hemofilia).
- Monitorar rigorosamente os sinais vitais, em especial a temperatura.
- Avaliar e registrar o aparecimento de feridas na cavidade oral e instituir medidas protetoras ao sangramento oral:
  - evitar alimentos quentes
  - evitar escovação dentária
  - estimular a ingestão de alimentos leves e pastosos
  - realizar bochechos para higiene oral com frequência, podendo ser utilizada solução antisséptica ou chá de camomila frio
- Informar a criança sobre a possibilidade de perda de cabelo e trabalhar a autoimagem dela.
- Estimular atividades lúdicas que possam ser feitas no leito.
- Manter e avaliar o equilíbrio emocional da equipe de enfermagem para executar um papel diferenciado no tratamento da criança.

PÚRPURA TROMBOCITOPÊNICA

Distúrbio hemorrágico causado pela destruição do número de plaquetas, que se caracteriza pela presença de petéquias na pele. A causa desse distúrbio é, em geral, desconhecida, por isso o chamamos de idiopático; porém, sabe-se que ocorre uma correlação em crianças acometidas pela púrpura com infecções virais prévias.

MANIFESTAÇÕES CLÍNICAS
Contusões, petéquias e equimoses, epistaxe, hemorragias gengivais, hematúria, hematêmese, melena.

CUIDADOS DE ENFERMAGEM
- Os cuidados são similares aos da hemofilia.

CAPÍTULO 46

CUIDADOS DE ENFERMAGEM A CRIANÇAS COM DISTÚRBIOS ONCOLÓGICOS

TERMINOLOGIA ESPECÍFICA
TUMORES MALIGNOS EM PEDIATRIA
LINFOMAS
OSTEOSSARCOMA
NEUROBLASTOMA
TUMOR DE WILMS

TERMINOLOGIA ESPECÍFICA

Alopecia: queda parcial ou completa de cabelos ou pelos

Anaplasia: células morfologicamente anormais

Carcinoma: tumor maligno

Competição: ato de lutar

Embrionário: referente a um embrião

Estadiamento: estágio que se encontra a doença

Expansão: crescimento

> **Glioma:** tumor composto de células do SNC
>
> **Invasão:** período em que o agente patogênico se multiplica e se difunde
>
> **Linfoma:** neoplasia dos tecidos linfáticos
>
> **Linfonodos:** gânglios linfáticos
>
> **Linforreticulares:** linfoma nodular
>
> **Metástase:** transferência da doença de um local para outro no corpo
>
> **Sarcoma:** tumor maligno de células parenquimatosas

TUMORES MALIGNOS EM PEDIATRIA

Vários tipos de tumores em pediatria que são descritos na literatura, como sarcoma de tecidos moles, tumor de Ewing, câncer hepático, retinoblastoma, rabdomiossarcoma, são importantes, porém menos frequentes, então não serão abordados nesta obra. Foram selecionados os tumores mais comuns, pois este livro não é específico sobre esse assunto.

Quando se fala em câncer, entretanto, não basta ter o conhecimento técnico para executar o trabalho de enfermagem. O câncer ainda remete a sentimentos de dor, pesar, angústia e medo. Tais sentimentos parecem ser comuns tanto aos leigos quanto ao mais capacitado oncologista.

Essa doença está fortemente ligada à morte e, por consequência, quando acomete crianças, sua aceitação é muito mais difícil. Os profissionais que lidam com pacientes oncológicos se deparam constantemente com a morte, no entanto, podem obter a *força* e o *equilíbrio* necessários para superar seus medos, da certeza de que o cuidado prestado pode ser um fator diferencial na expectativa de vida do paciente.

Salienta-se que, na oncologia pediátrica, o tratamento é mais agressivo do que no adulto, portanto, a debilidade da criança durante o tratamento e a ocorrência de morte são mais comuns.

LINFOMAS

São doenças malignas que surgem de células linforreticulares. Os linfomas estão localizados nos linfonodos. Podem ocorrer em outros lugares do corpo, como nos pulmões, no trato gastrintestinal, nos ossos, nos testículos e no cérebro. Os linfomas se subdividem em dois grupos: linfoma não Hodgkin (LNH) e linfoma de Hodgkin (LH), que serão estudados a seguir.

MANIFESTAÇÕES CLÍNICAS
Febre sem motivo aparente, sudorese noturna, emagrecimento, anemia, prurido generalizado.

CUIDADOS DE ENFERMAGEM
Os cuidados de enfermagem estão relacionados ao tratamento proposto e são gerais para todas as formas de câncer, portanto, serão descritos uma única vez no final deste capítulo.

LINFOMA NÃO HODGKIN (LNH)

É um tumor que resulta da multiplicação descontrolada de células derivadas dos linfócitos T ou B. Acomete com frequência os tecidos linfoides e o baço.

MANIFESTAÇÕES CLÍNICAS

São as gerais para o linfoma, mas o diagnóstico diferencial se dá por exame histológico.

LINFOMA DE HODGKIN (LH)

É um tumor similar à leucemia. Ele atinge os linfócitos, mas pode ser mais invasivo caso atinja a medula óssea.

MANIFESTAÇÕES CLÍNICAS

Aumento progressivo dos linfonodos, principalmente na área do pescoço. Essas ínguas são endurecidas e indolores, a criança não apresenta sinais de inflamação. Ocorrem também febre sem motivo aparente, sudorese noturna, emagrecimento, anemia, prurido generalizado.

OSTEOSSARCOMA

Tumor de incidência variável, porém muito frequente na adolescência, acomete os ossos longos, geralmente a tíbia e o fêmur, próximo ao joelho. Ele surge na região superficial do osso, denominada cortical, e chega facilmente à medula, que é a parte interior do osso. A forma mais comum de irradiação é cortical, invadindo os tecidos moles adjacentes.

MANIFESTAÇÕES CLÍNICAS

Dor localizada, edema local, calor, limitação do movimento na articulação comprometida. Muitas vezes, as manifestações estão associadas às metástases, que ocorrem nos pulmões ou em outros ossos.

NEUROBLASTOMA

Na embriogênese existe uma estrutura chamada crista neural, que dá origem a uma grande parte do sistema nervoso; o neuroblastoma origina-se das células dessa estrutura.

É uma doença que ocorre, em geral, no abdome e no tórax e atinge facilmente as regiões adjacentes por invasão e outras regiões após atingir a rede linfática.

MANIFESTAÇÕES CLÍNICAS

As manifestações são variáveis e relacionadas com o tipo de tumor. Surgem massas palpáveis no pescoço, no tórax e no abdome. Ocorre deterioração clínica sem causa aparente, como prostração, letargia, dores articulares similares a estado gripal e, por vezes, febre.

TUMOR DE WILMS

É o principal tumor renal na infância. É conhecido como um tumor isolado, limitado, podendo apresentar-se em graus variáveis e ter prognóstico relacionado com a área afetada. Embora seja um tumor maligno, pode ter o comportamento de um benigno, levando a um prognóstico muito bom.

MANIFESTAÇÕES CLÍNICAS

Massa palpável localizada, dor e distensão abdominal são os mais comuns.

CUIDADOS DE ENFERMAGEM GERAIS RELACIONADOS AO CÂNCER

- Trabalhar e estimular o trabalho com equipe multidisciplinar.
- Oferecer apoio emocional à criança e à família após o diagnóstico.
- Estar atento ao comportamento familiar.

- Enfatizar a importância da presença familiar junto à criança.
- Explicar detalhadamente os procedimentos, sendo sincero com o paciente para estabelecer relação de confiança.
- Incentivar para que a família aja da mesma forma.
- Oferecer atividades lúdicas à criança, como recreação clínica, estimulação precoce e terapia ocupacional, mesmo com a criança restrita ao leito.
- Explicar sobre a possibilidade de alopecia.
- Trabalhar a autoimagem da criança.
- Permitir que a criança fale sobre a morte, sobre seus medos, sobre sua percepção do que está acontecendo.
- Observar e comunicar aceitação alimentar:
  - oferecer refeições pequenas, leves e coloridas que sejam do agrado da criança
  - estimular e oferecer líquidos em intervalos pequenos, se não houver restrição hídrica
- Observar condições da mucosa oral.
- Realizar cuidados com a mucosite:
  - higiene oral em intervalos pequenos, como de duas em duas horas e após as refeições
  - evitar alimentos quentes
  - oferecer preferencialmente alimentos cozidos
- Realizar cuidados referentes à transfusão sanguínea.
- Observar sinais de reação aos hemoderivados:
  - tremores, hipertermia
  - *rash* cutâneo, vermelhão na pele com ou sem presença de prurido
  - sinais de reação anafilática
- Realizar cuidados referentes ao transplante, conforme a rotina.
- Realizar cuidados referentes ao tratamento quimioterápico.
- Realizar cuidados referentes ao tratamento radioterápico.

Outros cuidados específicos serão necessários de acordo com os diferentes tipos de tratamento, como, por exemplo:

- Cirúrgico: extirpação parcial ou total da massa tumoral (ver cuidados pré e pós-operatório).
- Clínico-cirúrgico: tratamento baseado no uso de drogas conhecidas como citostáticos, com o objetivo de diminuir o tamanho da massa tumoral e depois extirpá-la cirurgicamente (ver cuidados com citostáticos, Anexo 1).
- Clínico: tratamento exclusivamente com drogas para destruir o tumor (ver cuidados com citostáticos).

CAPÍTULO 47

CUIDADOS DE ENFERMAGEM A CRIANÇAS COM DISTÚRBIOS NEUROLÓGICOS

TERMINOLOGIA ESPECÍFICA
CRISE CONVULSIVA
MENINGITE
HIDROCEFALIA

TERMINOLOGIA ESPECÍFICA

Exantema: erupção cutânea

HIC: hipertensão intracraniana

Hidrocefalia: aumento de líquido no interior do crânio

Ictus: momento da crise aguda

LCE: líquido cerebrospinal

Opistótono: posição em que a cabeça e os membros inferiores estão recurvados para trás, enquanto o tronco se arca anteriormente; situação causada por espasmo tetânico dos músculos dorsais

> **Petéquias:** pequenos sangramentos nos capilares subcutâneos
>
> **PIC:** pressão intracraniana
>
> **Sinal de Brudzinski:** flexão da cabeça com flexão simultânea das pernas
>
> **Sinal de Kerning:** suspensão de uma das pernas com o acompanhamento da outra

CRISE CONVULSIVA

A convulsão é uma resposta a uma descarga elétrica anormal no cérebro. O termo crise convulsiva descreve várias experiências e comportamentos causados por qualquer coisa que irrite o cérebro.

Dois tipos de convulsões ocorrem quase exclusivamente em crianças. As mais comuns são as convulsões febris, que provocam pouco ou nenhum prejuízo ao desenvolvimento da criança. Entretanto, espasmos infantis caracterizados por flexão brusca dos membros superiores e do pescoço, tronco voltado para a frente e membros inferiores estendidos, mesmo que por apenas alguns segundos, mas podendo repetir-se muitas vezes ao dia, causam, em geral, comprometimento intelectual ou atraso do desenvolvimento neurológico. O retardo mental normalmente persiste na vida adulta.

Crianças que sofreram uma convulsão febril apresentam uma probabilidade discretamente mais elevada de desenvolver epilepsia mais adiante em sua vida.

As crises convulsivas podem ser classificadas em parciais ou generalizadas com base nas diferenças entre suas manifestações clínicas.

CONVULSÕES PARCIAIS

Envolvem apenas uma área específica do córtex cerebral e podem ser simples ou complexas, ou se apresentar de forma composta.

- Convulsões parciais simples: apresentam sintomas elementares, sem comprometimento da consciência; movimentos anormais de uma parte do corpo; sintomas sensoriais, como formigamento e sudorese; e sintomas psíquicos como *dèjá vu* ou raiva.
- Convulsões parciais complexas: geralmente com comprometimento da consciência; sintomas cognitivos, como "crise de ausência"; afetivos, como irritabilidade e instabilidade; e psicomotores e sensoriais, que aparecem com a recorrência das crises.

CONVULSÕES GENERALIZADAS

Envolvem ambos os hemisférios do corpo, são bilaterais e simétricas e podem ou não ser antecipadas pelo doente (síndrome prodômica).

- Tônicas: apresentam-se como forte rigidez, extensão dos membros, mandíbula fixa, cessação respiratória, pupilas dilatadas.
- Clônicas: ocorrem espasmos rítmicos dos membros, sintomas autônomos, possível incontinência.
- Tônico-clônicas: ambas as manifestações ocorrem simultaneamente.
- Ausência: é a perda temporária da consciência, ocorre indiferença ao meio e a si próprio.
- Mioclônicas: contrações musculares curtas generalizadas.

- Atônicas: perda súbita do tônus muscular seguida de confusão pós-ictal.

CUIDADOS DE ENFERMAGEM
- Identificar o surgimento da crise e onde iniciou (parte do corpo).
- Solicitar auxílio imediato de um colega.
- Prevenir lesões ou choques em superfícies rígidas, sem impedir os movimentos da criança:
  - colocar proteção acolchoada em superfícies próximas
  - manter grades do leito elevadas e protegidas com travesseiros ou tecidos que diminuam o choque
- Manter via aérea permeável, removendo qualquer material da cavidade oral que possa ser aspirado, como restos alimentares, balas, aparelhos ortodônticos. Deve-se manter a boca aberta com cânula de guedel, e não com os dedos.
- Posicionar a criança em decúbito lateral para permitir que as secreções fluam pela boca.
- Hiperestender a cabeça para melhorar a ventilação.
- Aspirar via aérea se necessário.
- Administrar oxigênio, conforme protocolo da instituição.
- Administrar medicações anticonvulsivantes, se prescritas.
- Realizar monitoração rigorosa após a administração das drogas, atentando para:
  - pressão arterial
  - frequência cardíaca
  - frequência respiratória
  - nível de consciência
- Oferecer apoio emocional à família e à criança.
- Registrar em planilha o início, o término e as características da crise.
- Registrar o comportamento após a crise.

MENINGITE

É uma doença aguda definida, de modo geral, como uma inflamação das meninges, membranas que recobrem o cérebro, e do líquido cerebrospinal (LCE). Apesar de sua causa mais comum ser a infecção por bactérias, vírus ou mesmo fungos, alguns agentes químicos e células tumorais também podem provocá-la.

No caso das bacterianas, os microrganismos atuam como toxinas, produzindo uma reação inflamatória local com secreção purulenta que faz aumentar a pressão intracraniana, podendo produzir edema cerebral, hidrocefalia, necrose das células cerebrais e, consequentemente, lesões permanentes e até a morte.

As demais meningites costumam ser mais amenas, ocasionando menos riscos à criança, como a meningite viral, que tem prazo limitado de 7 a 10 dias e evolução benigna.

MANIFESTAÇÕES CLÍNICAS
- Sinais e sintomas iniciais ou leves: inapetência, irritabilidade, letargia, choro irritativo e alto, baixa ou nenhuma tolerância ao manuseio.
- Sinais e sintomas característicos: fontanela proeminente ou abaulada, hipertermia ou hipotermia, rigidez de nuca, sinais de Kerning e Brudzinki positivos, petéquias principalmente nas meningocócicas.
- Sintomas tardios: opistótono, convulsões, perda do sensório e coma.

> A falta de tratamento rápido e adequado das meningites bacterianas pode determinar a morte da criança em curto período de tempo.

CUIDADOS DE ENFERMAGEM PARA MENINGITES BACTERIANAS

- Instalar isolamento respiratório imediatamente à desconfiança do diagnóstico de meningite e mantê-lo durante 12 a 24 horas após o início do uso de antibióticos, até confirmação de diagnóstico de meningite não bacteriana, ou conforme recomendado pelo serviço de infecção da instituição.
- Realizar monitoração dos sinais vitais, com ênfase na temperatura.
- Realizar controle e balanço hídrico.
- Vigiar o sensório, registrando as alterações pertinentes.
- Medir perímetro cefálico uma vez ao turno, se prescrito.
- Administrar medicações, iniciando antibióticos logo que prescrito.
- Auxiliar na coleta ou coletar exames laboratoriais.
- Manter acesso venoso calibroso e permeável.
- Delimitar as petéquias, caso existam, a fim de observar a evolução das mesmas e acompanhar o aparecimento de outras.
- Explicar à criança tudo que vai ser feito, expondo a finalidade do uso da máscara e outros materiais de isolamento.
- Manter material de intubação em ordem, para quando necessário e se for o caso.
- Ter medicação anticonvulsivante ao alcance rápido, se prescrita.
- Confirmar a notificação ou notificar os órgãos pertinentes, conforme recomendação do Estado.

HIDROCEFALIA

É o aumento do líquido circulante no interior do encéfalo. Ocorre um desequilíbrio entre a produção e a absorção desse líquido, promovendo dilatação dos ventrículos em resposta ao acúmulo da pressão intracraniana.

O LCE é formado nos ventrículos laterais e flui para o terceiro e o quarto ventrículo, chegando até a cisterna magna e daí a todas as estruturas encefálicas, irrigando-as e nutrindo-as.

CUIDADOS DE ENFERMAGEM

- Realizar medida do perímetro cefálico uma vez ao dia, ou conforme prescrito.
- Avaliar fontanelas, registrando as condições de tensão:
    - deprimida, indica a diminuição do LCE
    - normotensa, LCE normal
    - abaulada, excesso de LCE
- Apoiar a cabeça e o pescoço da criança.
- Proteger a cabeça nas áreas de apoio.
- Observar a temperatura da cabeça e mantê-la protegida do frio.
- Estimular a criança e proporcionar o vínculo com a família.

QUESTÕES PARA ESTUDO | PARTE VII*

1) Você é um profissional que trabalha em uma emergência e recebe uma criança de aproximadamente 3 anos apresentando palidez intensa, cianose perioral, ausência de movimentos respiratórios e ausência de pulso; ou seja, em PCR.

   a. Qual a prioridade de atendimento neste caso?

   b. Quais os cuidados de enfermagem após o atendimento de emergência?

2) Tânia, 19 meses, está internada com diagnóstico de broncopneumonia (BCP), retardo de desenvolvimento neuropsicomotor (RDNPM), refluxo gastroesofágico (RGE) e distúrbio convulsivo. Como tratamento, está usando antibióticos, anticonvulsivantes, nebulização se em dispneia, e fixa de 4 em 4 horas, oxigenoterapia em cateter extranasal a 2 L/min e faz uso de sonda nasoenteral para alimentação. Possui rede venosa precária e, em seu 13º dia de internação, teve de instalar acesso venoso central.

   Com base em seus conhecimentos anteriores e nos adquiridos a partir da leitura deste livro, responda:

   a. Quais os cuidados com pacientes que fazem uso de sonda enteral?

   b. Quais os sinais e sintomas que devem ser observados em crianças com distúrbios convulsivos?

3) Atualmente, um constante desafio para a enfermagem é realizar cuidados assistenciais ao paciente oncológico pediátrico. Com freqüência, são acionadas equipes multiprofissionais para dar suporte emocional, social e clínico aos pacientes e suas famílias. Descreva quais os valores que devem ser observados e incentivados para prosseguir com o tratamento e de que forma a enfermagem, com seus conhecimentos, pode melhorar a qualidade de vida e o prognóstico desses pacientes.

4) O diabete é uma doença crônica de surgimento agudo. É uma doença grave quando surge na infância. Por ser uma doença crônica, o tratamento é domiciliar pelo resto da vida do indivíduo, tendo um prognóstico melhor ou pior conforme a adesão da criança ao tratamento. A relevância do estudo dos cuidados do diabete no ambiente hospitalar deve-se à gravidade dos sintomas.

   a. Quais são os principais sinais e sintomas que devem ser acompanhados e registrados na internação?

   b. Cite alguns cuidados de enfermagem à criança com diabete internada em um hospital por descompensação da doença.

* Respostas disponíveis no *site* da Artmed (www.artmed.com.br).

5) Considerando as sentenças a seguir, coloque V quando for verdadeira e F quando for falsa.

   a. ( ) Refluxo é o retorno do conteúdo gástrico para o esôfago através de uma válvula chamada cárdia.

   b. ( ) A intolerância a alimentos que contenham glúten, carnes e peixes chama-se doença celíaca.

   c. ( ) O principal cuidado para a diarreia é realizar isolamento entérico.

   d. ( ) Avaliar a hidratação é um cuidado a ser observado em diarreias crônicas, estenoses e refluxo gastroesofágico.

   e. ( ) Medir o perímetro abdominal da criança nos casos de hidrocefalia é fundamental para avaliar a evolução da doença.

   f. ( ) No caso de uma criança em crise de asma, o primeiro cuidado é mantê-la deitada e, de preferência, colocá-la em uma sala sem os pais para evitar estresse.

PARTE VIII

CUIDADOS DE ENFERMAGEM A INDIVÍDUOS INTERNADOS EM UNIDADE DE TRATAMENTO INTENSIVO

OBJETIVOS DE APRENDIZAGEM

Ao final desta parte, o leitor deverá ser capaz de:
- Compreender e descrever os procedimentos estudados.
- Utilizar terminologia adequada e específica para descrever os procedimentos realizados na unidade de tratamento intensivo.
- Identificar os cuidados de enfermagem adequados a cada procedimento estudado.

TERMINOLOGIA COMUM À UNIDADE DE TRATAMENTO INTENSIVO

Ambu: bolsa de ventilação manual

Ateroma: depósito lipídico que se forma na parede interna das artérias; pode se calcificar ou ulcerar

Bomba de infusão: equipamento usado para infundir soluções por via enteral ou parenteral, proporcionando segurança e precisão na administração de medicamentos

Cronotrópico: que atua ou influencia na frequência cardíaca

Dissecção: quando é usada uma lâmina para abrir ou retirar parte de um tecido orgânico

Embolização: formação de embolia que pode ser de forma patológica, causando isquemia, ou terapêutica, com a finalidade de diminuir o fluxo de sangue no órgão quando se trata de um tumor canceroso ou aneurisma

Empiema: presença de pus no espaço intrapleural

Endopróteses: próteses metálicas colocadas no interior dos vasos sanguíneos arteriais

EPI: equipamento para proteção individual

Epidural: que está localizado ou ocorre na superfície da dura-máter

Eritema: vermelhidão congestiva da pele

FAV: fístula arteriovenosa (ver *Shunt* arteriovenoso)

FiO$_2$: fração inspiratória de oxigênio; concentração de oxigênio fornecida pelo ventilador

Hemopneumotórax: presença de sangue e ar no espaço intrapleural, comumente de origem traumática

Hemotórax: presença de sangue no espaço intrapleural

Hipoxemia: diminuição do teor de oxigênio no sangue

Inotrópico: está relacionado à energia de contração das fibras musculares

Intraventricular cerebral: que se encontra, se produz ou se efetua no interior de um ventrículo do cérebro

Isquemia: interrupção ou insuficiência do fornecimento de sangue em um tecido ou órgão causada por vasoconstrição, obstrução ou compressão arterial

LCE: líquido cerebrospinal, antes conhecido como liquor ou líquido cefalorraquidiano

Oximetria: método rápido de medida da saturação de oxigênio no sangue, baseado na diferença de absorção da luz vermelha entre a oxi-hemoglobina e a hemoglobina reduzida

Oxímetro: equipamento que utiliza um sistema fotoelétrico para a leitura da oximetria

Parestesia: sensação anormal de picadas ou formigamentos ligada à lesão de nervos periféricos ou da medula espinal

PCR: parada cardiorrespiratória

PEEP: pressão de esforço expiratório positivo (pressão positiva ao fim da respiração)

PIP: pressão inspiratória positiva

Pneumotórax: presença de ar no espaço intrapleural; pode ser de origem espontânea, em decorrência de outras patologias, como pneumonias, tuberculose, neoplasias ou doenças do tecido conjuntivo. O ar penetra na cavidade pleural e, à medida que a cavidade pleural excede a pressão atmosférica, o pulmão colapsa (outras causas são pneumotórax traumático [acidentes] e pneumotórax iatrogênico [causado por procedimentos como intubação ou tentativa de punção de subclávia])

Quilotórax: derrame do quilo (massa digestiva) na cavidade pleural após a perfuração traumática ou tumoral do canal torácico

RCP: reanimação cardiopulmonar

Scope/Osciloscópio: aparelho que apresenta a atividade elétrica do coração, por meio de um monitor

Shunt: desvio patológico ou congênito nas comunicações circulatórias, corrigido cirurgicamente nos primeiros dias ou anos de vida

Shunts arteriovenosos/FAV: tubos de silicone colocados cirurgicamente em uma artéria e uma veia ligadas por um conector que mantém o fluxo sanguíneo quando não está em uso

Stents: pequeno anel de metal colocado sobre o ateroma dentro das coronárias, utilizado para angioplastia; na artéria aorta, vaso de maior calibre, é instalado pela via percutânea ou cirúrgica, fazendo a função de sustentação no caso de correção da dissecção aórtica

Subaracnoide: espaço localizado entre a aracnoide e a pia-máter que envolve todas as partes do sistema nervoso central e que é ocupado pelo líquido cerebrospinal

Telemetria: transferência (via rede fixa ou sem fio) e utilização de dados provindos de múltiplas máquinas remotas distribuídas em uma área geográfica de forma predeterminada

TET: tubo endotraqueal

Transdutor de pressão: dispositivo de acrílico com uma membrana transparente (Strain-Gauge); é preenchido com água e adaptado ao equipamento, onde capta a onda de pressão intravascular que é transmitida ao diafragma do transdutor, transformando o impulso mecânico em elétrico, amplificando-o e registrando-o na tela do monitor como curva de pressão fornecida em milímetros de mercúrio.

VAC: volume de ar corrente

Ventilação: conjunto de fenômenos físicos e mecânicos que permitem as trocas gasosas da respiração pulmonar

Ventilação artificial ou mecânica: utilização de equipamentos específicos para auxiliar ou realizar a respiração

As unidades de tratamento intensivo (UTIs) tiveram sua origem nas salas de recuperação pós-anestésica (SRPA), onde os pacientes submetidos a procedimentos anestésico-cirúrgicos podiam ter suas funções vitais monitoradas e receber medidas de suporte à vida, quando necessárias, até o término dos efeitos residuais dos agentes anestésicos. Atualmente, uma UTI deve estar preparada para atender qualquer paciente em situação grave ou muito grave de saúde.

O princípio básico do atendimento em uma UTI são os cuidados intensivos, com uma equipe multidisciplinar competente, capacitada a atuar no momento certo de forma rápida e eficaz, utilizando técnicas de suporte cada vez mais complexas, com equipamentos sofisticados, para a manutenção da vida.

Necessário e fundamental aos profissionais que atuam nessa área é perceber e tratar com humanidade e respeito o confronto contínuo entre a vida e a morte, reconhecer a fragilidade física e emocional em que se encontram os pacientes e ter a consciência da responsabilidade que se propõem a assumir, utilizando os conhecimentos científicos com ética, sensibilidade e competência.

CAPÍTULO **48**

CUIDADOS DE ENFERMAGEM A INDIVÍDUOS MONITORADOS

MONITORAÇÃO NÃO INVASIVA DOS SINAIS VITAIS
MONITORAÇÃO INVASIVA

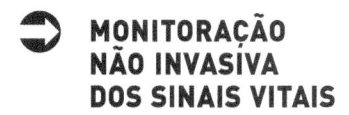

➔ MONITORAÇÃO NÃO INVASIVA DOS SINAIS VITAIS

É o método utilizado para controlar os sinais vitais com o auxílio de equipamentos externos ao leito vascular do paciente. Podem ser monitorados de forma não invasiva: FC, PA, T e FR.

A frequência cardíaca pode ser observada de forma contínua pelo *scope* do monitor, pela contagem de pulso ou pelo eletrocardiograma.

CONTAGEM DE PULSO/ FREQUÊNCIA CARDÍACA

É a verificação da frequência cardíaca pela contagem de pulsações, ou seja, contração e expansão de uma artéria. O local comumente utilizado para verificação de rotina é o pulso radial.

CUIDADOS DE ENFERMAGEM
- Explicar ao paciente o que será feito.

- Utilizar pelo menos dois dedos para a verificação do pulso, avaliando, além da frequência, o ritmo e o tipo:
  - taquicárdico
  - bradicárdico
  - cheio
  - fino
  - rítmico
  - arrítmico
- Verificar manualmente a presença de pulso em locais como carótida e braquial quando o pulso radial estiver ausente.

MONITORAÇÃO ELETROCARDIOGRÁFICA

A monitoração eletrocardiográfica tem como objetivo detectar, por meio de eletrodos fixados na pele, os sinais elétricos gerados pelo coração e mostrá-los sob forma de um eletrocardiograma contínuo. Por meio da análise das ondas eletrocardiográficas, pode-se detectar muitas alterações na frequência, no ritmo ou na condução cardíaca.

São necessários, no mínimo, três eletrodos para a monitoração cardíaca: dois servem para captar a atividade elétrica cardíaca e o terceiro é o eletrodo "terra", que retira do circuito as correntes elétricas provenientes de outras fontes que não o coração. Eles são previamente cobertos por uma película de gel, para que haja um bom contato com a pele, e são fixados de modo a evitar qualquer deslocamento. Qualquer distúrbio na transmissão dos sinais elétricos entre a pele e o monitor pode produzir um alarme falso de alteração.

CUIDADOS DE ENFERMAGEM

- Explicar ao paciente o procedimento sempre que possível.
- Manter os cabos presos, porém permitindo boa movimentação do paciente no leito.
- Limpar a pele com água e sabão ou solução que permita eliminar a oleosidade do local.
- Evitar posicionar os eletrodos sobre a região do precórdio, onde há indicação de colocação das pás para desfibrilação (Fig. 48.1).
- Realizar tricotomia nos pacientes do sexo masculino sempre que houver dificuldade de fixação dos eletrodos.
- Examinar as áreas cutâneas a intervalos regulares, a fim de detectar a presença de irritação cutânea e alternar o local de fixação dos eletrodos para preveni-la.

ELETROCARDIOGRAMA

O eletrocardiograma é um exame que detecta e registra a atividade elétrica do coração. Os sinais elétricos fazem o músculo cardíaco contrair-se à medida que viajam através do coração. O eletrocardiograma mostra a velocidade das batidas do coração, a força e o ritmo dos sinais elétricos enquanto eles passam por cada parte do órgão.

Eletrodos cutâneos são posicionados devidamente sobre o tórax e extremidades, para que o equipamento faça o registro no papel (Fig. 48.2).

O ciclo completo de despolarização e repolarização é representado eletrocardiograficamente pela sequência P-QRS-T.

O traçado-padrão compreende:

- Derivações bipolares (DI, DII e DIII)
- Derivações unipolares (AVR, AVL, AVF)
- Derivações unipolares precordiais (V1, V2, V3, V4, V5, V6)

CUIDADOS DE ENFERMAGEM

- Colocar os eletrodos de acordo com as derivações que se quer obter.
- Fixar os eletrodos nos locais com menos massa muscular e evitar as mamas, pois podem captar a atividade elétrica muscular, interferindo no resultado do traçado.
- Posicionar os cabos de maneira correta.

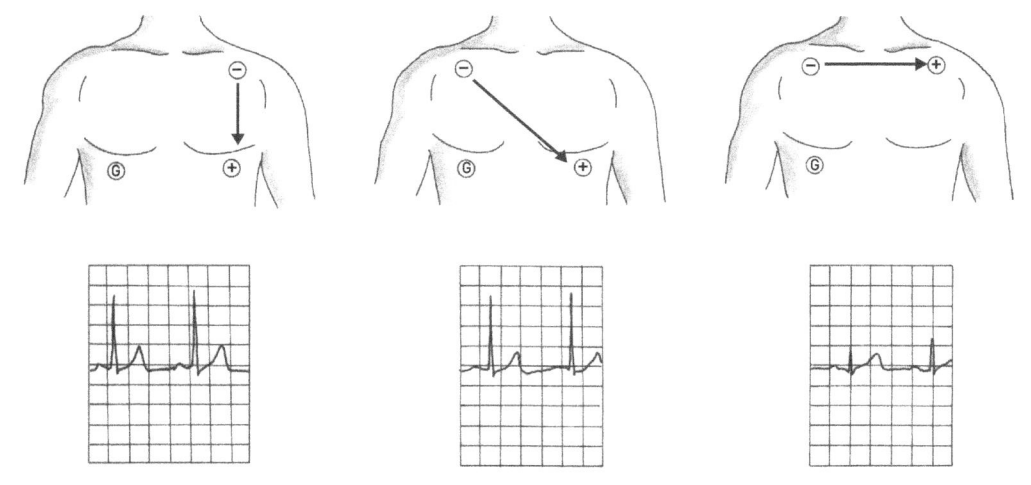

Figura 48.1
Posicionamento dos eletrodos na parede torácica anterior (pólo [+] positivo; pólo [−] negativo; terra G).

- Limpar o local de fixação dos eletrodos, removendo o máximo de gordura da pele, para obter boa aderência.
- Solicitar ao paciente para que fique o mais imóvel possível.

PRESSÃO ARTERIAL

A *pressão arterial* é um parâmetro importante, porque traduz o sistema de pressão vigente na árvore arterial. Manualmente, é medida com a utilização do esfigmomanômetro e do estetoscópio (Fig. 48.3).

Aparelho manual para medir PA – para tornar ágil essa medida, existem os esfigmomanômetros fixos a monitores, que substituem o sistema manual e fornecem os parâmetros de pressão arterial não invasiva (PANI).

A partir dos valores da PA, pode-se utilizar um cálculo para a obtenção da pressão arterial média (PAM), como:

$$\frac{\text{Pressão sistólica} + 2\,(\text{Pressão diastólica})}{3} =$$

Por exemplo:
uma pressão arterial de 120 × 80 mmHg,

A PAM será:

$$\frac{120 + 160}{3} = 280 = 90{,}3 \text{ mmHg.}$$

A PAM também pode ser obtida de forma invasiva, oferecendo um resultado mais preciso.

CUIDADOS DE ENFERMAGEM

- Posicionar o braço ao nível do coração e estendido.
- Colocar o manguito ao redor do braço, acima do pulso braquial, acionar o botão, aguardar o resultado no painel e registrar no prontuário.
- Regular a frequência de leituras conforme a rotina e a necessidade do momento.
- Alternar o manguito entre os membros caso haja necessidade de várias e frequentes

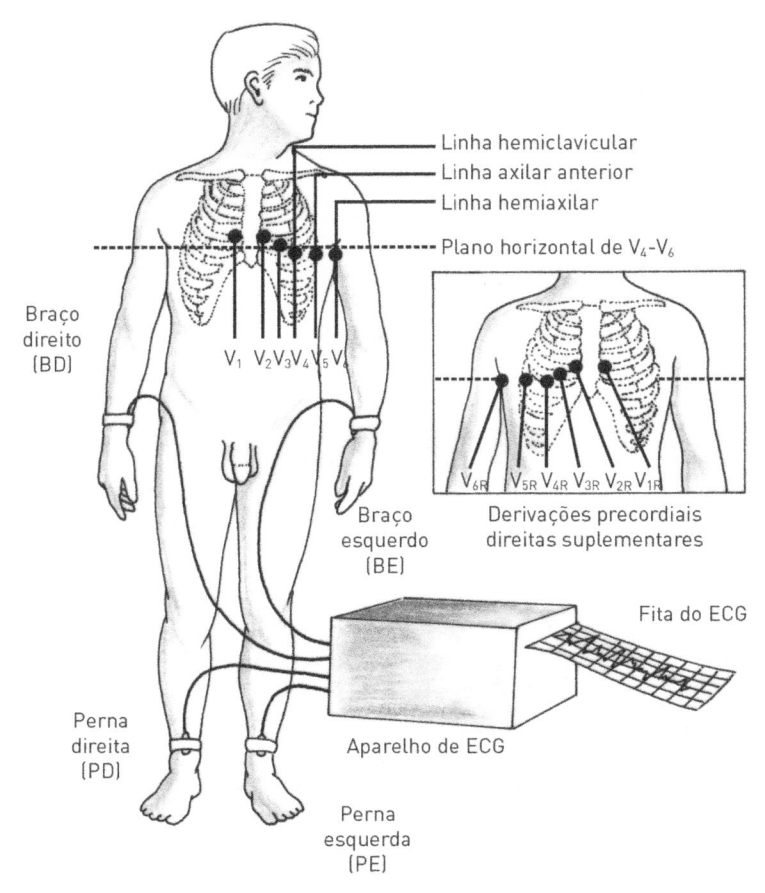

Figura 48.2
Posicionamento do equipamento de ECG no paciente imóvel e em decúbito dorsal.

leituras, vigiando a circulação na extremidade na qual a leitura está sendo obtida.
- Instalar o manguito na panturrilha quando a verificação for nos membros inferiores.
- Comunicar alterações na medida, em comparação com as anteriores:
  – hipotensão ou hipertensão
- Elevar a cabeceira ante sinais de hipertensão, se possível.
- Colocar o paciente em Trendelenburg ante sinais de hipotensão, se possível.

Não colocar o manguito no membro com FAV na extremidade ou em caso de mastectomia prévia.

- Tornar a medir, caso exista alguma anormalidade e seja realizado algum procedimento para retomar a normalidade. Caso tenha sido administrado algum medicamento, o tempo para a nova leitura deve ser adequado à via. Por exemplo, medicação via oral pode levar de 30 a 60 minutos

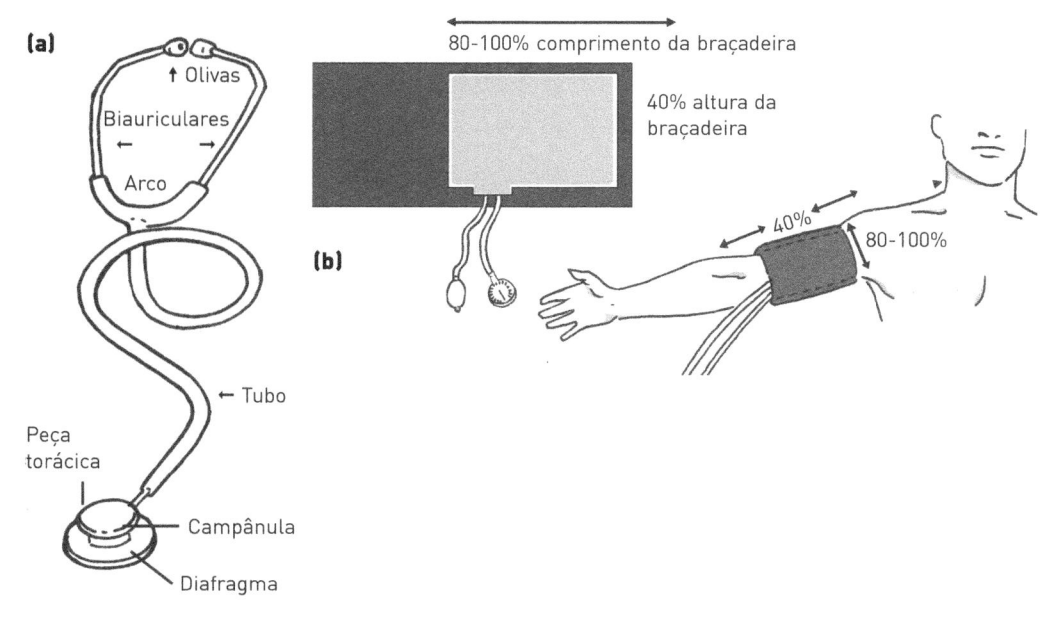

Figura 48.3
(a) Partes do estetoscópio. (b) Esfigmomanômetro para determinar o tamanho apropriado da braçadeira para medir a pressão, a largura da braçadeira deve equivaler a 40% da circunferência da porção intermediária do braço, e o comprimento, a no mínimo 80%.

para que se obtenha o efeito, já as medicações endovenosas têm efeito imediato ou em alguns minutos.

TEMPERATURA

A temperatura no interior do corpo é quase constante, com uma mínima variação mantida por um complexo sistema chamado termorregulador. É medida por meio do termômetro clínico ou por dispositivos adaptados aos monitores. O termômetro geralmente é utilizado sob a axila, podendo ser colocado na boca ou via retal, bem como na orelha, nos casos de termômetro timpânico (Fig. 48.4). As temperaturas medidas em locais diferentes apresentam resultados também diferentes.

CUIDADOS DE ENFERMAGEM (COLOCAÇÃO DO TERMÔMETRO)
- Secar a axila do paciente.
- Limpar o termômetro com algodão e álcool.
- Manter o termômetro sob a axila pelo tempo necessário para a leitura da temperatura (manter termômetros digitais até acionar o alarme).
- Retirar o termômetro e registrar no prontuário a temperatura do paciente.
- Comunicar e registrar anormalidades como:
  - temperatura igual ou inferior a 35°C
  - temperatura igual ou superior a 37,8°C
- Administrar antitérmico conforme prescrição.

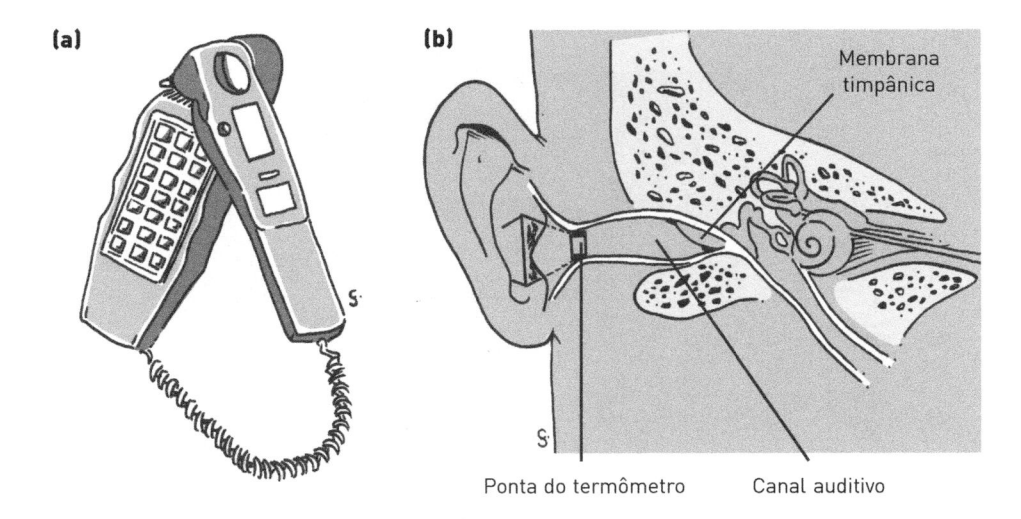

Figura 48.4
(a) Termômetro infravermelho timpânico. (b) A temperatura timpânica mais precisa é obtida colocando-se a sonda em direção ao terço ântero-inferior do canal auditivo.

- Aquecer o paciente com manta térmica e cobertores em caso de hipotermia.
- Tornar a medir, caso exista alguma anormalidade e seja realizado algum procedimento para retomar a normalidade. Caso tenha sido administrado algum medicamento, o tempo para a nova leitura deve ser correspondente à via. Por exemplo, uma medicação via oral pode levar de 30 a 60 minutos para que se obtenha o efeito, já as medicações endovenosas têm efeito imediato ou em alguns minutos.

FREQUÊNCIA RESPIRATÓRIA

A frequência respiratória pode alterar-se em função de vários fatores, como: estado emocional, idade, exercício físico e patologias; em média, em um adulto saudável, a FR é de 16 a 20 movimentos respiratórios por minuto.

No ritmo respiratório, observa-se a movimentação do tórax e do abdome. Em pessoas sadias, predomina a respiração torácica. Normalmente, a inspiração dura quase o mesmo tempo que a expiração, e os dois movimentos ocorrem com a mesma amplitude e intercalados por uma breve pausa. Quando uma dessas características se modifica, surgem os ritmos respiratórios anormais.

A contagem se faz observando e contando os movimentos respiratórios apresentados pelo paciente durante um minuto.

CUIDADOS DE ENFERMAGEM
- Ter o cuidado de medir a FR sem que o paciente perceba, pois, caso isso aconteça, haverá alteração.
- Observar cuidadosamente a frequência respiratória e comunicar sinais de:

- taquipneia
- bradipneia
- cianose
- ortopneia
- dispneia

As alterações respiratórias podem causar alterações na saturação de O_2.

→ MONITORAÇÃO INVASIVA

É a utilização de equipamentos que são colocados de maneira invasiva no leito vascular do paciente para a obtenção dos valores de alguns dos sinais vitais.

PRESSÃO ARTERIAL MÉDIA (PAM)

A cateterização das artérias periféricas, comumente a radial e eventualmente a femoral, tem sido utilizada para a monitoração. A PAM tem importância relevante na avaliação de alterações hemodinâmicas e na decisão a respeito da utilização de drogas vasoativas. A punção da artéria para instalação do sistema é um procedimento médico.

CUIDADOS DE ENFERMAGEM A PACIENTES COM INSERÇÃO DO SISTEMA DE PAM

- Comunicar ao paciente a necessidade do procedimento.
- Realizar tricotomia no local definido para a punção.
- Posicionar o local de forma favorável à punção.
- Manter o sistema permeável com solução fisiológica e heparina diluída através de *flush* em *bolus* de hora em hora.

Existem controvérsias com relação ao procedimento citado, devido aos riscos de embolização proximal ou AVC. É mais adequada a utilização da irrigação contínua do cateter com sistema de baixo fluxo.

- Observar a perfusão e o aquecimento da extremidade puncionada.

PRESSÃO VENOSA CENTRAL (PVC)

A pressão venosa central é a medida da pressão existente dentro do átrio direito ou nas grandes veias do tórax e depende *da ação* do coração, do retorno venoso e do tônus vascular. A medida da pressão de enchimento ventricular direito serve como meio de diagnóstico para as condições clínicas de desidratação ou hipervolemia.

Para que ocorra uma leitura real da PVC, é necessário que o líquido contido na coluna do equipo apresente oscilação conforme a respiração do paciente. A mensuração da PVC deve ser realizada nos intervalos da respiração, pois as alterações da pressão pleural interferem na pressão intraluminal da veia.

O valor normal, se a extremidade do cateter estiver no átrio direito, é de 2 a 6 cm de H_2O; se a extremidade do cateter estiver na veia cava, é de 5 a 11 cm de H_2O. Não há concordância quanto aos valores numéricos absolutos. Se a medida for instalada no monitor, a leitura se dará em mmHg.

Embora mais acessível, a coluna de água não oferece a mesma precisão que os transdutores eletrônicos mais sofisticados, principalmente quanto à capacidade de resposta às variações de pressão.

CUIDADOS DE ENFERMAGEM DURANTE A INSTALAÇÃO DA PVC

A instalação do sistema de PVC é feita pelo enfermeiro:

- Reunir o material necessário:
  - equipo de PVC
  - solução fisiológica de 250 mL

- uma régua para a medida do tórax do paciente e outra para estabelecer o ponto zero
- transdutor de pressão, preenchido com solução fisiológica se a medida for instalada no monitor
• Auxiliar no posicionamento do paciente (decúbito dorsal com leito reto) (Fig. 48.5).

Caso o paciente não possa ser colocado nessa posição, a posição de instalação deve ser marcada no leito e relatada em evolução.

CUIDADOS DE ENFERMAGEM NA VERIFICAÇÃO DA PVC
• Lavar as mãos.
• Explicar o procedimento ao paciente.
• Posicionar o paciente em decúbito dorsal e com a cabeceira do leito reta ou ao nível da medida em que foi realizada a instalação.
• Suspender temporariamente as infusões da via central e abrir as pinças do equipo de PVC.
• Encher a coluna do equipo de soro e adaptar a ponta ao cateter central.
• Observar a descida da coluna de solução fisiológica na régua; o local onde parar a oscilação indica a medida apresentada pelo paciente.
• Reavaliar a permeabilidade do cateter caso a coluna de água demore muito para movimentar-se.
• Registrar a leitura e fechar o sistema, abrir a solução venosa anterior.

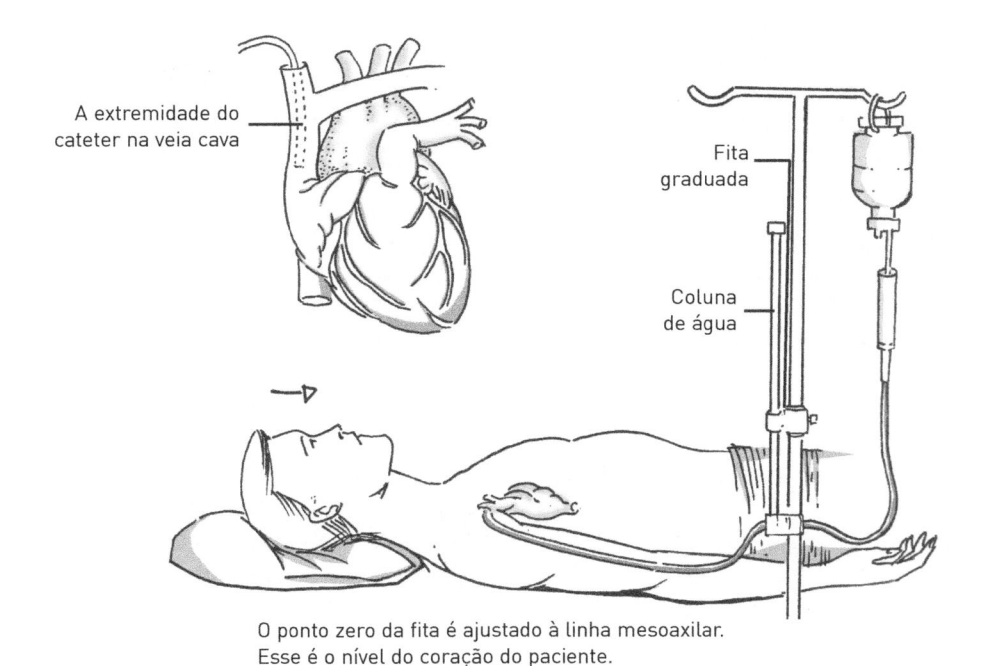

O ponto zero da fita é ajustado à linha mesoaxilar. Esse é o nível do coração do paciente.

Figura 48.5
Linha de instalação e verificação da PVC com manômetro.

- Comunicar sempre que a pressão estiver acima dos valores normais.
- Fazer uma pausa expiratória se o paciente estiver em ventilação mecânica.
- Trocar o equipo a cada 48 horas, ou conforme a rotina da instituição.

CATETER DE SWAN-GANZ

O débito cardíaco é o volume de sangue, em litros, que é bombeado para a circulação sistêmica e pulmonar a cada minuto, podendo ser verificado com a utilização do cateter de Swan-Ganz, instrumento que permite a avaliação clínica do estado hemodinâmico, metabólico e fisiológico dos pacientes criticamente enfermos.

A monitoração hemodinâmica fornece informações sobre as pressões intravasculares. Os parâmetros hemodinâmicos obtidos são pressão da artéria pulmonar, pressão de oclusão do capilar pulmonar e pressão venosa central, além dos parâmetros derivados e obtidos a partir de fórmulas ou da programação do equipamento: resistência vascular sistêmica, resistência vascular pulmonar, trabalho sistólico dos ventrículos direito e esquerdo e débito cardíaco.

O cateter de Swan-Ganz é inserido no paciente pelas vias subclávia, jugular, braquial ou femoral; a via de escolha e o procedimento são responsabilidades do médico.

O cateter é adaptado com transdutor de pressão ao monitor, no qual uma tela permite visualizar uma curva pressórica com os dados necessários para a avaliação dos parâmetros clínicos do paciente (Fig. 48.6).

CUIDADOS DE ENFERMAGEM NA INSTALAÇÃO DE CATETER DE SWAN-GANZ

- Providenciar material:
  - bandeja de punção
  - campos e avental estéril
  - luvas e gazes
  - solução antisséptica
  - anestésico local
  - seringas e agulhas
  - *kit* introdutor
  - fio de sutura
  - cateter de Swan-Ganz
- Manter o paciente em decúbito dorsal.
- Realizar tricotomia, se necessário.
- Equipar um frasco de solução fisiológica para manter a bainha permeável.
- Equipar um frasco de solução fisiológica para manter via proximal permeável.
- Manter solução fisiológica com heparina a 10 mL/h em bomba de infusão; não utilizar via amarela (distal) para administrar outras infusões.
- Na via azul (proximal), evitar administrar drogas vasoativas, utilizá-la para medicação em *bolus* e para manter solução fisiológica.
- Dar preferência à administração da medicação na bainha. Existem modelos de introdutores com dois acessos venosos.
- Observar para que o balonete da seringa, que permanece fixa, não permaneça inflado.
- Observar e comunicar a presença de sangue ao redor da seringa; isso indica que o balonete está rompido.
- Observar e comunicar edema ou sinais de infecção na inserção do cateter.

Como todo método invasivo, e em função de sua grande manipulação, o cateter deve ser retirado assim que o paciente apresentar uma resposta satisfatória ao tratamento, sendo do médico a decisão sobre a sua retirada, e o procedimento de retirada compete ao enfermeiro. Deve-se então:

- Tracionar lentamente o cateter, observando o traçado eletrocardiográfico no monitor, suspendendo a retirada mediante a presença de arritmias ou de resistência e comunicar ao médico a intercorrência.

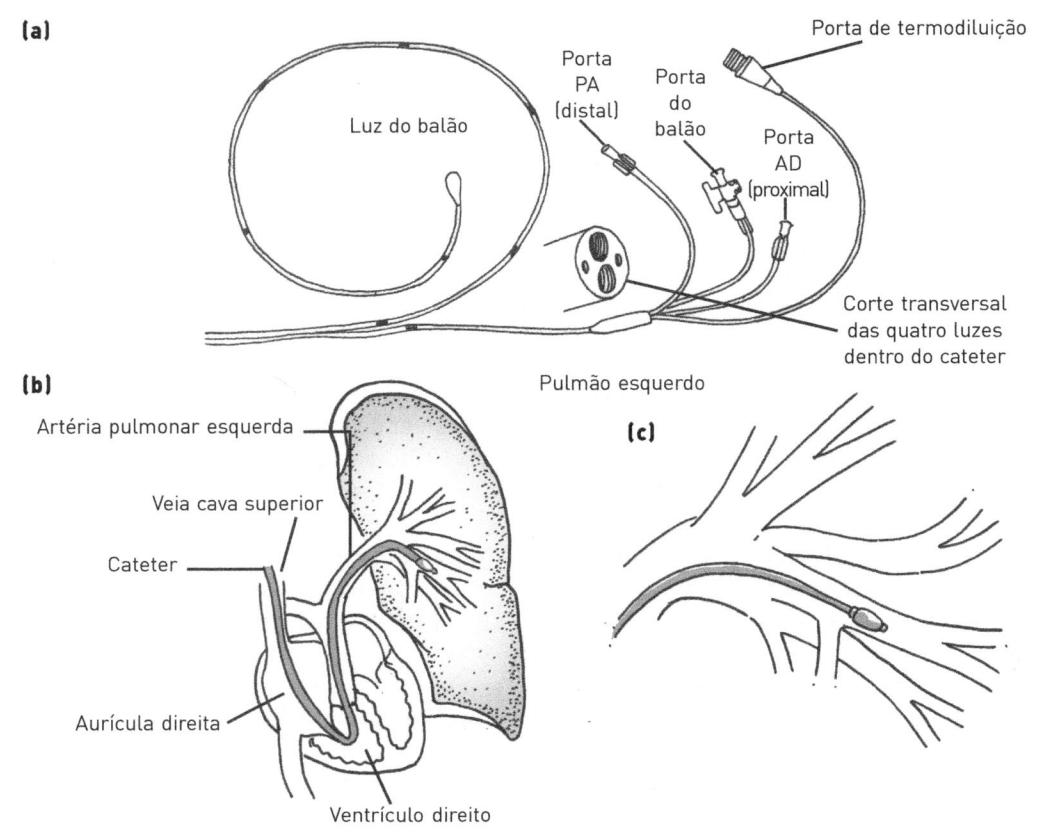

Figura 48.6
(a) Cateter de Swan-Ganz. (b) Localização do cateter. (c) Local de fixação do cateter.

PRESSÃO INTRACRANIANA (PIC)

A pressão intracraniana (PIC) é a pressão produzida pelo tecido cerebral, pelo LCE e pelo sangue no interior do crânio. O volume do conteúdo intracraniano é a soma dos volumes do cérebro (80 a 88%), do líquido cerebrospinal (LCE – 9 a 10%) e do volume vascular (2 a 11%). Normalmente, pequenos aumentos em um dos componentes do volume cerebral são compensados por uma diminuição em outro, mantendo o volume intracraniano total constante e a PIC normal.

A PIC normal varia de 3 a 15 mmHg, ou 60 a 180 cm de H_2O. A elevação da PIC é prejudicial por reduzir a pressão de perfusão cerebral (PPC), comprometendo, assim, o fluxo sanguíneo cerebral. A complacência reflete a reserva intracraniana ou o espaço disponível dentro do sistema; é ela que nos permite tossir e contorcer sem que haja aumentos da PIC.

Em vigência de algumas anormalidades, como traumatismos e edema cerebral, o cérebro fica "apertado" e essas mesmas manobras fisiológicas não são bem toleradas, produzindo alterações importantes na PIC.

A monitoração da PIC tornou-se possível no início de 1960, quando Lundergerg mediu a pressão do fluido ventricular cerebral por meio de um cateter acoplado a um transdutor de pressão (Fig. 48.7).

O cateter é nomeado conforme a sua posição na caixa craniana:

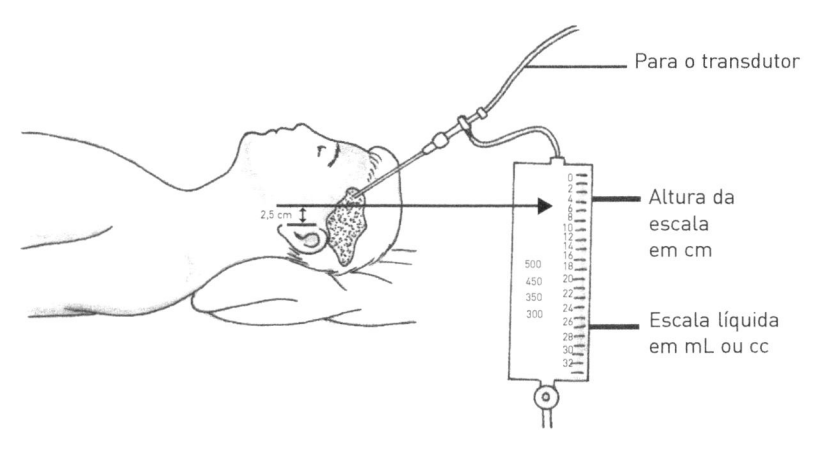

Figura 48.7
Monitoração da PIC.

- **Epidural**: requer a instalação de um transdutor epidural entre a dura-máter e o crânio.
- **Subaracnoide**: é a colocação de um parafuso através de um orifício no crânio, no espaço subaracnoide.
- **Intraventricular**: um cateter é inserido no corno anterior do ventrículo cerebral, no lado não dominante sempre que possível. É o método mais fiel para medir a PIC, e o cateter pode ser utilizado para drenar LCE, para exames ou, em volumes maiores, para diminuir a PIC elevada. A implantação dos captores de PIC, no método intraventricular, é realizada no bloco cirúrgico, e os demais métodos podem ser realizados à beira do leito com técnica asséptica.

São causas potenciais da elevação da PIC:

- **Hematoma**: epidural, subdural, intracerebral.
- **Edema cerebral**: por TCE, infecções, aneurisma roto e encefalopatias metabólicas.
- **Isquemia global**: por PCR, choque e afogamento.
- **Isquemia focal**: por oclusões vasculares, TCE e tumores intracranianos.
- **Dilatação da artéria (vasodilatação)**: por TCE, hipercapnia, hipoxia, drogas, hipertermia e perda da autorregulação cerebral.
- **Distensão venosa**: por obstrução ou compressão do fluxo venoso.
- **Acúmulo de LCE**: pode resultar de produção aumentada, reabsorção diminuída ou fluxo bloqueado do líquido cerebrospinal.

CUIDADOS DE ENFERMAGEM COM A IMPLANTAÇÃO DO SISTEMA À BEIRA DO LEITO

- Reunir material:
  - bandeja cirúrgica
  - campos e aventais estéreis
  - luvas estéreis
  - gazes e compressas
  - parafuso esterilizado ou cateter epidural
  - solução antisséptica
  - anestésico local
  - fios de sutura
  - transdutor de pressão e monitor
- Tricotomizar o couro cabeludo do paciente.
- Manter cabeceira do leito elevada a 30° e em decúbito dorsal.

CUIDADOS DE ENFERMAGEM AO PACIENTE COM PIC

A instalação das linhas, a leitura e a calibragem do sistema à beira do leito são cuidados que podem ser executados pelo enfermeiro ou conforme a rotina institucional. Cabe ainda à enfermagem:

- Verificar e comunicar presença de vazamento de líquido na inserção do cateter ou parafuso.
- Manter um intervalo de 15 minutos entre os cuidados de enfermagem.
- Comunicar qualquer alteração de parâmetros compatível com uma perfusão cerebral anormal.
- Manter o curativo seco.
- Evitar manobras de Valsalva.
- Manter sonda nasogástrica permeável.
- Hiperventilar e pré-oxigenar o paciente antes das aspirações.
- Realizar as aspirações de curta duração, observando a curva da PIC quanto ao tipo e à duração.
- Evitar alternar o decúbito do paciente logo após a aspiração das secreções.
- Manter a cabeceira do leito acima de 30º, nível apropriado para melhorar a perfusão cerebral.
- Manter posição sem flexões ou extensões extremas, evitando a obstrução do retorno venoso.
- Auxiliar na movimentação no leito.
- Realizar a drenagem do LCE através do cateter para PIC, quando apropriado.
- Administrar diuréticos e esteroides, conforme prescrição.
- Medir diurese e realizar balanço hídrico rigoroso.

CAPÍTULO 49

CUIDADOS DE ENFERMAGEM A INDIVÍDUOS INTUBADOS E EM VENTILAÇÃO MECÂNICA

INTUBAÇÃO ENDOTRAQUEAL
VENTILAÇÃO MECÂNICA
TRAQUEOSTOMIA

➜ INTUBAÇÃO ENDOTRAQUEAL

A intubação endotraqueal nas emergências é um procedimento de suporte avançado de vida em que o médico, com a ajuda de um laringoscópio, visualiza a laringe e, através dela, introduz um tubo na traqueia (tubo endotraqueal). A intubação endotraqueal fornece um controle definitivo das vias aéreas por mantê-las patentes, garantir a oferta de altas concentrações de oxigênio, isolar e proteger as vias aéreas da aspiração do conteúdo estomacal ou de outras substâncias na boca, garganta ou vias aéreas superiores e permitir a aspiração eficaz da traqueia. Possibilita que seja instituída a *ventilação mecânica*, ou seja, a ventilação dos *pulmões* (respiração) mediante o uso de aparelhos.

Existem indicações para a intubação endotraqueal, que são a PCR, a incapacidade de um paciente consciente respirar adequadamente e a necessidade de proteção de vias aéreas, como nos casos de coma, arreflexia ou risco de aspiração de conteúdo gástrico (vômitos) (Fig. 49.1).

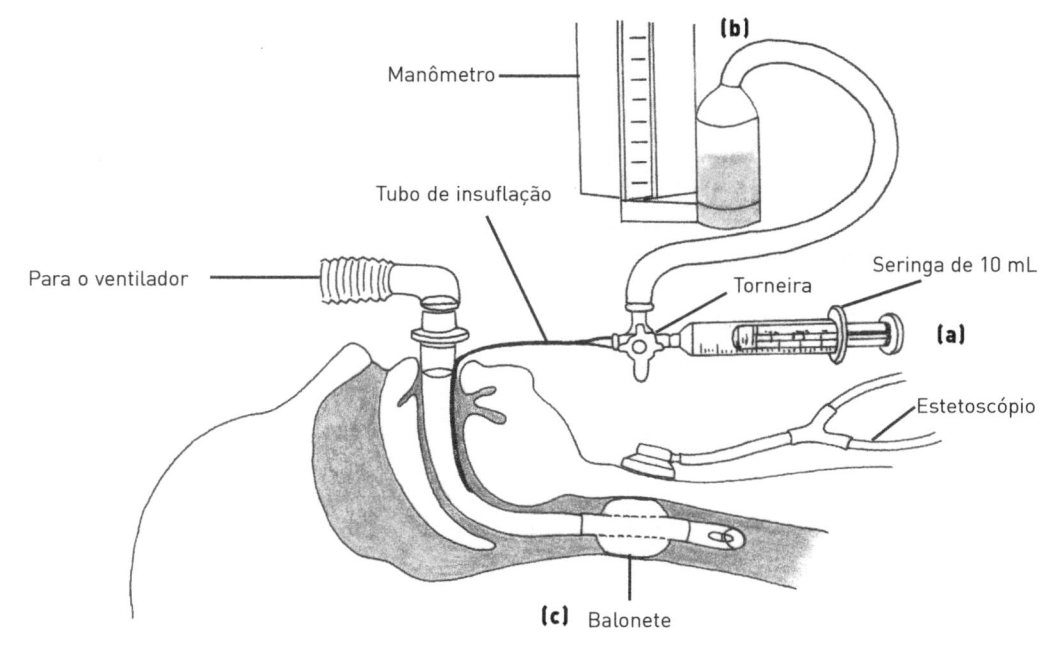

Figura 49.1
Paciente intubado. (a) Seringa para inflar balonete. (b) Manômetro para medir pressão de oclusão da traqueia. (c) Balonete.

CUIDADOS DE ENFERMAGEM DURANTE O PROCEDIMENTO DE INTUBAÇÃO ENDOTRAQUEAL

A intubação endotraqueal é realizada pelo médico, cabendo à enfermagem:

- Reunir material necessário:
  - laringoscópio testado com boas condições de iluminação
  - uso de EPI, óculos, máscara e luvas protetoras para todos que estiverem próximos e auxiliando no procedimento
  - luvas de procedimento e estéreis
  - cadarço para fixação do tubo
  - sonda de aspiração e luvas descartáveis
  - seringa para inflar o balonete
  - xilocaína gel
  - sistema de aspiração testado
  - medicação sedativa aspirada em seringa
  - Ambu com máscara, conectado a uma fonte de oxigênio
- Posicionar o paciente em decúbito dorsal, dando preferência à cabeceira baixa.
- Testar o balonete do tubo, inflando-o com uma seringa.
- Aspirar secreções ou possíveis vômitos para melhorar a visibilidade do trajeto endotraqueal.
- Manter o procedimento estéril em todas as etapas.

CUIDADOS DE ENFERMAGEM COM A FIXAÇÃO DO TUBO E A MEDIDA DA PRESSÃO DO BALONETE INFLÁVEL

- Medir a pressão do balonete com manômetro, mantendo entre 20 e 26 mmHg, impedindo escape aéreo.

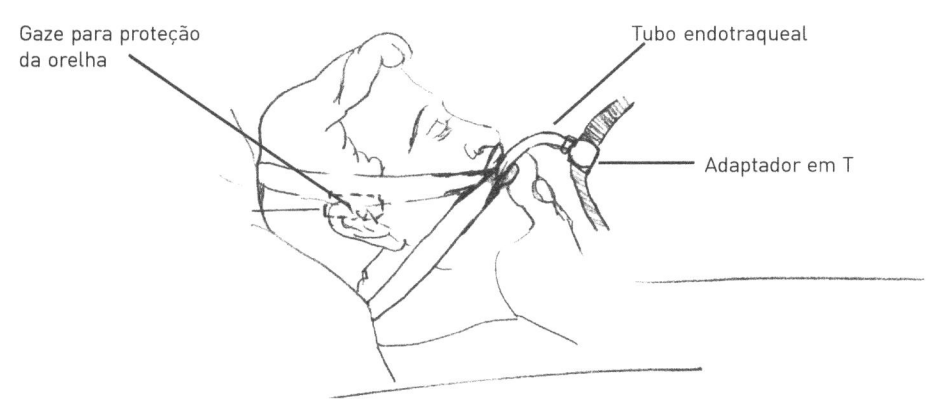

Figura 49.2
Fixação do tubo endotraqueal com tira de fita ou cadarço.

- Fixar o tubo com cadarço acima das orelhas, utilizando gazes sob o cadarço, prevenindo escaras (Fig. 49.2).
- Observar e registrar o número do tubo na comissura labial, após a realização do raio X para certificar-se do posicionamento adequado deste.

> Conforme o diâmetro do tubo, o balonete exige um volume de ar para ocluir a traqueia do paciente. Essa pressão pode ser mensurada rotineiramente com o manômetro para evitar isquemia posterior na mucosa endotraqueal pelo excesso de ar mantido no balonete.

COMPLICAÇÕES ASSOCIADAS AO PROCEDIMENTO DE INTUBAÇÃO ENDOTRAQUEAL

Imediatas:
- Defeitos congênitos ou obstrução total.
- Traumatismos no ato da intubação:
  - apneia secundária à inibição respiratória
  - broncoespasmo
  - fratura dentária
- Aspiração de sangue ou vômito durante a intubação.
- Intubação seletiva (tubo desviado a um só pulmão) por deslizamento do tubo e consequente colapso do pulmão não ventilado.
- Lesões irreversíveis das cordas vocais.

Tardias:
- Traqueomalacia (perda do suporte cartilagíneo da parede traqueal).
- Severa isquemia das paredes da traqueia devida à pressão excessiva no balonete; essa lesão, ao cicatrizar, causará estenose na luz traqueal ou formação de fístula esôfago-traqueal.
- Estenose de traqueia.
- Oclusão do tubo por secreção espessa.

CUIDADOS DE ENFERMAGEM NO PROCEDIMENTO DE ASPIRAÇÃO DO PACIENTE INTUBADO (SISTEMA ABERTO)

Essa técnica deverá ser asséptica, para evitar o desenvolvimento de infecções pulmonares.
- Reunir o material necessário:
  - luvas de procedimentos e estéreis
  - Ambu

- soro fisiológico
- sonda de aspiração
- seringas de 10 mL
- agulhas 40 × 12
- gazes estéreis
- material de EPI (luvas de procedimento, óculos, máscara)
- Lavar bem as mãos.
- Comunicar ao paciente o procedimento que será realizado.
- Posicionar o paciente em decúbito dorsal com sua cooperação, se possível.
- Revisar o sistema de aspiração, testando seu funcionamento, evitando, assim, ter de interromper o procedimento.
- Preparar a seringa com soro fisiológico aspirado para fluidificar as secreções com técnica asséptica.
- Colocar luvas, óculos e máscara (na mão predominante, que irá segurar a sonda de aspiração, colocar luva estéril).
- Adaptar a sonda ao látex de aspiração. Solicitar a um colega que realize a desconexão do tubo, dando preferência para que o procedimento seja feito por duas pessoas.
- Introduzir a sonda no tubo e aspirar suavemente.
- Fluidificar as secreções, instilando de 2 a 3 mL de soro; ventilar com Ambu 4 ou 5 vezes antes da aspiração para evitar hipoxemia e mobilizar as secreções.

Existem controvérsias quanto ao uso da solução fisiológica e do ambu durante a aspiração endotraqueal.

- Repetir o procedimento até perceber que não há mais secreção, não ultrapassando 10 segundos em cada aspiração.
- Observar a frequência cardíaca, pois pode ocorrer bradicardia pelo estímulo vagal.
- Limpar o sistema com soro, deixando pronto para o próximo uso.
- Deixar o ambiente em ordem.
- Registrar o procedimento no prontuário, descrevendo a quantidade e o aspecto das secreções.

COMPLICAÇÕES POSSÍVEIS NA ASPIRAÇÃO ENDOTRAQUEAL

- Hipoxemia
- Atelectasia
- Trauma de via aérea
- Contaminação
- Arritmias cardíacas
- Aumento da pressão intracraniana
- Tosse e broncoespasmo

É importante manter um oxímetro no paciente durante a aspiração, interromper o procedimento se ocorrerem sinais de hipoxemia ou aumentar a FiO_2, se a rotina permitir, antes, durante e após o procedimento, por cerca de 5 minutos, inibindo as possíveis arritmias cardíacas relacionadas ao procedimento. A contaminação é desfavorecida se houver a possibilidade de utilizar sistema fechado de aspiração.

A atelectasia, ou trauma da via aérea, pode ser contornada com a utilização de sonda e força de sucção adequadas a cada paciente.

VENTILAÇÃO MECÂNICA

Os primeiros ventiladores mecânicos foram denominados "pulmões artificiais", desenvolvidos no início da década de 1950 em decorrência da epidemia de poliomielite que ocorreu na Escandinávia e nos Estados Unidos.

A ventilação mecânica é indicada sempre que a respiração espontânea não for suficiente para manter a vida, como na presença de insuficiência respiratória grave, e tem como objetivo melhorar as trocas gasosas, aliviar o estresse respiratório e prevenir ou evitar atelectasias.

Esse método de respiração artificial requer um aparelho mecânico para melhorar ou suprir totalmente as funções dos pulmões.

A ventilação de pressão positiva pode ser fornecida por:

- **Respirador manual:** bolsa de ressuscitação autoinflável (Ambu).
- **Máscara facial:** ideal para a prevenção de infecções pelo fato de ser não invasiva, mas indicada por curto período de tempo pela dificuldade de adaptação do paciente.

Os respiradores de pressão positiva convencionais podem ser:

- **Ciclados a pressão:** funcionam com uma fonte de gás, ar e/ou oxigênio, que são encaminhados às vias aéreas do paciente até que a pressão preestabelecida seja atingida, então uma válvula de controle é fechada, sendo aberta a válvula expiratória, que dá vazão à saída de ar de forma passiva. Atualmente se dá preferência aos ciclados a volume.
- **Ciclados a volume:** acionados por energia elétrica; o oxigênio é fornecido na concentração desejada, ligado a duas fontes de gás, oxigênio e ar comprimido. O ar é encaminhado ao paciente por um fole. Existe um sistema de alarme previamente ajustado para ser acionado ante a falta de fluxo, de ar, de oxigênio e ante excesso de pressão. Permitem maior controle devido aos seguintes recursos:
    - **PIP:** pressão inspiratória positiva
    - **PEEP:** pressão de esforço expiratório positivo (pressão positiva ao fim da respiração)
    - **IMV:** ventilação mandatória intermitente. Permite que o paciente respire espontaneamente entre as respirações, com ou sem assistência (controlada ou assistida)
    - **VAC:** volume de ar corrente
    - **FiO$_2$:** fração inspiratória de oxigênio (na respiração espontânea é de 21%). É a concentração de oxigênio que está sendo fornecida pelo respirador. Deve ser mantida abaixo de 60%, ou em nível suficiente para manter uma saturação de 90%
    - **CPAP:** é definida como uma pressão acima da atmosfera, mantida no nível da abertura das vias aéreas através de todo o ciclo respiratório durante a respiração espontânea. O paciente tem de executar todo o trabalho da respiração sem ajuda, é ele que controla tanto a frequência quanto o volume corrente. Utiliza-se a máscara facial ou essa modalidade ventilatória mesmo com o paciente intubado. É a respiração com pressão positiva constante nas vias aéreas
- **Ventilação assistida:** o equipamento assume parte da função de inalação, com o paciente mantendo o controle da respiração espontânea.
- **BIPAP:** modo ventilatório para respiração espontânea e pressão positiva contínua das vias aéreas com dois níveis diferentes de pressão.

> Todo o processo de ajuste ventilatório é realizado pelo médico por meio do controle rigoroso dos gases sanguíneos obtidos na gasometria arterial, do padrão radiológico, da evolução clínica e da hemodinâmica do paciente, nos quais são ajustados individualmente os parâmetros respiratórios.

A temperatura e a umidificação inspiratória são mantidas com a utilização do filtro, que atua como protetor bacteriano e viral, adaptado na extremidade do sistema mecânico de ventilação.

CUIDADOS DE ENFERMAGEM
- Manter-se atento aos alarmes do equipamento.
- Manter as tubulações externas (circuitos ou traqueias) adequadamente conectadas.
- Manter as tubulações externas (circuitos ou traqueias) limpas e livres de secreções.

> As tubulações são desconectadas e a sujidade e a secreção são retiradas com escovação manual. As tubulações são, então, deixadas em solução esterilizante conforme o tempo indicado de cada produto e a orientação do serviço de controle de infecção. Em seguida, remove-se o produto da superfície das tubulações, e essas são colocadas para secar ao ar ambiente.

O filtro deve ser trocado a cada 24 horas, sendo que a troca e a limpeza das tubulações (traqueias) devem ser feitas a cada sete dias, ou conforme a rotina da instituição.

Atualmente, material descartável é muito utilizado, o que facilita a individualidade do uso e impede a ocorrência de infecções cruzadas.

COMPLICAÇÕES ASSOCIADAS À VENTILAÇÃO MECÂNICA
- Pneumotórax hipertensivo.
- Dependência do ventilador, principalmente em pacientes portadores de DPOC severa.
- Ventilação desajustada.

DESMAME VENTILATÓRIO
É uma fase da ventilação mecânica na qual se inicia a retirada gradual do respirador e o paciente retoma as suas funções fisiológicas de ventilação.

Os equipamentos de ventilação mecânica ciclados a volume com suporte pressórico permitem um controle mais preciso do desmame, mas não dispensam a presença física ininterrupta do médico e da enfermagem ao lado do paciente, presença esta que não pode ser substituída pelos recursos tecnológicos incorporados aos ventiladores modernos. O estresse psicológico do paciente é atenuado pela informação e o apoio constante que lhes são oferecidos, bem como por sua colaboração efetiva nesse processo.

CUIDADOS DE ENFERMAGEM DURANTE O DESMAME
- Observar queda de saturação de O_2, caso ocorra:
  – comunicar saturação < 90%
- Observar presença de má perfusão periférica:
  – extremidades frias
  – cianose
- Comunicar sinais de uso da musculatura acessória:
  – presença de tiragens intercostais, supraesternal, retração torácica

EXTUBAÇÃO
A extubação é a retirada da via aérea artificial. O paciente deve apresentar-se com estabilidade hemodinâmica, expressa por boa perfusão tecidual, independência de vasopressores e ausência de insuficiência coronariana descompensada ou arritmias com repercussão hemodinâmica. A decisão de extubar o paciente é definida pelo médico, porém, tanto ele quanto

o enfermeiro ou fisioterapeuta podem fazer a retirada do tubo.

CUIDADOS DE ENFERMAGEM DURANTE O PROCEDIMENTO DE EXTUBAÇÃO

- Reunir o material necessário:
  - luvas de procedimento
  - seringa
  - sonda de aspiração
  - cateter de oxigênio
  - oxímetro de pulso
  - papel toalha ou campo de tecido
- Instalar cateter de oxigênio no paciente.
- Instalar um oxímetro de pulso no dedo de uma das mãos do paciente.
- Aspirar as secreções presentes no tubo e na orofaringe.
- Soltar o cadarço de fixação.
- Desinflar o balonete com a seringa e retirar o tubo com a cooperação do paciente consciente.
- Estimular o paciente a tossir e eliminar a secreção residual.

CUIDADOS DE ENFERMAGEM APÓS A EXTUBAÇÃO

- Observar o esforço respiratório e comunicar ao médico se:
  - frequência respiratória < 12 ou > 35 mpm
  - frequência cardíaca < 50 ou > 110 bpm
  - oximetria de pulso abaixo de 90%
- Registrar os sinais vitais e a oximetria em prontuário.
- Permanecer próximo ao paciente, dando apoio emocional e auxílio diante de qualquer intercorrência, como, por exemplo, vômito.
- Realizar higiene oral.
- Deixar o paciente confortável.

- Manter próximo ao paciente material de ventilação manual, Ambu ou máscara de CPAP para eventual auxílio.

TRAQUEOSTOMIA

A traqueostomia é uma abertura feita cirurgicamente entre dois anéis da traqueia, ao nível da linha média do pescoço e abaixo da cartilagem cricoide, com a introdução de uma cânula que mantém o orifício aberto para permitir que o paciente respire. É indicada em emergências respiratórias e nas intubações prolongadas. O objetivo é não prejudicar as cordas vocais do paciente ao passar o tubo de ar.

Já a traqueostomia, nas intubações prolongadas, oferece maior conforto para o paciente devido ao menor risco de deslocamento que ocorre com relação ao tubo, facilitando também a limpeza das vias aéreas. O procedimento pode ser eletivamente programado ou ocorrer de urgência. A permanência da traqueostomia pode ser transitória ou definitiva, sendo importante manter, sempre que possível, o paciente informado ou esclarecer a família.

CUIDADOS DE ENFERMAGEM DURANTE A INSTALAÇÃO DA TRAQUEOSTOMIA

- Reunir o material necessário:
  - seringas
  - bandeja cirúrgica
  - lâmina de bisturi
  - luvas estéreis
  - antisséptico
  - fio cirúrgico
  - campos estéreis
  - gazes
  - cânula de traqueostomia adequada às características físicas do paciente
  - sistema de aspiração testado

- Posicionar o paciente em decúbito dorsal.
- Colocar coxins sob os ombros do paciente para manter a cabeça e o pescoço em hiperestensão.
- Manter material estéril.

COMPLICAÇÕES DA TRAQUEOSTOMIA

Imediatas
- Hemorragia
- Enfisema subcutâneo
- Perfuração esofágica
- Lesão da cartilagem cricoide
- Lesão da inervação laríngea

Tardias
- Fístula traqueoesofágica
- Infecção
- Deslocamento da cânula
- Obstrução da cânula por secreção
- Estenose traqueal
- Traqueomalacia (há destruição dos anéis cartilagíneos, levando à dilatação fusiforme da traqueia)
- Erosão da parede da traqueia

CUIDADOS DE ENFERMAGEM AO PACIENTE TRAQUEOSTOMIZADO

- Trocar o curativo de 6 em 6 horas, ou conforme a rotina.
- Realizar a troca da fixação da cânula uma vez ao dia.
- Medir a pressão do balonete a cada 6 horas e registrar em prontuário.

É indicada para a aspiração das secreções uma sonda de borracha esterilizada, devendo-se ter muito cuidado com a possibilidade de lesão na traqueia durante a aspiração. O procedimento de aspiração segue os mesmos passos da aspiração do tubo previamente citada (Fig. 49.3).

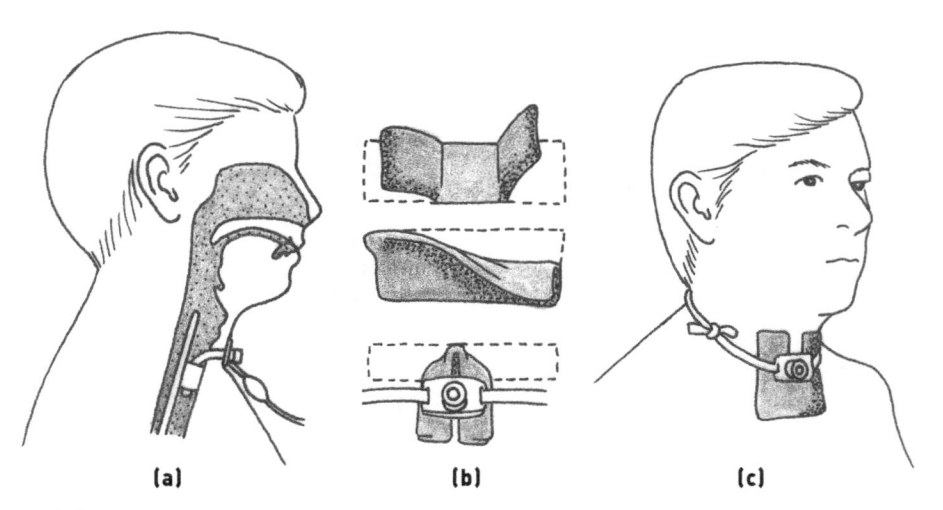

(a)   (b)   (c)

Figura 49.3
Curativo de traqueostomia.

CAPÍTULO **50**

CUIDADOS DE ENFERMAGEM A INDIVÍDUOS QUE NECESSITAM DE PROCEDIMENTOS ESPECIAIS NA UTI

SISTEMA DE DRENAGEM DE TÓRAX
TRATAMENTO DIALÍTICO
BALÃO INTRA-AÓRTICO (BIAO)
MARCA-PASSO PROVISÓRIO
CARDIOVERSÃO ELÉTRICA TERAPÊUTICA

SISTEMA DE DRENAGEM DE TÓRAX

A Guerra da Coreia marcou o início do uso dos tubos de drenagem pleural. Com a evolução da medicina, o seu uso sistemático em cirurgias da caixa torácica tornou-se um procedimento comum.

Os pulmões são estruturas elásticas cobertas por uma membrana serosa chamada de pleura visceral, que adere intimamente à superfície do pulmão e reveste suas fissuras. O outro folheto está aderido à parede do tórax, constituindo a pleura parietal. Em condições normais, as duas pleuras ficam em íntimo contato, separadas apenas por uma película de líquido seroso, que permite às membranas deslizarem uma sobre a outra facilmente, assim como as impede de se separarem. Em situações patológicas ocorre o acúmulo de substâncias no espaço intrapleural. A presença dessas substâncias patológicas restringe a expansão pulmonar, reduzindo a troca gasosa.

Diante dessas situações, pode ser indicada a drenagem torácica, que consiste na introdução de um dreno de tórax no espaço intrapleural para a retirada de gás (pneumotórax), líquidos (empiema, hemotórax) e/ou sólidos (quilotórax) da cavidade torácica ou do espaço mediastinal (nesse caso, denomina-se drenagem de mediastino).

Após uma cirurgia torácica, os drenos são utilizados para reexpandir o pulmão e remover todo o excesso de sangue e ar do local da cirurgia; sua colocação é feita, no momento do fechamento torácico.

Os drenos são transparentes, siliconizados e radiopacos, permitindo a visualização radiológica de seu posicionamento.

SISTEMA DE DRENAGEM SIMPLES

É a utilização de um sistema de drenagem composto por um frasco que necessita da força da gravidade e da mecânica da respiração para seu funcionamento. A haste vinda do paciente fica submersa em cerca de 2,5 cm de água destilada ou soro fisiológico. O frasco possui um orifício lateral de inserção do dreno para ter uma abertura atmosférica. A água atua como um selador, permitindo a drenagem, mas impedindo que entre ar no dreno (Fig. 50.1).

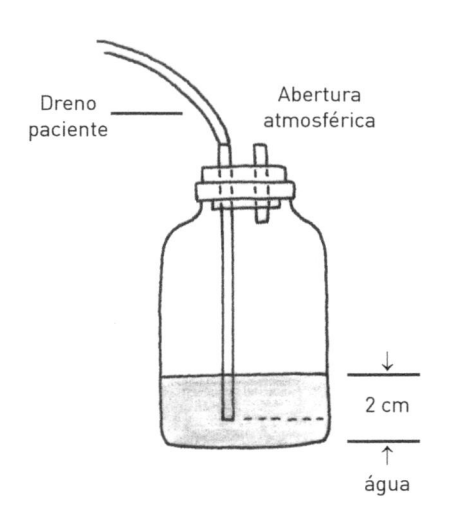

Figura 50.1
Sistema de drenagem simples.

SISTEMA DE DRENAGEM EM ASPIRAÇÃO CONTÍNUA

É utilizado quando há necessidade de forçar a saída de líquido ou ar da cavidade pleural. A aspiração cria pressão negativa, promovendo a drenagem além da gravidade normal.

Neste caso, o frasco coletor deverá possuir dois orifícios, para que mais um frasco seja adaptado a uma fonte de vácuo para aspiração contínua, com controle da intensidade de sucção empregada por uma válvula redutora. Esse frasco deve conter um volume de soro maior que o do primeiro, em torno de 20 cm (Fig. 50.2).

COMPLICAÇÕES EM CASO DE DRENAGEM

- Enfisema subcutâneo.
- Infecção do orifício do dreno e contaminação nas pleuras.

CUIDADOS DE ENFERMAGEM DURANTE O PROCEDIMENTO DE COLOCAÇÃO DE DRENO DE TÓRAX

A colocação do dreno de tórax é um procedimento médico que pode ser realizado na UTI ou no centro cirúrgico.

- Reunir o material necessário:
  - antisséptico
  - anestésico local (xilocaína 2% sem vasoconstritor)
  - dreno tubular com diâmetro de 5 a 12 mm
  - campos estéreis
  - luvas estéreis
  - bisturi
  - material de sutura
  - gazes estéreis
  - solução fisiológica
  - frasco coletor
  - frasco redutor (caso seja posto em aspiração)

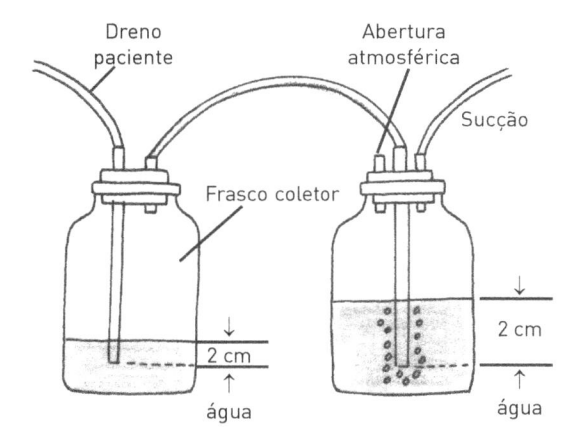

Figura 50.2
Sistema de drenagem em aspiração.

- Auxiliar no posicionamento do paciente.
- Alcançar materiais conforme solicitação do médico.

CUIDADOS DE ENFERMAGEM A PACIENTES COM DRENO DE TÓRAX

- Estimular exercícios respiratórios.
- Manter o leito semi-Fowler para facilitar a drenagem.
- Evitar a formação de alças nas tubulações.
- Identificar a quantidade de líquido mantido no frasco coletor.
- Cuidar para que o frasco permaneça bem fechado.
- Manter os frascos abaixo do nível do tórax do paciente.
- Evitar clampear os drenos durante o transporte.
- Estimular a mudança de decúbito.
- Medir em copo graduado e registrar o volume drenado nas trocas do líquido contido no frasco coletor, com o cuidado de fechar o dreno com pinça.
- Evitar o contato direto dos frascos com o piso.
- Massagear o dreno coletor em forma de ordenha para impedir a obstrução por coágulos ou fibrina.
- Medicar com analgésicos sempre que o paciente referir dor no local.
- Realizar troca do curativo do local de inserção uma vez ao dia.
- Comunicar alterações como presença de enfisema ou escape aéreo de borbulhas pelo dreno.

CUIDADOS DE ENFERMAGEM NA RETIRADA DO DRENO DE TÓRAX

Ao término da função do dreno, a sua retirada é definida e realizada pelo médico. À enfermagem cabe:

- Reunir o material necessário:
  - antisséptico tópico
  - gazes estéreis
  - luvas estéreis
  - lâmina de bisturi
  - solução fisiológica
  - material de curativo
- Abrir o material de curativo.
- Retirar o curativo oclusivo do tórax.
- Auxiliar o médico, se necessário.
- Retirar o dreno com um movimento rápido durante uma inspiração profunda do paciente, ocluindo o pertuito com as extremidades do fio fixo no tórax.

- Realizar curativo compressivo e observar o local.

TRATAMENTO DIALÍTICO

O tratamento dialítico tem por objetivo a substituição parcial ou total da função renal, a correção do metabolismo do organismo e a melhora da qualidade de vida do paciente com insuficiência renal. Consiste na remoção do excesso de líquidos e de substâncias acumuladas no organismo provenientes do metabolismo das células e da ingestão de alguns alimentos. Essas substâncias são prejudiciais ao organismo e, nas fases avançadas da doença, provocam sintomas como fraqueza, falta de apetite, náuseas e vômitos.

Pode ser realizado por meio de ultrafiltração, hemodiálise intermitente, diálise peritoneal ou hemodiálise venovenosa contínua ("hemolenta"), além de outros métodos.

Para se submeter ao tratamento dialítico, o paciente portador de insuficiência renal necessita de um acesso vascular, de preferência um cateter de duplo lúmen instalado nas veias subclávia, jugular ou femoral, sendo estes os cateteres de mais fácil acesso e de uso normalmente temporário. Outras vias de acesso para a doença crônica são os *shunts* arteriovenosos (fístulas arteriovenosas – FAV) e os cateteres de Tenkoff utilizados para diálise peritoneal por períodos mais longos.

DIÁLISE PERITONEAL INTERMITENTE (DPI)

Processo utilizado para retirar substâncias tóxicas acumuladas no sangue dos pacientes urêmicos. Consiste na infusão de uma solução estéril balanceada de íons e glicose no interior da cavidade abdominal do paciente, que, em contato com uma membrana biológica semipermeável (peritônio), dá início ao processo de filtragem das substâncias urêmicas. Pode ser realizada no ambiente hospitalar, na unidade de hemodiálise ou em casa, sendo que, neste caso, o paciente é orientado para o autocuidado. Essa modalidade é conhecida como CAPD (diálise peritoneal ambulatorial contínua).

Na UTI, o método é realizado à beira do leito, de onde o paciente normalmente está impossibilitado de sair devido à gravidade de sua condição e aos equipamentos nele adaptados.

CUIDADOS DE ENFERMAGEM NA INSTALAÇÃO DO CATETER

- Providenciar material:
  - bandeja de punção
  - campos e avental estéril
  - luvas e gazes
  - solução antisséptica
  - anestésico local
  - seringas e agulhas
  - *kit* introdutor
  - fio de sutura
- Manter cuidados para punção peritoneal.
- Manter o paciente em decúbito dorsal.
- Realizar tricotomia, se necessário.
- Preparar o banho de solução de diálise, conforme prescrição, e aquecer previamente a solução para administração conforme a rotina da instituição.

CUIDADOS DE ENFERMAGEM APÓS A INSTALAÇÃO DO CATETER

- Auxiliar o paciente a mudar de posição de um lado para outro.
- Elevar a cabeceira do leito periodicamente.
- Manter a infusão e a drenagem do líquido da diálise peritoneal; jamais empurrar o cateter.
- Verificar se há torção e bolhas de ar no tubo.
- Usar técnica asséptica rigorosa ao realizar as trocas ou esvaziar os recipientes de drenagem.

- Controlar a pressão arterial e o pulso a cada 15 minutos durante a primeira troca e monitorar a cada 1 hora o ritmo cardíaco quanto a sinais de arritmias.
- Verificar a temperatura do paciente a cada 4 horas (principalmente após a remoção do cateter).
- Monitorar alterações da condição hidroeletrolítica, sinais vitais e registro de ganhos e perdas (balanço hídrico).
- Avaliar edema, hipotensão e modificações do peso.
- Administrar medicamentos na solução da diálise, conforme prescrição.
- Observar e comunicar:
  - hipertermia
  - náuseas
  - vômitos
  - dor abdominal
  - sensibilidade dolorosa, construtura abdominal
  - drenagem de um dialisador de aspecto turvo
  - sangramento

HEMODIÁLISE INTERMITENTE

Procedimento que utiliza um equipamento dialisador (rim artificial) e uma solução contendo íons diluída em água previamente tratada. O sangue é obtido de um acesso vascular, unindo uma veia e uma artéria, e, por meio de uma bomba, é impulsionado até o filtro de diálise. No dialisador, o sangue circula por uma membrana sintética em contato com a solução de diálise e retorna purificado para o paciente, tratando o desequilíbrio eletrolítico e ácido-básico.

Essa modalidade de hemodiálise é prescrita conforme a necessidade do paciente, podendo ocorrer das seguintes maneiras:

- **Hemodiálise:** a solução de diálise passa pelo filtro, ocorrendo trocas de solutos com o sangue por difusão, ultrafiltração e convecção. Nesse processo, a quantidade de líquido removida é de 3 a 6 litros, levando de 3 a 5 horas em terapia convencional.
- **Hemofiltração:** não se usa a solução de diálise, ocorrendo somente a ultrafiltração e a convecção. É utilizado um dialisador de alto fluxo, ou seja, bastante permeável à água. Sendo assim, o volume de líquido retirado do paciente é de 30 a 50 litros por dia. É infundida uma solução de reposição para compensar essa enorme perda de volume.
- **Hemodiafiltração:** é a combinação de hemodiálise e hemofiltração. Usa-se solução de diálise e filtro de alto fluxo, permitindo uma ultrafiltração de 30 a 50 litros por dia, com a necessidade de utilizar solução de reposição.

CUIDADOS DE ENFERMAGEM

- Manter controle rigoroso dos sinais vitais.
- Manter controle de peso antes e depois da diálise, ou conforme a rotina.
- Manter antissepsia rigorosa para acesso vascular.
- Atentar para sinais de infecção no local de acesso vascular.
- Orientar para que o paciente comunique as seguintes queixas e transmiti-las:
  - dor no peito
  - cãibras
  - náuseas e vômitos
  - visão enuviada
- Monitorar e comunicar sinais e sintomas de reação:
  - calafrios
  - dispneia
  - dor no peito
  - lombalgia
  - dor no braço
  - erupção cutânea
  - febre
- Verificar se a máquina está rigorosamente regulada e com suas conexões devidamente encaixadas.

- Ter certeza de que a limpeza do material está correta.

TERAPIA DE SUBSTITUIÇÃO RENAL CONTÍNUA/HEMODIÁLISE CONTÍNUA/HEMOLENTA

A indicação desse processo dialítico está relacionada ao fato de ser um procedimento que causa menos instabilidade hemodinâmica aos pacientes. Executa-se o mesmo processo de hemodiálise intermitente, o que a diferencia é o emprego do líquido de diálise peritoneal estéril aquecido, infundido no dialisador por meio de um equipo, de forma lenta e contínua, com uma infusão de heparina também contínua em bomba, podendo permanecer de 48 a 72 horas, com indicação para a troca do sistema quando não houver a formação de trombos e obstrução por um período de até 72 horas de uso. A substituição das linhas e do capilar é realizada pelo enfermeiro (Fig. 50.3).

Como o acesso vascular pode ser arteriovenoso ou venovenoso, e o filtro utilizado po-

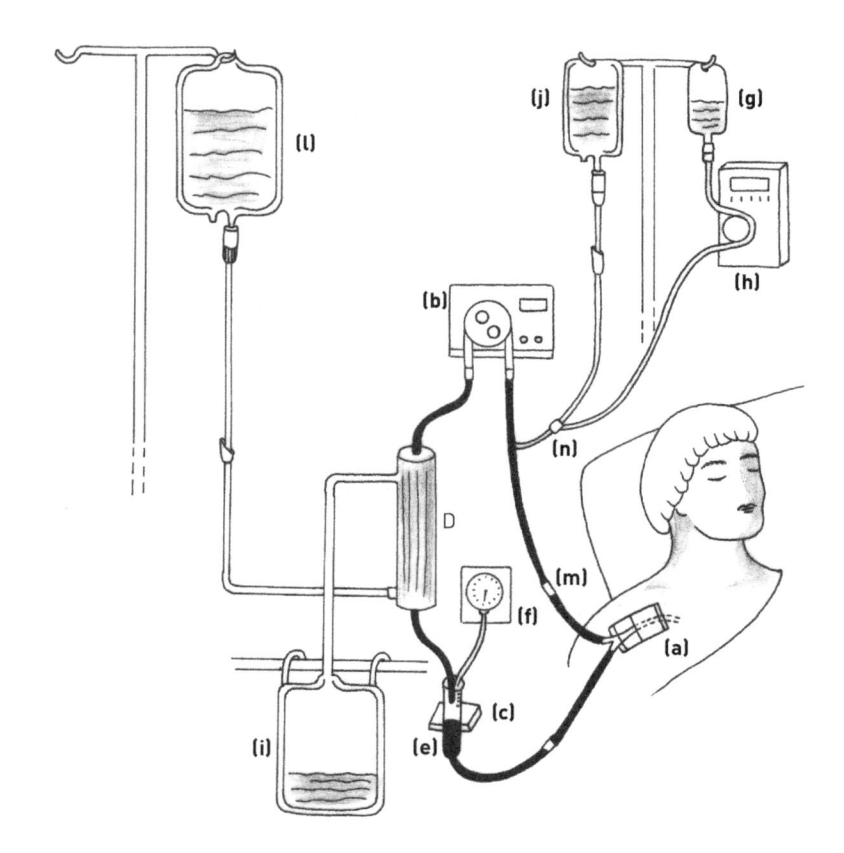

Figura 50.3
Hemodiálise venosa contínua. (a) Cateter venoso de duplo lúmen. (b) Bomba de sangue. (c) Catabolhas. (d) Hemodialisador. (e) Detector de bolhas. (f) Monitor de pressão venosa. (g) Solução de heparina ou citrato de sódio. (h) Bomba de infusão contínua de heparina ou citrato de sódio. (i) Bolsa coletora. (j) Solução. (l) Solução de diálise. (m) Local para coleta de sangue do paciente e administração de medicamentos. (n) Torneira de três vias.

de ser de diferentes permeabilidades, conforme o tipo de acesso e a modalidade da terapia, o processo pode ser denominado como:

- Hemodiálise arteriovenosa contínua (HDAVC)
- Hemodiálise venovenosa contínua (HDVVC)
- Hemofiltração venovenosa contínua (HVVC)
- Hemofiltração arteriovenosa contínua (HAVC)
- Hemodiafiltração venovenosa contínua (HDFVVC)
- Hemodiafiltração arteriovenosa contínua (HDFAVC)
- Ultrafiltração lenta contínua (UFCL)

CUIDADOS DE ENFERMAGEM
- Manter-se atento às conexões do sistema.
- Observar e comunicar a presença de bolhas.
- Realizar a troca da solução de diálise conforme a programação prescrita.
- Usar técnica asséptica rigorosa ao realizar as trocas ou esvaziar os recipientes de drenagem.
- Monitorar alterações da condição hidroeletrolítica, sinais vitais e registro de ganhos e perdas (balanço hídrico).

BALÃO INTRA-AÓRTICO (BIAO)

O procedimento é invasivo e tem o objetivo de dar suporte circulatório ao coração, promovendo a diminuição do trabalho ventricular e melhorar a perfusão das coronárias, sendo bastante eficaz em patologias que afetam o ventrículo esquerdo.

As indicações para o emprego do BIAO eram o choque cardiogênico ou os graus mais graves da insuficiência ventricular esquerda, angina instável e se ocorrer dificuldade de interromper a circulação extracorpórea após uma cirurgia cardíaca. Porém, as indicações foram ampliadas para profilaxia do choque cardiogênico, estabilização de pacientes em vias de receberem tratamento cirúrgico (revascularização) ou certos tipos de angioplastia coronariana. Também pode ser benéfico para pacientes em espera por transplante cardíaco e em outras situações como choque séptico, contusão miocárdica, injúria miocárdica sem necrose e choque induzido por drogas.

Comumente introduzido por técnica percutânea na via femoral, com anestesia local ou por dissecção, e nas vias axilar ou pela aorta ascendente (cirurgicamente). O procedimento é realizado pelo médico cirurgião ou hemodinamicista e a preferência é dada ao uso de fluoroscopia. A artéria selecionada para a inserção do balão deve ser calibrosa o suficiente para acomodar o cateter do balão e manter um fluxo sanguíneo distal, para preservar a irrigação do membro.

Sua permanência deve ser de poucos dias, por oferecer riscos de sérias complicações (Fig. 50.4).

CUIDADOS DE ENFERMAGEM COM A MANUTENÇÃO DO SISTEMA
- Inspecionar o local de inserção do cateter e comunicar:
    - hematoma
    - sangramento
    - dor
- Observar a extremidade do membro inferior e comunicar:
    - diminuição ou ausência de pulso pedioso
    - extremidade fria e cianótica
- Manter membro inferior imobilizado, orientando o paciente sobre a importância da cooperação e, se necessário, conter mecanicamente o membro.
- Impedir que o paciente flexione o membro com cateter-balão.

Figura 50.4
(a) Balão intra-aórtico inflado.
(b) Balão intra-aórtico desinflado.

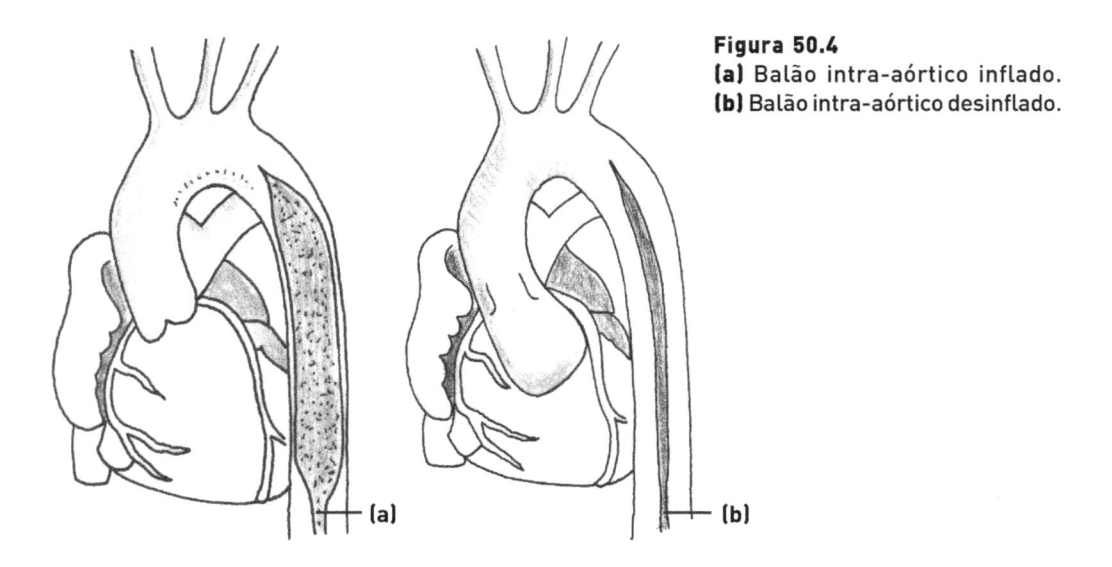

- Infundir com seringa no sistema o *flush* do soro com anticoagulante de hora em hora.
- Observar escape de ar ou sangue nas conexões do sistema.

A retirada pode ser feita por técnica percutânea, o balão é desinflado e removido pelo médico com vigorosa compressão no sítio de inserção do cateter durante 20 minutos ou até certificar-se da hemostasia adequada.

CUIDADOS DE ENFERMAGEM APÓS A RETIRADA DO BIAO
- Reunir o material:
  - campos e compressas estéreis
  - luvas estéreis
  - lâmina de bisturi
  - gazes estéreis
  - solução antisséptica
  - fios de sutura
  - material de EPI
  - material de curativo
- Manter o paciente imobilizado por 6 horas após a retirada do cateter.
- Vigiar perfusão do membro.
- Vigiar o local da retirada do cateter e comunicar imediatamente:
  - presença de sangramento
  - formação de hematoma

▶ MARCA-PASSO PROVISÓRIO

O trabalho do coração é bombear o sangue para que chegue a todas as partes do corpo, por meio dos batimentos cardíacos. Cada batimento normal segue uma sequência e bombeia uma quantidade de sangue que varia de pessoa para pessoa. Por isso, cada um tem um número de batimentos diferente, que varia conforme a necessidade do organismo.

Em condições normais, o número de batimentos cardíacos é determinado por um marca-passo natural (nódulo sinusal), que, em atividades cotidianas, varia de 60 a 100 batimentos por minuto. O coração pode perder a capacidade de gerar um número adequado de batimentos cardíacos, transformando-se em um coração lento, por curtos períodos ou constantemente, levando aos seguintes sintomas: tonturas, cansaço fácil, palpitações, desmaios. É raro, mas possível, que a situação seja assintomática.

A instalação de um marca-passo transitório pode ser emergencial ou não, sendo este às vezes colocado e mantido até a instalação de um gerador fixo interno e definitivo.

A inserção é feita pelo médico, que, conforme as condições que o paciente apresentar, irá eleger uma veia para a punção ou dissecção. A veia subclávia é a preferida, podendo ser selecionadas também a jugular interna ou a veia femoral (Fig. 50.5).

CUIDADOS DE ENFERMAGEM NA INSTALAÇÃO DE MARCA-PASSO PROVISÓRIO

- Providenciar material:
  - bandeja de punção
  - campos e avental estéril
  - luvas e gazes
  - solução antisséptica
  - anestésico local
  - seringas e agulhas
  - fio de marca-passo
  - *kit* introdutor
  - fio de sutura
  - gerador de marca-passo
- Manter o paciente em decúbito dorsal.
- Realizar tricotomia, se necessário.

CUIDADOS DE ENFERMAGEM NA MANUTENÇÃO DO CATETER-ELETRODO E GERADOR

- Fixar as conexões com segurança.
- Auxiliar o paciente na mobilização no leito.
- Manter o eletrodo fixo e evitar a tração, com deslocamento deste.
- Realizar curativo oclusivo no local da inserção.
- Observar o traçado do monitor e comunicar qualquer alteração, como:
  - bradicardia
  - taquicardia
  - dispneia
  - mal-estar relatado pelo paciente
  - soluço e dor periférica (sinal de perfuração ventricular)

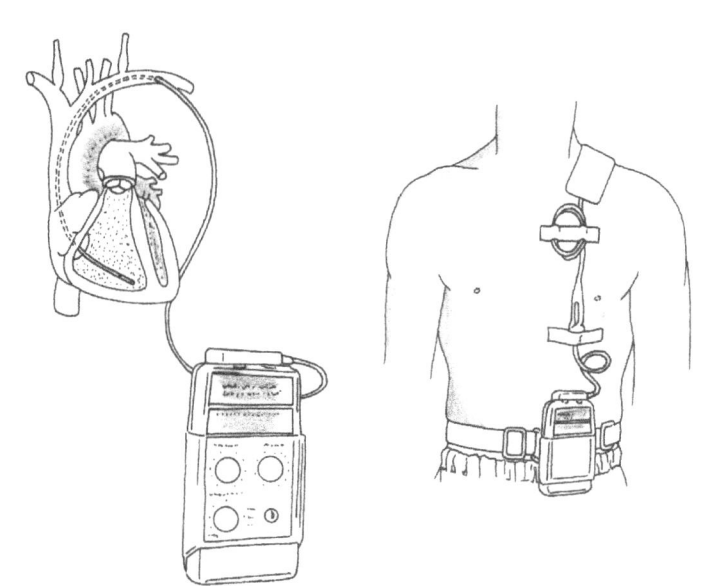

Figura 50.5
Fio de marca-passo transvenoso temporário com gerador de pulso externo.

CARDIOVERSÃO ELÉTRICA TERAPÊUTICA

A cardioversão elétrica terapêutica é um procedimento eletivo no qual se aplica o choque elétrico sobre o tórax do paciente de maneira sincronizada. O paciente deve estar monitorado no cardioversor, e este deve estar com o botão de sincronismo ativado, pois a descarga elétrica é liberada na onda *R*, ou seja, no período refratário. A cardioversão elétrica é indicada nas situações de taquiarritmias, como fibrilação atrial (FA), *flutter* atrial, taquicardia paroxística supraventricular e taquicardias com complexo largo e com pulso (Fig. 50.6).

CUIDADOS DE ENFERMAGEM NO PRÉ-PROCEDIMENTO

- Certificar-se de que o paciente está em NPO, conforme orientado (em geral, 6 horas).
- Puncionar um acesso venoso periférico calibroso.
- Monitorar a pressão arterial com equipamento não invasivo e programar para medir a PA de 5 em 5 minutos.
- Manter monitoração cardíaca contínua.
- Manter monitoração de oximetria periférica.
- Providenciar sedativo, conforme a prescrição médica.
- Revisar e deixar em condições de uso o sistema de aspiração endotraqueal.
- Posicionar o paciente em decúbito dorsal.
- Instalar cateter de oxigênio.
- Colocar gel ou produto usado na instituição como agente condutor e protetor da pele, para prevenir queimaduras.
- Manter próximo ao paciente material de ressuscitação cardiorrespiratória, como Ambu, máscara, tubo endotraqueal, laringoscópio e medicação de urgência.
- Certificar-se de que ninguém esteja em contato com a cama ou com o paciente quando os aplicadores forem descarregados.

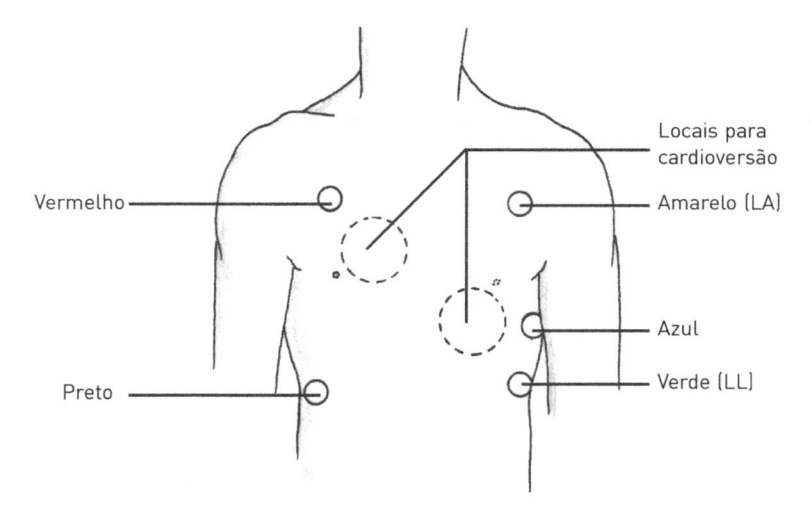

Figura 50.6 Localização das pás para cardioversão elétrica.

CAPÍTULO 51

CUIDADOS DE ENFERMAGEM A INDIVÍDUOS GRAVEMENTE QUEIMADOS

CLASSIFICAÇÃO DAS QUEIMADURAS

Queimadura é toda e qualquer lesão ocasionada no organismo por agentes térmicos, químicos ou físicos, como calor, substâncias corrosivas e irradiação. As queimaduras por radiação são as mais graves, seguidas pelas elétricas.

As lesões muito extensas, com maior profundidade ou localizadas em áreas críticas, como a face e o períneo, além de outros fatores como o agente causador e a idade do paciente, bem como patologias associadas, vão determinar a gravidade da queimadura.

Os pacientes queimados que necessitam de hospitalização devem permanecer em unidades de cuidados intensivos. Algumas instituições têm UTI especializada em queimados, pois, além dos cuidados direcionados às lesões, devem ser monitoradas as várias possíveis complicações.

➔ CLASSIFICAÇÃO DAS QUEIMADURAS

As queimaduras são classificadas de acordo com a extensão e a profundidade.

A extensão é estimada pela regra dos nove. Ver a seguir (9%, 18% e 36%).

Estima-se que a cabeça e cada membro superior representem 9% da superfície corporal, cada membro inferior, 18%, e o tronco, 36%.

- Médios queimados: até 20% da superfície corporal, com menos de 6% de terceiro grau.
- Gravemente queimados: até 40% da superfície corporal, com menos de 20% de terceiro grau.
- Criticamente queimados: até 70% da superfície corporal, com menos de 30% de terceiro grau.
- Geralmente mortal: mais de 70% da superfície corporal, com mais de 30% de terceiro grau.

Para crianças até os 10 anos de idade, são consideradas grandes queimaduras as que atingem mais de 10% da superfície corporal (Fig. 51.1).

A profundidade das lesões é diretamente proporcional à quantidade de calor que atua por unidade de superfície e ao tempo de atuação do agente calórico. De acordo com a profundidade, as queimaduras são classificadas em:

- **Queimaduras de primeiro grau:** caracterizadas por lesão no nível da epiderme, com manifestações de eritema e edema.
- **Queimaduras de segundo grau:** caracterizadas por lesão na epiderme e em parte da derme, com bolhas ou perda de porção superficial da pele. O líquido contido nas bolhas é rico em proteínas plasmáticas, predominando a albumina. O volume acumulado nos tecidos atinge o ponto máximo 48 horas após o acidente, quando se inicia a reabsorção. A perda local de líquido em uma queimadura externa é suficiente para causar efeitos sistêmicos ligados à redução do volume circulatório. A destruição cutânea significa a destruição das barreiras normais contra infecção e ausência de barreira normal contra a perda de água e eletrólitos.
- **Queimaduras de terceiro grau:** apresentam lesão da epiderme e de toda a derme, com necrose e destruição de todas as camadas da pele, atingindo ou não estruturas mais profundas.

MANIFESTAÇÕES CLÍNICAS

As manifestações clínicas variam de acordo com a extensão e a profundidade das lesões e também conforme ao estado geral do paciente. Em geral, nas médias e grandes queimaduras têm-se:

- Dor intensa causada pelo calor sobre os filetes nervosos, que também pode desencadear choque neurogênico.
- Edema causado pelo aumento da permeabilidade capilar e pela perda de líquidos.
- Choque hipovolêmico.
- Problemas respiratórios, pela destruição dos tecidos ou pelo edema de face e pescoço que pode levar à insuficiência respiratória aguda.
- Íleo paralítico é a manifestação das primeiras 48 horas pós-trauma, quando o paciente passa a apresentar vômitos intensos causados pela ingestão exagerada de líquidos por causa da sede.

Na fase tardia, além da dor que persiste e do agravo dos problemas respiratórios, existe o grande risco de infecção, anemia, perda de peso e sequelas dos tecidos afetados, com retração fibrótica da cicatriz.

CUIDADOS DE ENFERMAGEM

- Manter equipamento de intubação próximo e ficar alerta para os sinais de obstrução respiratória.
- Monitorar e comunicar alterações nos sinais vitais.

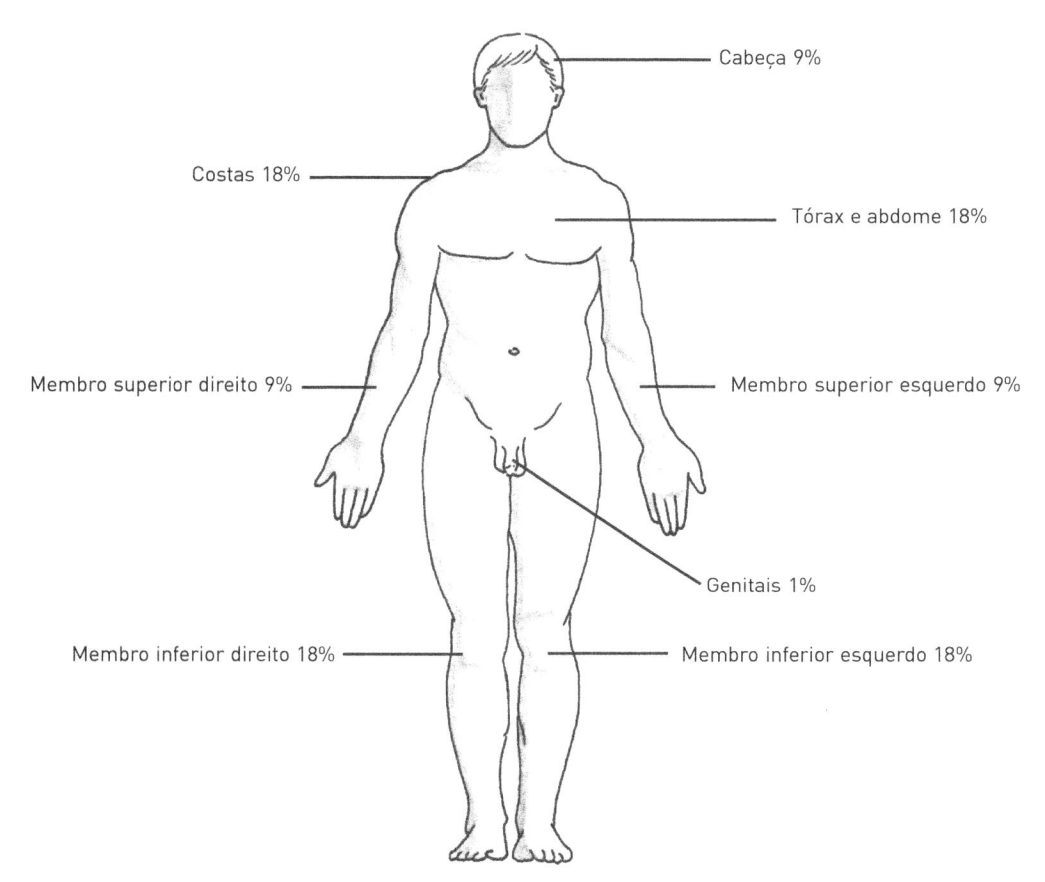

Cabeça 9%
Costas 18%
Tórax e abdome 18%
Membro superior direito 9%
Membro superior esquerdo 9%
Genitais 1%
Membro inferior direito 18%
Membro inferior esquerdo 18%

Figura 51.1
Superfície corporal queimada avaliada por percentuais.

- Avaliar e comunicar alterações no nível de consciência.
- Realizar controle de diurese conforme prescrição (geralmente de hora em hora).
- Observar a coloração e o volume urinário.
- Verificar e comunicar sinais de hipoxemia, como:
  - ansiedade
  - taquipneia
  - taquicardia
- Monitorar a frequência, a qualidade, a profundidade e o ritmo da respiração e da tosse e registar.
- Incentivar a tosse e a respiração profunda.
- Observar e relatar hiperemia ou vesículas na mucosa oral e rouquidão crescente.
- Manter e registrar valores da oximetria contínua.
- Registrar o tipo e a quantidade de secreção eliminada; comunicar a eliminação de escarro carbonáceo ou tecido traqueal.
- Observar e comunicar sinais de garroteamento nas queimaduras circulares.
- Manter cuidados com a via de acesso venoso.
- Lavar as mãos com um antisséptico antes e depois de todo contato com o paciente.

- Usar precauções universais (avental e luvas) durante a troca dos curativos ou nos momentos que for manipular o paciente.
- Deixar o paciente em posição semi-Fowler para permitir expansão pulmonar máxima.
- Posicionar membros em posição anatômica, elevados em repouso sobre coxins, de modo a prevenir posições viciadas e permitir melhor retorno venoso, posicionando o paciente de maneira a reduzir o edema e evitando a flexão em articulações queimadas.
- Verificar se os curativos torácicos, caso existam, não estão constritivos.
- Preparar o paciente para escarotomia e auxiliar no procedimento.
- Observar todas as feridas diariamente e documentar seu estado no prontuário do paciente.
- Manter a temperatura ambiente aquecida.
- Observar a tolerância aos líquidos orais.
- Administrar dieta por sonda, se instalada, observando cuidados para impedir a aspiração, conferindo a localização da sonda antes de administrar a dieta.
- Administrar analgésicos antes de cuidar das feridas, conforme prescrito.
- Diminuir a ansiedade do paciente explicando os procedimentos.

> Os curativos em área queimada serão realizados de acordo com a extensão e a profundidade da lesão e com as rotinas estipuladas pela instituição, sendo que, em geral, preconiza-se:
> - lavar a área queimada com água corrente morna ou solução fisiológica aquecida e sabão antimicrobiano para remover as gazes e a secreção.

CAPÍTULO **52**

CUIDADOS DE ENFERMAGEM A INDIVÍDUOS EM CHOQUE

FISIOLOGIA DO CHOQUE
TIPOS DE CHOQUE

O choque é uma síndrome caracterizada por incapacidade do sistema circulatório em fornecer oxigênio e nutrientes aos tecidos de forma a atender suas necessidades metabólicas. É uma condição dinâmica, com alterações frequentes e progressivas e com uma sequência de estágios que retratam a evolução do processo de deterioração do organismo.

FISIOLOGIA DO CHOQUE

Ainda que existam diferentes tipos de choque, a definição se concentra no fluxo sanguíneo inadequado aos órgãos vitais, o que, por consequência, impede que utilizem adequadamente o O_2 e nutrientes para sua sobrevivência.

Ante uma situação de choque, a adrenalina e a noradrenalina são liberadas em grande quantidade, a fim de provocarem vasoconstrição periférica e aumento da contratibilidade cardíaca.

O glucagon é liberado para fornecer energia, com isso o hormônio antidiurético entra em ação, permitindo uma máxima reabsorção de líquidos.

Endorfinas atuam como opiáceos, o que pode contribuir para a queda da pressão arterial após determinado estágio.

Níveis elevados de adrenalina, cortisol e glucagon, juntamente com baixa dos níveis de insulina, estimulam o catabolismo.

Didaticamente, o choque pode ser entendido por estágios:

- **Primeiro estágio**: os órgãos vitais permanecem adequadamente perfundidos devido à atuação de mecanismos compensadores, como a descarga do sistema nervoso simpático. Nessa fase, os pacientes podem permanecer assintomáticos, com leve vasoconstrição e taquicardia.
- **Segundo estágio**: os órgãos vitais tornam-se hipoperfundidos e o paciente começa a ficar inquieto e agitado. As alterações nos sinais passam a ser mais perceptíveis, como taquicardia, taquipneia e hipotensão.
- **Terceiro estágio**: os mecanismos compensadores tornam-se ineficazes, resultando em manifestações sistêmicas. Surgem os sinais de hipoperfusão severa em órgãos vitais, como hipotensão, pele fria e pegajosa, frequência respiratória rápida e superficial e oligúria que pode chegar a anúria.

> Quando a extensão do choque torna-se grave, as intervenções terapêuticas tornam-se inúteis e ocorre a morte.

TIPOS DE CHOQUE

Diferentes classificações podem ser encontradas na literatura, neste livro foi adotada a tida como mais comum pelos autores.

HIPOVOLÊMICO

É um estado caracterizado por baixas quantidades de volume sanguíneo no espaço intravascular. As causas são sangramento volumoso, hemorragia associada ou não a trauma, desidratação que pode ser decorrente de queimaduras, vômitos abundantes, diarreia, poliúria ou febre, sequestro de líquidos em tecidos inflamados (diabete).

SÉPTICO OU TOXÊMICO

Envolve alterações na distribuição do volume intravascular. Pode ser causado por infecções agudas e graves, desencadeando um quadro de sepse (resultando em falência orgânica multissistêmica e mortalidade elevada) por anafilaxia (grave reação alérgica), síndrome de hiperviscosidade e doenças endócrinas como hipotireoidismo/hipocortisolismo.

NEUROGÊNICO

É um tipo de choque distributivo que está associado a traumas de medula ou tronco encefálico, com inibição do tono vascular, hipoxia pela depressão por drogas e choque hipoglicêmico. É caracterizado pela perda da função vasomotora do sistema nervoso simpático, criando uma vasodilatação grave, com distribuição inadequada do volume sanguíneo.

CARDIOGÊNICO

É uma condição em que a lesão do miocárdio torna o coração incapaz de bombear sangue suficiente para manter uma perfusão adequada. É causa possível a falência ventricular esquerda, como a sequela de infarto do miocárdio, que agrava o processo quando desencadeia alterações elétricas (arritmias), deteriorando a função contrátil. Outras causas são disfunção valvular, miocardiopatia e miocardite.

MANIFESTAÇÕES CLÍNICAS

Como descrito, as manifestações variam conforme o estágio e o tipo de choque. Entretanto, uma série de sinais e sintomas parece descrever o choque e sua evolução.

As mucosas ficam secas e o paciente refere sede, estabelecem-se leve taquicardia, taquipneia e hipotensão. Pode-se perceber cianose, inicialmente periférica, a pele fica fria e úmida. O paciente entra em oligúria, podendo chegar a anúria. As alterações de todos os sinais tornam-se mais evidentes. O paciente fica ansioso, inquieto, agitado e confuso. Tem-se diminuição do débito cardíaco e em casos irreversíveis, o coma e a morte.

CUIDADOS DE ENFERMAGEM

Os cuidados ao paciente em choque podem variar conforme o tipo de choque, entretanto, se o paciente estiver em uma UTI, o diagnóstico é feito rapidamente, permitindo que se utilizem todos os recursos disponíveis, evitando que se chegue a uma situação irreversível.

Cabe a enfermagem agir conforme as solicitações e o protocolo de atendimento:

- Posicionar o paciente em decúbito dorsal, mantendo cabeceira reta.
- Manter um acesso venoso calibroso.
- Monitorar e comunicar alterações na frequência cardíaca, como:
  - taquicardia
  - bradicardia
- Monitorar e comunicar alterações respiratórias, como:
  - taquipneia
  - dispneia e tiragens
- Medir e registrar PA horária e comunicar hipotensão.
- Monitorar e comunicar alterações da temperatura, como:
  - hipotermia ou febre
- Observar e comunicar alterações do nível de consciência, como:
  - agitação
  - sonolência
  - apatia
  - inquietação
  - desconforto e mal-estar
- Observar e comunicar alterações na perfusão periférica, como:
  - cianose
  - palidez cutânea
  - pele fria
  - sudorese
- Medir e registrar diurese horária e comunicar a diminuição do débito urinário.
- Realizar controle hídrico (CH).
- Monitorar a infusão de líquidos.
- Medir PVC e registrar, comunicando alterações relacionadas com as medidas anteriores.
- Administrar drogas vasoativas e terapia de reposição de líquidos, conforme prescrito.

QUESTÕES PARA ESTUDO | PARTE VIII*

1) Na UTI, você recebe o Sr. Antônio. Ele está intubado, em pós-operatório de cirurgia no esôfago, apresenta excesso de secreção pulmonar e necessita ser aspirado. Ao aspirar as secreções, você percebe que ele fica muito agitado e a FC aumenta. Que cuidados devem ser tomados durante a aspiração? Quais os sinais e sintomas que você deve monitorar e comunicar para que seja rapidamente identificada uma complicação respiratória?

2) Sabe-se que a elevação da PIC é prejudicial por reduzir a pressão de perfusão cerebral (PPC), comprometendo o fluxo sanguíneo cerebral. Quais são os cuidados de enfermagem para evitar a hipertensão intracraniana?

3) Ana Cristina está acordada, fez cirurgia cardíaca há três dias. A equipe médica lhe informou que seu coração está com dependência ao estímulo elétrico de um marca-passo externo, ela está usando um gerador de marca-passo. Cite quatro cuidados com a manutenção de marca--passo provisório.

4) Você recebe o Sr. Pedro na UTI, após transplante cardíaco. O paciente encontra-se intubado e em ventilação mecânica. Após a décima hora de PO, o paciente foi extubado. Quais os cuidados de enfermagem que você deverá ter com o paciente, que está retornando à respiração espontânea?

5) Cite quatro cuidados de enfermagem ao medir a PVC.

6) Coloque V se a questão for verdadeira e F se for falsa:
   a. ( ) Empiema é a presença de pus no espaço intrapleural.
   b. ( ) Hemotórax é a presença de pus no espaço intrapleural.
   c. ( ) Pneumotórax é a presença de ar no espaço intrapleural.
   d. ( ) Hemotórax é a presença de sangue no espaço intrapleural.
   e. ( ) Por meio da monitoração não invasiva, podem ser avaliados os sinais vitais do paciente.
   f. ( ) A pressão venosa central é um método que avalia as forças resultantes transmitidas através do leito arterial.
   g. ( ) Nas pás utilizadas para cardioversão, é indispensável colocar gel ou produto usado na instituição como agente condutor e protetor da pele, para prevenir queimaduras.
   h. ( ) A medida da PAM é indicada para registrar a atividade elétrica do coração, por meio de um traçado em uma fita de papel.
   i. ( ) Usar técnica asséptica rigorosa ao realizar as trocas ou esvaziar os recipientes de drenagem é um cuidado importante durante a diálise peritoneal.
   j. ( ) O tratamento dialítico tem a função de regularizar a glicemia do paciente diabético.
   k. ( ) O sistema de aspiração contínuo adaptado ao dreno de tórax é utilizado para forçar a saída de líquido ou ar da cavidade pleural.
   l. ( ) A monitoração cardíaca mantém a atividade elétrica do coração visível no traçado do monitor.

* Respostas disponíveis no *site* da Artmed (www.artmed.com.br).

m. ( ) A cardioversão elétrica terapêutica está em desuso devido aos problemas de surdez que pode causar.

n. ( ) Para manter a PAM permeável, o sistema de baixo fluxo é indicado, porque evita o risco de introdução de êmbolos na artéria pelo sistema de *flush* intermitente.

7) Marque com X a(s) resposta(s) certa(s):

   7.1 Quais dos cuidados de enfermagem citados são adequados ao paciente com o cateter balão intra-aórtico:

   a. ( ) Vigiar o local de inserção do cateter e comunicar a presença de hematoma, sangramento e dor.
   b. ( ) Sentar o paciente com os pés para fora do leito para aliviar o desconforto.
   c. ( ) Manter membro inferior imobilizado para impedir que o paciente flexione o membro com cateter balão.
   d. ( ) Orientar o paciente quando consciente é importante para obter sua cooperação durante a necessidade de manter o cateter.

   7.2 Qual afirmação está incorreta:

   a. ( ) A pressão venosa central (PVC) é a medida da pressão existente dentro do átrio direito ou nas grandes veias do tórax.
   b. ( ) A pressão arterial verificada de forma invasiva é mais fidedigna do que a verificada manualmente.
   c. ( ) Para manter a PAM permeável, é usado um sistema de baixo fluxo ou *flush* intermitente.
   d. ( ) Ao verificar a PA, você constata que ela está ausente; rapidamente eleva a cabeceira do paciente.

   7.3 Qual afirmação está incorreta sobre o cateter de Swan-Ganz:

   a. ( ) A linha distal do cateter de Swan-Ganz permanece no interior da artéria pulmonar.
   b. ( ) Podemos medir a PVC pelo cateter de Swan-Ganz.
   c. ( ) Podemos utilizar a linha distal para infundir medicamentos e soluções parenterais de forma rápida, se necessário.
   d. ( ) A função básica do Swan-Ganz é informar medidas da hemodinâmica do paciente.

8) Complete as sentenças a seguir:

   a. Conhecido como _____, essa bolsa de ressuscitação para ventilação manual pode ser utilizada com máscara ou conectada ao tubo endotraqueal.

   b. A _____ é um equipamento utilizado para infundir soluções parenterais com controle rigoroso do gotejo.

   c. A _____ é indicada sempre que a ventilação espontânea não for suficiente para manter a vida, tendo como objetivos: _____

ANEXO 1

CUIDADOS DE ENFERMAGEM COM SUBSTÂNCIAS TERAPÊUTICAS DE MAIOR COMPLEXIDADE EM SUA ADMINISTRAÇÃO

CUIDADOS DE ENFERMAGEM NA ADMINISTRAÇÃO DE
 MEDICAMENTOS VASOATIVOS
CUIDADOS DE ENFERMAGEM NA ADMINISTRAÇÃO DE INSULINA
CUIDADOS DE ENFERMAGEM NA ADMINISTRAÇÃO DE CITOSTÁTICOS
CUIDADOS DE ENFERMAGEM NA ADMINISTRAÇÃO DE SANGUE E
 HEMODERIVADOS
CUIDADOS DE ENFERMAGEM NA ADMINISTRAÇÃO DE NUTRIÇÃO
 PARENTERAL TOTAL (NPT)

Dentre os cuidados de enfermagem, a administração de medicamentos ou de quaisquer substâncias terapêuticas é sempre uma ação complexa, que exige dos profissionais conhecimentos de farmacologia, matemática, habilidades técnicas e de percepção para reconhecer as possíveis respostas do indivíduo ante o uso dessas substâncias. Entretanto, o quantitativo de drogas utilizadas nos hospitais é infinito e se altera rapidamente em função de novas descobertas. Por esse motivo, este anexo tem como objetivo determinar os cuidados de enfermagem referentes apenas a alguns medicamentos e substâncias, que, por suas peculiaridades, requerem maior atenção e habilidades em sua administração, orientando para que os profissionais de enfermagem procurem estar sempre informados sobre o assunto por meio de bibliografias específicas e atualizadas.

CUIDADOS DE ENFERMAGEM NA ADMINISTRAÇÃO DE MEDICAMENTOS VASOATIVOS

Os medicamentos vasoativos são frequentemente usados nos hospitais, e o conhecimento de sua farmacocinética e farmacodinâmica é muito importante para o sucesso de sua utilização.

A finalidade principal desse grupo de medicamentos é manter a homeostase orgânica e tissular durante as mais diversas condições clínicas, evitando que os pacientes evoluam para uma disfunção de múltiplos órgãos.

Como características comuns a todas as drogas vasoativas, têm-se o início rápido da ação, a curta duração, a dose-dependência e os efeitos adversos decorrentes do uso, como taquicardia, hipotensão e arritmias de forma rápida e acentuada. Portanto, os cuidados de enfermagem na administração dessas medicações requerem conhecimento e segurança, com vigilância contínua da frequência cardíaca e pressão arterial.

São medicamentos geralmente administrados por via endovenosa, exigindo diluição e dosagem calculadas adequadamente, bem como controle rigoroso do gotejo por meio de bombas de infusão, devido aos efeitos vasculares periféricos, pulmonares e cardíacos.

VASOPRESSORES

São medicamentos que aumentam a pressão sanguínea, com indicação de uso nas situações de hipotensão arterial severa, em diferentes tipos de choque e na maioria dos pós-operatórios de cirurgias cardíacas. Alguns exemplos de vasopressores mais comumente utilizados são dopamina, noradrenalina e adrenalina.

DOPAMINA

As indicações principais da dopamina estão relacionadas aos estados de baixo débito com volemia controlada ou aumentada. Tem um efeito vasodilatador renal em baixas doses e também pode ser utilizada em condições de choque com resistência periférica diminuída, com efeito alfa-adrenérgico.

NORADRENALINA

É uma droga cuja finalidade é elevar a PA em pacientes hipotensos, que não responderam à ressuscitação por volume e a inotrópicos menos potentes. Além disso, essa potente droga vasoativa é quase sempre utilizada durante as manobras da ressuscitação cardiopulmonar (RCP) como vasoconstritora.

ADRENALINA

É usada em todos os casos de parada cardiorrespiratória (PCR); sua ação é aumentar a contratilidade miocárdica, elevar a pressão de perfusão gerada durante a massagem cardíaca e estimular as contrações espontâneas na PCR por assistolia. Como potente medicamento vasopressor, a adrenalina pode ser utilizada em infusão contínua em bomba de infusão.

CUIDADOS DE ENFERMAGEM
- Monitorar a pressão arterial e comunicar hipertensão induzida pelo efeito da droga.
- Monitorar o nível de consciência e comunicar agitação ou confusão mental.
- Controlar o volume de diurese; o ideal é manter o volume acima de 3 mL/min.
- Manter monitoração contínua em monitor de múltiplos parâmetros com alarmes ligados.
- Atentar para a presença de arritmias e taquicardia.
- Manter vigilância sobre a permeabilidade do cateter de acesso venoso.
- Observar e comunicar imediatamente o extravasamento subcutâneo, pois algumas drogas, como a dopamina, são vesicantes, podendo causar necrose e escarificação no local de infiltração.

SUPERDOSAGEM OU INTOXICAÇÃO
- Observar e comunicar sinais e sintomas decorrentes da vasoconstrição e também atri-

buídos à excessiva atividade simpaticomimética, como:
- náuseas e vômitos
- taquicardia
- dor anginosa (vasoconstritor coronariano)
- arritmias
- cefaleia
- hipertensão
- sudorese
- palidez cutânea
- fotofobia

INOTRÓPICOS

Têm ação sobre a energia de contração das fibras musculares. São usados nos casos de insuficiência cardíaca grave, choque cardiogênico e em alguns pós-operatórios de cirurgia cardíaca. Os inotrópicos mais comuns são dobutamina, milrinona, amrinona.

DOBUTAMINA
É utilizada para melhorar a função ventricular e o desempenho cardíaco em pacientes com condições nas quais a disfunção ventricular acarreta diminuição no volume sistólico e no débito cardíaco, como, por exemplo, choque cardiogênico e insuficiência cardíaca congestiva. A estimulação dos betarreceptores provoca leve queda da pressão arterial (PA) por vasodilatação periférica. Há, entretanto, aumento da velocidade de condução atrioventricular, o que limita seu uso na vigência de arritmias.

MILRINONA
Produz vasodilatação e relaxa a musculatura vascular. É um medicamento cardiotônico indicado no tratamento em curto prazo da insuficiência cardíaca congestiva (ICC), no baixo débito após uma cirurgia cardíaca e nos casos de recém-nascidos com hipertensão pulmonar persistente grave, para promover a vasodilatação pulmonar.

AMRINONA
O lactato de Amrinona é um derivado biperidínico que possui efeitos inotrópicos positivos e vasodilatadores. Por via endovenosa, tem um rápido início de ação e efeitos sustentados sobre o estado hemodinâmico. Não altera a frequência cardíaca nem a pressão arterial, mas o índice cardíaco se eleva significativamente. Caem as pressões de enchimento do ventrículo esquerdo, a pressão capilar pulmonar, a pressão no átrio direito e a pressão na artéria pulmonar. A resistência vascular periférica e pulmonar apresenta uma queda significativa devido ao efeito vasodilatador da droga. Quando usado em pacientes isquêmicos, não aumenta o consumo de oxigênio pelo miocárdio nem agrava isquemias preexistentes. Apresenta um baixo potencial arritmogênico. A administração endovenosa é segura e com poucos efeitos adversos, sendo o mais comum deles o aparecimento de trombocitopenia. Amrinona parece ser uma droga efetiva e segura para tratar pacientes com grave insuficiência cardíaca.

CUIDADOS DE ENFERMAGEM
- Monitorar e comunicar imediatamente qualquer alteração na PA, FC, ECG, PVC.
- Realizar controle de diurese.
- Manter vigilância na velocidade das infusões.
- Vigiar local de inserção do cateter e comunicar presença de flebite no caso de infiltração acidental fora do leito vascular.
- Realizar o desmame do medicamento lentamente, no caso da dobutamina, pois reduzir a infusão de forma abrupta causa efeitos colaterais como:
  - sudorese
  - taquicardia
  - vertigens

- Observar e comunicar sinais de hipersensibilidade, reações alérgicas ou anafiláticas.

SUPERDOSAGEM OU INTOXICAÇÃO
- Observar e comunicar os efeitos inotrópicos e cronotrópicos positivos da dobutamina sobre o miocárdio:
  - hipertensão ou hipotensão
  - taquiarritmias
  - isquemia miocárdica
  - fibrilação ventricular

VASODILATADORES

Os vasodilatadores podem ser classificados, genericamente, de acordo com seu local de ação, em venodilatadores – nitratos e nitroglicerina –, arteriolodilatadores – hidralazina – e os de ação mista – nitroprussiato de sódio, prazozin, inibidores da ECA e clorpromazina. Os vasodilatadores mais utilizados em terapia intensiva são o nitroprussiato de sódio e a nitroglicerina.

NITROPRUSSIATO DE SÓDIO (NPS)
Seus efeitos balanceados nos leitos vasculares venoso e arterial, com início de ação quase imediato à sua administração, o torna um medicamento de escolha para ser utilizado em terapia intensiva nos casos de hipertensão arterial sistêmica, insuficiência cardíaca grave, pós-operatório de cirurgia cardíaca e isquemia mesentérica. Como droga auxiliar, é utilizado nos estados de choque circulatório, com pressões de enchimento ventricular e resistência periférica aumentadas e situações em que se deseja reduções em curto prazo da pré-carga e/ou pós-carga cardíacas como EAP.

CUIDADOS DE ENFERMAGEM
- Realizar a troca da solução conforme orientação e rotina; o NPS é fotossensível, devendo ser protegido da luz, pois seu princípio ativo se deteriora rapidamente. Em geral, a troca da infusão se faz a cada 4 ou 6 horas.
- Manter atenção rigorosa e comunicar alterações bruscas da pressão arterial.
- Administrar analgésicos, conforme prescrito, em casos de cefaleia persistente.
- Comunicar sinais de efeitos colaterais e toxicidade, como:
  - náuseas
  - fraqueza
  - espasmos musculares
  - cefaleia
  - diarreia
  - taquicardia
  - hipotensão
  - confusão mental
  - hiper-reflexia
  - convulsões nos casos mais graves

Esses efeitos são minimizados logo que a infusão da droga é interrompida ou sua velocidade de eliminação aumentada. A droga deve ser utilizada com prudência em pacientes com hepatopatias e nefropatias e os níveis plasmáticos devem ser monitorados. O tratamento da intoxicação consiste na administração de hidroxicobalamina e diálise.

NITROGLICERINA (NTG)
É um potente vasodilatador coronariano, reduz o tônus vascular em coronárias normais e doentes e também dilata microvasos. Pertence ao grupo dos fármacos antianginosos. É indicada nos casos de angina instável, isquemia do miocárdio, insuficiência cardíaca, hipertensão arterial sistêmica, hipertensão pulmonar e espasmo coronariano.

É administrada pelas vias transdérmica, sublingual ou intravenosa. O paciente que necessitar de NTG endovenosa deve ter os sinais vitais monitorados; portanto, deve estar em uma sala de emergência ou UTI.

CUIDADOS DE ENFERMAGEM
- Manter atenção rigorosa sobre a pressão arterial e comunicar alterações bruscas.
- Realizar a troca da solução conforme orientação.
- Diluir e administrar NTG somente em frascos de vidro ou de polietileno; recomenda-se a utilização de frascos de vidro ou de plásticos duros de polietileno com solução glicosada para o preparo e diluição, pois é estimada uma perda de 50% do medicamento por sua propriedade de aderir ao plástico comum das soluções parenterais.
- Manter vigilância e comunicar efeitos colaterais, como:
  – náuseas
  – vômitos
  – cefaleia intensa
  – palpitações
  – em raros casos, pode haver hipotensão e bradicardia
  – em altas doses, pode piorar a isquemia do miocárdio
- Manter vigilância e comunicar sinais de intoxicação, como:
  – cianose
  – sangue achocolatado

CUIDADOS DE ENFERMAGEM NA ADMINISTRAÇÃO DE ANTICOAGULANTES, ANTIPLAQUETÁRIOS E ANTITROMBÓTICOS

Anticoagulantes, antiplaquetários ou fibrinolíticos são drogas que, de acordo com sua especificidade têm como principais objetivos prolongar ou impedir o processo de coagulação do sangue, ou dissolver um trombo oclusivo, por meio de trombólise, permitindo a reperfusão sanguínea em uma área de obstrução. Podem ser utilizados como terapêuticos para os casos de trombose venosa profunda (TVP), embolia e crises isquêmicas agudas e como profiláticos para indivíduos submetidos a cirurgias ortopédicas ou em casos de colocação de próteses de válvula cardíaca.

HEPARINA

A heparina pode ser utilizada de forma subcutânea, com ação em 2 a 4 horas, ou em infusão endovenosa, com início de ação imediato. Vários critérios são observados para sua indicação, como investigação de história de úlceras gástricas, acompanhamento laboratorial que poderá identificar trombocitopenia, elevação de TGO e TGP e hipercalemia.

Quando aplicada por via endovenosa, desaparece rapidamente da corrente sanguínea ao ser suspensa a infusão. Diante da necessidade de reverter um quadro hemorrágico, é utilizado sulfato de protamina.

É indicada para prevenir tromboses no pós-operatório em casos de flebite, embolia pulmonar e infarto do miocárdio.

HEPARINAS DE BAIXO PESO MOLECULAR (HENOXEPARINA)

A heparina de baixo peso molecular consiste em uma mistura heterogênea de polissacarídeos com menor ação agonista da antitrombina III. Possui melhor absorção quando aplicada por via subcutânea e, por sua meia-vida mais prolongada e farmacocinética mais previsível, requer menor controle laboratorial. É indicada para a profilaxia da tromboflebite profunda e de complicações tromboembólicas em pacientes submetidos a uma cirurgia geral ou ortopédica. Administrada pela via subcutânea, requer os mesmos cuidados de enfermagem da heparina.

CUIDADOS DE ENFERMAGEM
- Administrar por via subcutânea ou endovenosa, conforme prescrição; não administrar por via intramuscular.
- Colocar o algodão sobre o local após a aplicação sem pressionar ou massagear, pois isso pode causar hematomas.
- Não misturar a heparina com outras drogas.
- Orientar o paciente a usar escova de dentes macia para evitar sangramento.
- Observar e comunicar sinais de sangramento, como:
    - sangramento na gengiva
    - hematomas nos braços e nas pernas
    - petéquias
    - epistaxe
    - melena
    - hematúria
- Vigiar a ferida operatória e comunicar sinais de sangramento.
- Atentar para alteração no nível de consciência.
- Informar rapidamente se o paciente referir dor torácica ou nos flancos.
- Observar e comunicar sinais de hipersensibilidade ao medicamento, como a presença de:
    - urticária
    - calafrios
    - febre ou reação asmática

VARFARINA

A varfarina é uma droga de ação mais lenta que a heparina, é indicada para regular o tempo de protrombina e interfere na síntese da vitamina K. Seus antídotos são vitamina K e plasma fresco gelado. Normalmente é administrada por via oral. Em excesso, pode causar náuseas, diarreia, icterícia, hemorragias, petéquias, urticária e febre.

CUIDADOS DE ENFERMAGEM
- Orientar o paciente a evitar esportes violentos, prevenindo traumas.
- Observar e comunicar sinais e sintomas como náuseas, diarreia, icterícia, hemorragias, petéquias, urticária e febre.
- Atentar para os riscos de cirurgias ou traumas em pacientes que façam uso desse medicamento por longo tempo.
- Compartilhar com as equipes que forem tratar do paciente, como cirurgiões, emergencistas ou fisioterapeutas, a informação sobre o uso de anticoagulante pelo paciente, caso este ou um familiar lhe der essa informação.
- Orientar o paciente para comunicar o médico:
    - antes de suspender o tratamento, caso não esteja hospitalizado
    - antes de realizar qualquer procedimento cirúrgico
    - sempre que for necessário utilizar outro medicamento associado
- Orientar o paciente para reconhecer e comunicar:
    - sangramento na gengiva
    - hematoma nos braços e pernas
    - petéquias
    - epistaxe
    - melena
    - hematúria

ÁCIDO ACETILSALICÍLICO

Sua função é diminuir a capacidade de agregação das plaquetas, sendo indicado na angina instável, profilaxia de IAM e pós-cirurgia arterial. É administrado por via oral. Em excesso pode causar náuseas, vômitos, sangramento oculto, hematomas, *rash* cutâneo e disfunção hepática.

CLOPIDOGREL

Potente antiplaquetário, administrado por via oral sob forma de comprimidos.

É indicado para a redução de eventos aterotrombóticos, como em alguns casos de infarto agudo do miocárdio ou acidente vascular cerebral isquêmico, podendo ser associado a outro antiplaquetário. Seu uso é recomendado sempre que haja angioplastia com implante de *stent*, já no momento do procedimento.

CUIDADOS DE ENFERMAGEM
- Compartilhar com as equipes que forem tratar o paciente, como cirurgiões, emergencistas ou fisioterapeutas, a informação do uso de anticoagulante pelo paciente, caso este ou um familiar lhe der essa informação.
- Orientar o paciente para comunicar o médico:
  - antes de suspender o tratamento, caso não esteja hospitalizado
  - antes de realizar qualquer procedimento cirúrgico
  - sempre que for necessário utilizar outro medicamento associado
- Orientar o paciente para reconhecer e comunicar:
  - sangramento na gengiva
  - hematoma nos braços e nas pernas
  - petéquias
  - epistaxe
  - melena
  - hematúria
- Observar e comunicar sinais de hipersensibilidade:
  - coceira
  - hiperemia
  - dificuldade para respirar

ESTREPTOQUINASE

Considerada um trombolítico de primeira geração utilizada nas primeiras horas do IAM. Deve ser administrada por via endovenosa na dose de 1.500.000 unidades, diluídas em 100 mL de solução salina 0,9% ou solução glicosada 5%. A administração deve durar de 30 a 60 minutos. Sua meia-vida é de 15 a 25 minutos.

ALTEPLASE

Trombolítico de segunda geração, utilizado igualmente em situações de emergência, em alguns casos de IAM e AVCI. Sua administração é feita em *bolus*, em dose inicial de 15 mg, seguidos de 0,75 mg/kg em 30 minutos e mais 0,5 mg/kg em 60 minutos, colocados, então, em bomba de infusão. A droga tem meia-vida de 3 a 7 minutos.

TENECTEPLASE

Terceira geração de trombolíticos, obedece ao mesmo propósito dos anteriores. É aplicado por via endovenosa em *bolus* único, tendo meia-vida de 20 minutos.

CUIDADOS DE ENFERMAGEM
- Providenciar a realização da tomografia computadorizada, para os casos de AVC, e ECG, para os casos de IAM, considerando o tempo limite para uso do trombolítico.
- Observar todos os cuidados relacionados a patologia de emergência, ou seja:
  - explicar ao paciente o que está ocorrendo e o que será feito
  - manter oxigenoterapia, pela forma mais adequada (máscara, cateter ou óculos)
  - manter monitoração de múltiplos parâmetros, com alarmes ligados

- certificar-se de que o desfibrilador e todo o material de RCP está próximo e pronto para uso imediato, se necessário
- manter aparelho para ECG próximo e pronto para uso
- proporcionar ambiente adequado para que o paciente se sinta o menos ansioso possível
- esclarecer a necessidade de NPO por pelo menos 24 horas
- Observar todos os cuidados relacionados à aplicação da droga, ou seja:
  - manter dois acessos venosos calibrosos, um para a infusão da droga e um para outra infusão que se torne necessária rapidamente
  - coletar ou solicitar que seja coletada amostra de sangue para tipagem
  - preparar a droga de acordo com todas as recomendações do fabricante e prescrição médica
  - instalar a droga em bomba de infusão e certificar-se do gotejo exato, quando for o caso
  - manter monitoração rigorosa dos valores de pressão arterial, nas primeiras 2 horas
  - comunicar a equipe médica queda brusca da pressão arterial
- Atentar para sinais de sangramento:
  - alteração da cor da pele (piora da palidez, cianose)
  - sinais de choque (hipotensão severa, sede, alteração rápida na FC)
  - alteração na saturação de O_2
- Manter avaliação do nível de consciência, e comunicar imediatamente:
  - confusão mental
  - sonolência excessiva
  - agitação psicomotora
- Evitar a passagem de sondas vesical ou nasogástricas/entéricas.
- Providenciar controle laboratorial obedecendo os intervalos necessários.
- Observar e comunicar sinais de hipersensibilidade:
  - coceira
  - hiperemia
  - dificuldade para respirar

CUIDADOS DE ENFERMAGEM NA ADMINISTRAÇÃO DE INSULINA

A insulina é um hormônio que aumenta o transporte da glicose nos músculos e nas células para reduzir o nível dessa substância no sangue. Estimula a síntese de glicogênio em glicose, gordura em lipídeo, proteínas em aminoácidos. É indicada aos pacientes com diabete, distúrbio metabólico que resulta de insuficiência do pâncreas em secretar insulina em quantidade adequada. A insulina existe em forma de compostos purificados de insulina humana, de suínos e bovinos, diferenciando-se, principalmente, quanto ao tempo de início e duração do efeito farmacológico. Conforme o pico de ação desejado, é usada a insulina regular, NPH, lenta ou mista. Cabe ao médico ajustar a dose individualmente, de acordo com o nível de glicemia desejado.

CUIDADOS DE ENFERMAGEM NA ADMINISTRAÇÃO DA INSULINA POR VIA SUBCUTÂNEA (SC)

- Rolar o frasco entre as mãos, sem agitá-lo com vigor.
- Observar a aparência do medicamento antes de usar. Não deve ser usado caso apresente grumos em suspensão.

Na NPH, caso o precipitado leitoso não suspenda uniformemente, permanecendo no frasco após a agitação, não deve ser usado.

- Administrar antes das refeições ou alimentar o paciente em até aproximadamente 30 minutos após a aplicação.

- Observar e comunicar a presença de sinais e sintomas de reação alérgica, como:
  - desconforto
  - dispneia
  - palpitações
  - sudorese
- Observar e comunicar reação no local das aplicações:
  - edema
  - prurido
  - endurecimento na pele
  - dor anormal ao redor do local da aplicação
- Observar e comunicar sinais de hipersensibilidade, como:
  - edema de mucosa
  - broncoespasmo
  - choque
  - inflamação ou *rash* cutâneo
- Armazenar a insulina em local fresco e protegido da luz.

> Caso haja a necesidade de insulina regular e NPH no mesmo horário (aplicação combinada), deve-se ter o cuidado de trocar a agulha na aspiração do medicamento, aspirando primeiro a insulina regular. Ambas podem ser aplicadas de uma só vez.

Os pacientes com diabete melito insulinodependentes podem realizar a autoaplicação, sendo que a dose de insulina está disponível em refil para o uso com canetas injetoras, conforme o resultado do Haemoglukotest® (HGT®). Os pacientes devem ser orientados para mudar o local de aplicação das injeções subcutâneas, a fim de evitar que o tecido sob a pele possa contrair ou ficar edemaciado (hipoatrofia), causando retardo da absorção e dos efeitos da insulina.

CUIDADOS DE ENFERMAGEM NA ADMINISTRAÇÃO DE INSULINA ENDOVENOSA (EV)

- Diluir a insulina endovenosa em solução fisiológica 0,9% e infundir em bomba de infusão.
- Trocar o frasco com a solução a cada 6 horas, ou conforme a rotina.
- Observar e comunicar sinais de encefalopatia com redução do nível de consciência e a presença de vômitos, evitando aspiração quando o paciente não estiver alerta.
- Medir HGT® de hora em hora, ou conforme a prescrição, atentando para a hipoglicemia se a dose exceder a necessidade do paciente.
- Atentar para os níveis de glicose caso o paciente necessite permanecer em NPO.
- Medir diurese de hora em hora.
- Manter monitoração cardíaca contínua e observar e comunicar a presença de arritmias.

CUIDADOS DE ENFERMAGEM NA ADMINISTRAÇÃO DE CITOSTÁTICOS

Os quimioterápicos, ou agentes antineoplásicos, são fármacos utilizados como opção de tratamento para pacientes portadores de neoplasias, sendo geralmente, utilizados como adjuvantes de outras terapêuticas. Merecem uma atenção especial no que se refere aos cuidados na administração, por serem medicações muito tóxicas. Sua toxicidade atinge o paciente, o profissional de saúde envolvido na preparação e administração do medicamento e o ambiente.

Dessa forma, existem recomendações de cuidados tanto para os pacientes e para os profissionais envolvidos quanto para os locais onde são preparados os fármacos citotóxicos, como:

- As salas de preparo devem ser arejadas, ter água corrente e contentores de lixo com mola e fecho térmico.
- A preparação de citostáticos deve ser feita em câmara de fluxo laminar vertical.
- Durante a utilização da câmara, não devem ocorrer movimentações de ar; manter portas e janelas fechadas.
- A sala deve ter uma antecâmara. Nesse espaço, deverão existir armários para material e frigorífico para os fármacos que precisam ser guardados a temperaturas entre 2 e 8°C.
- Deve existir na parede da sala um quadro com normas de uso de citostáticos.

O profissional que prepara os citostáticos deve obedecer a cuidados como:

- Lavar as mãos antes e após o procedimento, e de forma correta.
- Vestir avental de mangas compridas com punho de elástico.
- Colocar luvas de polietileno.
- Utilizar máscara facial.
- Utilizar óculos apropriados.
- Utilizar touca apropriada.
- Não utilizar a mesma máscara por um período superior a uma hora.

Os cuidados podem se diferenciar entre uma e outra instituição, entretanto, é imprescindível ter em mente que a manipulação dessas substâncias requer rigor e competência profissional.

Essas drogas podem ser classificadas em três grupos:

- Agentes alquilantes
- Agentes antimetabólicos
- Agentes múltiplos

As vias de administração dos medicamentos antineoplásicos incluem: *via oral, via intramuscular, via intra-arterial, via intratecal, via intraperitoneal, via intravesical, via intravenosa.*

A via intravenosa é a escolha mais frequente e mais segura, o sucesso, ou a efetividade, do tratamento por essa via se dá tendo em vista alguns fatores: a frequência do uso da rede venosa, o tipo de antineoplásico, a parede capilar, o tempo de uso e as características da rede venosa do próprio paciente.

A administração pode ser feita em infusão rápida (em *bolus*) ou contínua. Em geral, o manuseio e a instalação dos antineoplásicos são realizados pelo enfermeiro.

Para a via intravenosa são utilizados *scalp*, cânula intravenosa periférica ou central (Abocath®, Intracath®), bem como os seguintes cateteres:

- **Cateteres totalmente implantados:** são cateteres instalados cirurgicamente, divididos em três partes: o corpo, a câmara de silicone e o cateter em si, sendo colocados no subcutâneo ligado a um vaso calibroso para acesso central.

É procedimento do enfermeiro realizar a punção desse cateter com técnica asséptica, devendo garantir a sua manutenção e a sua permeabilidade seguindo as orientações e os cuidados de rotina do serviço.

- **Cateteres semi-implantados:** são cateteres de 1, 2 ou 3 lumens, ótimos para pacientes com períodos longos de internação e com uso de medicações corrosivas. Trata-se de um cateter plástico siliconizado, ou de outro material afim. Colocado por punção de um vaso calibroso ou dissecação, sendo que uma parte fica exteriorizada, e a outra, dentro do vaso.

Em relação à manipulação dos cateteres, devem ser seguidos critérios rigorosos, como: mantê-los fechados e só abrir o sistema se for muito necessário, utilizar luva estéril e máscara, restringir o número de pessoas a manipular a linha venosa, ter em mente que a colonização e a possível contaminação do cateter que está ligado a uma veia central pode determinar a morte de um paciente.

- **Cateteres centrais de inserção periférica (PICC):** são cateteres de silicone instalados por punção em uma veia periférica e que progridem até um vaso central. Esse procedimento deve ser feito por médicos ou enfermeiros treinados. Os cuidados devem ser similares aos dos demais cateteres, porém é importante ter acesso à rotina do serviço para o manuseio ou instalação desses cateteres.

CUIDADOS DE ENFERMAGEM
- Explicar ao paciente o que vai ser feito e as possíveis reações.
- Realizar punção com o dispositivo conforme as características da droga e da rede venosa.
- Testar a integridade da veia ou do dispositivo, no caso dos cateteres implantados, com solução salina antes de instalar o medicamento.
- Instalar medicações pré-infusão antineoplásica, se prescritas.
- Observar a região de inserção da agulha, bem como o trajeto venoso durante a infusão.
- Interromper a infusão e comunicar imediatamente se houver:
  - edema
  - hiperemia
  - dor local progressiva
  - resistência ao fluxo
  - ausência de refluxo
- Avaliar as condições venosas antes de instalar novo frasco.
- Realizar cuidados com extravasamento:
  - comunicar imediatamente
  - iniciar protocolo específico para extravasamento, tendo em mente os dois grupos distintos de antineoplásicos: *os vesicantes*, que são drogas que provocam reação com formação de vesículas e destruição tecidual quando extravasados; e *os irritantes*, que causam reação cutânea local, dor e queimação, sem necrose
- Atentar para possíveis sinais de reação à infusão ou complicações.
- Checar na prescrição o horário de início e o de término da infusão antineoplásica.

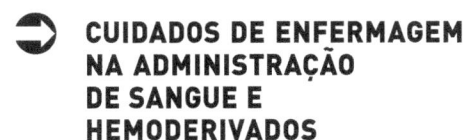

CUIDADOS DE ENFERMAGEM NA ADMINISTRAÇÃO DE SANGUE E HEMODERIVADOS

O sangue é um tecido vivo que circula pelo corpo por meio do sistema vascular, servindo de ligação entre os órgãos. Transporta o oxigênio dos pulmões e os nutrientes do trato gastrintestinal até as células para o seu metabolismo. É composto por plasma, hemácias, leucócitos e plaquetas.

Plasma: é a parte líquida do sangue, de coloração amarelo-palha. É composto de água, proteínas e sais, transportando as substâncias nutritivas necessárias à vida das células, que são as enzimas, os hormônios, as proteínas, os fatores de coagulação, as imunoglobulinas e a albumina. Representa aproximadamente 55% do volume de sangue circulante.

Hemácias: conhecidas como glóbulos vermelhos por causa do alto teor de hemoglobina, uma proteína vermelha que contém ferro. A hemoglobina capacita as hemácias a transportar o oxigênio a todas as células do organismo. Levam também o dióxido de carbono produzido pelo organismo até os pulmões, onde este é eliminado.

Leucócitos: são os glóbulos brancos. Eles possuem a função de defender o organismo contra invasões de bactérias e outros elementos estranhos. Existem, normalmente, entre 5.000 a 10.000 mm^3 de sangue.

Os doadores de sangue em potencial devem ser examinados e entrevistados antes da doação e devem estar em boas condições de saúde. São requisitos mínimos para os doadores: peso corporal acima de 50 kg; frequência cardíaca regular, entre 50 e 100 bpm; pressão arterial sistólica, entre 90 e 180 mmHg; hemoglobina nas mulheres de no mínimo 12,5 g/dL e, nos homens, de no mínimo 13,5 g/dL.

É contraindicada a doação de sangue por pessoas portadoras de hepatite viral, ou que tenham tido contato com portadores dessa doença, HIV, sífilis, doença de Chagas, malária, infecção cutânea, asma, urticária, alergia medicamentosa e neoplasias, bem como pessoas que tenham recebido transfusão de qualquer fração de sangue, albumina ou imunoglobulinas em um período de seis meses prévio, mulheres em período de gestação, pessoas com tatuagem recente, imunizações recentes ou que tenham doado sangue nos últimos 56 dias.

CUIDADOS DE ENFERMAGEM COM O PACIENTE QUE RECEBE SANGUE/TRANSFUSÃO DE SANGUE

- Verificar a prescrição médica, conferindo o nome do paciente e o tipo sanguíneo, a quantidade, o gotejo e se há prescrição de medicação para ser feita antes ou logo após a transfusão.
- Explicar o procedimento ao paciente.
- Verificar se os rótulos das bolsas de sangue estão corretos.
- Usar luvas sempre que manusear sangue.
- Verificar e registrar os sinais vitais antes da transfusão, comunicando caso a temperatura esteja elevada. O paciente com hipertemia deverá ser medicado ou ter a transfusão cancelada, conforme decisão médica. A hipertermia contraindica a transfusão.
- Dar preferência à veia periférica exclusiva para a transfusão com *scalp* (Butterfly®) n. 19 ou outros cateteres mais calibrosos.
- Atentar para a incompatibilidade com hemoderivados.
- Observar a temperatura do sangue, não administrar sangue gelado.
- Usar equipo com filtro.
- Usar uma via exclusiva para a infusão de sangue; colocar solução fisiológica 0,9% para infundir o sangue ou "lavar a veia".
- Observar para que não seja infundido sangue em acessos venosos em que estiver gotejando glicose a 5% ou dextran, pois ocorrerá hemólise e, consequentemente, insuficiência renal aguda.
- Infundir no máximo em 4 horas todo o sangue e os componentes.

Caso o paciente apresente alguma reação relacionada à infusão:

- Desconectar o equipo da transfusão e manter o acesso venoso com a solução fisiológica.
- Comunicar o banco de sangue que houve uma reação transfusional.
- Guardar o recipiente com o sangue e enviá-lo com o equipo para o banco de sangue.
- Colher hemoculturas e amostra de urina e enviar ao laboratório para exames, conforme orientação e protocolo institucional.

CUIDADOS DE ENFERMAGEM DIANTE DAS POSSÍVEIS REAÇÕES AO SANGUE TRANSFUNDIDO

Dispneia, ortopneia, cianose, ansiedade súbita, dispneia intensa e tosse com secreção rósea e espumante são sinais de sobrecarga circulatória.

- Interromper a transfusão, comunicar o médico e manter o acesso venoso com solução fisiológica com gotejo rigorosamente lento.

Calafrios, hipertermia, vômitos, diarreia e hipotensão acentuada são sinais de reação séptica, bacteremia.

- Suspender a transfusão, comunicar o médico, manter o acesso venoso com solução fisiológica, comunicar o banco de sangue e devolver a bolsa; colher hemoculturas.

Calafrios, lombalgia, cefaleia, náuseas, opressão torácica, hipertermia, hipotensão e colapso vascular são sinais de uma reação hemolítica grave.

- Suspender a transfusão e reduzir a infusão de líquidos, mas manter um acesso venoso permeável mesmo que heparinizado ou com gotejo rigorosamente lento.

Hipertermia, icterícia leve e redução do nível de hemoglobina de 2 a 14 dias após a transfusão são sinais de reação hemolítica tardia.

- Comunicar o médico para que sejam tomadas as medidas compatíveis para avaliação adequada do quadro.

CUIDADOS DE ENFERMAGEM NA ADMINISTRAÇÃO DE NUTRIÇÃO PARENTERAL TOTAL (NPT)

A nutrição parenteral total (NPT) é um composto de soluções usadas para atender as necessidades dos pacientes que precisam de suporte nutricional.

Utiliza-se uma via venosa central sempre que houver indicação desse procedimento por tempo prolongado, embora possa ser usada uma via periférica.

As soluções para via central apresentam uma concentração de glicose superior à das de uso periférico, que são de 10%, e sua principal fonte calórica são os lipídeos. Para atender as necessidades da maioria dos pacientes que precisam de suporte nutricional, o cateterismo da veia subclávia continua a ser o método de escolha.

CUIDADOS DE ENFERMAGEM COM A SOLUÇÃO DE NPT

- Assegurar o armazenamento da NPT em geladeira com temperatura de 4 a 8°C.
- Retirar a solução da geladeira minutos antes de administrá-la para que seja adequada à temperatura ambiente.
- Evitar a exposição da NPT à incidência direta de luz e calor.
- Assegurar a administração do volume prescrito, utilizando uma bomba de infusão.
- Administrar a NPT de modo contínuo, conforme prescrito. Não é permitida a compensação de volume diante do atraso da infusão ou infusão rápida.

CUIDADOS DE ENFERMAGEM AO PACIENTE QUE ESTÁ RECEBENDO NPT

- Assegurar a permeabilidade do sistema.
- Realizar balanço hídrico rigoroso.
- Realizar HGT®, conforme prescrito, observando e comunicando sinais de hiper ou hipoglicemia.
- Assegurar o acesso exclusivo para NPT, sendo vedada a utilização do cateter para administrar outros medicamentos, devido à grande concentração de glicose.
- Registrar início e final da solução e assegurar o sistema com glicose a 10%, controlando a glicemia com maior frequência.
- Pesar o paciente diariamente e no mesmo horário.

O manuseio e a instalação da NPT devem seguir normas rigorosas de antissepsia e, de preferência, ser feitos pelo enfermeiro ou, com sua autorização e supervisão, ser delegados ao técnico de enfermagem, conforme a rotina da instituição.

REFERÊNCIAS

BRASIL. Ministério da Saúde. Portaria N. 32, de 7 de Novembro de 2001. Brasília, DF, 2001.

ESCALA de Glasgow. Disponível em: <http://pt.wikipedia.org/wiki/Escala_de_glasgow>. Atualização: 19 de Junho de 2008. Acesso em: 07 nov. 2008.

FAILACE, R. *Hemograma*: manual de interpretação. 4. ed. Porto Alegre: Artmed, 2006.

FUNASA. *Manual de diagnóstico e tratamento de acidentes por animais peçonhentos*. Brasília, 2001.

INSTITUTO NACIONAL DO CÂCER (INCA). *Rede câncer*. Disponível em: <http://www.inca.gov.br>. Acesso em: 22 nov. 2008.

LABORATÓRIO KNIJNIK ANÁLISES CLÍNICAS. *Exames e provas*. 2. ed. Porto Alegre, 1993.

LONG, B. C.; PHIPSS, W. J.; CASSMEYER, V. L. *Medical surgical nursing process aproach*. 3. ed. St. Louis: Mosby-year Book, 1993.

OPPERMANN, C. M.; PIRES L. C. *Manual de biossegurança para serviços de saúde*. Porto Alegre: PMPA/SMS/CGVS, 2003.

SAÚDE DO FUTURO. *Incidência de câncer no Brasil*: estimativa 2008 – INCA. Disponível em: <http://saudedofuturo.wordpress.com/2008/01/04/incidencia-de-cancer-no-brasil-estimativa-2008-inca/>. Acesso em: 10 nov. 2008.

SMELTZER, S. C.; BARE, B. G. *Brunner & Suddarth*: tratado de enfermagem médico-cirúrgica. 7. ed. Rio de Janeiro: Guanabara Koogan, 1994. v. 1.

SPODE A.; FLECK, M. P. A. Avaliação do paciente na emergência. In: KAPCZINSKI, F.; QUEVEDO, J.; SCHMITT, R.; CHACHAMOVICH, E. *Emergências psiquiátricas*. Porto Alegre: Artmed, 2001.

LEITURAS RECOMENDADAS

ADAMS, H. et al. Guidelines for management of patients with acute ischemic stroke: a statement for health care professionals from a special writing group of the Stroke Council, American Heart Association. *Stroke*, v. 25, p. 1901-1914, 1994.

ALMEIDA, H. G. G. *Diabete mellitus*: uma abordagem para profissionais de saúde. São Paulo: Attheneu, 1997. p. 63-67.

AEHLERT, B. *ACLS emergências em cardiologia*: um guia para estudo. 3. ed. São Paulo: Elsevier, 2004.

ALVES, R. *Ataque de pânico e síndrome conversiva*. Disponível em: <http://www.ccs.UFSC.br/psiquiatria/981-14.html>. Acesso em 07 nov. 2008.

AMERICAN ACADEMY OF PEDIATRICS; AMERICAN HEART ASSOCIATION. Neonatal resuscitation instructor's manual. American Academy of Pediatrics. 2005/2006.

ANDRIS, D. A. et al. *Semiologia*: bases para prática assistencial. Rio de Janeiro: Guanabara Koogan, 2006.

ANVISA. Consulta Pública nº 109, de 14 de novembro de 2007. Diário Oficial da União, Brasília,

DF. 20 nov. 2007. Disponível em: <http://www4.anvisa.gov.br/base/ visadoc/CP/CP%5B20469-1-0%5D.PDF>. Acesso em: 14 nov. 2008.

APGAR. Disponível em:<http://www.dgrh.unicamp.br/tese_novas_criancas/apgar.htm>. Acesso em: 13 nov. 2008.

BAIKIE, P. D. et al. *Sinais e sintomas*. Rio de Janeiro: Guanabara Koogan, 2006.

BARRETO, S. S. M. *Rotinas de terapia intensiva*. 3. ed. Porto Alegre: Artmed, 2001.

BARROS, E. et al. *Exame clínico*: consulta rápida. 2. ed. Porto Alegre: Artmed, 2004.

BARROS, E. et al. *Nefrologia:* rotinas, diagnóstico e tratamento. Porto Alegre: Artmed, 1994. p. 93-133.

BIEHL, J. I. et al. Manual de enfermagem em pediatria. Porto Alegre: Medsi, 1992.

BLAKISTON dicionário médico. 2. ed. São Paulo: Andrei, [199-].

BOHRER, M. S. A. *Rotinas em pediatria*. Porto Alegre: Artmed, 1997.

BONASSA, E. M. A. *Enfermagem em terapêutica oncológica*. 2. ed. São Paulo: Atheneu, 2000.

BOTEGA, N. J. et al. *Prática psiquiátrica no hospital geral*: interconsulta e emergência. 2. ed. Porto Alegre: Artmed, 2006.

BRASIL. Ministério da saúde. *Manual se assistência materno-infantil ao recém-nascido*. Disponível em: <http://bvsms.saude.gov.br/bvs/publicacoes/0104manual_ assistencia.pdf>. Acesso em: 13 nov. 2008.

BRUNO, P.; BARTMANN, M. *Primeiros socorros*. Rio de Janeiro: SENAC, 1996.

CARNEVALE, F. C. *Radiologia intervencionista e cirurgia endovascular*. São Paulo, SP: Revinter, 2006.

CARPENITO-MOYET, L. J. *Planos de cuidados de enfermagem e documentação:* diagnósticos de enfermagem e problemas colaborativos. 2. ed. Porto Alegre: Artmed, 1999. p. 81-400.

CARPENITO-MOYET, L. J. *Planos de cuidados de enfermagem e documentação:* diagnósticos de enfermagem e problemas colaborativos. 4. ed. Porto Alegre: Artmed, 2006.

CARVALHO, C. A. R. *Meningite*. Disponível em: <www.fmt.am.gov.br/manual/ meningite.htm> Acesso em: 13 nov. 2008.

CENTRO DE INFORMAÇÃO TOXICOLÓGICA DO RIO GRANDE DO SUL. Disponível em: <http://www.cit.rs.gov.br>. Acesso em: 07 nov. 2008.

CENTRO DE VIDEOCIRURGIA. Disponível em: <http://www.ronet.com.br/hospitalcentral/page6.html.> Acesso em: 22 dez. 2008.

CINTRA, E. A. *Assistência de enfermagem ao paciente crítico*. São Paulo: Atheneu, 2000.

CLARK, J. C.; McGEE, R. F. *Enfermagem oncológica*: um curriculum básico. 2. ed. Porto Alegre: Artmed, 1997.

COMITÊ DO PHTLS DA NATIONAL ASSOCIATION OF EMERGENCY MEDICAL TECHNICIANS (NAEMT); COMITÊ DE TRAUMA DO COLÉGIO AMERICANO DE CIRURGIÕES. Atendimento pré-hospitalar ao traumatizado: básico e avançado. 5. ed. Rio de Janeiro: Elsevier; 2004. Tradução: Renato Sérgio Poggetti et al.

DEPESSÃO nervosa. Disponível em: <http://pt.wikipedia.org/wiki/Depress%C3%A3o_nervosa>. Acesso em: 22 dez. 2008.

DICIONÁRIO de administração de medicamentos na enfermagem 2003/2004. Rio de Janeiro: EPUB, 2002.

DICIONÁRIO Médico Blakiston. 2. ed. São Paulo: Andrei, [199-].

DOR fantasma. Disponível em: <http://www.saudeemmovimento.com.br /conteudos/ conteudo_exibe1.asp?cod_noticia=41>. Acesso em: 12 nov. 2008.

DUBIN, D. *Interpretação rápida do ECG*: um curso programado. 3. ed. Rio de Janeiro: Ed. de Publicações Científicas, 1996.

ESTRAN, N. V. B. et al. *Sala de emergência*: emergências clínicas e traumáticas. Porto Alegre: Editora da UFRGS, 2003.

FEDERAÇÃO BRASILEIRA DAS SOCIEDADES DE GINECOLOGIA E OBSTETRICIA. Assistências pré-natal: manual de orientação. Disponível em: <http://www.gosites.com.br/sggo/pdf.asp?path=302553jh%7Cggeyny7zmls2rjl4&arq=rcq%7Chp6788%3A2vml>. Acesso em: 13 nov. 2008.

FONSECA, J. G. M. *Enciclopédia de saúde:* obesidade e outros distúrbios alimentares. Rio de Janeiro: Medsi, 2002. v. 2.

FONSECA, S. M. et al. *Manual de quimioterapia antineoplásica*. São Paulo: Reichmann & Affonso, 2000.

FORTES, J. I. *Enfermagem em emergências*. São Paulo: EPU, 1986.

FREITAS, F.; MENKE, C.; RIVOIRE, W. *Rotinas em ginecologia*. 2. ed. Porto Alegre: Artmed, 1993.

GIEBINK, P.; PLOTKIN, H. *Red book:* doenças infecciosas em pediatria. 20. ed. São Paulo: 1986.

GOMELLA, T. L. et al. *Neonatologia*: manejo básico, plantão, doenças e drogas. Porto Alegre: Artmed, 1990.

GOMES, A. M. *Enfermagem na unidade de terapia intensiva*. 2. ed. São Paulo: EPU, 1998.

GUIA sobre ressonância magnética. Disponível em: <http://www.radicom. com.br/guia1.htm>. Acesso em: 12 nov. 2008.

GUYTON, A. C. *Tratado de fisiologia médica*. 5. ed. Rio de Janeira: Interamericana, 1977.

HAGLER, D. et al. *Visual nursing*: a guide to diseases, skills, and treatments. Philadelphia: Lippincott Williams & Wilkins, 2008.

HANSEN, J. T.; LAMBERT D. R. *Anatomia clínica de Netter*. Porto Alegre: Artmed, 2007.

INSTITUTO DE VIDEOCIRURGIA DO PARANÁ. Disponível: <http://www.ivippr.com.br>. Acesso em: 25 set. 2007.

JACKSON, M.; JACKSON L. *Guia de bolso de enfermagem clínica*. Porto Alegre: Artmed, 2007.

JACOB, S. W. et al. *Anatomia e fisiologia humana*. 5. ed. Rio de Janeiro: Guanabara Koogan, 1982.

KAPCZINSK, F. et al. *Emergências psiquiátricas*. Porto Alegre: Artmed, 2001.

KAPLAN, H. I.; SADOCK, B. J. *Compêndio de psiquiatria*. 2. ed. Porto Alegre: Artmed, 1990.

KAPLAN, H. I.; SADOCK, B. J. *Manual de psiquiatria clínica*. 2. ed. Porto Alegre: Artmed, 1998.

KNOBEL, E. *Condutas no paciente grave*. São Paulo: Atheneu, 1994.

LESSA, I. Epidemiologia das doenças cerebrovasculares no Brasil. *Rev. Soc. Cardiol. Estado de São Paulo,* v. 4, p. 509-518, 1999.

LIMA, I. L. et al. *Manual do técnico e auxiliar de enfermagem*. 6. ed. rev. e ampliada. Goiânia: AB, 1999. p. 149-330.

LUIZ, A. L. *Hemodinâmica:* fundamento do cateter de Swan ganz. Porto Alegre: Imprensa Livre, 2001.

MANUAL MERK. *Distúrbios do cérebro e dos nervos*. Disponível em: <www.msd-brazil.com/msd43/m_manual/mm_sec6_73.htm>. Acesso em: 13 nov. 2008.

MANUILA, A.; NICOUIN, N. *Dicionário médico Andrei*. São Paulo, Andrei, 1997.

MARKOVCHICK, V. J. et al. *Segredos em medicina de urgência-resposta necessárias ao dia-a-dia:* em rounds, na sala de urgência, em exames e concursos. Porto Alegre: Artmed, 1995. p. 7-516.

MARTINS, H. S.; NETO, A. B.; NETO, A. S. *Emergências clínicas*: abordagem prática. 3. ed. São Paulo: Manole, 2007.

MELTZER, L. E.; PINNEO, R.; KITCHELL, J. R. *Enfermagem na unidade coronariana*. 3. ed. São Paulo: Atheneu, 1997.

MEMORIAL SÃO JOSÉ HOSPITAL E CLÍNICA. *Radiologia intervencionista*. Disponível em: <http://www.hospitalmemorial.com.br/especialidades/radiologiaintervencionista.shtml>. Acesso em: 05 out. 2007.

MENINGITE. Disponível em: <pt.wikipedia.org/wiki/Meningite>. Atualizado em: 7 de Novembro de 2008. Acesso em: 13 nov. 2008.

MIELOGRAFIA. Disponível em: http://pt.wikipedia.org/wiki/Mielografia. Acesso em: 22 dez. 2008.

MIURA, E. et al. *Neonatologia princípios e prática*. Porto Alegre: Artmed, 1991.

MIYAKE, M. H.; DICCINI, S.; BETTENCOURT, A. R. C. Interferência da coloração de esmaltes de unha e do tempo na oximetria de pulso em voluntários sadios. *J. Pneumologia*, v. 29, n.6, p. 386-390, nov./dez. 2003. Resumo. Disponível em: <http://www.drashirleydecampos.com.br/noticias/20419>. Acesso em: 11 nov. 2008.

MIYAKE, M. H.; DICCINI, S.; BETTENCOURT, A. R. C. *Interferência da coloração de esmaltes de unha e do tempo na oximetria de pulso em voluntários sadios*. Disponível em: <http://www.scielo.br/scielo.php?script=sciarttext&pid=S0102-335862003000 600011>. Acesso em: 11 nov. 2008.

MONAHAN, F. D.; NEIGHBORS, M. *Pocket companion for nursing care of adults*. Philadelphia: W. B. Saunders Company, 1994. p. 3-206.

MUSCARI, M. E. *Série de estudos*: enfermagem pediátrica. 2. ed. São Paulo: Guanabara Koogan, 1998.

NASI, L. A. et al. *Rotinas em pronto socorro*. 2. ed. Porto Alegre: Artmed, 2004.

NETTINA, S. M. *Práticas de enfermagem*. 6. ed. Rio de Janeiro: Guanabara Koogan, 1998.

NEUMANN, J.;ABBUD, M. F.;GARCIA, V. D. *Transplantes de órgãos e tecidos*. São Paulo: Sarvier, 1997.

O QUE é obesidade mórbida? Disponível em: <http://www.cirurgiadaobesidademorbida.com.br/obesidade_002.htm>. Acesso em: 05 out. 2007.

OMAN, K.; MACLAI, J. K.; SCHEETZ, L. *Segredos em enfermagem de emergência:* respostas necessárias ao dia-a-dia. Porto Alegre: Artmed, 2003.

P. R. VADE-MÉCUM. São Paulo: Soriak, 1995.

PARADISO, C. *Série de estudos em enfermagem:* fisiopatologia. Rio de Janeiro: Guanabara Koogan, 1998. 363 p.

PEDIATRICS. Disponível em: <www.pediatrics.com>. Acesso em: 13 nov. 2008.

PERCÍLIA, E. *Claustrofobia*. Disponível em: <http://www.brasilescola.com/doencas/claustrofobia.htm>. Acesso em: 12 nov. 2008.

PITTA, G. *Radiologia vascular e intervencionista na urgência*. Disponível em: <http://www.lava.med.br/vasculargeral/radio1.doc>. Acesso em: 12 nov. 2008.

PIVA, J. P.; CARVALHO, P.; GARCIA, P. C. *Terapia intensiva em pediatria*. 4. ed. Porto Alegre: Medsi, 1997.

PROCEDIMENTOS percutâneos na insuficiência coronária e suas indicações. Disponível em: <http://www.manuaisdecardiologia.med.br/dac/DACPTCA.htm>. Acesso em: 10 out. 2007.

PSICOSITE. Disponível em: http://www.psicosite.com.br/tra/ans/ansiedade.htm. Acesso em: 22 dez. 2008.

ROGERS, J, H.; OSBORN, A.; POUSADA, L. *Enfermagem de emergência:* manual prático. Porto Alegre: Artmed, 1992.

RUGOLO, L. M. S. S. et al. *Manual de neonatologia*: sociedade de pediatria de São Paulo. 2. ed. revista, ampliada e atualizada. Rio de Janeiro: Revinter, 2000.

SAKANE, P. T. et al. *Medidas de controle em comunicantes de varicela em ambiente hospitalar.* Disponível em: <http://www.pediatriasaopaulo.p.br/index.php?p=html&id=1138>. Acesso em: 13 nov. 2008.

SALUM, F. *Dicionário de sinais e síndromes e outros termos técnicos.* 2. ed. Goiânia: AB, 2001.

SAMPAIO, M. *Aneurisma cerebral.* Disponível em: <http://www.ctscan.com.br/ aneurisma/index.php>. Acesso em: 12 nov. 2008.

SANDLER, P. et al. *Manual de técnicas operatória fundamental.* Porto Alegre: AMRIGS, 1999.

SANTOS, R. et al. *Manual de socorro de emergência.* São Paulo: Atheneu, 1999. 334 p.

SMELTZER, S. C.; BARE, B. G. *Brunner & Suddarth*: tratado de enfermagem médico- cirúrgica. 7. ed. Rio de Janeiro: Guanabara Koogan, 1994. 4 v.

SOARES, N. R. *Administração de medicamentos na enfermagem 2000/2001.* Rio de Janeiro: EPUB, 2000. 375 p.

SOCIEDADE BRASILEIRA DE RADIOLOGIA INTERVENCIONISTA E CIRURGIA ENDOVASCULAR. *Procedimentos*: diagnósticos. Disponível: <http://www.sobrice.org.br / procedimentos.php>. Acesso em: 21 out. 2007.

SOMERVILLE, E. et al. *Oncology nursing society:* guidelines for oncology nursing pratice. 2. ed. Philadelphia: W. B. Saunders Company, 1991.

SPRINZ, E. et al. *Rotinas em HIV e AIDS.* Porto Alegre: Artmed, 1999. p. 44-69, 308-312.

STEDMAN'S medical dictionary. 27. ed. Rio de Janeiro: Guanabara Koogan, 2003. Traduzido Cláudia Coana et al.

TAMEZ, R. N. et al. *Enfermagem na UTI neonatal*: assistência ao recém-nascido de alto risco. Rio de Janeiro: Guanabara Koogan, 1999.

TEMPLE, J.; JOHNSON, J. Y. *Guia para procedimentos de enfermagem.* 3. ed. Porto Alegre: Artmed, 2000.

TERZI, R.; ARAÚJO. S. *Técnicas básicas em UTI.* São Paulo: Manole, 1992.

TOMOGRAFIA computadorizada de crânio. Disponível em: <http://adam.ertaoggi.com.br/encyclopedia/ency/article/003786.htm>. Acesso em: 12 nov. 2008.

TYMBY, B. K. *Conceitos e habilidades fundamentais no atendimento de enfermagem.* 8. ed. Porto Alegre: Artmed, 2007.

UENISHI, E. K. *Enfermagem médico-cirúrgica de terapia intensiva.* São Paulo: SENAC, 1994.

WALTER, R.; KOCH, R. M. *Anatomia e fisiologia humana.* 2. ed. Curitiba: Século XX, 2002.

WASHINGTON UNIVERSITY SCHOOL OF MEDICINE. *Manual medical therapeutics.* 28th ed. Boston: Little, Brown and Company, 1995. 641p.

YOKOCHI, C.; ROHEN, J. W.; WEINREB, E. L. *Anatomia fotográfica do corpo humano.* 3. ed. São Paulo: Manole,1997.

ZIEGEL, E. E.; CRANLEY, S. M. *Enfermagem obstétrica.* 8. ed. Rio de Janeiro: Guanabara Koogan, 1986.